全国科学技术名词审定委员会

公　　布

呼吸病学名词

CHINESE TERMS IN RESPIRATORY MEDICINE

2018

医学名词审定委员会

呼吸病学名词审定分委员会

国家自然科学基金资助项目

科　学　出　版　社

北　京

内 容 简 介

　　本书是全国科学技术名词审定委员会审定公布的呼吸病学基本名词，内容包括：概论，解剖和组织学，肺循环，呼吸运动调节，病因，症状与体征，诊断与治疗，呼吸系统疾病，肺功能，氧和二氧化碳代谢，体液、电解质与酸碱平衡，机械通气，呼吸相关危重症，共 2474 条。这些名词是科研、教学、生产、经营以及新闻出版等部门应遵照使用的呼吸病学规范名词。

图书在版编目(CIP)数据

呼吸病学名词/医学名词审定委员会呼吸病学名词审定分委员会编.—北京：科学出版社，2018.4
　ISBN 978-7-03-055624-0

Ⅰ.①呼…　Ⅱ.①医…　Ⅲ.①呼吸系统疾病－名词术语　Ⅳ.①R56-61

中国版本图书馆 CIP 数据核字(2018)第 288578 号

责任编辑：商　涛　张玉森　沈红芬/责任校对：李　影
责任印制：肖　兴/封面设计：槐寿明

科 学 出 版 社 出版
北京东黄城根北街 16 号
邮政编码：100717
http://www.sciencep.com

中国科学院印刷厂 印刷
科学出版社发行　各地新华书店经销

*

2018 年 4 月第 一 版　　开本：787×1092 1/16
2018 年 4 月第一次印刷　　印张：21 1/4
字数：500 000

定价：**138.00 元**
（如有印装质量问题，我社负责调换）

全国科学技术名词审定委员会
第七届委员会委员名单

特邀顾问：路甬祥　许嘉璐　韩启德
主　　任：白春礼
副 主 任：黄　卫　杜占元　张宏森　李培林　刘　旭　何　雷　何鸣鸿
　　　　　裴亚军
常　　委（以姓名笔画为序）：
　　　　　戈　晨　田立新　曲爱国　刘会洲　沈家煊　宋　军　张　军
　　　　　张伯礼　林　鹏　饶克勤　袁亚湘　高　松　黄向阳　崔　拓
　　　　　康　乐　韩　毅　雷筱云
委　　员（以姓名笔画为序）：
　　　　　卜宪群　王　军　王子豪　王同军　王建军　王建朗　王家臣
　　　　　王清印　王德华　尹虎彬　邓初夏　石　楠　叶玉如　田　森
　　　　　田胜立　白殿一　包为民　冯大斌　冯惠玲　毕健康　朱　星
　　　　　朱士恩　朱立新　朱建平　任　海　任南琪　刘　青　刘正江
　　　　　刘连安　刘国权　刘晓明　许毅达　那伊力江·吐尔干　孙宝国
　　　　　孙瑞哲　李一军　李小娟　李志江　李伯良　李学军　李承森
　　　　　李晓东　杨　鲁　杨　群　杨汉春　杨安钢　杨焕明　汪正平
　　　　　汪雄海　宋　彤　宋晓霞　张人禾　张玉森　张守攻　张社卿
　　　　　张建新　张绍祥　张洪华　张继贤　陆雅海　陈　杰　陈光金
　　　　　陈众议　陈言放　陈映秋　陈星灿　陈超志　陈新滋　尚智丛
　　　　　易　静　罗　玲　周　畅　周少来　周洪波　郑宝森　郑筱筠
　　　　　封志明　赵永恒　胡秀莲　胡家勇　南志标　柳卫平　闻映红
　　　　　姜志宏　洪定一　莫纪宏　贾承造　原遵东　徐立之　高　怀
　　　　　高　福　高培勇　唐志敏　唐绪军　益西桑布　黄清华　黄璐琦
　　　　　萨楚日勒图　龚旗煌　阎志坚　梁曦东　董　鸣　蒋　颖
　　　　　韩振海　程晓陶　程恩富　傅伯杰　曾明荣　谢地坤　赫荣乔
　　　　　蔡　怡　谭华荣

第四届医学名词审定委员会委员名单

主　任：陈　竺

副主任：饶克勤　刘德培　贺福初　郑树森　王　宇　罗　玲

委　员（以姓名笔画为序）：

于　欣　王　辰　王永明　王汝宽　李兆申　杨伟炎

沈　悌　张玉森　陈　杰　屈婉莹　胡仪吉　徐建国

曾正陪　照日格图　魏丽惠

秘书长：张玉森（兼）

呼吸病学名词审定分委员会委员名单

顾　问：罗慰慈　崔德健

主　任：刘又宁　朱　蕾

委　员（以姓名笔画为序）：

王韧韬　任卫英　孙永昌　华　锋　肖　毅　沈勤军

张　波　张健鹏　陈良安　高占成　崔俊昌　解立新

白春礼序

科技名词伴随科技发展而生，是概念的名称，承载着知识和信息。如果说语言是记录文明的符号，那么科技名词就是记录科技概念的符号，是科技知识得以传承的载体。我国古代科技成果的传承，即得益于此。《山海经》记录了山、川、陵、台及几十种矿物名；《尔雅》19篇中，有16篇解释名物词，可谓是我国最早的术语词典；《梦溪笔谈》第一次给"石油"命名并一直沿用至今；《农政全书》创造了大量农业、土壤及水利工程名词；《本草纲目》使用了数百种植物和矿物岩石名称。延传至今的古代科技术语，体现着圣哲们对科技概念定名的深入思考，在文化传承、科技交流的历史长河中作出了不可磨灭的贡献。

科技名词规范工作是一项基础性工作。我们知道，一个学科的概念体系是由若干个科技名词搭建起来的，所有学科概念体系整合起来，就构成了人类完整的科学知识架构。如果说概念体系构成了一个学科的"大厦"，那么科技名词就是其中的"砖瓦"。科技名词审定和公布，就是为了生产出标准、优质的"砖瓦"。

科技名词规范工作是一项需要重视的基础性工作。科技名词的审定就是依照一定的程序、原则、方法对科技名词进行规范化、标准化，在厘清概念的基础上恰当定名。其中，对概念的把握和厘清至关重要，因为如果概念不清晰、名称不规范，势必会影响科学研究工作的顺利开展，甚至会影响对事物的认知和决策。举个例子，我们在讨论科技成果转化问题时，经常会有"科技与经济'两张皮'""科技对经济发展贡献太少"等说法，尽管在通常的语境中，把科学和技术连在一起表述，但严格说起来，会导致在认知上没有厘清科学与技术之间的差异，而简单把技术研发和生产实际之间脱节的问题理解为科学研究与生产实际之间的脱节。一般认为，科学主要揭示自然的本质和内在规律，回答"是什么"和"为什么"的问题，技术以改造自然为目的，回答"做什么"和"怎么做"的问题。科学主要表现为知识形态，是创造知识的研究，技术则具有物化形态，是综合利用知识于需求的研究。科学、技术是不同类型的创新活动，有着不同的发展规律，体现不同的价值，需要形成对不同性质的研发活动进行分类支持、分类评价的科学管理体系。从这个角度来看，科技名词规范工作是一项必不可少的基础性工作。我非常同意老一辈专家叶笃正的观点，他认为："科技名词规范化工作的作用比我们想象的还要大，是一项事关我国科技事业发展的基础设施建设工作！"

科技名词规范工作是一项需要长期坚持的基础性工作。我国科技名词规范工作已经有110年的历史。1909年清政府成立科学名词编订馆，1932年南京国民政府成立国立编译馆，是为了学习、引进、吸收西方科学技术，对译名和学术名词进行规范统一。中华人民共和国成立后，随即成立了"学术名词统一工作委员会"。1985年，为了更好地促进我国科学技术的发展，推动我国从科技弱国向科技大国迈进，国家成立了"全国自然科学名词审定委员会"，主要对自然科学领域的名词进行规范统一。1996年，国家批准将"全国自然科学名词审定委员会"改为"全国科学技术名词审定委员会"，是为了响应科教兴国战略，促进我国由科技大国向科技强国迈进，而将工作范围由自然科学技术领域扩展到工程技术、人文社会科学等领域。科学技术发展到今天，信息技术和互联网技术在不断突进，前沿科技在不断取得突破，新的科学领域在不断产生，新概念、新名词在不断涌现，科技名词规范工作仍然任重道远。

110年的科技名词规范工作，在推动我国科技发展的同时，也在促进我国科学文化的传承。科技名词承载着科学和文化，一个学科的名词，能够勾勒出学科的面貌、历史、现状和发展趋势。我们不断地对学科名词进行审定、公布、入库，形成规模并提供使用，从这个角度来看，这项工作又有几分盛世修典的意味，可谓"功在当代，利在千秋"。

在党和国家重视下，我们依靠数千位专家学者，已经审定公布了65个学科领域的近50万条科技名词，基本建成了科技名词体系，推动了科技名词规范化事业协调可持续发展。同时，在全国科学技术名词审定委员会的组织和推动下，海峡两岸科技名词的交流对照统一工作也取得了显著成果。两岸专家已在30多个学科领域开展了名词交流对照活动，出版了20多种两岸科学名词对照本和多部工具书，为两岸和平发展作出了贡献。

作为全国科学技术名词审定委员会现任主任委员，我要感谢历届委员会所付出的努力。同时，我也深感责任重大。

十九大的胜利召开具有划时代意义，标志着我们进入了新时代。新时代，创新成为引领发展的第一动力。习近平总书记在十九大报告中，从战略高度强调了创新，指出创新是建设现代化经济体系的战略支撑，创新处于国家发展全局的核心位置。在深入实施创新驱动发展战略中，科技名词规范工作是其基本组成部分，因为科技的交流与传播、知识的协同与管理、信息的传输与共享，都需要一个基于科学的、规范统一的科技名词体系和科技名词服务平台作为支撑。

我们要把握好新时代的战略定位，适应新时代新形势的要求，加强与科技的协同发展。一方面，要继续发扬科学民主、严谨求实的精神，保证审定公布成果的权威性和规范性。科技名词审定是一项既具规范性又有研究性，既具协调性又有长期性的综合性工作。在长期的科技名词审定工作实践中，全国科学技术名词审定委员会积累了丰富的经验，形成了一套完整的组织和审定流程。这一流程，有利于确立公布名词的权威性，有利于保证公布名词的规范性。但是，我们仍然要创新审定机制，高质高效地完成科技名词审定公布任务。另一方面，在做好科技名词审定公布工作的同时，我们要瞄准世界科技前沿，服务于前瞻性基础研究。习总书记在报告中特别提到"中国天眼"、"悟空号"暗物质粒子探测卫星、"墨子号"量子科学实验卫星、天宫二号和"蛟龙号"载人潜水器等重大科技成果，这些都是随着我国科技发展诞生的新概念、新名词，是科技名词规范工作需要关注的热点。围绕新时代中国特色社会主义发展的重大课题，服务于前瞻性基础研究、新的科学领域、新的科学理论体系，应该是新时代科技名词规范工作所关注的重点。

　　未来，我们要大力提升服务能力，为科技创新提供坚强有力的基础保障。全国科学技术名词审定委员会第七届委员会成立以来，在创新科学传播模式、推动成果转化应用等方面作了很多努力。例如，及时为 113 号、115 号、117 号、118 号元素确定中文名称，联合中国科学院、国家语言文字工作委员会召开四个新元素中文名称发布会，与媒体合作开展推广普及，引起社会关注。利用大数据统计、机器学习、自然语言处理等技术，开发面向全球华语圈的术语知识服务平台和基于用户实际需求的应用软件，受到使用者的好评。今后，全国科学技术名词审定委员会还要进一步加强战略前瞻，积极应对信息技术与经济社会交汇融合的趋势，探索知识服务、成果转化的新模式、新手段，从支撑创新发展战略的高度，提升服务能力，切实发挥科技名词规范工作的价值和作用。

　　使命呼唤担当，使命引领未来，新时代赋予我们新使命。全国科学技术名词审定委员会只有准确把握科技名词规范工作的战略定位，创新思路，扎实推进，才能在新时代有所作为。

　　是为序。

白春礼

2018 年春

路甬祥序

我国是一个人口众多、历史悠久的文明古国，自古以来就十分重视语言文字的统一，主张"书同文、车同轨"，把语言文字的统一作为民族团结、国家统一和强盛的重要基础和象征。我国古代科学技术十分发达，以四大发明为代表的古代文明，曾使我国居于世界之巅，成为世界科技发展史上的光辉篇章。而伴随科学技术产生、传播的科技名词，从古代起就已成为中华文化的重要组成部分，在促进国家科技进步、社会发展和维护国家统一方面发挥着重要作用。

我国的科技名词规范统一活动有着十分悠久的历史。古代科学著作记载的大量科技名词术语，标志着我国古代科技之发达及科技名词之活跃与丰富。然而，建立正式的名词审定组织机构则是在清朝末年。1909 年，我国成立了科学名词编订馆，专门从事科学名词的审定、规范工作。到了新中国成立之后，由于国家的高度重视，这项工作得以更加系统地、大规模地开展。1950 年政务院设立的学术名词统一工作委员会，以及 1985 年国务院批准成立的全国自然科学名词审定委员会（现更名为全国科学技术名词审定委员会，简称全国科技名词委），都是政府授权代表国家审定和公布规范科技名词的权威性机构和专业队伍。他们肩负着国家和民族赋予的光荣使命，秉承着振兴中华的神圣职责，为科技名词规范统一事业默默耕耘，为我国科学技术的发展做出了基础性的贡献。

规范和统一科技名词，不仅在消除社会上的名词混乱现象，保障民族语言的纯洁与健康发展等方面极为重要，而且在保障和促进科技进步，支撑学科发展方面也具有重要意义。一个学科的名词术语的准确定名及推广，对这个学科的建立与发展极为重要。任何一门科学（或学科），都必须有自己的一套系统完善的名词来支撑，否则这门学科就立不起来，就不能成为独立的学科。郭沫若先生曾将科技名词的规范与统一称为"乃是一个独立自主国家在学术工作上所必须具备的条件，也是实现学术中国化的最起码的条件"，精辟地指出了这项基础性、支撑性工作的本质。

在长期的社会实践中，人们认识到科技名词的规范和统一工作对于一个国家的科技发展和文化传承非常重要，是实现科技现代化的一项支撑性的系统工程。没有这样一个系统的规范化的支撑条件，不仅现代科技的协调发展将遇到极大困难，而且在科技日益渗透人们生活各方面、各环节的今天，还将给教育、传播、交流、经贸等多方面带来困难和损害。

全国科技名词委自成立以来，已走过近 20 年的历程，前两任主任钱三强院士和卢嘉锡院士为我国的科技名词统一事业倾注了大量的心血和精力，在他们的正确领导和广大专家的共同努力下，取得了卓著的成就。2002 年，我接任此工作，时逢国家科技、经济飞速发展之际，因而倍感责任的重大；及至今日，全国科技名词委已组建了 60 个学科名词审定分委员会，公布了 50 多个学科的 63 种科技名词，在自然科学、工程技术与社会科学方面均取得了协调发展，科技名词蔚成体系。而且，海峡两岸科技名词对照统一工作也取得了可喜的成绩。对此，我实感欣慰。这些成就无不凝聚着专家学者们的心血与汗水，无不闪烁着专家学者们的集体智慧。历史将会永远铭刻着广大专家学者孜孜以求、精益求精的艰辛劳作和为祖国科技发展做出的奠基性贡献。宋健院士曾在 1990 年全国科技名词委的大会上说过："历史将表明，这个委员会的工作将对中华民族的进步起到奠基性的推动作用。"这个预见性的评价是毫不为过的。

科技名词的规范和统一工作不仅仅是科技发展的基础，也是现代社会信息交流、教育和科学普及的基础，因此，它是一项具有广泛社会意义的建设工作。当今，我国的科学技术已取得突飞猛进的发展，许多学科领域已接近或达到国际前沿水平。与此同时，自然科学、工程技术与社会科学之间交叉融合的趋势越来越显著，科学技术迅速普及到了社会各个层面，科学技术同社会进步、经济发展已紧密地融为一体，并带动着各项事业的发展。所以，不仅科学技术发展本身产生的许多新概念、新名词需要规范和统一，而且由于科学技术的社会化，社会各领域也需要科技名词有一个更好的规范。另外，随着香港、澳门的回归，海峡两岸科技、文化、经贸交流不断扩大，祖国实现完全统一更加迫近，两岸科技名词对照统一任务也十分迫切。因而，我们的名词工作不仅对科技发展具有重要的价值和意义，而且在经济发展、社会进步、政治稳定、民族团结、国家统一和繁荣等方面都具有不可替代的特殊价值和意义。

最近，中央提出树立和落实科学发展观，这对科技名词工作提出了更高的要求。我们要按照科学发展观的要求，求真务实，开拓创新。科学发展观的本质与核心是以人为本，我们要建设一支优秀的名词工作队伍，既要保持和发扬老一辈科技名词工作者的优良传统，坚持真理、实事求是、甘于寂寞、淡泊名利，又要根据新形势的要求，面向未来、协调发展、与时俱进、锐意创新。此外，我们要充分利用网络等现代科技手段，使规范科技名词得到更好的传播和应用，为迅速提高全民文化素质做出更大贡献。科学发展观的基本要求是坚持以人为本，全面、协调、可持续发展，因此，科技名词工作既要紧密围绕当前国民经济建设形势，着重开展好科技领域的学科名词审定工作，同时又要在强调经济社会以及人与自然协调发展的思想指导下，开展好社会科学、文化教育和资源、生态、环境领域的科学名词审定工作，促进各个学科领域的相互融合和共同繁荣。科学发展观非常注重可持续发展的理念，因此，我们在不断丰富和发展已建立的科技名词体系的同时，还要进一步研究具有中国特色的术语学理论，以创建中国的术语学派。研究和建立中国特色的术语学理论，也是一种知识创新，是实现科技名词工作可持续发展的必由之路，我们应当为此付出更大的努力。

当前国际社会已处于以知识经济为走向的全球经济时代，科学技术发展的步伐将会越来越快。我国已加入世贸组织，我国的经济也正在迅速融入世界经济主流，因而国内外科技、文化、经贸的交流将越来越广泛和深入。可以预言，21 世纪中国的经济和中国的语言文字都将对国际社会产生空前的影响。因此，在今后 10 到 20 年之间，科技名词工作就变得更具现实意义，也更加迫切。"路漫漫其修远兮，吾将上下而求索"，我们应当在今后的工作中，进一步解放思想、务实创新、不断前进。不仅要及时地总结这些年来取得的工作经验，更要从本质上认识这项工作的内在规律，不断地开创科技名词统一工作新局面，做出我们这代人应当做出的历史性贡献。

2004 年深秋

卢嘉锡序

科技名词伴随科学技术而生，犹如人之诞生其名也随之产生一样。科技名词反映着科学研究的成果，带有时代的信息，铭刻着文化观念，是人类科学知识在语言中的结晶。作为科技交流和知识传播的载体，科技名词在科技发展和社会进步中起着重要作用。

在长期的社会实践中，人们认识到科技名词的统一和规范化是一个国家和民族发展科学技术的重要的基础性工作，是实现科技现代化的一项支撑性的系统工程。没有这样一个系统的规范化的支撑条件，科学技术的协调发展将遇到极大的困难。试想，假如在天文学领域没有关于各类天体的统一命名，那么，人们在浩瀚的宇宙当中，看到的只能是无序的混乱，很难找到科学的规律。如是，天文学就很难发展。其他学科也是这样。

古往今来，名词工作一直受到人们的重视。严济慈先生 60 多年前说过，"凡百工作，首重定名；每举其名，即知其事"。这句话反映了我国学术界长期以来对名词统一工作的认识和做法。古代的孔子曾说"名不正则言不顺"，指出了名实相副的必要性。荀子也曾说"名有固善，径易而不拂，谓之善名"，意为名有完善之名，平易好懂而不被人误解之名，可以说是好名。他的"正名篇"即是专门论述名词术语命名问题的。近代的严复则有"一名之立，旬月踟蹰"之说。可见在这些有学问的人眼里，"定名"不是一件随便的事情。任何一门科学都包含很多事实、思想和专业名词，科学思想是由科学事实和专业名词构成的。如果表达科学思想的专业名词不正确，那么科学事实也就难以令人相信了。

科技名词的统一和规范化标志着一个国家科技发展的水平。我国历来重视名词的统一与规范工作。从清朝末年的科学名词编订馆，到 1932 年成立的国立编译馆，以及新中国成立之初的学术名词统一工作委员会，直至 1985 年成立的全国自然科学名词审定委员会(现已改名为全国科学技术名词审定委员会，简称全国名词委)，其使命和职责都是相同的，都是审定和公布规范名词的权威性机构。现在，参与全国名词委领导工作的单位有中国科学院、科学技术部、教育部、中国科学技术协会、国家自然科学基金委员会、新闻出版署、国家质量技术监督局、国家广播电影电视总局、国家知识产权局和国家语言文字工作委员会，这些部委各自选派了有关领导干部担任全国名词委的领导，有力地推动科技名词的统一和推广应用工作。

全国名词委成立以后，我国的科技名词统一工作进入了一个新的阶段。在第一任主任委员钱三强同志的组织带领下，经过广大专家的艰苦努力，名词规范和统一工作取得了显著的成绩。1992 年三强同志不幸谢世。我接任后，继续推动和开展这项工作。在国家和有关部门的支持及广大专家学者的努力下，全国名词委 15 年来按学科共组建了 50 多个学科的名词审定分委员会，有 1800 多位专家、学者参加名词审定工作，还有更多的专家、学者参加书面审查和座谈讨论等，形成的科技名词工作队伍规模之大、水平层次之高前所未有。15 年间共审定公布了包括理、工、农、医及交叉学科等各学科领域的名词共计 50 多种。而且，对名词加注定义的工作经试点后业已逐渐展开。另外，遵照术语学理论，根据汉语汉字特点，结合科技名词审定工作实践，全国名词委制定并逐步完善了一套名词审定工作的原则与方法。可以说，在 20 世纪的最后 15 年中，我国基本上建立起了比较完整的科技名词体系，为我国科技名词的规范和统一奠定了良好的基础，对我国科研、教学和学术交流起到了很好的作用。

在科技名词审定工作中，全国名词委密切结合科技发展和国民经济建设的需要，及时调整工作方针和任务，拓展新的学科领域开展名词审定工作，以更好地为社会服务、为国民经济建设服务。近些年来，又对科技新词的定名和海峡两岸科技名词对照统一工作给予了特别的重视。科技新词的审定和发布试用工作已取得了初步成效，显示了名词统一工作的活力，跟上了科技发展的步伐，起到了引导社会的作用。两岸科技名词对照统一工作是一项有利于祖国统一大业的基础性工作。全国名词委作为我国专门从事科技名词统一的机构，始终把此项工作视为自己责无旁贷的历史性任务。通过这些年的积极努力，我们已经取得了可喜的成绩。做好这项工作，必将对弘扬民族文化，促进两岸科教、文化、经贸的交流与发展做出历史性的贡献。

科技名词浩如烟海，门类繁多，规范和统一科技名词是一项相当繁重而复杂的长期工作。在科技名词审定工作中既要注意同国际上的名词命名原则与方法相衔接，又要依据和发挥博大精深的汉语文化，按照科技的概念和内涵，创造和规范出符合科技规律和汉语文字结构特点的科技名词。因而，这又是一项艰苦细致的工作。广大专家学者字斟句酌，精益求精，以高度的社会责任感和敬业精神投身于这项事业。可以说，全国名词委公布的名词是广大专家学者心血的结晶。这里，我代表全国名词委，向所有参与这项工作的专家学者们致以崇高的敬意和衷心的感谢!

审定和统一科技名词是为了推广应用。要使全国名词委众多专家多年的劳动成果——规范名词，成为社会各界及每位公民自觉遵守的规范，需要全社会的理解和支持。国务院和 4 个有关部委［国家科委(今科学技术部)、中国科学院、国家教委(今教育部)和新闻出版署］已分别于 1987 年和 1990 年行文全国，要求全国各科研、教学、生产、经营以及新闻出版等单位遵照使用全国名词委审定公布的名词。希望社会各界自觉认真地执行，共同做好这项对于科技发展、社会进步和国家统一极为重要的基础工作，为振兴中华而努力。

值此全国名词委成立 15 周年、科技名词书改装之际，写了以上这些话。是为序。

卢嘉锡

2000 年夏

钱 三 强 序

科技名词术语是科学概念的语言符号。人类在推动科学技术向前发展的历史长河中，同时产生和发展了各种科技名词术语，作为思想和认识交流的工具，进而推动科学技术的发展。

我国是一个历史悠久的文明古国，在科技史上谱写过光辉篇章。中国科技名词术语，以汉语为主导，经过了几千年的演化和发展，在语言形式和结构上体现了我国语言文字的特点和规律，简明扼要，蓄意深切。我国古代的科学著作，如已被译为英、德、法、俄、日等文字的《本草纲目》、《天工开物》等，包含大量科技名词术语。从元、明以后，开始翻译西方科技著作，创译了大批科技名词术语，为传播科学知识，发展我国的科学技术起到了积极作用。

统一科技名词术语是一个国家发展科学技术所必须具备的基础条件之一。世界经济发达国家都十分关心和重视科技名词术语的统一。我国早在 1909 年就成立了科学名词编订馆，后又于 1919 年中国科学社成立了科学名词审定委员会，1928 年大学院成立了译名统一委员会。1932 年成立了国立编译馆，在当时教育部主持下先后拟订和审查了各学科的名词草案。

新中国成立后，国家决定在政务院文化教育委员会下，设立学术名词统一工作委员会，郭沫若任主任委员。委员会分设自然科学、社会科学、医药卫生、艺术科学和时事名词五大组，聘任了各专业著名科学家、专家，审定和出版了一批科学名词，为新中国成立后的科学技术的交流和发展起到了重要作用。后来，由于历史的原因，这一重要工作陷于停顿。

当今，世界科学技术迅速发展，新学科、新概念、新理论、新方法不断涌现，相应地出现了大批新的科技名词术语。统一科技名词术语，对科学知识的传播，新学科的开拓，新理论的建立，国内外科技交流，学科和行业之间的沟通，科技成果的推广、应用和生产技术的发展，科技图书文献的编纂、出版和检索，科技情报的传递等方面，都是不可缺少的。 特别是计算机技术的推广使用，对统一科技名词术语提出了更紧迫的要求。

为适应这种新形势的需要，经国务院批准，1985 年 4 月正式成立了全国自然科学名词审定委员会。委员会的任务是确定工作方针，拟定科技名词术语审定工作计划、实施方案和步骤，组织审定自然科学各学科名词术语，并予以公布。根据国务院授权，委员会审定公布的名词术语，科研、教学、生产、经营以及新闻出版等各部门，均应遵照使用。

全国自然科学名词审定委员会由中国科学院、国家科学技术委员会、国家教育委员会、中国科学技术协会、国家技术监督局、国家新闻出版署、国家自然科学基金委员会分别委派了正、副主任担任领导工作。在中国科协各专业学会密切配合下，逐步建立各专业审定分委员会，并已建立起一支由各学科著名专家、学者组成的近千人的审定队伍，负责审定本学科的名词术语。我国的名词审定工作进入了一个新的阶段。

这次名词术语审定工作是对科学概念进行汉语订名，同时附以相应的英文名称，既有我国语言特色，又方便国内外科技交流。通过实践，初步摸索了具有我国特色的科技名词术语审定的原则与方法，以及名词术语的学科分类、相关概念等问题，并开始探讨当代术语学的理论和方法，以期逐步建立起符合我国语言规律的自然科学名词术语体系。

统一我国的科技名词术语，是一项繁重的任务，它既是一项专业性很强的学术性工作，又涉及到亿万人使用习惯的问题。审定工作中我们要认真处理好科学性、系统性和通俗性之间的关系；主科与副科间的关系；学科间交叉名词术语的协调一致；专家集中审定与广泛听取意见等问题。

汉语是世界五分之一人口使用的语言，也是联合国的工作语言之一。除我国外，世界上还有一些国家和地区使用汉语，或使用与汉语关系密切的语言。做好我国的科技名词术语统一工作，为今后对外科技交流创造了更好的条件，使我炎黄子孙，在世界科技进步中发挥更大的作用，做出重要的贡献。

统一我国科技名词术语需要较长的时间和过程，随着科学技术的不断发展，科技名词术语的审定工作，需要不断地发展、补充和完善。我们将本着实事求是的原则，严谨的科学态度做好审定工作，成熟一批公布一批，提供各界使用。我们特别希望得到科技界、教育界、经济界、文化界、新闻出版界等各方面同志的关心、支持和帮助，共同为早日实现我国科技名词术语的统一和规范化而努力。

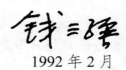

1992 年 2 月

前　言

  中华医学会呼吸病学分会在2009年受全国科学技术名词审定委员会(以下简称全国科技名词委)和中华医学会名词审定委员会(以下简称医学名词委)的委托，审定编写呼吸病学专业名词。为此，成立了呼吸病学名词审定分委员会，主任委员由呼吸病学分会主任委员刘又宁教授、复旦大学附属中山医院朱蕾教授担任，委员由 12 位从事呼吸病学专业工作的专家组成，启动了呼吸病学名词的审定编写工作。按照全国科技名词委制定的《科学技术名词审定的原则及方法》，确定了编写范围，拟定了编写大纲，落实了组织分工，开始收集、拟定词条。2011 年完成了词条选收及释义稿，而后数易其稿，召开了数次委员、专家审定会议，征求全国各地专家的修改意见，于 2013 年 5 月完成定稿并上报全国科技名词委进行复审。2013 年 5 月全国科技名词委委托罗慰慈、崔德健两位资深教授进行复审。此后，分委员会对复审专家提出的意见，再次进行了研究并做了相应处理。2014 年 11 月经全国科技名词委主任审核批准，予以预公布，在全国科技名词委网站及有关媒体上公示征求社会意见，预公布期限为一年。2015 年年底分委员会根据反馈意见再次修改完善，于 2016 年 4 月呈报全国科技名词委主任审核批准，予以正式公布。

  名词审定是一项费时费力的工作，需要翻阅大量的参考书籍与文献，抱有"急功近利"想法的人是无法完成的，只有真正具有奉献精神、耐得寂寞、任劳任怨的人才能胜任此项任务。我们在此衷心感谢全体编审人员的辛勤劳动，全国科学技术名词审定委员会和中华医学会的悉心指导，也要感谢罗慰慈、崔德健两位资深教授对最终稿件的认真审阅。特别要提到的是复旦大学的朱蕾教授，长时间以来以其带病之躯和渊博的专业知识，在本名词专集起草与修改过程中做出了重要与不可磨灭的贡献！

  鉴于呼吸病学相关领域进展迅速、内容涵盖广、与其他学科广泛交叉、新定义的外文名词层出不穷，另外，编写与审定人员都是临床工作十分繁忙的医生，其难度可想而知。全体编审人员虽做出了力所能及的最大努力，但因水平、精力所限，书中一定还存有许多不足与缺憾，殷切希望学界同仁提出宝贵意见，以期将来进一步修订和完善。

呼吸病学名词审定分委员会

2016 年 4 月

编 排 说 明

一、 本书公布的是呼吸病学基本名词，共 2474 条，对每条名词均给出了定义或注释。

二、 全书分 13 部分：概论，解剖和组织学，肺循环，呼吸运动调节，病因，症状与体征，诊断与治疗，呼吸系统疾病，肺功能，氧和二氧化碳代谢，体液、电解质与酸碱平衡，机械通气，呼吸相关危重症。

三、 正文按汉文名所属学科的相关概念体系排列。汉文名后给出了与该词概念相对应的英文名。

四、 每个汉文名都附有相应的定义或注释。定义一般只给出其基本内涵，注释则扼要说明其特点。当一个汉文名有不同的概念时，则用（1）、（2）等表示。

五、 一个汉文名对应几个英文同义词时，英文词之间用"，"分开。

六、 凡英文词的首字母大、小写均可时，一律小写；英文除必须用复数者，一般用单数形式。

七、 "［ ］"中的字为可省略的部分。

八、 主要异名和释文中的条目用楷体表示。"全称""简称"是与正名等效使用的名词；"又称"为非推荐名，只在一定范围内使用；"俗称"为非学术用语；"曾称"为被淘汰的旧名。

九、 正文后所附的英汉索引按英文字母顺序排列；汉英索引按汉语拼音顺序排列。所示号码为该词在正文中的序码。索引中带"*"者为规范名的异名或在释文中出现的条目。

目　　录

01. 概　　论

01.001　呼吸病学　respiratory medicine
研究呼吸系统疾病的预防、诊断、治疗和康复的一门医学学科。

01.002　呼吸疾病症状学　symptomatology of respiratory disease
研究呼吸系统疾病症状的识别、发生机制、个体化临床表现及其在诊断中作用的一门学科。

01.003　呼吸疾病诊断学　diagnostics of respiratory disease
运用医学理论、知识和技能对呼吸系统疾病进行诊断的一门学科。

01.004　呼吸疾病治疗学　therapeutics of respiratory disease
研究呼吸系统疾病的治疗原则、方法和手段的一门学科。

01.005　呼吸系统疾病　respiratory disease
简称"呼吸[疾]病"。发生在呼吸系统的疾病。不包括全身性疾病在肺部的表现或其他系统疾病引起的呼吸系统异常。

01.006　呼吸系统　respiratory system
执行机体与外界进行气体交换的器官总称。由呼吸器官及其调节系统组成，包括呼吸道（鼻腔、咽、喉、气管、支气管）和肺。其主要功能是输送气体和进行气体交换，此外还有湿化、温化、净化气体，以及嗅觉、发音、免疫、代谢等功能。

01.007　呼吸器官　respiratory organ
呼吸道、肺和胸廓的总称。其主要功能是输送气体和进行气体交换，此外还有湿化、温化、净化气体，以及嗅觉、发音、免疫、代谢等功能。

01.008　淋巴系统　lymphatic system
由淋巴管道、淋巴器官和淋巴组织组成的脉管系统。能制造白细胞和抗体，滤出病原体，参与免疫反应，对于液体和养分在体内的分配也有重要作用。

01.009　脉管系统　vascular system
心血管系统和淋巴系统组成的体内封闭式循环管道系统。前者由心脏、动脉、毛细血管和静脉组成，后者由淋巴管道、淋巴器官和淋巴组织组成。其主要功能是不断地把营养物质、氧气等运送到全身各器官和组织，供新陈代谢之用；将代谢产物，如二氧化碳和尿素等运送到肺、肾和皮肤等排出体外。

01.010　心血管系统　cardiovascular system
心脏和血管（动脉、毛细血管和静脉）组成的完全封闭的血液循环管道。以心脏为动力中心，通过血管将血液运抵全身各器官和组织。

01.011　肺血管系统　pulmonary vascular system
肺内的支气管循环和肺循环系统。前者为体循环中的支气管循环，是肺部的营养血管；后者为肺循环，接受全身各器官的静脉回心血，并在肺内进行气体交换。

01.012　支气管循环　bronchial circulation
支气管动脉、毛细血管和支气管静脉组成的

血液循环系统。是肺、气道和胸膜等的营养血管，体循环的组成部分。

01.013　肺循环　pulmonary circulation
由肺动脉及其分支、毛细血管和肺静脉组成的血液循环系统。接受全身各器官的静脉回心血液，具有血管内压力低、血管阻力低、血容量高等特点。其基本功能是进行气体交换。

01.014　体循环　somatic circulation
由主动脉及其分支、毛细血管和静脉组成的血液循环系统。血液由左心室搏出，经主动脉及其分支到达全身毛细血管，进行气体交换后，流入各级静脉，最后经上、下腔静脉及心脏冠状窦返回右心房。

01.015　流体力学　fluid mechanics, hydro-mechanics
研究流体运动规律以及流体与相邻固体之间相互作用规律的一门学科。

01.016　血流动力学　hemodynamics
应用流体力学的理论研究血液、血液所流经血管的特性以及血液流动和伴随流动进行的物质交换规律的一门学科。

01.017　病因　etiology
引起疾病发生的体内、外因素。疾病的病因不同于病原因子，只有病原因子而缺少宿主和环境条件，疾病也难发生。多数疾病的发生是多因素的，这些因素可分别起作用、协同起作用或顺序起作用。病因建立的依据可参考伊万斯原则，但最终阐明依赖于基础医学、临床医学和预防医学等的共同研究。

01.018　肺功能　pulmonary function
广义指肺具有的呼吸、防御、代谢等多种功能。通常单指肺的呼吸功能。

01.019　机械通气　mechanical ventilation, MV
通过建立气道口与肺泡间的压力差，改善或维持通气和换气功能，纠正低氧血症和高碳酸血症及其导致的病理生理和代谢改变的一种呼吸支持技术。

01.020　血气分析　blood gas analysis
对血液中不同类型气体和酸碱物质进行分析的技术。主要测定指标有三类：氧合指标、二氧化碳指标和酸碱物质。由此对呼吸、氧合功能和酸碱平衡进行判断。

01.021　体液　body fluid
机体内液体的总称。包括水及其溶解的电解质、酸碱物质、蛋白质、气体等成分。在维持生命活动中起十分重要的作用。正常成人的体液总量占体重的 50%~60%，包括细胞外液和细胞内液两部分。

01.022　危重症医学　critical care medicine
研究危及生命的疾病状态的发生、发展规律及其诊治方法的临床医学学科。是一门新兴的跨专业、多专业结合的边缘学科，是急救医疗服务体系中最后的加强监护治疗阶段。

02. 解剖和组织学

02.01　概　　述

02.001　呼吸道　respiratory tract
通称"气道(airway)"。气体进出肺泡的通道。包括鼻、咽、喉、气管及各级支气管。

02.002　上呼吸道　upper respiratory tract
喉环状软骨下缘、声门及以上的气体通道。由鼻、鼻窦、咽、喉组成。是气体进入肺内的门户，除输送气体外，尚有加温、湿化、净化空气，以及嗅觉、发音等功能。

02.003　下呼吸道　lower respiratory tract
声门以下的气体通道。由气管、支气管及其各级分支组成。根据功能不同又分传导气道和呼吸气道。

02.004　传导气道　conducting airway
终末细支气管及以上的气道。仅起气体通路作用，不参与气体交换。

02.005　呼吸气道　respiratory airway
呼吸性细支气管及以下的气道。包括各级呼吸性细支气管、肺泡管和肺泡囊。因有肺泡存在，可以参与气体交换。

02.006　小气道　small airway
管径≤2 mm 的气道。包括细支气管和终末细支气管。其特点是总横截面积大、阻力低、气体流速慢。

02.007　大气道　large airway
管径>2 mm 的 0~6 级气道。包括气管、主支气管、叶支气管、段支气管和 5~6 级支气管。狭义是指气管和左、右支气管。

02.008　软骨性气道　cartilaginous airway
细支气管以上的气道。气管软骨呈马蹄形，在 4~5 级以下的小支气管中，马蹄形软骨由不规则的软骨片所代替，包括 1~10 级支气管。支气管树伸向边缘部分越远，软骨片越小，达细支气管时，管壁内已不再有软骨。

02.009　膜性气道　membranous airway
无软骨包绕、外膜平滑肌渐呈环行排列如螺旋状的小气道。

02.010　肺　lung
进行气体交换，实现体内摄取氧和排出二氧化碳，并具有一定代谢和免疫功能的器官。位于胸腔内，横膈上，以纵隔为界，分左肺和右肺。

02.011　胸部　thorax
颈部以下和腹部以上的区域。其上界为颈部下界，下界为骨性胸廓下口，外界为三角肌前后缘。由肋骨、胸骨、脊椎和肩带骨骼所支撑，包括胸廓、胸腔和胸腔器官三个部分。

02.012　胸廓　thoracic cage
由胸椎段脊柱、肋骨、胸骨以及肋间肌等胸壁软组织共同构成的结构。是胸腔壁的骨性基础和支架，底部由膈肌封闭。胸廓富有弹性，当呼吸肌收缩和舒张时，可改变胸廓的前后、左右和上下径，从而改变胸腔和肺的容积，产生吸气和呼气动作。

02.02　胸部体表标志

02.013　颈静脉切迹　jugular notch
又称"胸骨上切迹(suprasternal notch)"。胸骨柄上缘中部一个浅而宽的切迹。

02.014　胸骨柄　manubrium sterni
胸骨上端略呈六角形的骨块。其上缘中份为颈静脉切迹，上部两侧与锁骨的胸骨端相连，下部与胸骨体相连。

02.015　剑突　xiphoid process

位于胸骨体下端的薄骨片。呈三角形，其上端与胸骨体相连，下端游离。幼年为软骨，老年后完全骨化。

02.016　胸骨角　sternal angle
又称"路易斯角（Louis angle）"。胸骨体与胸骨柄的连接处微向前突的部分。其两端分别与左右第 2 肋软骨相连。胸骨角也相当于支气管分杈、心房上缘和上下纵隔分界和第 4 胸椎下缘水平。

02.017　腹上角　epigastric angle
又称"胸骨下角（infrasternal angle）"。左右肋弓在胸骨下端汇合处所形成的夹角。其后为肝脏左叶、胃及胰腺所在区域，正常为 70°~110°，体型瘦长者较小，矮胖者较大，深呼吸时可稍微增宽。

02.018　肩胛骨　scapula
脊柱两侧的三角形扁骨。位于后胸壁第 2~7 肋骨间，为背部检查的重要标志，分为肩胛体、肩胛冈和肩胛角。

02.019　肩胛下角　angulus inferior scapulae
肩胛骨的下部尖端。被检查者取坐位或直立位、两上肢自然下垂时，肩胛下角平第 7 肋骨或第 7 肋间隙水平，或相当于第 8 胸椎水平。

02.020　前正中线　anterior midline
又称"胸骨中线（midsternal line）"。沿身体前面正中所作的垂线。即上端位于胸骨柄上缘中点，向下通过剑突中央的垂直线。

02.021　后正中线　dorsomedian line
又称"脊柱中线（midspinal line）"。通过椎骨棘突或沿脊柱正中下行的垂线。

02.022　胸骨线　sternal line
沿胸骨体最宽处的两侧缘所作的垂线。

02.023　锁骨中线　midclavicular line
通过左锁骨或右锁骨的肩峰端与胸骨端两者中点所作的与前正中线平行的直线。

02.024　胸骨旁线　parasternal line
自胸骨线与锁骨中线之间连线中点的垂线。

02.025　腋前线　anterior axillary line
上肢向外侧平举，与肢体成 90°以上角时，通过左腋或右腋前襞沿前侧胸壁向下的垂线。

02.026　腋后线　posterior axillary line
上肢向外侧平举，与肢体成 90°以上角时，通过左腋或右腋后襞沿后侧胸壁向下的垂线。

02.027　腋中线　midaxillary line
上肢向外侧平举，与肢体成 90°角以上时，通过腋前、后线之间连线的中点的垂线。

02.028　肩胛线　scapular line
又称"肩胛下角线（infrascapular line）"。双臂下垂时通过左肩胛或右肩胛下角所作的与后正中线平行的垂线。

02.029　腋窝　axillary fossa
左、右上肢内侧与胸壁相连的凹陷部。有内侧壁、外侧壁、前壁和后壁，尖部向上。

02.030　肋间隙　intercostal space
两个肋骨之间的空隙。其前部较宽，后部较窄，但可随体位变化而改变。

02.031　胸骨上窝　suprasternal fossa
胸骨柄上方的凹陷部。正常情况下，气管位于其正后方。

02.032　锁骨上窝　supraclavicular fossa
左右锁骨上方的凹陷部分。其窝底为两肺尖的上部。

02.033 锁骨下窝 infraclavicular fossa
左右锁骨中、外 1/3 交界处下方的凹陷部。下界为第 3 前肋下缘，相当于两肺上叶肺尖的下部。

02.034 肩胛上区 suprascapular region
左右肩胛冈以上区域。其外上界为斜方肌上缘，相当于两肺上叶肺尖的下部。

02.035 肩胛下区 infrascapular region
两肩胛下角的连线与第 12 胸椎水平线之间的区域。后正中线将此区域分为左右两部分。

02.036 肩胛区 scapular region
左右肩胛冈以下、肩胛下角以上、肩胛骨内缘以外的区域。后正中线将此区域分为左右两部分。

02.037 肩胛间区 interscapular region
两肩胛骨内缘之间的区域。后正中线将此区分为左右两部分。

02.03 上 呼 吸 道

02.038 鼻 nose
鼻腔和覆盖鼻腔前部的突出部分。包括外鼻、鼻腔和鼻旁窦。是呼吸道的起始部，也是嗅觉器官。

02.039 外鼻 external nose
以鼻骨和鼻软骨为支架，外被皮肤、内覆部分皮肤和黏膜的结构。分为骨部和软骨部，外鼻上端连于额部为鼻根，向下延为鼻背，末端为鼻尖。

02.040 鼻翼 nasal ala, wing of nose
鼻尖两侧呈半圆形隆起的部分。

02.041 鼻唇沟 nasolabial sulcus
上唇外面两侧与颊部交界处的浅沟。

02.042 鼻腔 nasal cavity
鼻内部一个前后狭长的腔隙。顶部较窄，底部较宽，前经鼻孔通向体外，后经鼻后孔通向咽腔，由鼻中隔分为左、右二腔。每侧鼻腔又分为前部的鼻前庭和后部的固有鼻腔。

02.043 鼻前庭 nasal vestibule
鼻尖和鼻翼内较为宽大的部分。前壁为鼻尖，后下壁为上颌骨，内侧壁为鼻中隔前下部，外侧壁为鼻翼，内覆皮肤，生有鼻毛，有过滤和净化空气的作用。

02.044 鼻阈 nasal limen
鼻前庭上方的弧形隆起。鼻翼软骨外侧脚上缘与鼻中隔软骨外侧突下缘连接处，为鼻前庭和固有鼻腔的分界，也是皮肤与黏膜的移行处。

02.045 固有鼻腔 nasal cavity proper
鼻腔的主要部分。位于鼻阈后上方，由黏膜覆盖，分为嗅区和呼吸区。

02.046 鼻中隔 nasal septum
固有鼻腔的内侧壁。由筛骨垂直板、犁骨和鼻中隔软骨构成支架，表面覆盖黏膜而成。

02.047 利特尔区 Little area
鼻中隔软骨部血管丛区。位于鼻中隔前下方，位置表浅、血管丰富，外伤或干燥刺激均易引起出血，约 90% 的鼻出血发生于此区。

02.048 鼻甲 nasal concha

鼻腔外侧壁的骨性解剖结构。为固有鼻腔外侧壁上的 3 个隆起，分别称上、中、下鼻甲。

02.049　鼻道　nasal meatus
上、中、下鼻甲外侧面与鼻腔外侧壁之间的空隙。相应称为上、中、下鼻道。

02.050　嗅区　olfactory region
上鼻甲与其相对的鼻中隔及二者上方鼻腔顶部的鼻黏膜区域。富有感受嗅觉刺激的嗅细胞。

02.051　呼吸区　respiratory region
鼻腔内除嗅区外的黏膜区域。含有丰富的鼻腺，分泌黏液，呈红色或粉色，吸附空气中的异物颗粒和净化空气。

02.052　鼻旁窦　paranasal sinus
又称"副鼻窦"。鼻腔周围颅骨中的含气空腔。开口于鼻腔。窦壁衬以黏膜并与鼻腔黏膜相移行。有额窦、筛窦、蝶窦和上颌窦 4 对，左右对称排列，鼻旁窦主要对发音起共鸣作用；并具有丰富的血管，可协助调节吸入空气的温度和湿度。

02.053　额窦　frontal sinus
位于眉弓后方额骨内的含气空腔。左右各一，形似三棱锥体，底向下，尖向上。额窦多有中隔，常偏向一侧。额窦口在窦底部通筛漏斗，后者开口于中鼻道。

02.054　筛窦　ethmoidal sinus
又称"筛小房(ethmoidal cellules)"。位于鼻腔外侧壁上方与两眶之间的筛骨迷路内的海绵状含气空腔。每侧有 3~18 个，两侧多不对称。依据窦口的部位将筛窦分为前、中、后三组。前、中小房开口于中鼻道，分别位于筛漏斗、筛泡附近；后小房开口于上鼻道。

02.055　蝶窦　sphenoidal sinus
位于蝶骨体内部的不规则含气空腔。居上鼻甲后上方，邻近后筛窦，常被中隔分为左右二腔，多不对称，分别开口于蝶筛隐窝。

02.056　上颌窦　maxillary sinus
上颌体内的锥形含气空腔。其尖部向颧突，底部向鼻腔，有上、下、前、后及内侧壁。

02.057　咽　pharynx
消化管上端扩大的部分。位于鼻腔、口腔和喉的后方，前后略扁呈漏斗形的肌性管道。上起颅底，下方约在第 6 颈椎下缘或环状软骨的高度与食管相续，包括鼻咽、口咽和喉咽 3 部分，分别与鼻腔、口腔和喉相通，是进食和呼吸的共同通道。

02.058　鼻咽　nasopharynx
咽的上部。位于鼻腔后方，上达颅底，下至腭帆游离缘平面续口咽部，向前经后鼻孔通鼻腔。鼻咽腔变窄时可影响呼吸，熟睡时表现为张口呼吸。

02.059　口咽　oropharynx
位于腭帆游离缘与会厌上缘平面之间的咽部中间部位。向前经咽峡与口腔相通，上续鼻咽部，下通喉咽部，其外侧壁腭舌弓与腭帆之间的腭扁桃体窝内容纳腭扁桃体。腭扁桃体、咽扁桃体、舌扁桃体在鼻腔和口腔通咽处，共同形成一个淋巴环，称"咽淋巴环(Waldeyer's ring)"，具有防御功能。

02.060　喉咽　laryngopharynx
咽的最下部。上起自会厌上缘平面，下至第 6 颈椎下缘平面与食管相续。喉咽部前壁上部的喉口两侧为梨状隐窝，常为异物滞留之处。

02.061　喉　larynx
由喉软骨、韧带、喉肌及喉黏膜构成的器官。上界是会厌上缘，下界为环状软骨下缘。喉借喉口通喉咽，以环状软骨气管韧带连接气管，是呼吸的通道和发音的器官。

02.062　甲状软骨　thyroid cartilage
形似盾牌、体积最大的喉软骨。由左、右两个四边形的软骨板构成，构成喉的前外侧壁。两板在前正中线相遇成前角，成年男性此角明显向前凸隆称为喉结，女性不明显。

02.063　环状软骨　cricoid cartilage
喉部唯一完整的环形软骨。位于甲状软骨下方，厚而坚固，由环状软骨板和环状软骨弓构成。对支撑呼吸道、保持其通畅起重要作用，损伤后易引起喉狭窄。

02.064　会厌软骨　epiglottic cartilage
一扁平而具有弹性的树叶状软骨板。位于舌根和舌骨体的后方，喉口的前方。以甲状会厌韧带连于甲状软骨前角，其游离端较宽，位居舌根之后，构成喉口的前界。气管插管时常须以喉镜挑起会厌软骨，气管导管才能进入喉和气管。

02.065　杓状软骨　arytenoid cartilage
位于环状软骨板上方后中线两侧的成对软骨。构成喉后壁的上部，近似三面锥体形。底朝下与环状软骨构成环杓关节，由底向前伸出的突起有声韧带附着，称"声带突(vocal process)"；由底向外侧伸出的突起有大部分喉肌附着，称"肌突(muscular process)"。

02.066　甲状舌骨膜　thyrohyoid membrane
位于舌骨与甲状软骨上缘之间宽阔、薄而有弹性的结缔组织膜。

02.067　环状软骨气管韧带　cricotracheal ligament
连于环状软骨下缘与第1气管软骨环上缘之间的结缔组织膜。

02.068　环甲关节　cricothyroid joint
由甲状软骨下角与环状软骨板侧部的关节面构成的联合关节。甲状软骨在额状轴上做前倾和复位运动。前倾时，加大甲状软骨前角与杓状软骨间的距离，使声带紧张；复位时，两者间的距离缩小，声带松弛。

02.069　环杓关节　cricoarytenoid joint
由杓状软骨底关节面与环状软骨板上缘外侧部的杓关节面构成的一对滑膜关节。可做滑动及回旋运动，缩小或开大声门裂。

02.070　方形膜　quadrangular membrane
呈斜方形，位于会厌软骨两侧缘和杓状软骨之间的弹性纤维膜。方形膜的上缘位于杓状会厌襞内，下缘游离，称"前庭(vestibule)"。

02.071　弹性圆锥　elastic cone, conus elasticus
又称"环甲膜(cricothyroid membrane)"。圆锥形的弹性纤维膜。尖附着于甲状软骨前角内面，底附着于环状软骨上缘和杓状软骨声带突，上缘游离增厚，为声襞的支架。前部的纤维组织增厚，系于甲状软骨下缘与环状软骨弓之间。

02.072　声韧带　vocal ligament
紧绷于甲状软骨至声带突之间的弹性圆锥上缘游离增厚的韧带。是发音的主要结构，参与组成声带。

02.073　声带　vocal cord
声韧带、声带肌和喉黏膜组成的发音器官。

02.074 环甲正中韧带 median cricothyroid ligament
弹性圆锥前部较厚、呈垂直方向、张于甲状软骨下缘与环状软骨上缘之间的韧带。抢救急性喉梗阻患者可在此处进行穿刺，建立暂时的通气道。

02.075 喉肌 laryngeal muscle
调节喉部发音的数块横纹肌。具有紧张或松弛声带、缩小或开大声门裂以及缩小喉口的作用。按其部位分内、外两群；依其功能分声门开大肌和声门括约肌。包括环甲肌、环杓后肌、环杓侧肌、甲杓肌和杓肌。

02.076 环甲肌 cricothyroid
起自环状软骨弓前外侧面，肌束向后上方，止于甲状软骨下缘和下角的骨骼肌。该肌收缩将增加甲状软骨前角与杓状软骨的间距，从而拉长并紧张声带。

02.077 环杓后肌 posterior cricoarytenoid
起自环状软骨后面，斜向外上，止于杓状软骨肌突的三角形骨骼肌。该肌收缩可使杓状软骨在垂直轴上旋转，声带突向外转动，声门开大，声带紧张。

02.078 环杓侧肌 lateral cricoarytenoid
紧贴弹性圆锥外面，起自环状软骨弓上缘和弹性圆锥外面，止于杓状软骨肌突的三角形骨骼肌。该肌收缩可使声带突向内转动，缩小声门。

02.079 甲杓肌 thyroarytenoid
起自甲状软骨前角后面，向后止于杓状软骨外侧面的骨骼肌。其位于前庭韧带外侧的上部肌纤维收缩能缩短前庭襞；下部肌纤维位于声襞内、声带的外侧，称"声带肌(vocalis)"，收缩时声襞变短而导致声襞松弛。

02.080 杓肌 arytenoid
位于喉后壁，两侧杓状软骨间的骨骼肌。其中肌纤维横向排列的称为杓横肌，位于杓横肌的前面、肌纤维呈斜向排列的称"杓斜肌(oblique arytenoid)"。具有缩小喉口和喉前庭的作用。

02.081 喉腔 laryngeal cavity
由喉软骨、韧带、纤维膜、喉肌和喉黏膜等围成的管腔。上起自喉口，与咽腔相通；下连气管，与肺相通。

02.082 喉口 aditus laryngis
喉腔的上口。由会厌上缘、杓状会厌襞和杓间切迹围成。正常呼吸时，喉口平面朝后上方，呈开放状态，吞咽时关闭。

02.083 前庭襞 vestibular fold
又称"室襞"。连于甲状软骨前角后面与杓状软骨声带突上方前内侧缘，呈矢状位的黏膜皱襞。

02.084 前庭裂 rima vestibule, vestibular fissure
两侧前庭襞之间的裂隙。较宽，位于声门裂的上方。

02.085 声襞 vocal fold
位于前庭襞下方、与其平行的一对白色黏膜皱襞。缺乏黏膜下层，血供少，张于甲状软骨前角后面与杓状软骨声带突之间，较前庭襞更突向喉腔，与发音有关。

02.086 喉前庭 laryngeal vestibule
上宽下窄、呈漏斗形的喉腔上部。其上界为喉口、下界为两侧的前庭襞及其间的前庭裂。

02.087 喉中间腔 intermediate cavity of

larynx

两侧向外侧突出至喉室的喉腔中间部分。其上界为前庭襞和前庭裂，下界为声襞和声门裂。

02.088　声门下腔　infraglottic cavity
声襞和声门裂与环状软骨下缘之间、上小下大的喉腔部分。其侧界由环状软骨和弹性圆锥围成，向下直接与气管相通。其黏膜下组织疏松，炎症时易发生喉水肿。

02.089　声门裂　fissure of glottis
位于两侧声襞及杓状软骨底和声带突之间的裂隙。是喉腔最狭窄之处，分为前、后两部分。

02.04　气管与支气管

02.090　气管　trachea
由气管软骨、平滑肌和结缔组织构成的通气管道。位于喉与气管杈之间，按行程分颈部和胸部。有一定活动度。

02.091　气管杈　bifurcation of trachea
气管下端分为左、右主支气管的分杈结构。一般位于胸骨角与第 4 胸椎体下缘的平面。

02.092　气管隆嵴　carina of trachea
气管杈的内面，呈矢状位、向上凸的半月形纵嵴。略偏向左侧，是支气管镜检查时判断气管分杈的重要标志。

02.093　主支气管　main bronchus
由气管杈至上叶支气管起始处之间的气道。包括左、右主支气管。

02.094　左主支气管　left main bronchus
气管向左下的分支。较细长且方向较接近水平位。长 4~5 cm，与气管中轴延长线的夹角 40°~50°。

02.095　右主支气管　right main bronchus
气管向右下的分支。较短粗，比左侧更向下倾斜。长 2~3 cm，与气管中轴延长线的夹角 20°~30°。故异物易坠入右主支气管内。

02.096　肺叶支气管　lobar bronchi
左、右主支气管(一级支气管)在肺门处按肺叶分成的二、三级支气管。左肺有上叶支气管和下叶支气管；右肺有上叶支气管、中间段支气管、中叶支气管和下叶支气管。

02.097　肺段支气管　segmental bronchi
肺叶支气管在各肺叶内分出的三、四级支气管。其中左肺 8 个肺段支气管，右肺 10 个肺段支气管。

02.098　细支气管　bronchiole
直径≤2 mm、壁上的软骨和腺体消失、平滑肌相对增多的细小支气管分支。

02.099　终末细支气管　terminal bronchiole
细支气管的分支。内径约 0.5 mm，上皮为单层柱状纤毛上皮，无杯状细胞，腺体和软骨均消失，环形平滑肌更明显，形成完整的环形层，黏膜皱襞明显。

02.100　呼吸性细支气管　respiratory bronchiole
传导气道与呼吸气道之间的过渡性管道。管壁结构与终末细支气管相似，但不同处是管壁上有肺泡相接。在肺泡开口处，单层立方上皮移行为肺泡的单层扁平上皮。从呼吸性细支气管开始具有气体交换功能。

02.101　肺泡管　alveolar duct

呼吸性细支气管的分支。其平均内径为0.1 mm。是肺内最后具有平滑肌的气道，肌纤维的舒缩可改变肺泡口的直径以调节进出肺泡的气量。

02.102　肺泡囊　alveolar sac
由相邻几个肺泡围成的空腔。一个肺泡管分支形成 2~3 个肺泡囊。是多个肺泡的共同开口，切面上常呈梅花形，其结构与肺泡管相似。但肺泡开口间无结节状膨大，不含平滑肌，单层扁平上皮下只有少量结缔组织。

02.103　支气管树　bronchial tree
肺内各级支气管如同树枝状的反复分支。左、右支气管经肺门进入肺内后，分为叶、段、亚段、细支气管、终末细支气管、呼吸性细支气管、肺泡管、肺泡囊，共约 23 级。

02.104　黏膜皱襞　mucosal fold
气管及其分支的黏膜表面上常见的纵形皱襞。皱襞厚度由支气管肌肉的张力所决定。

02.105　气管黏膜　tracheal mucosa
由黏膜上皮和基底膜组成的气管内层。黏膜上皮为假复层柱状纤毛上皮，其间散在杯状细胞，能分泌黏液。主支气管黏膜的特点与气管黏膜相似，支气管分支越细，杯状细胞数目越少；细支气管部位的黏膜仅为一层纤毛上皮和极少的杯状细胞。

02.106　黏膜下层　submucosa
黏膜下的疏松结缔组织层。有丰富的毛细血管网、黏液腺和浆液腺，还有沿黏膜皱襞分布的纵行弹力纤维束，并与黏膜以及纤维软骨层中的软骨和环形弹力纤维相连接。细支气管的弹力纤维向外与肺泡的弹力纤维相连，是维持小气道结构和功能的主要成分。

02.107　气管外膜　tunica adventitia of trachea
由透明软骨、平滑肌、结缔组织构成的气管及其分支的外层。平滑肌束以横行肌纤维为主，还有大量斜行和纵行的肌纤维。4 级或 5 级以下的小支气管中，马蹄形软骨逐渐由不规则的软骨片所代替，至细支气管时，壁内已不再有软骨。

02.108　气管软骨环　tracheal ring
缺口位于背侧的马蹄形气管软骨。

02.109　气管膜壁　membranous wall of trachea
位于马蹄形气管软骨背侧的缺口处、由平滑肌束和结缔组织连接而成的膜状结构。

02.110　弹性纤维层　elastic fibrous layer
连接于气管软骨之间由弹性纤维构成的膜状韧带。使气管具有一定的弹性。

02.111　气管腺　tracheal gland
位于气管黏膜下层内可分泌黏液和浆液的混合腺体。黏液腺与杯状细胞分泌的黏液共同形成较厚的黏液层覆盖在黏膜表面，浆液腺分泌的稀薄液体位于黏液层下方，有利于纤毛的正常摆动。

02.112　支气管腺　bronchial gland
位于支气管黏膜下的混合腺。随着支气管在肺内的反复分支，管壁变薄，腺体逐渐减少，最终在细支气管处消失。

02.113　纤毛细胞　ciliated cell
气管上皮中胞体呈柱状、游离面有纤毛的细胞。是气管上皮中数量最多的细胞。纤毛向咽部定向摆动，将黏液及其黏附的尘埃、病原微生物等异物推向咽部，然后咳出。因此纤毛细胞有清除异物和净化吸入空气的作用。

02.114　杯状细胞　goblet cell

黏膜上皮中的黏液分泌细胞。散在于纤毛细胞之间，其分泌的黏液覆盖于黏膜表面，与气管腺或支气管腺的分泌物共同构成黏液屏障，可黏附和溶解气体中的尘埃颗粒、病原微生物和其他有害物质。

02.115　基细胞　basal cell

位于上皮的深部，矮小、锥体形、顶部未达到上皮游离面的细胞。基细胞是一种未分化的细胞，有增殖分化的能力，可分化形成纤毛细胞和杯状细胞。

02.116　刷细胞　brush cell

无纤毛的柱状细胞。游离面有许多长而直的微绒毛，形如刷状。胞质内粗面内质网发达，无分泌颗粒。刷细胞可能有吞饮部分黏液以保持管腔内黏液量恒定的功能。

02.117　神经内分泌细胞　neuroendocrine cell

又称"小颗粒细胞(small granule cell)"。具有分泌功能的神经元和散在的内分泌细胞。除内分泌腺外，机体许多器官存在大量散在的内分泌细胞，能分泌多种激素样物质，调节机体生理功能，统称"胺前体摄取和脱羧细胞(amine precursor uptake and decarboxylation cell, APUD cell)"，简称"APUD 细胞"。神经系统许多神经元合成和分泌与 APUD 细胞相同的胺和/或肽类物质。因此将这些具有分泌功能的神经元和 APUD 细胞统称"神经内分泌系统(neuroendocrine system)"。

02.118　黏液纤毛装置　mucociliary apparatus

又称"黏液纤毛转运系统"。存在于咽部到终末细支气管黏膜表面的纤毛结构。包括上皮细胞的纤毛、黏液细胞、黏膜下腺体以及覆盖在上皮表面的液体层。纤毛细胞的功能是将分泌物推向喉部；分泌细胞产生的黏液具有湿润和阻挡粉尘等入侵的作用。

02.119　支气管相关淋巴样组织　bronchus-associated lymphoid tissue, BALT

在大支气管分权处含 1~2 个孤立性淋巴小结的淋巴样集合体。是传导气道黏膜固有层的淋巴细胞在某些部位选择性发育成淋巴滤泡所形成的结构。其表面覆盖单层淋巴上皮细胞，细胞质内存在供选择性转运抗原分子的质膜空泡，有利于气流中颗粒与上皮的接触，进行抗原捕获。

02.120　克拉拉细胞　Clara cell

位于终末细支气管的一种无纤毛柱状分泌细胞。顶圆凸向管腔，顶部胞质分泌颗粒中含蛋白水解酶，可分解管腔内的黏液而利于排出；还含氧化酶，有解毒和生物转化功能。

02.121　亲银细胞　argentaffin cell

起源于神经外胚层，有强烈的亲银性，硝酸银染色可见胞质内出现棕黑色银反应颗粒的细胞。存在于气管及各级支气管，参与肺循环及支气管平滑肌张力调节的细胞类型。本身也是一种化学感受器。

02.122　神经上皮小体　neuroepithelial body

多见于细支气管分权处、由 15~50 个细胞组成、呈菱形或卵圆形的细胞群。细胞内含有 5-羟色胺等物质，具有调节支气管及肺血管口径的作用。小体为具有内分泌功能的神经感受器，可能受中枢神经的调节，也是肺内感受氧分压的一种化学感受器。

02.05　肺结构与肺组织

02.123　右肺　right lung

位于右胸腔内的肺脏。分为上、中、下三叶，约占总肺容积的53%。

02.124 左肺 left lung
位于左胸腔内的肺脏。分为上、下两叶，约占总肺容积的47%。

02.125 肺叶 lobe of lung
每一个肺叶支气管及其分支分布区所属肺组织的统称。共5个肺叶，其中右肺有上、中、下三叶，左肺有上、下两叶。

02.126 上叶 upper lobe
左斜裂前上方、右斜裂和水平裂前上方的肺叶。包括肺尖、肺前缘、肋面前上部和内侧面前上方的大部分。

02.127 下叶 lower lobe
左右斜裂后下方的肺叶。呈锥体形。包括肺底的绝大部分，肋面的大部分，内侧面的一部分及后缘的大部分。

02.128 左肺上叶 upper lobe of left lung
左斜裂前上方的肺叶。较下叶稍小，包括肺尖、肺前缘、肋面的前上部分，膈面的一小部分及内侧面前上方的大部分。

02.129 左肺下叶 lower lobe of left lung
左斜裂后下方的肺叶。包括肺底的绝大部分，肋面的大部分，内侧面的一部分及后缘的大部分。形状似锥形体，尖向上，底面呈向上的凹陷形。

02.130 右肺上叶 upper lobe of right lung
右斜裂和水平裂前上方的肺叶。包括肺尖、肺前缘、肋面前上部和内侧面前上方的大部分。

02.131 右肺下叶 lower lobe of right lung
右斜裂后下方的肺叶。包括肺底的绝大部

分、肋面的大部、纵隔面的后下部及后缘的大部分。形状似锥体形，尖向上，底面呈向上的凹陷形。

02.132 右肺中叶 middle lobe of right lung
简称"中叶"。右斜裂与水平裂之间的肺叶。包括肋面和纵隔面的前下部、前缘的下部及肺底的一小部分。较小，呈楔形。

02.133 肺门 hilum of lung
位于肺的前纵隔部，心切迹的后上方，是支气管和肺血管等出入肺的门户。临床上常称第一肺门。将肺叶支气管、动脉、静脉、淋巴管及神经出入肺门处称第二肺门。

02.134 肺根 root of lung
出入肺门各结构的总称。包括主支气管、肺动脉、肺静脉、支气管动脉、支气管静脉、神经、淋巴管和淋巴结等，借疏松结缔组织连接，由胸膜包绕组成。

02.135 肺尖 apex of lung
钝圆形的肺的上端。向上经胸廓上口突入颈根部，超出锁骨内侧1/3上方2~3 cm，紧贴胸膜顶。

02.136 肺底 base of lung
位于膈肌顶部上方，呈半月形凹陷的肺的下端。

02.137 [肺]斜裂 oblique fissure of lung
将右肺下叶与中叶和上叶分开，将左肺分为上、下两叶的裂隙。左、右肺斜裂的经过及位置关系基本一致，但右肺斜裂较左肺稍近于水平位。

02.138 [右肺]水平裂 horizontal fissure of right lung
较短，分割右肺上叶和中叶的裂隙。在肋面

近腋中线处起自斜裂，约与第 4 肋的行程一致，水平向前在第 4 肋软骨胸骨端水平与肺前缘相交，然后转向纵隔面止于肺门前方。

02.139　支气管肺段　bronchopulmonary seg-ment
简称"肺段（pulmonary segment）"。每一肺段支气管及其分支分布区域的肺组织的统称。呈圆锥形，尖端朝向肺门，底朝向肺的表面。通常左肺 8 个、右肺 10 个肺段。是肺形态学和功能学的基本单位，临床常以此为单位进行手术切除。

02.140　尖段　apical segment, S Ⅰ
尖段支气管及其所属的肺组织。居右肺尖，一般以第一肋骨压迹和尖前切迹的平面与前段和后段分界。

02.141　后段　posterior segment, S Ⅱ
右上叶支气管分出的后段支气管及其所属的肺组织。后段支气管行向后外上方，进入右肺上叶的后下部。

02.142　尖后段　apicoposterior segment, S Ⅰ +S Ⅱ
左肺上叶尖后段支气管及其所属的肺组织。左上叶支气管分成上支和下支。上支立即又分为尖后段和前段支气管。

02.143　前段　anterior segment, S Ⅲ
前段支气管及其所属的肺组织。位于上叶的前下部，尖后段的前下方，尖前切迹与第一心切迹之间的区域。

02.144　上舌段　superior lingular segment, S Ⅳ
左肺上舌段支气管及其所属的肺组织。左上叶支气管分成上支和下支。下支走向前下方，分出上舌段支气管和下舌段支气管分别

进入上叶的上舌段和下舌段。

02.145　下舌段　inferior lingular segment, S Ⅴ
左肺下舌段支气管及其所属的肺组织。左上叶支气管分成上支和下支。下支走向前下方，分出上舌段支气管和下舌段支气管分别进入上舌段和下舌段。

02.146　外侧段　lateral segment, S Ⅳ
右肺中叶外侧段支气管及其所属的肺组织。位于水平裂和斜裂之间的交叉部分。

02.147　内侧段　medial segment, S Ⅴ
右肺中叶内侧段支气管及其所属的肺组织。位于中叶靠近纵隔的部分，水平裂和斜裂之间。

02.148　中间段支气管　intermediate bronchus
位于右上支气管开口和中、下叶支气管分杈之间的支气管部分。是右主支气管的直接延续，随后又分出中叶支气管和右下叶各段支气管。

02.149　上段　superior segment, S Ⅵ
又称"背段"。肺下叶上段支气管及其所属的肺组织。居下叶上部，是下叶中最大的一段。前上面为斜裂面，与上叶后段相毗邻；下方与各基底段相接，其间有切迹或额外裂相分隔；肋面紧贴胸壁内面；椎旁面与食管和胸椎相邻。

02.150　内侧底段　medial basal segment, cardiac basal segment, S Ⅶ
又称"内基底段"。肺下叶内侧段支气管及其所属的肺组织。居下叶下部内侧，上方与上段相接，前上方借斜裂面与中叶内侧段或左肺下舌段相邻，后方与外侧底段和后底段相邻，内侧面与心包相贴，底为膈面。

02.151　前底段　anterior basal segment, S Ⅷ

又称"前基底段"。肺下叶前底段支气管及其所属的肺组织。居下叶下部前侧，上方与上段相接，前上方借斜裂面与中叶或左肺上、下舌段相邻，后方与外侧底段和后底段相邻，外面为肋面，底面为膈面。

02.152　前内侧底段　anteromedial basal segment, SⅧ+SⅦ
又称"前内基底段"。左肺下叶的内侧底段和前底段支气管多共干，及与其所属的肺组织。

02.153　外侧底段　lateral basal segment, SⅨ
又称"外基底段"。肺下叶外底段支气管及其所属的肺组织。居下叶下部后外侧。前内方与前底段相接，后内方与后底段相接，外侧面为肋面，底面为膈面，上方与上段相接，内侧与内侧底段相接。

02.154　后底段　posterior basal segment, SⅩ
又称"后基底段"。肺下叶后底段支气管及其所属的肺组织。居下叶后下部，上方与上段相接，前方与前、外侧底段相邻，后外侧面为肋面，内侧面为椎旁面，底面为膈面。

02.155　肺小叶　pulmonary lobule
每个细支气管连同其分支和肺泡所形成的锥体形结构。锥体的底朝向肺表面，是肺的基本结构单位。临床常见的小叶性肺炎即指肺小叶发生的感染性病变。

02.156　肺泡　pulmonary alveoli
由单层上皮细胞构成的圆形或多边形的囊泡，是肺部气体交换的主要部位。肺泡大小差别较大，平均直径 $200\sim250$ μm，开口于肺泡囊、肺泡管和呼吸性细支气管。成人共有 3 亿~4 亿个肺泡，功能残气量位置的总面积为 $70\sim80$ m^2，深呼气时仅为 30 m^2，深吸气时可达 100 m^2。

02.157　终末呼吸单位　terminal breathing unit
又称"肺单位"。终末细支气管及其所属肺组织。每一终末呼吸单位包括三级呼吸性细支气管、肺泡管、肺泡囊和肺泡。是进行气体交换的唯一场所。

02.158　肺泡毛细血管膜　alveolar capillary membrane, ACM
又称"气-血屏障(air-blood barrier)"。肺泡和血液间进行气体交换的结构。包括肺泡内表面的液体层、Ⅰ型肺泡上皮细胞及其基底膜、毛细血管的基底膜和内皮细胞。毛细血管为连续型，内皮厚度仅为 $0.1\sim0.2$ μm。血管内皮和肺泡上皮的基底膜多融合，形成厚 $0.1\sim0.2$ μm 的一层，其总厚度不超过 0.5 μm，非常适合气体交换。

02.159　肺泡隔　alveolar septum
相邻肺泡之间的薄层结缔组织。内含丰富的毛细血管和大量的弹性纤维，还有少量的胶原纤维和网状纤维，具有良好的弹性和扩展性。

02.160　肺泡孔　alveolar pore
又称"科恩孔(Kohn pore)"。相邻肺泡之间相通的小孔。直径 $10\sim15$ μm，一个肺泡可有一个或数个肺泡孔，能均衡肺泡内气体的容积和压力。在某个终末细支气管或呼吸性细支气管阻塞时，肺泡孔起侧支通气作用，防止肺泡萎缩；但肺感染时，病原菌也可通过肺泡孔扩散。

02.161　兰伯特通道　channel of Lambert
远端细支气管与邻近肺泡之间的、由上皮细胞覆盖的通道。发挥侧支通气的作用。

02.162　马丁通道　channel of Martin
相邻终末细支气管之间的通道。与兰伯特通道一起，发挥侧支通气的作用，故无论自然平静呼吸、用力呼吸、过度充气、正压通气，正常肺泡之间的压力很容易达到平衡，不容易发生肺泡破裂。

02.163　肺泡上皮　alveolar epithelium
肺泡表面一层完整的上皮。主要包括Ⅰ型和Ⅱ型肺泡细胞，两种细胞的结构和功能不同。

02.164　Ⅰ型肺泡细胞　type Ⅰ alveolar cell
占肺泡上皮细胞总数的25.3%，但覆盖了肺泡97%的表面积的细胞类型。细胞为扁平型，胞质薄而宽，厚约0.2 μm，适合进行气体交换。细胞间的连接为紧密连接，有助于防止间质中的液体渗入肺泡腔和肺泡腔内气体进入间质。Ⅰ型细胞分化程度高，无增殖能力，受损后主要由Ⅱ型肺泡上皮细胞增殖、分化、修复。

02.165　Ⅱ型肺泡细胞　type Ⅱ alveolar cell
位于Ⅰ型肺泡细胞之间，占细胞总数的绝大部分，但表面积非常小，仅覆盖肺泡腔3%的细胞类型。细胞呈立方形或圆形，顶端突入肺泡腔。能分泌肺表面活性物质，具有降低肺表面张力、维持肺泡开放和小气道通畅的功能；还具有分裂、增殖并分化为Ⅰ型肺泡细胞的潜能，起修复作用。

02.166　Ⅲ型肺泡细胞　type Ⅲ alveolar cell
呈立方形的肺泡结构细胞。其表面有短小的微绒毛，含多种细胞器。数量少，功能不清，推测属于感受器细胞。

02.167　肺巨噬细胞　pulmonary macrophage
由单核细胞分化而来，广泛分布在肺间质和肺泡内的巨噬细胞。在细支气管以下的管道周围和肺泡隔内较多。其主要作用是清除入侵的病原微生物、粉尘、衰老的细胞、失活的肺表面活性物质等。

02.168　嗜锇[性]板层小体　osmiophilic lamellar body
简称"板层小体（lamellar body）"。位于Ⅱ型肺泡细胞核上方的分泌颗粒。颗粒大小不等，电子密度较高，内含平行排列的板层状结构，具有嗜锇性。内含有二棕榈酰卵磷脂，分泌到肺泡内腔面形成表面活性物质。

02.169　肺泡巨噬细胞　alveolar macrophage
游走入肺泡腔内的巨噬细胞。其吞噬、免疫和分泌作用都十分活跃，有重要防御功能。

02.170　尘细胞　dust cell
吞噬了大量肺内尘埃颗粒的肺巨噬细胞。常分布于肺泡隔和各级支气管附近的肺间质。

02.171　心衰细胞　heart failure cell
全称"心力衰竭细胞"。胞质中出现大量血红蛋白分解产物（含铁血黄素颗粒）的肺巨噬细胞。多在心力衰竭、肺淤血时，大量红细胞穿过毛细血管壁进入肺间质内，被巨噬细胞吞噬而产生。

02.172　肺实质　lung parenchyma
各级支气管和终末细支气管及所属的肺泡结构。

02.173　肺间质　lung mesenchyme
肺泡细胞基底膜与肺泡毛细血管基底膜之间的潜在腔隙及其中的细胞与结缔组织。结缔组织含有胶原纤维、网状纤维和弹性纤维，常呈网络状或薄板状排列，作为肺泡和毛细血管的支架。并含有成纤维细胞、巨噬细胞、肥大细胞和浆细胞等。

02.174　肺间质腔　lung mesenchymal cavity
肺泡细胞基底膜与肺泡毛细血管基底膜之间的潜在腔隙。是肺液体交换的场所。

02.175 淋巴结 lymph node
在体内沿淋巴系统分布的卵圆形或豆形的小体。是淋巴细胞定居和适应性免疫应答产生的场所。

02.176 胸壁淋巴结 parietal lymph node
包括胸骨旁淋巴结、肋间淋巴结及膈上淋巴结等多组淋巴结的总称。收纳胸壁浅、深部的淋巴管，它们的输出管分别注入纵隔前、后淋巴结或参与支气管纵隔干及直接汇入胸导管。

02.177 胸骨旁淋巴结 parasternal lymph node
沿胸廓内动、静脉排列，收纳脐以上腹前壁、乳房内侧部、膈和肝上面的淋巴，输出管汇入支气管纵隔干或直接汇入胸导管的淋巴结群。

02.178 肋间淋巴结 intercostal lymph node
多位于肋小头附近，沿肋间后血管排列，引流胸后壁的淋巴，其输出淋巴管注入胸导管的淋巴结群。

02.179 膈上淋巴结 superior phrenic lymph node
位于膈的上面，分为前、中、后组，分别位于剑突后方、膈神经穿膈处和主动脉裂孔附近，收纳膈、心包下部和肝上面的淋巴管，其输出管注入胸骨旁淋巴结和纵隔后淋巴结的淋巴结群。

02.180 纵隔前淋巴结 anterior mediastinal lymph node
位于胸腔大血管和心包前方，收纳胸腺、心包、心、膈和肝上面的淋巴管，输出管注入支气管纵隔干的淋巴结群。

02.181 纵隔后淋巴结 posterior mediastinal lymph node
位于食管和胸主动脉周围，收纳食管、胸主动脉及膈的淋巴管，其输出管多直接注入胸导管的淋巴结群。

02.182 肺淋巴结 pulmonary lymph node
位于肺内，沿支气管和肺动脉的分支排列，收纳肺内的淋巴管，其输出管注入支气管肺门淋巴结的淋巴结群。

02.183 支气管肺门淋巴结 bronchopulmonary hilar lymph node
简称"肺门淋巴结"。位于肺门处，收纳肺、食管等处的淋巴管，其输出管注入气管支气管淋巴结的淋巴结群。

02.184 气管支气管淋巴结 tracheobronchial lymph node
分成上、下两组，位于气管杈和主支气管周围，收纳肺、主支气管、气管杈和食管的淋巴管，其输出管注入气管旁淋巴结的淋巴结群。

02.185 气管旁淋巴结 paratracheal lymph node
位于气管周围，收纳胸段气管和食管的部分淋巴管，输出管注入支气管纵隔干的淋巴结群。

02.186 淋巴管 lymphatic capillary
由毛细淋巴管汇合形成的淋巴管道。其结构类似静脉，壁薄、径细；也有类似静脉瓣样的结构，促使淋巴液向心回流。分深、浅两组。在向心回流过程中，要经过多级淋巴结。

02.187 毛细淋巴管 lymphatic vessel
淋巴管道的起始部分，其管壁仅有一层内皮细胞构成，通透性大于毛细血管。

02.188 支气管纵隔干 bronchomediastinal trunk
收集胸部淋巴、沿纵隔走行的淋巴管道。分左、右支气管纵隔干，分别与胸导管和右淋巴导管连接。

02.189 胸导管 thoracic duct
全身最粗大的淋巴管道。起始于乳糜池，向上穿过横膈的主动脉裂孔进入胸腔，沿脊柱前方上行出胸廓上口至颈根部，接收左颈干、左锁骨下干和左支气管纵隔干后注入左静脉角。胸导管收集左侧上半身和整个下半身的淋巴。

02.190 右淋巴导管 right lymphatic duct
位于右颈根部的淋巴导管。为一短干，由右颈干、右锁骨下干和右支气管纵隔干汇合而成，注入右静脉角。右淋巴导管收集右侧上半身的淋巴。

02.07 胸壁、胸膜和纵隔

02.191 肋骨 rib
细长呈弓形的扁骨，分为一体和前、后两端。在背部与相应的胸椎相连，由后上方向前下方倾斜。共 12 对。第 1~7 肋骨在前胸部通过各自的肋软骨与胸骨相连，第 8~10 肋软骨通过上一肋软骨与胸骨相连，第 11~12 肋骨不与胸骨相连。

02.192 浮肋 free rib
前端游离于腹壁肌层中的第 11~12 对肋骨。

02.193 胸骨 sternum
位于胸前壁正中的长方形扁骨。上宽下窄，前凸后凹，分为柄、体和剑突三部分。胸骨柄上缘中部微凹，为颈静脉切迹，两侧与锁骨相连。胸骨体外缘接第 2~7 肋软骨，剑突下端游离。

02.194 锁骨 clavicle
呈 "～" 形弯曲，架于胸廓前上方的骨骼。内侧端粗大的胸骨端与胸骨柄形成关节，外侧的肩峰端与肩胛骨肩峰形成关节，支撑肩胛骨于胸廓之外，以保证上肢的灵活运动。

02.195 肌肉组织 muscle tissue
具有收缩功能的肌细胞组织。根据肌细胞的结构和收缩特性，分为三类：骨骼肌、平滑肌和心肌。

02.196 骨骼肌 skeletal muscle
除少部分外，主要附着于骨骼的肌纤维。由成束平行排列的骨骼肌细胞组成，通过收缩和舒张引起骨骼运动。骨骼肌受躯体神经支配，是随意肌。

02.197 呼吸肌 respiratory muscle
参与呼吸运动的骨骼肌。主要由膈肌、肋间肌和腹肌三部分组成，是产生呼吸运动的原动力。

02.198 辅助呼吸肌 adjunctive respiratory muscle
静息条件下，不参与呼吸运动，但在呼吸困难或用力呼吸等条件下发挥呼吸作用的骨骼肌。包括胸锁乳突肌、斜角肌和斜方肌等。

02.199 吸气肌 inspiratory muscle
使胸廓扩大产生吸气动作的骨骼肌。主要有膈肌和肋间外肌。

02.200 呼气肌 expiratory muscle
使胸廓缩小产生呼气动作的骨骼肌。主要有肋间内肌和腹肌。

02.201　膈肌　diaphragm
位于胸腹腔之间，向上隆起呈穹隆形的扁薄阔肌。是最主要的吸气肌。膈肌构成胸腔的底和腹腔的顶，由三部分组成：膈肌肋间部，附着于肋骨边缘并终止于中心腱；膈肌中心腱；膈肌脚部，分左、右两个膈脚，起始于2~3 个上部腰椎，其纤维终止于中心腱。

02.202　肋间外肌　intercostales externi
位于相邻两肋骨之间，起于上位肋骨下缘，肌纤维斜向前下方，止于下位肋骨上缘的骨骼肌。共 11 对。是主要的吸气肌之一，收缩时肋骨向前、向外移动，胸廓的横径增大，该肌在肋软骨间的部分移行为腱膜，称肋间外膜。

02.203　肋间内肌　intercostales interni
位于肋间隙的深面，起自下位肋骨的上缘，斜向前上方的骨骼肌。其与肋间外肌的纤维方向呈交叉状，止于上位肋骨的下缘。该肌自胸骨侧缘向后达肋角，于肋角内侧移行为肋间内膜，收缩时肋骨下降，辅助呼气。

02.204　肋间最内肌　intercostales intimi
位于肋角至腋前线的肋间隙段的骨骼肌。肌纤维方向与肋间内肌相同。肋间血管和神经穿行于肋间内肌与肋间最内肌之间。肋间最内肌薄且不完整，仅存在于肋间隙中 1/3 部，前、后部无此肌肉，在该处肋间神经和血管紧贴胸内筋膜走行。

02.205　腹肌　muscle of abdomen
胸廓与骨盆之间的肌群。参与腹壁的组成，可分为前外侧群、后群两部分。

02.206　胸横肌　transversus thoracis
在胸前壁内面，起自胸骨下部的骨骼肌，纤维向上外，止于第 2~6 肋的内面。作用为降肋助呼气。

02.207　胸内筋膜　endothoracic fascia
衬于胸廓内面的一层致密结缔组织膜。脊柱两侧处的部分较薄，其他部分较发达。向上经胸廓上口突入颈根部覆盖于胸膜顶并增厚，称为胸膜上膜，向下被覆于膈肌上面的部分为膈胸膜筋膜。在胸内筋膜和壁胸膜之间有少量疏松结缔组织。

02.208　胸膜上膜　suprapleural membrane
又称"吉布森膜（Gibson membrane）"。覆盖在胸膜顶外面的一层结缔组织。为胸内筋膜增厚而成，附着于第 1 肋内侧缘和第 7 颈椎横突，内有斜角肌的纤维。

02.209　膈胸膜筋膜　phrenicopleural fascia
在膈胸膜与膈肌之间的薄层胸内筋膜。

02.210　肋间神经　intercostal nerve
脊神经的一部分，延肋间分布。共 11 对，伴随肋间后血管，在肋间内、外肌之间，沿肋间沟走行。下 5 对肋间神经远侧部和肋下神经斜向下内，行于腹内斜肌与腹横肌之间，并进入腹直肌鞘。

02.211　肋下神经　subcostal nerve
位于第 12 肋下缘的第 12 对胸神经前支。

02.212　膈神经　phrenic nerve
起源于颈丛，下行至横膈的神经纤维。其运动纤维支配膈肌运动，感觉纤维分布于胸膜、心包和膈下的部分腹膜。膈神经受损后主要影响同侧膈肌的运动，表现为腹式呼吸渐弱或消失。

02.213　肋间动脉　intercostal artery
走行于肋间、输出氧合血的动脉。除第 1、2 肋间动脉来自锁骨下动脉的分支肋颈干外，其余 9 对肋间动脉和 1 对肋下动脉均发自胸主动脉。

02.214 肋间静脉 intercostal vein
走行于肋间、收集肋间动脉回流的血液，伴行于同侧肋间动脉上方的静脉。向后汇入奇静脉、半奇静脉或副半奇静脉。

02.215 胸廓内动脉 internal thoracic artery
锁骨下动脉的分支。起自锁骨下动脉第 1 段的下壁，沿胸前壁后面下行并分布，末端分为膈肌动脉和腹壁上动脉两个终支。

02.216 胸膜 pleura
胸腔内的一薄层浆膜，分为脏胸膜与壁胸膜两部。脏胸膜被覆于肺的表面，与肺紧密结合而不能分离，并伸入肺叶间裂内。壁胸膜贴附于胸壁内面、膈上面和纵隔表面。脏胸膜与壁胸膜在肺根处相互移行，并形成封闭胸膜腔。

02.217 脏胸膜 visceral pleura
又称"肺胸膜"。覆盖于肺表面，并伸入至叶间裂内的一层浆膜。

02.218 壁胸膜 parietal pleura
被覆于胸壁内面、纵隔两侧面和膈上面及突至颈根部等处的胸膜部分。

02.219 肋胸膜 costal pleura
衬覆于肋骨、胸骨、肋间肌、胸横肌及胸内筋膜等结构内面的壁层胸膜。其前缘位于胸骨后方，后缘达脊柱两侧，下缘以锐角返折移行为膈胸膜，上部移行为胸膜顶。

02.220 纵隔胸膜 mediastinal pleura
衬覆于纵隔两侧面的壁层胸膜。其中部包裹肺根并移行为脏胸膜。纵隔胸膜向上移行为胸膜顶，下缘连接膈胸膜，前、后缘连接肋胸膜。

02.221 膈胸膜 diaphragmatic pleura

覆盖于横膈两侧上面的壁层胸膜。其边缘除内侧与纵隔胸膜移行外，其余均与肋胸膜移行，且与膈粘连紧密，不易剥离。

02.222 胸膜顶 cupula of pleura
肋胸膜和纵隔胸膜向上的延续。突至胸廓上口平面以上，与肺尖表面的脏胸膜相对。在胸锁关节与锁骨中、内 1/3 交界处之间，成人胸膜顶高出锁骨上方约 2.5 cm。

02.223 胸[膜]腔 pleural cavity
脏、壁胸膜相互移行、围成的封闭的胸膜间隙。左右各一，互不相通，正常情况下呈负压。胸膜腔内有少许浆液，可减少脏、壁两层胸膜的摩擦。

02.224 胸膜隐窝 pleural recess
不同部分的壁胸膜返折并相互移行处的胸膜腔。即使在深吸气时，肺缘也达不到其远端。主要包括肋膈隐窝、肋纵隔隐窝和膈纵隔隐窝等。

02.225 肋膈隐窝 costodiaphragmatic recess
肋胸膜与膈胸膜返折形成的潜在腔隙。左右各一，是胸膜隐窝中位置最低、容积最大的部位。深度可达两个肋间隙，胸膜腔积液常先存于肋膈隐窝。

02.226 肋纵隔隐窝 costomediastinal recess
心包处的纵隔胸膜与肋胸膜相互移行形成的潜在腔隙。左右各一，因左肺前缘有心切迹，所以左侧肋纵隔隐窝较大。

02.227 膈纵隔隐窝 phrenicomediastinal recess
位于膈胸膜与纵隔胸膜之间，心尖向左侧突出而形成的腔隙。故该隐窝仅存在于左侧胸膜腔。

02.228 肺韧带 pulmonary ligament

纵隔外侧面与肺内侧面之间的脏、壁胸膜相互移行，包绕肺根形成的双层胸膜皱襞。

02.229 横膈 diaphragm
分隔胸腔和腹腔并起呼吸作用的肌性膜隔。主要由膈肌及其两侧的胸膜、腹膜组成。

02.230 纵隔 mediastinum
左右纵隔胸膜间的全部器官和结构的统称。纵隔稍偏左，上窄下宽、前短后长。其前界为胸骨，后界为脊柱胸段，上界为胸廓上口，下界是横膈。

02.231 上纵隔 superior mediastinum
纵隔的上部分。上界为胸廓上口，下界为胸骨角与第 4 胸椎体下缘连线平面，前界为胸骨柄，后界为上位 4 个胸椎，两侧界为纵隔胸膜。其内由前向后有胸腺、左右头臂静脉、上腔静脉、膈神经、迷走神经、喉返神经、主动脉弓及其三大分支，以及后方的气管、食管、胸导管。

02.232 下纵隔 inferior mediastinum
纵隔的下部分。上界为上纵隔的下界，下界为横膈，前界为胸骨体，后界为下位 8 个胸椎，两侧界为纵隔胸膜。

02.233 前纵隔 anterior mediastinum
纵隔的前部分。位于胸骨体与心包前壁之间，内有胸腺下部或其遗迹、纵隔前淋巴结、胸廓内动脉纵隔支及少量疏松结缔组织。

02.234 中纵隔 middle mediastinum
纵隔的中间部分。位于前、后纵隔之间，内含心包、心脏及其出入的大血管、奇静脉弓、膈神经、供应心包的血管和淋巴结。

02.235 后纵隔 posterior mediastinum
纵隔的后部分。位于心包后壁与下位 8 个胸椎之间，内含左右主支气管、食管、迷走神经前后干、胸主动脉、奇静脉、半奇静脉、胸导管、胸交感干和淋巴结。

03. 肺 循 环

03.001 动脉 artery
运送血液离开心脏的血管。管壁较厚，能承受较大的压力。大动脉管壁弹性纤维较多，有较大的弹性，心室射血时管壁扩张，心室舒张时管壁回缩，促使血液持续向前流动。中、小动脉管壁的平滑肌发达，在神经、体液调节下收缩或舒张，影响局部血流阻力。

03.002 肺动脉 pulmonary artery
发自右心室，至肺门处与支气管伴行入肺的动脉。是肺的功能血管。

03.003 肺动脉干 pulmonary trunk
起自右心室，在升主动脉的前方向左后上方斜行的一短而粗的动脉干。至主动脉弓的下方分为左、右肺动脉。

03.004 左肺动脉 left pulmonary artery
肺动脉干在主动脉弓下方向左的分支。较短，在左主支气管前方横行，分两支进入左肺上、下叶。

03.005 右肺动脉 right pulmonary artery
肺动脉干右侧的分支。较长而粗，起自肺动脉干，经升主动脉和上腔静脉后方向右横行，至右肺门处分为 3 支进入右肺上、中、下叶。

03.006　静脉　vein
心血管系统中输送血液返回心脏的血管。静脉管壁薄，平滑肌和弹力纤维均较少，缺乏收缩性和弹性，管腔断面较扁。体静脉中的血液含有较多的二氧化碳，血色暗红。肺静脉中的血液含有较多的氧，血色鲜红。

03.007　肺静脉　pulmonary vein
起自肺内毛细血管，在肺内逐级汇合形成的各级血管，最后在每侧肺形成两条肺静脉。即肺上静脉和肺下静脉，分别单独注入左心房。肺静脉无静脉瓣，静脉内血流含氧丰富，颜色鲜红。

03.008　支气管动脉　bronchial artery
起源于胸主动脉，进入肺门后与支气管伴行的动脉。是肺的营养血管，管径较细，为肌性动脉。部分出现与脊髓前角动脉共干的畸形发育，临床介入治疗时需注意。

03.009　支气管静脉　bronchial vein
起自肺内细支气管、肺泡管的毛细血管网和引流肺外支气管、脏层胸膜及肺门淋巴结的静脉。前者称"深支(deep branch)"，与肺静脉吻合，注入肺静脉或左心房；后者称"浅支(superficial branch)"，与肺静脉有吻合，右侧注入奇静脉，左侧注入副半奇静脉或第一肋间静脉。

03.010　微循环　microcirculation
微动脉和微静脉之间的血液循环。是血液与组织细胞进行物质交换的场所。

03.011　肺微循环　pulmonary microcirculation
肺微动脉和肺微静脉之间的血液循环。包括肺微动脉、肺毛细血管和肺微静脉等部分。血管总横截面显著增大，血流速度明显缓慢，非常适合血液与肺泡之间的气体交换。

03.012　毛细血管　blood capillary
连接微动脉和微静脉之间相互交织成网状的微细血管。管径 5~50 μm。数量多，管壁薄，通透性大，血液在其内流动缓慢，是血液和组织、细胞之间进行物质交换的血管。

03.013　微动脉　arteriole
管径在 0.3 mm 以下的动脉。内膜无内弹性膜，中膜由 1~2 层平滑肌组成，外膜较薄。由于平滑肌的收缩活动，微动脉起控制微循环的总闸门作用。

03.014　微静脉　venule
管腔不规则，管径 50~200 μm 的静脉。内皮外的平滑肌或有或无，无完整的平滑肌层，外膜薄。微静脉是毛细血管以外的又一物质交换场所，属毛细血管后阻力血管，起"后闸门"作用。微静脉收缩，毛细血管后阻力增大，一方面造成微循环血液积存；另一方面使静脉回心血量减少。

03.015　肺毛细血管　pulmonary capillary
肺循环的毛细血管。是血液与肺泡之间进行气体交换的场所。也有重要的调节肺血液循环的作用，包括肺泡毛细血管、肺泡交界毛细血管和肺泡外毛细血管三种基本类型。

03.016　肺泡毛细血管　alveolar capillary
存在于相邻肺泡壁间并填满肺泡间隔的毛细血管。是气体交换的场所，易受肺泡内压力和肺泡表面张力的影响。当肺泡内压力升高超过胸腔内压时血管受压，血流减少；反之血流量增多。因此，肺泡毛细血管的血流状态取决于肺容积、血管压力和肺泡表面张力的综合变化。

03.017　肺泡交界毛细血管　alveolar corner capillary
位于 3 个肺泡交界处的毛细血管。这部分血管行走于肺泡上皮皱襞中，位于肺泡表面活性物质薄膜的正下方，避免了受肺泡压力变化的影响，但数量有限，作用也有限。

03.018　肺泡外毛细血管　extra-alveolar capillary

包绕于肺泡外结缔组织鞘中的毛细血管。受肺间质压力的影响较大。吸气时，肺泡毛细血管内径缩小或关闭，而肺泡外毛细血管开放，肺泡交界毛细血管无明显变化。肺泡毛细血管血流受阻时，血流仍可通过肺泡交界血管和肺泡外血管继续从动脉端流向静脉端。

03.019　压力　pressure

一个物体垂直作用于另一物体表面的力。

03.020　压强　pressure

单位面积上所承受的压力大小。在医学上习惯称为压力，如各种血压、气压、间质压等实质上皆为压强。在国际单位制中，压强的单位是帕斯卡(Pa)，简称帕。医学上习惯用 $mmHg$、cmH_2O、atm（大气压）等表示。$1\ atm=1.01 \times 10^5 Pa$, $1\ mmHg=133.32\ Pa$。

03.021　血管血压　blood pressure of blood vessel

血管内的血液对于单位面积血管壁的侧压。由于包括体循环和肺循环，血管又分为动脉、毛细血管和静脉，所以有体循环和肺循环的动脉血压、毛细血管血压和静脉血压等概念。血管血压的大小是以大气压为基准。

03.022　体循环压力　systemic blood pressure

体循环血液流动对血管壁的压强与大气压之差。有动脉血压、毛细血管血压和静脉血压等概念。

03.023　血压　blood pressure

体循环起始部位血液流动对血管壁的压强与大气压之差。如血压 100 mmHg 是指主动脉的压强高出大气压 100 mmHg。

03.024　肺循环压力　pulmonary blood pressure

肺循环内血液流动对血管壁的压强与血管外的压强差。因为肺循环周围的压强不固定，随呼吸周期而改变；不同部位的压强也不相同，如肺泡毛细血管、肺泡外毛细血管、大血管，因此描述肺循环的压力需涉及血管内压力、外周压力和跨壁压。

03.025　肺血管内压　intrapulmonary blood vessel pressure

肺循环内血液流动对血管壁的压强。是肺血管内任何一点的压强与大气压之差。正常肺循环内各部位压力都非常低，其动脉主干的平均压为 15 mmHg，收缩压和舒张压分别约为 25 mmHg 和 8 mmHg，非常适合气体交换。

03.026　肺动脉压　pulmonary artery pressure, PAP

肺动脉主干内的血液流动时对血管壁的压强与大气压之差。与体循环相比，肺动脉压要低得多，常用肺动脉平均压表示。

03.027　肺动脉收缩压　pulmonary artery systolic pressure

右心室收缩时，肺动脉内的血液对血管壁的压强与大气压之差。

03.028　肺动脉舒张压　pulmonary artery diastolic pressure

右心室舒张时，肺动脉内的血液对血管壁的压强与大气压之差。在正常人和非肺疾病患者中，肺动脉的舒张末压与楔压非常接近，可代表左房压，但这种情况在肺循环病变时遭到破坏。

03.029 肺动脉平均压 mean pulmonary artery pressure
又称"平均肺动脉压"。一个循环周期(收缩期和舒张期)中，各时间点肺动脉压的平均值。

03.030 毛细血管静水压 capillary hydrostatic pressure
简称"毛细血管压(capillary pressure)"。毛细血管内的血液对血管壁的压强与大气压之差。是血管内液体进入间质的主要动力。

03.031 肺毛细血管静水压 pulmonary capillary hydrostatic pressure
简称"肺毛细血管压"。肺毛细血管内的血液对血管壁产生的压强与大气压之差。是肺血管内液体进入肺间质的主要动力，测定该压力有助于判断肺水肿的性质和部位。

03.032 肺血管外压力 pressure outside pulmonary blood vessel
肺血管周围组织对肺血管的压力。正常情况下，肺泡毛细血管外压力为肺泡压，吸气时血管倾向萎陷。肺动脉、肺静脉等大血管和肺泡外毛细血管外的压力为肺间质压，吸气时血管被动扩张。

03.033 毛细血管跨壁压 transmural pressure of capillary
毛细血管内外的压强差。正常情况下不同器官组织的间质压不同，即使毛细血管静水压相同，其跨壁压也可能不同。

03.034 肺毛细血管跨壁压 pulmonary capillary transmural pressure
肺毛细血管内外的压强差。在不同肺毛细血管，跨壁压有较大差异。正常情况下，肺泡

压以零为基点呈周期性波动，而肺间质压小于零，故肺泡毛细血管跨壁压与静水压基本相同，而肺泡外毛细血管的跨壁压大于静水压。

03.035 左房舒张末压 left atrial end-diastolic pressure
简称"左房压"。左心房舒张末期的压强与大气压之差。是反映左心功能的可靠指标。

03.036 右房舒张末压 right atrial end-diastolic pressure
简称"右房压"。右心房舒张末期的压强与大气压之差。通过右心房内置管测得，是观察血流动力学变化的主要指标之一。

03.037 心排血量 cardiac output, CO
又称"心输出量"。每分钟左心室或右心室射入主动脉或肺动脉的血量。左、右心室的排出量基本相等。

03.038 中心静脉 central vein
上、下腔静脉进入胸腔的部分。受胸腔内压的影响非常大。

03.039 中心静脉压 central venous pressure, CVP
上、下腔静脉进入右心房处的压强与大气压之差。受心包和右心泵血功能、循环血容量、胸腔负压及神经–体液调节等因素的综合影响。

03.040 中心静脉跨壁压 central venous transmural pressure
中心静脉压与胸腔内压之差。由于排除了胸腔内压的影响，是反映循环血容量和右心功能的可靠指标。

03.041 左心室跨壁压 left ventricular trans-

· 23 ·

mural pressure

左心室内压与胸腔内压之差。是反映左心室后负荷的可靠指标。

03.042 右心室跨壁压 right ventricular transmural pressure

右心室内压与胸腔内压之差。是反映右心室后负荷的可靠指标。

03.043 肺动脉楔压 pulmonary arterial wedge pressure, PAWP

又称"肺毛细血管楔压(pulmonary capillary wedge pressure, PCWP)"。将肺动脉导管末端楔入肺动脉或将血管内导管外周的气囊充气以闭塞肺动脉某一分支的血流,在血液不流动的情况下记录到的压力。代表下游未闭塞血管网和左心房的压力,是反映左心功能的可靠指标。

03.044 肺血管阻力 pulmonary vascular resistance, PVR

右心室泵血时需要克服的肺血管床的阻力。主要存在于肺微血管中,其中近一半形成于肺毛细血管中。

03.045 静息肺血管阻力 resting pulmonary vascular resistance

又称"基础肺血管阻力"。静息状态、无外来药物影响等情况下的肺血管阻力。其数值非常小。

03.046 血流量 blood flow

单位时间内流经血管某一截面的血量。单位一般为 ml/min 或 L/min。

03.047 肺血流量 pulmonary blood flow

每分钟通过肺血管的血流量。相当于右心排血量。在大多数情况下,肺血管呈被动性扩张,故肺循环压升高时血管扩张,而压力下降时血管回缩,这与体循环有很大不同。肺血流量分布的均匀一致是维持正常气体交换的重要因素。

03.048 血容积 blood volume

又称"血容量"。特定脏器或血管内实际容纳的血量。单位为 ml 或 L。

03.049 肺血容积 pulmonary blood volume

又称"肺血容量"。肺循环容纳的血量。大约是体循环血容量的 12%。人类两侧肺约含有 450 ml 血液,其中 70~100 ml 存在于肺毛细血管,其余大部分存在于动、静脉中。

03.050 肺静脉压 pulmonary venous pressure, PVP

肺静脉内的血液对血管壁的压强与大气压之差。是肺静脉内压与大气压之差。正常情况下非常低,与左房压非常接近。

03.051 肺区 lung zone

在重力作用下,从肺尖到肺底,肺动脉压、肺泡压和肺静脉压三者对肺血流分布的影响不同,从而使肺血流呈现出不同的特点而形成的特定部位。是描述肺血流分布模型的一种功能概念,包括Ⅰ区、Ⅱ区、Ⅲ区和Ⅳ区。

03.052 Ⅰ区 zone Ⅰ

由于重力作用,人体站立时的肺部血压从最高位的肺尖部到最低位的肺底部不断增加;在肺尖部,肺动脉压和肺静脉压均小于零或肺泡压,在周围肺泡压的作用下,肺血管萎陷,血流量极少或终止,形成无效腔样通气的区域。这一现象只在肺血容量明显下降时才出现。

03.053 Ⅱ区 zone Ⅱ

由于重力作用,人体站立时的肺部血压从最

高位的肺尖部到最低位的肺底部不断增加；在肺中部，肺动脉压＞肺泡压＞肺静脉压，因此肺血流量取决于肺动脉压和肺泡压间的压差，而与肺动脉压和肺静脉压间的压差无关。随着高度的下降，肺动脉压与肺泡压间压差加大，肺血流量应该进一步增加。

03.054　Ⅲ区　zone Ⅲ
由于重力作用，人体站立时的肺部血压从最高位的肺尖部到最低位的肺底部不断增加；在接近肺底的部位，肺动脉压＞肺静脉压＞肺泡压，肺血流量取决于肺动脉压与肺静脉压间的压差区域。Ⅲ区中肺动脉压和肺静脉压均随高度下降而同步增加，两者间的压差为一恒定值，因此理论上肺血流不增加，但实际测量中该肺区血流量仍有增加，但少于Ⅱ区。

03.055　Ⅳ区　zone Ⅳ
由于重力作用，人体站立时的肺部血压从最高位的肺尖部到最低位的肺底部不断增加；在肺底部应该是Ⅲ区，但实际测量时，接近肺底的肺血流量反而呈现逐渐减少的区域，实质是一种代偿性反应。

03.056　肺毛细血管重新开通　pulmonary capillary recruitment
正常生理情况下，肺微血管床中的部分毛细血管处于关闭状态，或即使开放也没有血流

通过，当循环压力升高时，这些血管开放并让血流通过，总的血管阻力降低的现象。

03.057　肺毛细血管临界开放压　pulmonary capillary critical opening pressure, COP
正常生理情况下，由于重力作用等因素的影响，肺微血管床中的部分毛细血管处于关闭状态，为让这些血管开放并让血流通过的循环压力。存在区域性差异。肺微循环中开通的血管数量与肺动脉压或肺循环压差成正比关系。

03.058　血管张力　vasomotor tone
小动脉和微动脉的收缩活动产生的张力。是决定循环系统血流阻力和组织血液分布的主要因素。

03.059　静息血管张力　resting vasomotor tone
静息状态、无外来药物影响等情况下的血管张力。

03.060　静息肺血管张力　resting pulmonary vasomotor tone
静息状态、无外来药物影响等情况下的肺血管张力。其数值非常小，即使向血管内注入强血管扩张剂也几乎不降低血管阻力和增加血流量。

04. 呼吸运动调节

04.01　呼吸中枢和呼吸节律

04.001　呼吸中枢　respiratory center
中枢神经系统内产生呼吸节律和调节呼吸运动的神经细胞群。分布在大脑皮质、间脑、脑桥、延髓和脊髓等各级部位，参与呼吸节律的产生和调节，共同实现机体的正常呼吸运动。

04.002　基本呼吸中枢　basic respiratory center
延髓中产生原始呼吸节律的部位。

04.003　呼吸调整中枢　pneumotaxic center
又称"呼吸调节中枢"。位于脑桥上部调整

延髓呼吸神经元活动从而抑制吸气的中枢结构。

04.004　长吸[式]呼吸　apneusis
横断脑桥上、中部，呼吸即变深变慢，再切断双侧颈迷走神经，吸气显著延长，仅偶尔为短暂的呼气所中断的呼吸形式。也有学者认为长吸式呼吸只是呼吸中枢的一种特殊表现，在结构上并不存在长吸中枢。

04.005　长吸中枢　apneustic center
存在于脑桥中下部兴奋吸气活动的中枢结构。其传出冲动可以延长吸气时间，减慢呼吸频率，从而产生更深、更长的吸气动作。长吸中枢可以被来自迷走神经和呼吸调整中枢的活动所抑制。

04.006　初级呼吸中枢　primary respiratory center
脊髓中一些联系高位脑和呼吸肌的中继站及整合某些呼吸反射的部位。

04.007　背侧呼吸组　dorsal respiratory group, DRG
位于延髓背内侧区，解剖结构上相当于孤束核腹外侧部的神经元。主要含吸气神经元，其轴突大部分在延髓交叉到对侧下行，少部分在同侧下行，投射到脊髓颈段和胸段，支配膈肌和肋间外肌运动神经元，调节吸气的速率和深度，在该区还有少量呼气神经元。

04.008　泵神经元　pump neuron
存在于延髓背侧呼吸组、放电频率随肺容积增大而增加的神经元。

04.009　腹侧呼吸组　ventral respiratory group, VRG
位于延髓腹外侧纵向分布的细胞柱。从尾端到头端相当于后疑核、疑核和面神经后核及邻近区域，含有多种类型的呼吸神经元。主

要作用是引起呼吸肌收缩，产生主动呼气；还可调节咽喉部辅助呼吸肌、延髓和脊髓内呼吸神经元的活动。

04.010　脑桥呼吸组　pontine respiratory group, PRG
位于脑桥头端，包括臂旁内侧核等结构，存在较多呼气神经元的部分。传统认为，该部位是呼吸调整中枢，控制吸气的时程，稳定呼吸类型；还可整合来自外界和内部传入的信息。

04.011　包钦格复合体　Bötzinger complex, Bt.C
位于延髓腹外侧呼吸组的嘴端，面神经后核腹内侧邻近区域的一群神经元。是一群呈呼气递增的γ-氨基丁酸能的呼气神经元。长串电刺激它可产生吸气抑制。

04.012　前包钦格复合体　pre-Bötzinger complex, PBC
在头段和中段腹侧呼吸组之间，即相当于疑核头端平面，存在的一个含各类呼吸性中间神经元的过渡区。其中含有呼气神经元、吸气神经元和跨时相神经元，目前认为该部位是呼吸节律起源的关键部位。

04.013　疑核　nucleus ambiguus
位于网状结构深部的一组细胞群。自髓纹延伸到丘系交叉高度。核的头端发出纤维加入舌咽神经，其余部分发出纤维作为舌咽、迷走神经的一部分调控咽喉肌和软腭肌的运动。疑核内主要含吸气神经元，其轴突交叉下行至脊髓颈段和胸段，也支配膈肌和肋间外肌运动神经元，兴奋时引起吸气。

04.014　呼吸神经元　respiratory neuron
又称"呼吸相关神经元(respiratory-related neuron)"。其节律性放电活动与呼吸周期有固定相位关系的神经元。

04.015　吸气神经元　inspiratory neuron
在吸气相放电的神经元。其自发性放电是相对
于呼吸时相而言的,吸气相放电的吸气性神经
元在呼气期基本呈静息状态。

04.016　早期吸气神经元　early inspiratory
　　　　neuron
在吸气早期出现高频放电,然后放电逐渐衰
减,在吸气末完全终止的呼吸神经元。

04.017　增强型吸气神经元　augmenting in-
　　　　spiratory neurons
在吸气早期开始放电,放电频率逐渐增高,
在吸气后期达峰值,在第一呼气相仍然持续
放电的呼吸神经元。

04.018　后期吸气神经元　late inspiratory
　　　　neuron
时程短,在吸气后期开始放电的呼吸神经
元。整个时程处于吸气相和第一呼气相的过
渡时期,故可能与吸气中止有关。

04.019　呼气神经元　expiratory neuron
在呼气相放电的神经元。其自发性放电是相对
于呼吸时相而言的,呼气相放电的呼气性神经
元在吸气期基本呈静息状态。

04.020　吸气后神经元　post-inspiratory neu-
　　　　ron
在第一呼气相放电,放电频率先为高频,继
之逐渐衰减的呼吸神经元。

04.021　增强型呼气神经元　augmenting ex-
　　　　piratory neurons
在第二呼气相放电,频率逐渐增高,末期达
峰值的呼吸神经元。

04.022　吸气前神经元　pre-inspiratory neuron
在第二呼气相末期开始放电,持续到吸气相

早期的呼吸神经元。

04.023　跨时相神经元　phase-spanning neuron
脑干中与呼吸周期相关的节律性放电神经
元。包括在吸气相开始放电,至呼气相早期
结束,或于呼气相开始放电,至吸气相早期
结束的神经元。

04.024　肺扩张反射　pulmonary inflation re-
　　　　flex
肺充气或扩张时抑制吸气的反射活动。

04.025　肺缩[小]反射　pulmonary deflation
　　　　reflex
肺容积缩小引起吸气活动增强的反射活动。

04.026　呼吸中间神经元　respiratory inter-
　　　　neuron
又称"延髓本体呼吸神经元(propriobulbar
respiratory neuron)"。在呼吸中枢内起联络
作用的神经元。主要投射在脑干,在呼吸节
律产生和调节中发挥重要作用。

04.027　呼吸运动神经元　respiratory moto-
　　　　neuron
将神经冲动由中枢传至周围,支配呼吸肌、
平滑肌和腺体等活动的神经元。

04.028　吸气相　inspiratory phase
在呼吸神经元放电的时程中,延髓吸气神经
元放电,膈神经和其他吸气肌神经放电幅度
逐渐增强的时程。伴随膈肌、肋间外肌放电
幅度逐渐增强,上呼吸道扩张肌放电幅度也
相应增强。

04.029　第一呼气相　expiratory phase Ⅰ
又称"被动呼气相(passive expiratory phase)"
"吸气后相(post-inspiratory phase)"。随着
吸气活动的减弱和逐渐停止,被动呼气开始

的时程，在呼吸神经元的放电时程中，膈神经的放电幅度明显减小，并逐渐衰减至零，膈肌和上呼吸道扩张肌仍有微弱活动，同时气道收缩肌兴奋。有利于吸气平稳地转换为呼气。

04.030　第二呼气相　expiratory phase II
又称"主动呼气相(active expiratory phase)"。在呼吸神经元放电时程中，膈神经放电完全中止，处于静息状态的时程。在加强呼吸时，如运动或每分通气量超过 40 L/min 时，呼气肌主动收缩。

04.031　延髓脊髓性呼吸神经元　bulbospinal respiratory neuron
又称"前呼吸运动神经元(promotor respiratory neuron)"。轴突自延髓下行至脊髓，直接支配颈、胸或腹段的呼吸运动神经元。

04.032　α 吸气神经元　α-inspiratory neuron
位于延髓背内侧区，其放电在肺扩张时被抑制的神经元。是中枢吸气活动的主要来源。

04.033　β 吸气神经元　β-inspiratory neuron
位于延髓背内侧区，随肺扩张而兴奋的神经元。吸气时反馈性切断中枢吸气活动。

04.034　起搏细胞学说　pacemaker neuron hypothesis, pacemaker hypothesis
又称"起步细胞学说"。认为节律性呼吸是由延髓内具有起搏样活动的神经元的节律性兴奋所引起的一种学说。

04.035　起搏神经元　pacemaker neuron
在前包钦格复合体中存在的具有自动去极化起搏特征的神经元。这些神经元被认为是呼吸节律起源的关键部位。有学者分为依赖于持续性和瞬时性钠电流的镉非敏感性起步神经元和依赖于钙激活的非特异性阳离子电流的镉敏感性起步神经元。

04.036　网络模式学说　network hypothesis, network theory
呼吸节律的产生依赖于延髓内呼吸神经元之间复杂的相互联系和相互作用的学说。

04.037　中枢吸气活动发生器　central inspiratory activity generator
神经元网络模式学说认为延髓内存在的中枢吸气活动发生器神经元。这些神经元的活动引起延髓吸气神经元的渐增性放电，继而兴奋吸气肌的运动神经元，引起吸气过程；还增强吸气切断机制神经元等的活动。

04.038　吸气切断机制　inspiratory off-switch mechanism
当吸气切断机制神经元接受到吸气活动发生器、延髓吸气神经元、脑桥呼吸调整中枢和肺牵张感受器的冲动时，兴奋总和将逐渐达到某一阈值，反馈抑制延髓吸气神经元，切断吸气，从而使吸气转化为呼气。

04.02　呼　吸　调　节

04.039　化学感受器　chemoreceptor
感受机体内、外环境化学物质刺激的感受器。在呼吸调节中，指感受氧分压、二氧化碳分压和 pH 值变化的感受器，根据部位可分为中枢和外周化学感受器。

04.040　中枢化学感受器　central chemoreceptor
延髓中不同于呼吸中枢、但可影响呼吸的化学感受器。位于延髓腹外侧浅表部位，左右对称，可以分为头、中、尾三个区。其生理刺激是脑脊液和局部细胞外液中的氢离子。

04.041　外周化学感受器　peripheral chemo-receptor
包括颈动脉体、主动脉体及存在于肺动脉、锁骨下动脉等处的化学感受器。在动脉血氧分压降低、二氧化碳分压或氢离子浓度升高时受到刺激，冲动经窦神经和迷走神经传入延髓，反射性地引起呼吸加深、加快和血液循环的变化。

04.042　机械性感受器　mechanoreceptor
感受机械性刺激的感受器。按其对刺激适应的快慢可分为快适应感受器和慢适应感受器。

04.043　快适应感受器　rapidly adapting receptor, RAR
存在于呼吸道上皮及平滑肌内，恒量刺激时，冲动迅速减少的感受器。适于传递快速变化的信息。

04.044　慢适应感受器　slowly adapting receptor, SAR
恒量刺激时，冲动减少不多或减少极为缓慢的感受器。肺扩张反射的感受器位于气管到细支气管的平滑肌中，由有髓A类神经纤维支配，属慢适应感受器。

04.045　本体感受器　proprioceptor
接受动物体或其一部分所处的状态，特别是以力学状态作为直接感觉刺激而使身体感知的感受器。是一种机械性感受器，脊椎动物的肌梭和腱梭最具代表性，分别以该骨骼肌或腱的机械伸展为适宜刺激而兴奋，并传入中枢。

04.046　C纤维　C-fiber
无髓鞘的躯体传入纤维和自主神经的节后纤维。在呼吸系统中，C纤维分布于肺泡壁与支气管壁上，其支配的感受器为化学敏感性感受器。

04.047　肺C纤维　pulmonary C-fiber
血供来源于肺循环的C纤维。其支配的感受器为化学敏感性感受器。

04.048　支气管C纤维　bronchial C-fiber
血供来源于体循环的C纤维。其支配的感受器为化学敏感性感受器。

04.049　肺毛细血管旁感受器　juxtapulmonary capillary receptor
又称"肺J感受器（pulmonary J receptor）"。位于肺泡壁毛细血管旁的感受器。在肺毛细血管充血、肺泡壁间质积液时兴奋，冲动经迷走神经的C纤维传入延髓，引起反射性呼吸暂停，继而出现浅快呼吸，血压降低，心率减慢。

04.050　颈动脉窦　carotid sinus
颈总动脉末端和颈内动脉起始部的膨大部分。壁内有压力感受器，当血压升高时，可反射性地引起心跳减慢、血管扩张，血压下降。

04.051　主动脉体　aortic body
主动脉弓下方近动脉韧带处的2或3个粟粒状小体。是一种化学感受器，能感受血液中氧分压和二氧化碳分压的变化，参与调节呼吸。

04.052　颈动脉体　carotid body
位于颈内、外动脉分权处后方的扁椭圆形小体。是化学感受器，能感受血液中氧分压和二氧化碳分压的变化，参与调节呼吸。

04.053　呼吸的化学性调节　chemical regulation of respiration
动脉血氧分压、二氧化碳分压及pH值变化

的改变通过化学感受器影响通气功能的调节方式。

04.054 神经递质 neurotransmitter
由突触前神经元合成并在末梢处释放，经突触间隙扩散，特异性地作用于突触后神经元或效应器细胞上的受体，使信息从突触前传递到突触后的一些化学物质。

04.055 中枢神经递质 central neurotransmitter
在中枢神经系统神经元胞体内合成并储存于突触小泡，将信息由一个神经元传递到另一个神经元的化学物质。包括中枢兴奋性神经递质和抑制性神经递质。

04.056 神经调质 neuromodulator
神经系统产生，作用于特定的受体，调节信息传递的效率，增强或削弱递质效应的一类化学物质。虽然由神经元产生，也作用于特定的受体，但它们并不在神经元之间起直接传递信息的作用。

04.057 突触传递 synaptic transmission
突触前神经元的信息，通过突触，引起突触后神经元活动的过程。

04.058 酸敏感钾离子通道 acid-sensitive K^+ channel
一类对细胞外生理状态 pH 值变化敏感的开放–整流型钾离子通道。主要包括电压门控型、内向整流型和弱整流型 K^+ 通道家族三大类，在中枢神经系统和外周组织广泛表达，受多种物质调节。通过改变神经元的电活动，参与呼吸功能等的调节。

04.059 兴奋性突触后电位 excitatory post-synaptic potential, EPSP
突触前膜释放兴奋性神经递质，与突触后膜上的受体结合，使后膜对 Na^+、K^+、Cl^- 的通透性发生变化，尤其是对 Na^+ 的通透性升高，Na^+ 内流，使后膜出现的局部去极化电位。

04.060 抑制性突触后电位 inhibitory post-synaptic potential, IPSP
突触前膜释放抑制性神经递质，与突触后膜上的受体结合，使后膜对 K^+、Cl^- 的通透性增高，尤其是对 Cl^- 的通透性升高，K^+ 外流和 Cl^- 内流，使后膜两侧的极化加深，呈现的超极化电位。

04.061 兴奋性突触后电流 excitatory post-synaptic current, EPSC
突触前膜释放兴奋性神经递质，与突触后膜上的受体结合，引起突触后膜内向的电流。

04.062 抑制性突触后电流 inhibitory post-synaptic current, IPSC
突触前膜释放抑制性神经递质，与突触后膜上的受体结合，引起突触后膜外向的电流。

04.063 微小突触后电流 miniature postsynaptic current, mEPSC
在静息状态下，由突触前膜神经递质发生量子释放所引起的突触后膜电流变化。可分为微小兴奋性突触后电流和微小抑制性突触后电流。

04.064 随意呼吸 voluntary breathing
又称"行为性呼吸调节（behavioral respiratory regulation）"。人可有意识地控制呼吸的深度和频率，使呼吸运动在一定范围内可以随意进行的现象。如屏气、说话、进食等活动都必须靠呼吸运动配合，这些活动和呼吸运动的协调变化都是在大脑皮质的严密控制和协调下完成的。

04.065　通气应答　ventilatory response

在一定的刺激条件下，静息每分钟通气量的变化程度。主要包括低氧通气应答和高二氧化碳通气应答，分别是指在一定条件下，氧分压下降或二氧化碳分压上升时，定量监测通气量的变化，用于评价呼吸的化学性调节。

04.066　低氧通气应答　hypoxic ventilatory response

又称"低氧通气反应试验"。在其他影响呼吸的变量恒定的条件下，单一给予低氧刺激，分别测定不同水平低氧刺激下静息每分钟通气量变化的试验。进行性低氧时，氧分压与静息每分钟通气量不呈直线相关，但动脉血氧饱和度与静息每分钟通气量则呈直线相关，故常用后者表示低氧通气应答。

04.067　高二氧化碳通气应答　hypercapnic ventilatory response

又称"高碳酸血症通气反应试验"。在其他影响呼吸的变量恒定的条件下，单一给予高二氧化碳刺激，分别测定不同水平二氧化碳刺激条件下静息每分钟通气量变化的试验。二氧化碳分压与静息每分钟通气量呈直线相关，直线的斜率反映呼吸中枢对二氧化碳分压的敏感性。

04.068　反射　reflex

在中枢神经系统参与下，机体对内外环境变化做出的规律性应答。

04.069　反射弧　reflex arc

完成反射活动的结构。包括感受器、传入神经、神经中枢、传出神经和效应器。

04.070　神经调节　neuroregulation

通过神经系统的活动对机体功能进行的调节方式。

04.071　神经反射　nerve reflex

感受器接受适宜刺激发生兴奋，经传入神经传至神经中枢，经过整合后的指令由传出纤维传达到效应器，产生效应的过程。

04.072　呼吸反射　breathing reflex

呼吸感受器接受并传出的各种信息经传入神经传至呼吸中枢，呼吸中枢综合并调节各种信息后发出冲动，经传出神经刺激呼吸器官完成呼吸运动的过程。

04.073　反馈　feedback

由效应器上的感受装置返回的信息作用于中枢，经过中枢的分析综合，调整其发出指令的过程。

04.074　反馈调节　feedback regulation

刺激引起感受器兴奋到效应器产生效应后，效应器输出变量中的部分信息反过来又不断改变中枢或其他环节的活动状态，纠正反射活动中出现的偏差，以实现调节的精确性。有正反馈和负反馈调节两种基本方式。

04.075　前馈调节　feed forward regulation

反射活动中，某种监测装置受到干扰后，可预先发出影响中枢控制系统的信息，以便及早做出适应性反应的调节方式。

04.076　骨骼肌牵张反射　stretch reflex of muscle

肌梭受到牵张刺激时，引起其所在骨骼肌收缩的反射方式。

04.077　呼吸肌本体感受性反射　proprioceptive reflex of respiratory muscle

由呼吸肌本体感受器传入冲动所引起的反射性呼吸变化。

04.078　肌梭　muscle spindle
一种感受肌肉长度变化或感受牵拉刺激的特殊梭形感受装置。属于本体感受器，为腱反射和肌紧张的感受器。

04.079　适应　adaptation
当感受器持续接受恒量刺激时，其反应强度随时间的延长而减弱的现象。

04.080　轴突反射　axon reflex
通过轴突外周部位完成的局部反射。

04.081　兴奋性肺反射　excitatory lung reflex
肺部迷走神经传入纤维兴奋时能够刺激呼吸活动的反射。采用局部刺激法，向肺实质直接注入刺激性物质，证明肺部存在迷走神经传入纤维。表现为膈神经冲动的频率、幅度及其上升支的斜率均增加。

04.082　咳嗽反射　cough reflex
喉、气管和支气管内壁黏膜上皮等部位的感受器能接受机械性和化学性刺激产生的保护性反射。大支气管以上部位的感受器对机械刺激敏感，二级支气管以下的部位对化学刺激敏感。传入冲动经迷走神经传入延髓，信号整合后经脊髓传出神经将冲动传导至呼吸肌、声门、气道等部位，触发咳嗽动作。

04.083　喷嚏反射　sneezing reflex
鼻黏膜或鼻咽部受到刺激所引起的一种保护性反射。传入神经是三叉神经，反射中枢在延髓，由深吸气开始，随即产生一个急速而有力的呼气；同时伴悬雍垂下降，舌压向软腭，高速气流主要从鼻腔中喷出。其作用是排出上呼吸道中的异物或过多的分泌物。

04.084　肺牵张反射　pulmonary stretch reflex
又称"黑–伯反射(Hering-Breuer reflex)"。由肺扩张或萎陷所引起的反射性呼吸变化。吸气时，当肺扩张到一定程度时，肺牵张感受器兴奋，发放冲动增加，经迷走神经中的传入纤维到达延髓，使吸气切断机制兴奋，抑制吸气肌的收缩而发生呼气；呼气时则相反。起负反馈作用，使吸气和呼气不致过长，它和脑桥的调整中枢共同调节呼吸的频率和深度。

05. 病　　因

05.001　微生物　microorganism
一切肉眼看不见或看不清楚的微小生物的统称。是一些个体微小、构造简单的低等生物。大多为单细胞，少数为多细胞，还包括一些没有细胞结构的生物。

05.002　病原微生物　pathogenic microorganism
能够导致机体致病的微生物的统称。导致肺部疾病的病原微生物主要包括细菌、真菌、病毒和非典型病原体等。

05.003　细菌　bacterium
一类形状细短、结构简单、多以二分裂方式进行繁殖的原核微生物。主要由细胞壁、细胞膜、细胞质、核质体等部分构成，部分有荚膜、鞭毛、菌毛等特殊结构。其分类方式有多种，如根据形状分为球菌、杆菌和螺形菌；根据生活方式分为自养菌和异养菌；根据对氧气的需求分为需氧菌和厌氧菌等。

05.004　真菌　fungus
一类具有真正细胞核和细胞壁，产生孢子，不含叶绿素，以寄生或腐生等方式吸取营养的异养生物。有菌丝和/或孢子两种基本形态，能进行有性和/或无性繁殖。其细胞壁中含有甲壳质和纤维素。危害人类健康的真菌称为医学真菌，与临床相关的真菌主要分为三类：皮肤癣菌、双相真菌和条件致病真菌。

05.005 分枝杆菌 mycobacteria

又称"抗酸杆菌"。因繁殖时有分枝生长趋势而得名的一类细长略弯的杆菌。其细胞壁中含有大量脂质，主要是分枝菌酸，一般不易着色，若经加温或延长染色时间而着色后能抵抗强脱色剂盐酸乙醇的脱色。可分为结核分枝杆菌、非结核分枝杆菌和麻风分枝杆菌。

05.006 结核分枝杆菌 *Mycobacterium tuberculosis*, MTB

俗称"结核[杆]菌"。引起结核病的病原菌。可侵犯全身各器官，但以肺结核最多见。

05.007 病毒 virus

一类个体微小、无完整细胞结构、含单一核酸（DNA 或 RNA）、必须在活细胞内寄生并复制的非细胞型微生物。在活的宿主细胞中，利用细胞的生物合成机器来复制其核酸并合成由其核酸所编码的蛋白质，最后装配成完整的、有感染性的病毒颗粒，后者是传播的主要形式。

05.008 支原体 mycoplasma

已知的能在无生命培养基中生长繁殖的最小的原核微生物。没有细胞壁，故细胞柔软，形态多变，具有高度多形性；有细胞膜；细胞内有核糖体、RNA 和环状 DNA。广泛存在于土壤和有机体内。与人类有关的有肺炎支原体、人型支原体、解脲支原体和生殖支原体，前者主要引起肺炎，后三者引起泌尿生殖道感染。

05.009 衣原体 chlamydia

能通过细胞滤器、有独特发育周期、严格细胞内寄生的原核细胞型微生物。没有合成高能化合物腺苷三磷酸（ATP）、鸟苷三磷酸（GTP）的能力，必须由宿主细胞提供，因而成为能量寄生物；多呈球状、堆状，有细胞壁，无运动能力，广泛寄生于人类、哺乳动物及鸟类，仅少数有致病性。能引起人类疾病的有沙眼衣原体、鹦鹉热衣原体、肺炎衣原体。

05.010 寄生虫 parasite

一生大多数时间居住在另外一种动物上的生物。其特征为：在宿主体内或附着于体外获取维持其生存、发育、繁殖所需的营养或者庇护；对被寄生动物可能造成损害。

05.011 军团菌 legionella

因 1976 年美国退伍军人在费城召开会议时流行肺炎、并于次年分离出该菌而得名的需氧革兰氏阴性杆菌。呈多形表现，常呈梭形，无荚膜，无芽孢，有端生鞭毛，其 O 抗原具有型特异性，据此可将其分为 41 种菌型，63 个血清型。约 90%的军团菌病是由嗜肺军团菌所致。

05.012 非典型病原体 atypical pathogen

相对于细菌、真菌等典型病原体而言的多种病原体的总称。经典的非典型病原体包括肺炎支原体、肺炎衣原体、鹦鹉热衣原体、军团菌，也有学者将贝氏立克次体列入其范畴。均为胞内致病原，主要引起下呼吸道感染，临床表现相似，如干咳，肺部影像表现明显，阳性体征较少，血白细胞和中性粒细胞不增高，氟喹诺酮类、大环内酯素或四环素类抗生素治疗有效。

05.013 地理环境 geographic environment

由大气、水、土壤、生物和矿物等各种地理要素组成的有机整体。是人类赖以生存的物质基础。生命有机体一方面不断地从地理环境中摄取生命活动需要的物质，也不断地影响地理环境，在物质交换的过程中伴随着能量交换，从而保持一种动态平衡。

05.014　气温　air temperature
当地离地面 1.5 m 高的百叶箱内测得的空气温度。

05.015　日平均温度　average diurnal temperature
一天 24 h 内气象台站定时(每隔 1 h)观测温度，所观测到 24 次结果的平均值。

05.016　月平均温度　average monthly temperature
某月各日平均温度总和，除以该月天数所得的平均值。

05.017　年平均温度　average annual temperature
将各月平均温度的总和除以 12 所得的平均值。

05.018　可照时间　sunshine time
一地区太阳的中心从东面地平线出现到进入西面地平线为止的时间。以小时(h)为单位。

05.019　实照时间　actual sunshine time
因云雾遮蔽或地面障碍物的影响，太阳在一地区的实际照射时间。以小时(h)为单位。

05.020　年日照时数　annual sunshine time
在一年时期内，太阳实际照射时数的总和。以小时(h)为单位。

05.021　年日照百分率　annual sunshine percentage
在一年时期内，实际日照时数占可照时数的百分比。以百分数(%)为单位。

05.022　湿度　humidity

表示气体中水蒸气的含量。一般指空气的湿度。

05.023　绝对湿度　absolute humidity
单位体积(1 m^3)的气体中含有水蒸气的质量(g)。

05.024　相对湿度　relative humidity
空气中的实际水蒸气压与当时气温下的饱和水蒸气压之比。

05.025　露点　dew point
空气中的水蒸气在含量和气压都不改变的条件下，冷却到饱和时的温度，即空气中饱和水蒸气开始凝结为露的温度。在 100%的相对湿度时，周围环境的温度就是露点温度。露点温度比周围环境温度越低，结露的可能性就越小。

05.026　大气污染　air pollution
各种污染物大量地进入地球大气中，使大气质量下降的现象。随着人类社会生产力的高度发展，排放增多，大气污染呈加重趋势。

05.027　大气污染源　air pollution source
向大气中排入有害物质的发生源。分为天然大气污染源和人为大气污染源。

05.028　天然大气污染源　natural air pollution source
产生大气污染物的天然发生源。如喷发时排出火山灰、二氧化硫、硫化氢等的活火山，自然逸出煤气和天然气的煤田和油田，放出有害气体的腐烂动植物。目前人类尚不能控制。

05.029　人为大气污染源　man-made air pollution source
产生大气污染物的人为发生源。如资源和能源开发、燃料燃烧、向大气释放出污染物的各种生产场所、设施和装置等。按运动状态分为固定污染源和移动污染源;按人类的社会活动分为工业污染源、农业污染源、生活污染源和交通运输污染源;按影响范围分为局部大气污染源和区域性大气污染源。

05.030 固定污染源 stationary pollution source
排放污染物的固定设施。如排放硫氧化物、氮氧化物、煤尘、粉尘及其他有害物的锅炉、加热炉、工业窑炉、民用炉灶等。

05.031 流动污染源 mobile pollution source
随时间变化,污染发生地也出现变化的污染源。主要是排放大气污染物的交通工具,如排放碳、氮、硫的氧化物或碳氢化合物、铅化物、黑烟等的汽车、飞机、船舶、机车等。

05.032 工业污染源 industry pollution source
工业生产中的一些环节,如原料生产、加工、燃烧、加热、冷却、成品整理过程中能产生污染物的生产设备或生产场所。

05.033 农业污染源 agricultural pollution source
在农业生产过程中对环境造成有害影响的农田和各种农业设施。

05.034 局部大气污染源 local air pollution source
造成小范围局部地区大气污染的污染源。

05.035 区域性大气污染源 regional air pollution source
造成大范围(有时超出行政区划或国界)区域性地区大气污染的污染源。

05.036 初级污染物 primary pollutant
从污染源排入大气,直接污染空气的污染物。主要有二氧化硫、一氧化碳、二氧化氮、氨气、颗粒物(飘尘、降尘、油烟等)以及含氧、氮、氯、硫的有机化合物和放射性物质等。

05.037 次级污染物 secondary pollutant
在阳光照射污染物的情况下,污染物之间、污染物与大气成分之间发生化学反应等生成的有害物质。光化学烟雾就是一种次级污染物。

05.038 臭氧 ozone
氧的三原子同素异形体,分子式为 O_3。是有刺激性气味的淡蓝色气体,易爆炸,有毒,是一种强氧化剂。正常空气中有少量的臭氧,能吸收阳光的紫外线。阳光照射下自然散发的臭氧是烟雾中的有害成分,是氮氧化合物在阳光下发生反应产生的次级污染物。

05.039 空气动力[学]直径 aerodynamic diameter
单位密度($\rho = 1\ g/cm^3$)的球体,在静止空气中做低雷诺数运动时,达到与实际粒子相同的最终沉降速度时的直径。也就是将实际的颗粒粒径换成具有相同空气动力学特性的等效直径(或等当量直径)。大气颗粒物直径应指空气动力学直径。

05.040 可吸入颗粒物 particulate matter 10, PM10, inhalable particle, IP
环境空气中空气动力学直径小于等于 10 μm、大于 2.5 μm 的颗粒物。其浓度以每立方米空气中可吸入颗粒物的毫克数表示;其直径越小,进入呼吸道的部位越深,10 μm 直径的颗粒物常沉积在上呼吸道,5 μm 者可进入下呼吸道。

05.041 细颗粒物 particulate matter 2.5, PM2.5
环境空气中空气动力学直径小于等于 2.5 μm、大于 0.1 μm 的颗粒物。对空气质量和能见度等有重要的影响。细颗粒物直径小，含有大量的有毒、有害物质，且在大气中的停留时间长、输送距离远，因而对人体健康和大气环境质量的影响更大。

05.042　沙暴　sandstorm
大风把大量沙粒吹入近地层所形成的挟沙风暴。

05.043　尘暴　duststorm
大风把大量尘埃及其他细颗粒物卷入高空所形成的风暴。

05.044　沙尘暴　sand duststorm
沙暴和尘暴两者兼有的总称。即强风把地面大量沙尘物质吹起并卷入空中，使空气特别混浊，水平能见度小于 1000 m 的严重风沙天气现象。

05.045　气溶胶　aerosol
悬浮在大气中的固态粒子或液态小滴物质的统称。它们能作为水滴和冰晶的凝结核、太阳辐射的吸收体和散射体，参与各种化学循环，是大气的重要组成部分。雾、霾、轻雾、微尘和烟雾等，都是天然的或人为原因造成的大气气溶胶。

05.046　雾　fog
近地面的空气层中悬浮着大量微小水滴或冰晶，使水平能见度降到 1 km 以下的天气现象。

05.047　霾　haze
悬浮在空中肉眼无法分辨的大量微粒，使水平能见度小于 10 km 的天气现象。

05.048　室内污染　indoor pollution
室内引入能释放有害物质的污染源，或者室内环境通风不佳导致室内空气中有害物质增多的现象。包括数量和种类的增加。

05.049　氮氧化物　nitrogen oxide, NO$_x$
氮原子和氧原子构成的多种化合物。造成大气污染的主要是一氧化氮和二氧化氮。环境学中的氮氧化物一般是这二者的总称。

05.050　二氧化硫　sulfur dioxide
大气中主要污染物和衡量大气是否遭到污染的重要标志物。是一种无色、有臭味的气体，性质活泼，能引起氧化还原反应，可溶于水形成亚硫酸，主要来源于含硫化石燃料，如煤、重油的燃烧，主要刺激人体的眼和呼吸道黏膜。

05.051　光化学烟雾　photochemical smog
排入大气的氮氧化物和碳氢化物受阳光作用产生的一种具有刺激性的浅蓝色的烟雾。包含臭氧、醛类、硝酸酯类等多种化合物。这些化合物都是光化学反应生成的二次污染物。当遇逆温或不利于扩散的气象条件时，烟雾会积聚不散，使大气能见度降低，造成大气污染事件。

05.052　酸雨　acid rain
被大气中存在的酸性气体污染、pH 值小于 5.6 的降水。主要是人为向大气中排放大量酸性物质造成。我国的酸雨则主要是因大量燃烧含硫量高的煤形成，各种机动车排放的尾气也是形成酸雨的重要原因。

05.053　汽车尾气　automobile exhaust gas
汽车中汽油或柴油燃烧过程产生的气体。含有上百种不同的化合物，有固体悬浮微粒、一氧化碳、二氧化碳、碳氢化合物、氮氧化合物、硫氧化合物、铅等污染物。这些有害物质是大气的流动污染源。

05.054　温室效应　greenhouse effect
由于太阳的可见光和紫外线容易穿透二氧化碳等成分，而行星表面发射的红外线不容易穿透，故大气中二氧化碳等的含量增加可引起温度升高和气候的异常变化。一般指大气中二氧化碳等温室气体不断增加，妨碍地面热量向大气扩散而使气温升高的现象。

05.055 温室气体 greenhouse gas
大气中吸收和重新放出红外线辐射的气体。《京都议定书》中控制的 6 种温室气体为：二氧化碳(CO_2)、甲烷(CH_4)、氧化亚氮(N_2O)、氢氟碳化合物(HFCs)、全氟碳化合物(PFCs)和六氟化硫(SF_6)。

05.056 粉尘 dust
悬浮在空气中的固体微粒。国际标准化组织规定，粒径小于 75 μm 的固体悬浮物定义为粉尘，是主要的环境污染源之一，对作业环境的污染尤为显著，是生产场所中最常见的职业有害因素之一。

05.057 生产性粉尘 industrial dust
在生产过程中形成并能较长时间飘浮在空气中的固体微粒。

05.058 无机粉尘 inorganic dust
空气中飘浮的无机物颗粒。包括矿物性粉尘，如石英、石棉、滑石、煤等；金属性粉尘，如铅、锰、铁、铍、锡、锌等及其化合物；人工无机粉尘，如金刚砂、水泥、玻璃纤维等。

05.059 有机粉尘 organic dust
空气中飘浮的有机物颗粒。包括植物、动物和微生物源性的颗粒和微滴。

05.060 混合性粉尘 mixed dust
无机和有机粉尘的混合存在形式。生产环境中最为常见。要判断混合性粉尘对人体的危害程度，必须先查明其化学成分及所占的比重，取危害程度大、比重较大的粉尘作为主要危害物。

05.061 非吸入性粉尘 non-inhalable dust
空气动力学直径大于 15 μm 的固体微粒。

05.062 可吸入性粉尘 inhalable dust
空气动力学直径小于 15 μm、能从喉部进入到气管–支气管及肺泡区的粉尘。这部分粉尘除有可能引起肺尘埃沉着病外，还能引起气管和支气管的疾病。

05.063 呼吸性粉尘 respiratory dust
空气动力学直径小于 5 μm、能进入人体肺泡区的固体微粒。是引起尘肺的主要物质。

05.064 窒息性气体 asphyxiating gas
吸入机体后能导致组织缺氧的一类气体的总称。

05.065 单纯窒息性气体 simple asphyxiating gas
若在空气中含量高，使氧的相对含量明显降低，动脉血氧分压相应下降，导致机体缺氧的毒性很低的气体或惰性气体。如氮气、甲烷、二氧化碳、水蒸气等。

05.066 化学窒息性气体 chemical asphyxiating gas
能对血流或组织产生特殊化学作用，使氧的运送和组织利用发生障碍，造成全身组织缺氧，出现严重中毒表现的气体。主要有一氧化碳、氰化物和硫化氢等。

05.067 空气污染指数 air pollution index, API
将常规监测的几种空气污染物浓度简化成的单一概念性指数值形式，并分级表征空气污染程度和空气质量状况，适合于表示城市的短期空气质量状况和变化趋势。划分为 0~50、51~100、101~150、151~200、201~250、251~300 和大于 300 七档。指数越大，污染越严重。

05.068　空气质量指数　air quality index, AQI
定量描述空气质量状况的无量纲指数。是空气污染指数的进一步发展。由 PM10、PM2.5、臭氧、一氧化碳、二氧化硫和二氧化氮 6 项污染物的质量指数组成，取其中的最大值，通常情况下是 PM2.5 质量指数，有时是 PM10 质量指数，个别工业城市可能是二氧化硫等。

05.069　烟草　tobacco
茄科烟草属的一年生草本植物。有 60 多种。烟草采收后经过调制、分级和加工处理，用于制作卷烟、雪茄烟、斗烟、旱烟、水烟、嚼烟和鼻烟等。主要是由糖类（占 40%~50%）、烟碱、羧酸、色素、萜烯类物质、链烷烃、类脂质物质等组成，也有一些生长过程中必需的营养物以及某些污染物（如农药、重金属元素）。

05.070　烟碱　nicotine
又称"尼古丁"。一种难闻、味苦、无色透明的油质液体。挥发性强，在空气中极易氧化成暗灰色，能迅速溶于水及酒精，能通过口、鼻、支气管黏膜吸收，粘在皮肤表面亦可吸收；是烟草的重要成分，能使人产生依赖性；进入人体后，会产生许多作用，如四肢末梢血管收缩，心跳加快，血压上升，呼吸变快，精神改变，血小板凝集等。

05.071　烟焦油　cigarette tar
在缺氧条件下，烟草中有机物质不完全燃烧所产生的多种烃类及烃的氧化物、硫化物和氮化物的复杂混合物。多环芳烃的含量最多，具有强烈的致癌作用，如苯并芘、二苯吡、二苯蒽。烟焦油中 99.4%是有害物质，0.2%是致癌的引发剂，0.4%是致癌的协同剂，是烟气中最重要的有害物。

05.072　卷烟烟雾　cigarette smoke
卷烟燃烧产生的烟雾。是由 4000 多种化合物组成的混合物，由存在于气相中的挥发物和存在于颗粒中的半挥发物及非挥发物组成，其中气体占 95%，如氮氧化物、一氧化碳、二氧化碳、氢化氰类；另外 5%为颗粒物，如烟焦油、烟碱。烟碱是引起成瘾的物质，烟焦油、一氧化碳、氢氰酸、氨及芳香化合物等是主要的有毒物质。

05.073　环境烟草烟雾　environmental tobacco smoke, ETS
烟草不完全燃烧将发生一系列的热分解与热合成反应，并产生大量新物质所形成的烟草烟雾。其化学成分很复杂，目前可分离出 2000 余种。在不同品牌、类型、加工工艺和滤嘴的香烟，其产生的烟草烟雾成分也有很大不同。

05.074　主流烟雾　mainstream smoke
产生于烟头燃烧部位，并通过烟体进入吸烟者口中的烟雾。

05.075　侧流烟雾　sidestream smoke
形成于抽吸间隔，烟草无火焰燃烧而产生的烟雾。是被动吸烟者的主要危害源。与主流烟雾相比，侧流烟雾由于未经烟体和过滤嘴的过滤，加之燃烧不充分，含有更高水平的有毒物质，如一氧化碳和烟碱的含量为主流烟雾中的 3 倍，氨含量为主流烟雾中的 4 倍。

05.076　妊娠期吸烟　maternal smoking
母亲在怀孕期间的主动吸烟或被动吸烟。可使胎盘功能下降，发生早产儿、低体重儿及新生儿猝死综合征的危险性增加。

05.077　主动吸烟　active smoking
吸烟者把烟草烟雾自主吸进体内的行为。既吸入主流烟雾，也吸入侧流烟雾。

05.078　被动吸烟　passive smoking
自己不吸烟，但与吸烟者共处同一环境中时，被动地吸入主动吸烟者喷出来的烟气和卷烟燃烧时散发在环境中烟雾的行为。一般指每天吸入时间达 15 min 以上属于被动吸烟。主要吸入的是侧流烟雾。

05.079　吸烟指数　cigarette smoking index
每日吸烟支数与吸烟年数的乘积。

05.080　轻度吸烟　mild smoking
吸烟指数≤200 的吸烟程度。

05.081　中度吸烟　moderate smoking

吸烟指数 201~399 的吸烟程度。

05.082　重度吸烟　severe smoking, heavy smoking
吸烟指数≥400 的吸烟程度。

05.083　烟草依赖　tobacco dependence
又称"尼古丁依赖"。无法克制的烟碱觅求冲动，强迫地、连续地使用烟碱，以体验其带来的欣快感和愉悦感，并避免可能产生戒断症状的行为。

06. 症状与体征

06.01　症　　状

06.001　咳嗽　cough
人体清除呼吸道内分泌物或异物的保护性呼吸反射动作。其特点是首先短促深吸气，声门紧闭，呼气肌（包括肋间内肌、腹肌等）快速猛烈收缩，形成肺内高压，然后声门开放，使肺内气体喷射而出。

06.002　咳痰　expectoration, sputum production
通过咳嗽将呼吸道内病理性分泌物或渗出物等排出口腔外的动作。

06.003　干性咳嗽　dry cough, nonproductive cough
简称"干咳"。无痰或痰量甚少的咳嗽类型。见于急性咽喉炎、急性支气管炎初期、胸膜炎、肺结核、二尖瓣狭窄、原发性肺动脉高压、间质性肺炎等。

06.004　湿性咳嗽　wet cough, productive cough
伴有痰液的咳嗽类型。见于慢性阻塞性肺疾病、肺炎、肺脓肿、支气管扩张症、空洞性

肺结核、肺囊肿合并感染、支气管胸膜瘘等。

06.005　金属音调咳嗽　brassy cough
音调如金属撞击声的咳嗽类型。多见于纵隔肿瘤、主动脉瘤、支气管癌、淋巴瘤、结节病等压迫气管时。

06.006　粉红色泡沫样痰　pink frothy sputum
含少量红细胞的漏出液或渗出液进入肺泡或小支气管内，气液混合形成的粉红色泡沫状痰液。

06.007　大量粉红色泡沫样痰　profuse pink frothy sputum
短时间内，大量咳出、涌出或被吸出的粉红色泡沫样痰液。是急性左心衰、肺水肿、肺损伤的特征。肺水肿时，肺毛细血管静水压增加；肺损伤时，肺毛细血管通透性增加，大量含红细胞的血浆自毛细血管漏出，进入含气的肺泡，形成粉红色泡沫样痰。

06.008　白色泡沫样痰　white frothy sputum
肺毛细血管的漏出液、渗出液或支气管分泌

物进入肺泡或气道内，气液混合形成的白色泡沫样痰液。是左心衰竭肺水肿早期、肺泡细胞癌、慢性支气管炎的表现。

06.009 大量白色泡沫样痰 profuse white frothy sputum
短时间内，大量咳出、涌出或被吸出的白色泡沫样痰液。是急性左心衰肺水肿或进展迅速的肺损伤的特征。

06.010 大量稀水样痰 profuse water-like sputum
大量稀薄如水状的痰液。可以白色或淡红色，多见于进展非常迅速的急性肺损伤。

06.011 黏液性痰 mucous sputum
无色或淡白色透明的黏液状痰液。较黏稠，有泡沫。多见于上呼吸道感染、急性支气管炎、肺炎早期及慢性支气管炎。

06.012 脓性痰 purulent sputum
黄色或黄绿色黏稠的块状，或不透明的脓液状分泌物的痰液。见于肺脓肿、支气管扩张或肺结核空洞、肺癌晚期合并感染时。

06.013 黏液脓性痰 mucopurulent sputum
呼吸道黏液状分泌物与脓液状分泌物混合存在的痰液。静置后可分三层，上面为泡沫状，中间为稀薄浆液，下面为混浊的脓渣及坏死物质。多见于合并感染的支气管扩张，以晨起为多。

06.014 血性痰 bloody sputum
带血丝、血块的痰液。多见于肺结核、肺癌、支气管扩张、侵袭性肺曲霉病。

06.015 咯血 hemoptysis
喉部、气管、支气管及肺实质出血，血液经咳嗽由口腔咯出的症状。

06.016 小量咯血 mild hemoptysis
每日咯血量在 100 ml 以内的咯血。

06.017 中等量咯血 moderate hemoptysis
每日咯血量在 100~500 ml 的咯血。

06.018 大量咯血 massive hemoptysis
每日咯血量在 500 ml 以上或一次咯血量 300~500 ml 的咯血。

06.019 铁锈色痰 rusty sputum
含有红细胞破坏、崩解而来的含铁血黄素，呈铁锈色的痰液。主要见于肺炎链球菌引起的大叶性肺炎、含铁血黄素沉着症等疾病。

06.020 呛咳 bucking
异物如刺激性气体、水、食物等进入气管引起的刺激性咳嗽。常伴随吸入物的突然喷出。

06.021 有效咳嗽 effective cough
能有效排出痰液的咳嗽。

06.022 无效咳嗽 ineffective cough
有大量痰液而无法有效排出的咳嗽。常见于老年慢性气道疾病、神经系统疾病和危重病患者。

06.023 胸痛 chest pain
颈部与胸廓下缘之间的疼痛。主要由胸部疾病引起，少数由其他部位的病变所致。

06.024 放射痛 radiating pain
神经干、神经根或中枢神经系统受到肿瘤、炎症、骨刺及椎间盘突出等刺激或压迫，使疼痛沿神经向末梢方向传导，以致在远离病变的受累神经分布区内出现的疼痛；或者来自内脏的痛觉冲动直接激发脊髓体表感觉神经元，引起相应体表区域的痛感。

06.025　盗汗　night sweating
睡眠中出汗，以入睡后汗出、醒后汗止为特征的一种症状。根据出汗量可分为轻型、中型和重型，也可分为生理性和病理性，儿童生理性盗汗的发生率很高，病理性盗汗常见于结核病和低钙血症等。

06.026　呼吸困难　dyspnea
患者主观上感到空气不足、呼吸费力的现象。客观表现为呼吸运动用力，重者鼻翼扇动、张口耸肩，呼吸辅助肌也参与活动，或伴有呼吸频率、深度与节律的异常。

06.027　气短　shortness of breath
又称"气急"。一种异常的主观感觉，表现为呼吸费力或气不够用；或为呼吸短促，重者语言不接续或呼吸勉强。

06.028　肺源性呼吸困难　pulmonary dyspnea
各种气道、肺组织或胸廓疾病等原因影响呼吸功能所引起的呼吸困难。

06.029　心源性呼吸困难　cardiac dyspnea
各种原因的左心疾病本身及其引起的肺淤血、肺水肿等导致的呼吸困难。典型表现为急性左心衰竭时突发呼吸困难，重者表现为高度气喘，颜面青紫，大汗。听诊两肺底有较多湿性啰音及哮鸣音，心率增快，可有奔马律，多夜间熟睡后发作。

06.030　吸气性呼吸困难　inspiratory dyspnea
以吸气相为主，表现为吸气费力，伴三四征的呼吸困难类型。多见于喉、气管与大支气管的狭窄和阻塞。

06.031　呼气性呼吸困难　expiratory dyspnea
以呼气相为主，表现为呼气费力，呼气时间明显延长的呼吸困难类型。听诊肺部常有干啰音。多见于周围气道阻塞性疾病。

06.032　混合性呼吸困难　mixed dyspnea
初期呼吸深慢，然后加快、变浅，听诊常有呼吸音异常，可有病理性呼吸音的呼吸困难类型。主要见于广泛肺实质或肺间质病变及严重胸廓、膈肌、胸膜与神经-肌肉疾患。周围气道阻塞性疾病多表现为呼气性呼吸困难，严重时伴吸气性呼吸困难。

06.033　夜间阵发性呼吸困难　paroxysmal nocturnal dyspnea
熟睡后突感胸闷、气塞而惊醒坐起，伴咳嗽、气喘，可出现哮鸣音的呼吸困难类型。多见于急性左心衰竭导致的心源性哮喘，也可能是支气管哮喘的表现。

06.034　中毒性呼吸困难　toxic dyspnea
各种原因引起的酸中毒、急性感染、传染病或食物、化学物质中毒导致呼吸中枢兴奋性改变，从而导致呼吸节律、深度、频率等改变的呼吸困难类型。

06.035　神经性呼吸困难　dyspneoneurosis
又称"精神神经性呼吸困难"。器质性颅脑疾病或精神心理疾病所引起的呼吸困难类型。可表现为严重呼吸节律异常、过度通气。

06.036　双吸气　double inspiration
又称"抽泣样呼吸(sobbing respiration)"。在呼吸过程中连续两次吸气动作后再呼气的呼吸形式。类似哭啼后的抽泣。常见于颅内压增高或脑疝早期患者，为呼吸停止的先兆。

06.037　呼吸暂停　apnea
呼吸周期中出现的呼吸停顿。见于麻醉意外、新生儿肺不张等危重情况。

06.038　呼吸过度　hyperpnea
又称"呼吸增强""呼吸深快"。呼吸变

深，即潮气容积增加的现象。生理情况下常见于运动，病理情况下常见于发热、气道–肺组织疾病。

06.039　浅呼吸　shallow breathing
呼吸深度变浅的现象。见于呼吸肌麻痹、肺炎等。

06.040　呼吸过速　tachypnea, polypnea
又称"呼吸急速""呼吸加快"。呼吸频率超过 24 次/分的现象。生理情况下常见于运动，病理情况下常见于发热、气道–肺组织疾病。

06.041　呼吸过慢　bradypnea
又称"呼吸减慢""呼吸过缓""呼吸缓慢"。呼吸频率低于 12 次/分的现象。常见于呼吸中枢受到抑制的状态下，如深度麻醉和呼吸中枢病变。

06.042　博格评分　Borg scale
一种评价呼吸困难程度的方法。通过 0~10 分渐进描述呼吸困难强度的垂直量表，要求受试者对呼吸不适的总体感觉分级，0 分代表完全没有呼吸困难感觉，而 10 分代表想象到的最严重呼吸困难感觉。

06.02　体　　征

06.043　发绀　cyanosis
又称"紫绀"。血液中还原血红蛋白增多，使皮肤、黏膜呈青紫色的现象。在皮肤较薄、色素较少、毛细血管网较丰富的循环末梢，如口唇、鼻尖最易看到。一般认为在血氧饱和度小于 85% 或还原血红蛋白的绝对值超过 50 g/L 时出现。广义的发绀还包括异常血红蛋白衍化物所致的皮肤黏膜青紫现象。

06.044　中心性发绀　central cyanosis
除四肢与颜面外，也见于黏膜和躯干的全身性发绀。发绀部位皮肤温暖，主要见于呼吸衰竭和右–左异常分流的先天性心脏病。

06.045　肺性发绀　pulmonary cyanosis
呼吸系统疾病导致血液中脱氧血红蛋白增多引起的发绀。多见于气道阻塞、肺实质与肺间质疾病。由于通气或换气功能障碍，肺氧合不足，导致体循环血中脱氧血红蛋白含量增多。

06.046　心源性发绀　cardiac cyanosis
心脏疾病所引起的发绀。见于心力衰竭，主要由于肺内气体交换障碍或周围循环障碍

所致；还见于发绀型先天性心脏病，主要由于心与大血管间存在异常通道，部分静脉血未经肺氧合直接进入体循环动脉血所致。

06.047　周围性发绀　peripheral cyanosis
见于肢体末梢与下垂部位的发绀。发绀部位皮肤温度低，主要见于周围血流障碍。

06.048　淤血性周围性发绀　congestive peripheral cyanosis
由于静脉压升高或阻塞使血液回流障碍所致的周围性发绀。可伴体循环静脉淤血表现，或局部引流部位出现静脉迂曲、怒张或压痛。

06.049　缺血性周围性发绀　ischemic peripheral cyanosis
因动脉压降低或动脉阻塞使血液流入组织不足导致的周围性发绀。多伴局部冰凉、苍白或与青紫并存，动脉搏动减弱或消失。

06.050　混合性发绀　mixed cyanosis
中心性发绀与周围性发绀并存的发绀类型。见于心力衰竭或心肺疾病合并周围循环衰竭者。

06.051 肠源性发绀 enterogenous cyanosis
又称"肠源性青紫症"。进食含有大量硝酸盐的蔬菜，经胃肠道细菌作用将硝酸盐还原成亚硝酸盐，并经肠道黏膜吸收后，引起高铁血红蛋白血症而发生的发绀类型。

06.052 端坐呼吸 orthopnea
呼吸困难患者病情较重时常被迫采取半坐位或端坐体位进行的呼吸运动。在心力衰竭导致的呼吸困难患者，由于坐位时回心血量减少；同时膈位降低，功能残气量和肺活量增加，使呼吸困难减轻。肺源性呼吸困难，特别是有呼吸肌疲劳时也出现端坐呼吸。

06.053 清音 resonance
一种频率为 100~128 次/秒、振动持续时间较长、音响不甚一致的非乐性音。是正常肺部的叩诊音。提示肺组织的弹性、含气量、致密度正常。

06.054 浊音 dullness
一种音调较高、音响较弱、振动持续时间较短的非乐性叩诊音。生理情况下见于叩击被少量含气组织覆盖的实质脏器时；病理状态下见于肺组织含气量减少，如肺炎、肺水肿等。

06.055 鼓音 tympany
叩击含有大量气体的空腔器官时所产生的一种和谐的低音。与清音相比，其音响更强、振动时间也更长。正常见于左下胸胃泡区及腹部。病理情况下多见于肺空洞、气胸、气腹或腹腔高度胀气时。

06.056 实音 flatness
一种音调较浊音更高、音响更弱、振动持续时间更短的一种非乐性音。如叩击心脏和肝脏等实质脏器体表所产生的叩诊音。在病理状态下可见于大量胸腔积液或肺实变等。

06.057 过清音 hyperresonance
音调较清音低，音响较清音响的一种类乐音。介于鼓音与清音之间，属于鼓音范畴的一种变音。是正常成人不会出现的一种病态叩击音。常见于肺组织含气量增多、弹性减弱时，如肺气肿。

06.058 皮下气肿 subcutaneous emphysema
胸部皮下组织等部位出现气体积存的征象。视诊可见胸壁、颈部等部位外观肿胀，触诊可引起气体在皮下组织内移动，有捻发感或握雪感。

06.059 三凹征 three depressions sign
吸气时锁骨上窝、胸骨上窝、肋间隙同时发生凹陷的征象。是胸腔负压显著增大、气体不能迅速进入肺泡的标志。若伴干咳与高调吸气性喘鸣，提示为喉、气管与大支气管狭窄；若伴哮鸣音或呼气时间明显延长，则提示存在周围气道阻塞或陷闭；若呼吸频率明显增快，则提示急性肺组织病变。

06.060 胸廓畸形 chest deformity
胸内、全身性疾病或先天性原因所致的胸廓形态异常。

06.061 扁平胸 flat chest
前后径不及左右径的一半的胸廓扁平状畸形。肋骨斜度变大，肋间隙较窄，腹上角呈锐角，锁骨突出，锁骨上下凹明显，两肩高耸，颈细长而前伸，常见于瘦长体型或慢性消耗性疾病。

06.062 桶状胸 barrel chest
前后径增加，有时与左右径几乎相等，甚至超过左右径，呈圆筒状的胸廓畸形。肋骨的斜度变小，与脊柱的夹角常大于 45°，肋间隙增宽且饱满，腹上角增大。可见于婴幼儿、老年或矮胖体型者，也可见于肺气肿或哮喘发作期患者。

06.063　佝偻病胸　rachitic chest
佝偻病所致的胸廓改变。多见于儿童。

06.064　肋骨串珠　beading of ribs, rachitic rosary
又称"佝偻病串珠""串珠肋"。肋软骨与肋骨交界处明显隆起，触之似圆珠状，相邻肋骨皆有隆起，观之如串珠状的征象。多发生于1岁左右的佝偻病患儿。

06.065　肋膈沟　costophrenic groove
又称"哈里森沟（Harrison's groove）"。胸廓下缘自胸骨剑突沿膈肌附着处形成的明显内陷形改变。多发生于1岁左右的小儿，见于佝偻病及慢性呼吸系统疾患。

06.066　鸡胸　pigeon chest, pectus carinatum
胸骨向前隆起导致的胸廓畸形。按照解剖形状与手术治疗方式分为三型，即船形胸、球形鸽胸和单侧鸡胸。中、重度畸形会对病儿生理及心理发育造成不良影响，应手术治疗。

06.067　漏斗胸　funnel chest, pectus excavatum
胸前壁正中凹陷，形如漏斗状的胸廓畸形。以胸骨下段和剑突处凹陷多见，多为先天性。

06.068　脊柱侧凸　scoliosis
脊柱在矢状面的某一部分偏离中线的脊柱畸形。发生于胸部者，可对心肺功能造成影响。

06.069　脊柱后凸　kyphosis
脊柱在额面的某一部分向后偏离中线的脊柱畸形。发生于胸部者，可对心肺功能造成影响。

06.070　脊柱前凸　lordosis
脊柱在额面的某一部分向前偏离中线的脊柱畸形。发生于胸部者，可对心肺功能造成影响。

06.071　呼吸运动　breathing movement
胸廓有节律的扩大和缩小，从而完成吸气与呼气的动作。参加呼吸运动的肌肉主要有膈肌、肋间外肌、肋间内肌和腹壁肌等。

06.072　正常呼吸　normal respiration
正常人呼吸肌的舒缩造成胸腔有规律的扩大与缩小相交替的呼吸运动。正常人吸气时，肋间外肌和膈肌收缩，胸廓扩张，胸腔负压增大，肺泡内呈负压，外界空气进入肺内；呼气时，肋间外肌和膈肌松弛，肺脏弹性回缩，肺泡内压增高，肺泡气呼出。

06.073　呼吸频率　respiratory frequency
一分钟的呼吸次数。健康成人静息状态下呼吸频率为 16~20 次/分，呼吸与脉搏之比约 1：4。

06.074　呼吸节律　respiratory rhythm
呼吸过程的节奏性。正常呼吸节律均匀、规整，每次呼吸之间的间距基本相等，如此周而复始。在一些疾病情况下可出现呼吸节律变化，如潮式呼吸、比奥呼吸。延髓的吸气中枢和呼气中枢、脑桥的长吸中枢和呼吸调整中枢等参与呼吸节律的调节。

06.075　胸式呼吸　thoracic respiration
以肋间肌的运动为主，膈肌活动较弱，呼吸时胸廓扩张较明显的一种呼吸运动。见于部分女性健康成人，也常见于重症慢性气道疾病和腹部疾病患者。

06.076 腹式呼吸 diaphragmatic respiration, abdominal breathing
以横膈运动为主，吸气时上腹部隆起较明显的一种呼吸运动。是健康人的主要呼吸形式，特别是成年男性和儿童。

06.077 胸腹矛盾呼吸 paradoxical thoraco-abdominal motion
吸气相胸廓扩张、腹壁塌陷的现象。见于膈肌麻痹或疲劳时。吸气相胸腔负压增加，膈肌收缩无力，故使腹壁下陷。

06.078 反常呼吸 paradoxical respiration
吸气时局部胸壁受胸腔负压吸引而内陷，呼气时受肺内正压的推动而外膨的征象。即局部胸壁的运动方向与胸廓的整体运动方向相反。见于连枷胸、胸骨严重损伤或手术等情况。

06.079 缩唇呼气 pursed-lip breathing
呼气时半闭嘴唇，徐徐呼气的呼吸运动。可延缓呼气气流压力的下降，提高气道内压，避免胸内压增加对气道的动态压迫，使等压点移向中央气道，防止小气道的过早闭合，使肺内残气更易排出，有助于下一次呼吸时吸入更多的新鲜空气或氧气。

06.080 酸中毒大呼吸 Kussmaul respiration in acidosis
又称"库斯莫尔呼吸（Kussmaul respiration）"。代谢性酸中毒时，由于体液 pH 值降低，刺激呼吸中枢，使呼吸加深、加快，通气量增大的呼吸形式。多见于糖尿病酮症酸中毒和尿毒症酸中毒。

06.081 潮式呼吸 tidal breathing
又称"陈-施呼吸（Cheyne-Stokes respiration）"。一种呼吸节律改变，呼吸有节奏地由暂停—浅呼吸—深呼吸—浅呼吸—暂停，周而复始，周期为 30 s 至 2 min 的呼吸形式。是呼吸中枢兴奋性降低的表现。临床上多见于中枢神经系统疾病、严重的药物中毒及心力衰竭、糖尿病昏迷、尿毒症等。

06.082 叹息样呼吸 sighing breathing
表现在一段正常呼吸中插入一次深大呼吸，并常伴有叹息声的呼吸形式。多为功能性改变，见于神经衰弱、精神紧张或抑郁症，也见于正常人。

06.083 间停呼吸 meningitic breathing
又称"比奥呼吸（Biot breathing）"。有规律地均匀呼吸几次后，停止呼吸一段时间，重新开始均匀呼吸，如此周而复始的现象。是呼吸中枢抑制严重的表现，患者预后不良，多在呼吸完全停止前出现。

06.084 抑制性呼吸 inhibitory breathing
胸部发生剧烈疼痛导致的吸气相突然中断。是呼吸运动短暂地、突然地受到抑制的一种呼吸形式。患者表情痛苦，呼吸较浅、快，见于急性胸膜炎、胸膜恶性肿瘤、肋骨骨折及胸部外伤。

06.085 胸廓扩张度 thoracic expansion
平静呼吸或深呼吸时两侧胸廓的运动范围。常在胸下部及背部检查时测定，正常人平静呼吸或深呼吸时两侧胸廓呈对称性的扩张和回缩。一侧肺扩张受限可见对侧胸廓扩张度增强；腹式呼吸减弱可致两侧胸廓扩张度均增强；中枢神经系统病变或周围神经病变，呼吸肌无力或广泛肺部病变等可致两侧胸廓扩张度均减弱。

06.086 语音震颤 vocal fremitus
又称"触觉语颤（tactile fremitus）"。被检查者用一定的音量发声引起的振动。经气管、支气管和肺传导至胸壁，检查者可用手掌触及。用于评价其是否对称、增强、减弱或消失，借以判断肺部病变。语音震颤减弱主要见于肺泡内含气量过多、支气管阻塞、大量胸腔积液或气胸、胸膜高度增厚等；反之主要见于肺实变、接近胸膜的肺内巨大空洞或压迫性肺不张。

06.087　语音共振　vocal resonance
又称"听觉语音"。喉部发声产生的振动经气管、支气管和肺泡传至胸壁，用听诊器于胸壁听到声音的现象。其临床意义与语音震颤相同。

06.088　胸膜摩擦感　pleural friction fremitus
各种原因引起胸膜炎症，胸膜表面粗糙，呼吸时两层胸膜互相摩擦，在前胸下前侧或腋中线第5~7肋间触及的摩擦感。

06.089　空瓮音　amphorophony
肺内有巨大空洞、位置表浅且腔壁光滑或张力性气胸的患者，叩诊局部呈鼓音且具有金属性回响的声音。

06.090　呼吸音　breath sound
呼吸时气流进出呼吸道及肺泡形成湍流的声音。经过肺组织传至胸壁，在体表用听诊器可听到。可分正常呼吸音和异常呼吸音。

06.091　正常呼吸音　normal breath sound
在健康人肺部听到的呼吸音。根据发生原理及听诊特点分为支气管呼吸音、肺泡呼吸音和支气管肺泡呼吸音。

06.092　支气管呼吸音　bronchial breath sound
呼吸气流在声门、气管或主支气管形成湍流的声音。如同将舌抬起经口呼气所发出"ha"的声音。其特点是音调高、音响强；若吸呼气相比较，则呼气音较吸气音音响强、音调高且时间较长。正常人在喉部、胸骨上窝、背部第6~7颈椎和第1~2胸椎附近可闻及。

06.093　肺泡呼吸音　vesicular breath sound
呼吸气流在细支气管和肺泡内进出的声音。像上齿轻咬下唇吸气时发出"fu"的声音，呈柔和吹风样性质，音调较低，音响较弱，吸气音较呼气音音响强、音调较高且时间较长。正常人胸部除支气管呼吸音部位及支气管肺泡呼吸音部位外均闻及肺泡呼吸音。

06.094　支气管肺泡呼吸音　bronchovesicular breath sound
又称"混合呼吸音(mixing breath sound)"。支气管呼吸音和肺泡呼吸音混合形成的呼吸音类型。兼具两者的特点，吸气音和肺泡呼吸音相似，但音调较高且较响亮，呼气音与支气管呼吸音相似，但响度较弱，音调较低，时间较短。正常人在胸骨两侧第1~2肋间，肩胛间区的第3~4胸椎水平及右肺尖可闻及支气管肺泡呼吸音。

06.095　异常呼吸音　abnormal breath sound
由于病理或生理变化引起正常呼吸音听诊部位、性质、音调、响度及呼吸时相等改变的呼吸音。可分为异常肺泡呼吸音、异常支气管呼吸音和异常支气管肺泡呼吸音。

06.096　异常肺泡呼吸音　abnormal vesicular breath sound
由于病理或生理变化引起肺泡呼吸音强度、性质或时间变化的征象。表现为肺泡呼吸音减弱、消失或增强、呼气音延长、断续性呼吸音或粗糙性呼吸音。

06.097　异常支气管呼吸音　abnormal bronchial breath sound

在正常人应当闻及肺泡呼吸音或混合呼吸音的部位听到的支气管呼吸音。多见于肺实变、肺内大空腔或压迫性肺不张。

06.098 异常支气管肺泡呼吸音 abnormal bronchovesicular breath sound
在正常肺泡呼吸音的区域内听到的支气管肺泡呼吸音。常见于支气管肺炎、肺结核、大叶性肺炎初期或在胸腔积液上方肺膨胀不全的区域。

06.099 断续性呼吸音 cogwheel breath sound
又称"齿轮呼吸音"。肺内局部性炎症或支气管狭窄使空气不能均匀进入肺泡引起的断续性呼吸音。因伴短促的不规则间歇，如同机器转动齿轮相互咬合发出的声音。

06.100 附加音 adventitious sound
呼吸音以外的由于肺或胸膜病变所致的异常声音。性质特异，伴随呼吸音出现，包括啰音和胸膜摩擦音。

06.101 啰音 rale
肺部病变所致的呼吸音以外的附加音。

06.102 湿啰音 moist rale, crackle
又称"水泡音(bubble sound)"。吸气时气体通过呼吸道内稀薄分泌物，如渗出液、血液和脓液等形成水泡并破裂所产生的声音；或由于小支气管壁因分泌物黏着而陷闭，吸气时突然张开重新充气所产生的爆裂音。也类似水煮沸时的冒泡音。

06.103 粗湿啰音 coarse moist rale, coarse crackle
又称"大水泡音"。发生于气管、主支气管或空洞部位的湿啰音。多出现在吸气早期，见于支气管扩张、严重肺水肿、肺结核、肺脓肿空洞。

06.104 中湿啰音 medium moist rale, medium crackle
又称"中水泡音"。发生于中等大小支气管的湿啰音。多出现于吸气中期，见于支气管炎和支气管肺炎等。

06.105 细湿啰音 fine moist rale, fine crackle
又称"小水泡音"。发生于小支气管的湿啰音。在吸气后期出现，见于细支气管炎、支气管肺炎、肺淤血、肺水肿和肺梗死等。

06.106 爆裂音 inspiratory crackle, velcro rale
吸气后期出现的细湿啰音。其音调高，近耳颇似撕开尼龙扣带时发出的声音，常见于慢性肺间质纤维化患者。

06.107 捻发音 crepitus
全称"捻发性啰音"。肺部听诊时在吸气末听到的一种细而均匀一致的犹如用手在耳旁捻头发的声音。是未展开或液体稍增多而相互黏附的肺泡，在吸气时被气流冲开而产生的细小破裂音。见于肺结核、肺炎早期、肺瘀血、纤维化肺泡炎。也见于老年人或长期卧床患者。

06.108 干啰音 dry rale, rhonchi
由于气管、支气管或细支气管狭窄或部分阻塞，空气吸入或呼出时发生湍流所产生的声音。

06.109 高调干啰音 sibilant rhonchi
又称"哨笛音""哮鸣音(wheezing sound)"。为音调高、基音频率可达 500 Hz 以上的干啰音。如同飞箭、鸟鸣或哨笛之声，多源于较小的支气管或细支气管。广泛哮鸣音系支气管痉挛、水肿引起，常见于支气管哮喘；局限哮鸣音见于支气管狭窄，如支气管结核或肿瘤。

06.110 低调干啰音 sonorous rhonchi
又称"鼾音"。音调低、基音频率约为100~200 Hz 的干啰音。如熟睡中的鼾声，多发生于气管或主支气管。

06.111 吸气喘鸣 inspiratory wheeze, stridor
简称"喘鸣"。吸气时出现喘鸣音，同时伴有吸气延长的现象。是上呼吸道梗阻的表现。

06.112 支气管语音 bronchophony
语音共振的强度和清晰度均增强，常同时伴有语音震颤增强、叩诊浊音和听到异常支气管呼吸音的征象。见于肺实变的患者。

06.113 胸语音 pectoriloquy
一种更强、更响亮的支气管语音。清晰可辨，见于大范围的肺实变区域。

06.114 羊鸣音 egophony
语音的强度增加，而且其性质发生改变，带有鼻音性质，颇似"羊叫声"。常在中等量胸腔积液的上方肺受压的区域听到，也可在肺实变伴少量胸腔积液的部位听到。

06.115 耳语音 whispered pectoriloquy
用耳语发声时在胸壁上听诊，可听到增强、清晰的较高声调的声音。见于肺实变者。

06.116 胸膜摩擦音 pleural friction rub,
pleuritic rub
当胸膜面由于炎症而变得粗糙时，检查者用听诊器在胸部听到的一种随着呼吸出现的摩擦声音。多见于胸膜炎、肿瘤或肺部病变累及胸膜等。

06.117 硬币征 coin sign
将一枚硬币贴在背部，用另一枚硬币叩击之，听诊器胸件置于前胸两侧对称部位，比较听到的叩击音。在气胸患者出现的一种特殊现象。气胸侧的胸膜腔内气体起共鸣作用，可听到清晰的金属叩击音；而健侧叩击音则较模糊。

06.118 屏气试验 hold breath test
通过屏气检测肺功能的试验。受试者取坐位，深吸气末屏气，直到无法忍受不得不呼气为止，记录深吸气末到呼气开始的时间，正常为40~60 s。也可于深呼气末屏气，直到无法忍受不得不吸气为止，正常为20~35 s。屏气时间缩短，提示呼吸功能不全。

06.119 胡佛征 Hoover sign
吸气时季肋部内收的征象。正常人吸气时胸廓下部季肋向前外扩张，如果吸气时季肋部内收即胡佛征阳性，双侧阳性多见于肺气肿，单侧阳性多见于一侧气胸或胸腔积液。

07. 诊断与治疗

07.01 诊 断 技 术

07.001 胸部 X 线检查 chest X-ray
利用 X 线的生物效应进行胸部疾病检查的方法。用于疾病诊断、随访及普查等。肺部实质结构和含气肺泡的密度明显不同；两肺与其周围的胸壁、纵隔及横膈对 X 线吸收也有较大差别，在荧光屏上或胶片上产生不同的影像，有利于诊断。检查方法有透视、常规摄影、高千伏摄影、体层摄影、造影等。

07.002 X[射]线 X-ray

真空条件下，高速运行的电子群撞击到金属原子内部，使原子核外轨道电子发生跃迁而放射的一种电磁波。波长为 0.0006~50 nm，沿直线传播，具有穿透性、荧光效应、感光作用、生物效应等特性，已广泛应用于疾病的诊断和治疗。

07.003　计算机体层摄影　computed tomography, CT

以 X 线束从多个方向沿着身体某一选定体层层面进行照射，测定透过的 X 线量，数字化后经过计算得出该层面组织各个单位容积的吸收系数，然后重建图像的一种技术。

07.004　胸部 CT 检查　chest computed tomography

根据胸部不同组织对 X 线的吸收与透过率的不同，应用灵敏度极高的仪器对人体进行测量，然后将测量所获取的数据输入电子计算机进行自动化处理，从而摄下胸部被检查部位的断面或立体图像的技术。能够显示常规平片不能或不易见到的病变，且能根据病变组织的衰减系数来判断其性质。

07.005　磁共振成像　magnetic resonance imaging, MRI

利用人体中质子在强磁场内受到脉冲激发，产生核磁共振现象，经过空间编码技术，把以电磁波形式放出的共振信号接收转换，通过计算机，最后形成图像，进行疾病诊断的技术。是 20 世纪 80 年代出现的彻底摆脱 X 线损伤的全新扫描技术。该技术能从任何方向截面显示解剖病变和其质子密度图像，还可以得到反映组织生理生化信息的 T_1、T_2 图像，在某些方面优于 CT。

07.006　胸部磁共振成像　chest magnetic resonance imaging

磁共振成像应用于胸部疾病的诊断技术。主要用于胸部肿瘤、纵隔、心与大血管及胸壁病变的检查。由于肺实质内含有大量气体，其磁共振信号强度极低，且磁共振成像检查时间长，呼吸及心脏搏动可以在肺内产生伪影，故与 CT 相比，对肺实质病变检查效果较差。

07.007　胸部超声检查　chest ultrasound

胸部组织各微小界面反射的超声回波强弱不同，检测时可形成亮度不等的光点，显示在荧光屏幕上构成胸部的体层切面图像，从而达到诊断和治疗的一种技术。主要用于胸腔积液、胸膜增厚、胸膜肿瘤、纵隔肿瘤（含囊肿）的诊断和贴近胸壁的肺表面病灶的定位。

07.008　正电子发射体层成像　positron emission tomography, PET

一种探测摄入人体内的正电子衰变同位素发出的由正电子湮没产生的成对光子，重建出示踪剂在体内的体层图像的技术。其示踪剂为人体组织基本元素，临床上多用氟化脱氧葡萄糖（^{18}F-FDG），通过反映组织对葡萄糖利用率的变化和差异，进行三维活体生物显像。对肺癌的诊断、鉴别诊断、分期等有较高的价值。

07.009　肺灌注显像　lung perfusion imaging

利用肺血流灌注技术结合放射技术进行肺部诊断的技术。大于肺毛细血管直径的放射性蛋白颗粒经静脉注射后，随血液循环进入右心系统，混合均匀后进入肺动脉，一过性并随机嵌顿在部分肺毛细血管内。嵌顿的肺毛细血管量与肺灌注血流量成正比，因此对肺内的放射性信号进行显像，即可显示各部位的血流灌注量。用于判断肺血流分布状况、受损情况和肺栓塞的诊断。

07.010　肺通气显像　lung ventilation imaging

利用放射技术评估肺的通气功能，了解气道通畅程度以及肺泡气体交换情况的技术。将放射性惰性气体或气溶胶吸入气道和肺泡内，然后呼出；用放射性显像装置体外探测双肺各部分的放射性分布，而放射性分布与局部通气量成正比。经常与肺灌注显像配合用于肺栓塞的诊断和鉴别诊断。

07.011　CT 肺动脉造影　computed tomographic pulmonary angiography, CTPA
由外周浅静脉快速注入碘造影剂，造影剂经上腔静脉、右心房、右心室进入肺动脉，以首次通过的方式使肺动脉显影，通过 CT 扫描而成像的一种微创性血管造影技术。通常应用螺旋 CT 机或电子束 CT 机进行扫描，可以作为急性肺栓塞的临床一线筛查方法。

07.012　肺脏介入技术　interventional pulmonary technique
以内镜作为介入工具，在人体肺脏内进行内镜操作，更深入地进行诊断和治疗的一类技术。主要包括两种类型：一种为经气道内镜技术，称之为介入性气道内镜技术；另一种为通过胸腔镜进行胸腔疾病的诊断和治疗技术。

07.013　支气管镜检查术　bronchoscopy
通过支气管镜，在直视下检查上气道和气管、支气管树，采集呼吸道分泌物和细胞标本，对气道、肺、纵隔进行活检的一种内镜技术。

07.014　纤维支气管镜　flexible bronchoscope
简称"纤支镜"。按光学原理将玻璃纤维有规则地排列成束制成的内镜。操作时利用柔软易弯曲的镜体，经鼻腔、口腔或气管切开的导管等进入气管内，纵深可抵达肺叶、肺段乃至亚段支气管，进行观察处理。具有视野广、亮度高等特点，可显示细微结构和微

小病变，还可进行细胞涂片、活检及抽吸分泌物等操作。

07.015　电子支气管镜　electronic broncho-scope
将安装在仪器前端部微型电荷耦合器件（CCD）所探察到的图像以电子信号方式通过内镜传到信息处理器，经过处理后转变成能在监视器上显示图像的支气管镜。其使用方法及临床应用指证同纤维支气管镜。

07.016　荧光支气管镜　fluorescence broncho-scope
人体组织存在荧光现象，人体正常组织与病变组织产生的荧光不同，通过增强照射光的强度、纯度或通过药物诱导，增强组织的荧光辐射，以提高感受灵敏度的支气管镜类型。能较好地辨别正常组织与病变组织，主要用于肿瘤的早期诊断。

07.017　硬质支气管镜　rigid bronchoscope
又称"通气支气管镜"。能观察气道情况，也可用于暂时保持气道通畅的一种金属内镜。在操作端有侧孔，可以与呼吸机相连。目前硬质支气管镜主要作为纤支镜等进入气道内的介入通道，经纤支镜的目镜观察定位，在直视下进行支架释放、激光消融、取异物、冷冻、电切等操作。

07.018　经支气管镜活检术　transbronchial biopsy, TBB
广义上泛指通过支气管镜进行的所有活检术。包括经支气管镜肺活检术。狭义上指单纯针对支气管腔内进行的活检术，如支气管黏膜活检、支气管内肿物活检等。

07.019　经支气管镜肺活检术　transbronchial lung biopsy, TBLB
由活检钳通过支气管镜完成肺活检的技术。可

获得肺泡组织和气道外其他组织的小块标本。主要应用于肺部弥漫性病变、局灶性病变的诊断。由于外周的弥漫性或局灶性病变不能通过支气管镜直接见到，可实施经 X 线引导下的经支气管镜肺活检术和无 X 线引导下的经支气管镜肺活检术。

07.020　经支气管镜针吸活检术　transbronchial needle aspiration, TBNA
应用一种特制的带有可弯曲导管的穿刺针，通过支气管镜的活检通道进入气管内，然后穿透气道壁对气管、支气管腔外病变，如结节、肿块、肿大的淋巴结以及肺部的病灶等进行针刺吸引的技术。可对获取的细胞或组织标本进行细胞学和病理学检查。

07.021　支气管肺泡灌洗［术］　bronchoalveolar lavage, BAL
通过支气管镜，对支气管以下的肺段或肺亚段水平反复以无菌生理盐水灌洗、回收的技术。可对回收液进行细胞学、生化学、酶学和免疫学等一系列检测和分析。分为全肺灌洗和肺段、亚肺段灌洗两种形式，前者主要用于硅肺及其他无机尘肺、肺泡蛋白沉着症等的治疗；后者多用于采集检验标本。

07.022　支气管肺泡灌洗液　bronchoalveolar lavage fluid, BALF
利用纤维支气管镜，对肺段和肺亚段灌洗后所采集到的肺泡表面衬液。收集后可行细胞学、可溶性物质、微生物和寄生虫的检查，以及生物化学和免疫检测，对下呼吸道疾病的诊断、病情观察和预后判断有重要价值。

07.023　经支气管镜腔内超声　endobronchial ultrasonography, EBUS
将微型超声探头通过支气管镜进入气管、支气管管腔，通过对病变部位的超声扫描，获得管壁、管周结构超声图像的技术。

07.024　经皮穿刺肺活检术　percutaneous lung biopsy
一种经皮穿刺获取肺实质的病变标本，从而进行细胞学、组织学及微生物学检查的技术。多在 B 超、X 线透视或 CT 定位下操作。

07.025　胸腔镜　thoracoscope
用于检查胸腔的一种器械。旧式胸腔镜是一带光源的金属管，经肋间插入胸腔，直视下观察胸腔内部情况。由于金属镜体粗硬，操作较困难，患者不易耐受等原因，目前多已改用类似纤维支气管镜的胸腔镜做胸膜检查，此法操作比较方便，患者仅有轻度不适，并发症较少。

07.026　胸腔镜检查　thoracoscopy
通过胸腔镜进行肺表面和胸膜检查和治疗的一种方法。主要适用于：经常规检查仍未明确病因的胸腔积液患者；弥漫性肺部疾病；肺外周部位的局限性病变；胸膜病变。治疗性应用包括胸膜腔用药，包裹性脓胸冲洗治疗等。

07.027　纵隔镜　mediastinoscope
一种类似胸腔镜的检查镜。用以直接观察纵隔淋巴结或纵隔肿块，并可摘取淋巴结或少许病变组织进行病理学检查，从而可以帮助临床诊断纵隔病变以及肺癌有无转移到纵隔淋巴结。

07.028　纵隔镜检查术　mediastinoscopy
一种微创的外科手术技术。在手术室全麻条件下进行，纵隔镜通过胸骨上凹切口进入，可接近隆突、肺门、气管旁和支气管旁淋巴结，以及后上纵隔。临床上主要用于肺癌的诊断和分期，也是其他纵隔疾病的主要诊断方法之一。

07.029　剖胸探查　thoracic exploration

为了直接获取肺、胸膜、肺门和纵隔组织而进行的开胸活检技术。对不明原因的局部或广泛性肺部疾病，该方法诊断价值最高。常用于病因不明的肺部疾病，在其他损伤较少的诊断技术未获得明确结果或其他检查技术危险性更大或不可能明确诊断时应用。

07.030　胸膜活检术　pleural biopsy
通过器械直接获取胸膜组织的一种操作技术。主要用于不明原因的胸腔积液，尤其疑为恶性胸腔积液的诊断，也用于胸膜肿瘤、胸膜肥厚病因的诊断。包括经胸壁胸膜活检、经胸腔镜胸膜活检、开胸胸膜活检三种方式。应用胸膜活检针经胸壁胸膜活检术是临床上简单、安全有效、花费少、痛苦小的一项常用操作技术。

07.031　胸腔穿刺［术］　thoracentesis
利用套管针或外科手术进行胸腔刺穿的一种技术。可达到取出组织、排出胸腔内液体或者气体的目的。

07.032　诊断性胸腔穿刺术　diagnostic thoracentesis
通过胸腔穿刺抽液检查或胸膜活检进行疾病诊断的技术。用来确定胸膜病变的性质、胸腔积液的性质、病因等。

07.033　治疗性胸腔穿刺术　therapeutic thoracentesis
通过胸腔穿刺进行相应治疗的技术。常用于缓解大量胸腔积液或积气造成的呼吸功能不全，结合胸腔镜也常用于胸膜、肺病变的切除。

07.034　经胸壁针吸活检术　transthoracic needle aspiration biopsy, TNAB
一种经皮穿刺获取包括胸壁、肺实质及纵隔等的病变标本，从而进行细胞学、组织学及微生物学检查的技术。常在 B 超、X 线透视或 CT 定位下进行。

07.035　防污染样本毛刷　protected specimen brush, PSB
一种外套双层塑料管，外套管远端用聚乙二醇封口的尼龙刷。经支气管镜采样，也可经人工气道插入采样。如细菌浓度 $\geq 10^3$ CFU/ml，可认为是感染病原体。

07.036　半乳甘露聚糖抗原试验　galactomannan antigen test, GM test
简称"GM 试验"。实验室方法检测半乳甘露聚糖抗原的试验。曲霉细胞壁成分中包含半乳甘露聚糖抗原（GM），曲霉感染时可将该成分释放入血，用双夹心酶联免疫吸附法检测呈阳性反应，用于深部曲霉感染的诊断，其敏感性和特异性受较多因素影响。

07.037　β-D-葡聚糖试验　β-D-glucan test
简称"G 试验"。实验室方法检测 β-D-葡聚糖的试验。真菌的细胞壁含 G-(1, 3)-β-D-葡聚糖抗原（G 抗原），吞噬细胞吞噬真菌后，能持续释放该物质，使血液及体液中含量增高，适用于除隐球菌和接合菌外的所有深部真菌感染的早期诊断及随访，尤其是念珠菌和曲霉。

07.038　隐球菌抗原乳胶凝集试验　cryptococcal antigen latex agglutination test
对新生隐球菌荚膜多糖抗原的免疫学检测试验。不仅可以通过血清检测，还可以半定量测定脑脊液、支气管肺泡灌洗液和尿液中的隐球菌可溶性抗原来辅助诊断深部隐球菌病，对判断药物疗效、病情转归和预后也有一定作用。

07.02 治 疗 方 法

07.039　经支气管镜腔内介入治疗　endo-bronchial therapy
一种在支气管镜引导下进行的支气管腔内治疗方法。随着科学技术的发展，经支气管镜的腔内治疗，尤其是应用微型、实用设备来治疗支气管内局限性病灶有了很大进步。常用的治疗技术包括激光、高频电、氩等离子体凝固术、冷冻、微波、光动力及腔内放疗等。

07.040　激光疗法　laser therapy
应用激光治疗疾病的方法。激光的生物学效应有热作用，压强作用，光化学作用，电磁作用，生物刺激作用。临床应用分为高强度激光疗法和低强度激光疗法，前者主要用于造成组织的不可逆损伤，治疗作用是凝固，止血，融合，汽化，切割；后者主要用于促进血液循环，改善免疫功能，加强再生能力，消炎止痛，调节内脏、内分泌。

07.041　掺钕钇铝石榴石激光疗法　neodymium glass-yttrium aluminum garnet laser therapy, neodymium:yttrium aluminum garnet laser therapy
又称"Nd^{+3}：YAG 激光疗法"。应用掺钕钇铝石榴石激光治疗疾病的方法。是固体激光器，产生波长为 1.06 μm 的红外激光，是高强度激光，临床用于手术。

07.042　高频电［流］　high frequency electricity
频率大于 100 kHz 的交流电。以电磁波形式向四周传播，在空间传播的速度等于光速。其频率与波长成反比关系，其对人体作用时有下列特点：不产生电解；作用神经肌肉时不产生兴奋作用；能在组织内产生热效应和非热效应；高频电治疗时，电极可以离开皮肤。

07.043　高频电疗法　high frequency electro-therapy
应用高频电作用于人体，通过其在组织内产生的热效应等达到治疗目的的方法。包括达松伐电疗法、中波疗法、短波疗法、超短波疗法、微波疗法等。

07.044　氩等离子体凝固术　argon-plasma coagulation, APC
一种应用高频电流将电离的氩气流无接触地热凝固靶组织的方法。

07.045　冷冻疗法　cryotherapy
应用制冷物质和冷冻器械产生的低温作用于人体治疗疾病的方法。通过冻结的细胞毒作用来破坏细胞的生物学物质，还可使细胞内的水结晶，细胞停止分裂并溶解，以及血流停止、微血栓形成。

07.046　肺减容术　lung volume reduction, LVR
去除过度膨胀、无功能或功能显著减退的肺组织，使余肺膨胀，从而改善通气功能的一种治疗方法。传统上用外科手术切除实施，主要用于严重慢性阻塞性肺疾病的治疗。

07.047　内镜下肺减容术　endoscopic lung volume reduction, ELVR
又称"支气管镜下肺减容术(bronchoscopic lung volume reduction, BLVR)"。通过支气管镜向支气管灌注可降解生物材料、置入活瓣支架或建立旁路等方法阻塞局部气道，使远端过度膨胀的肺组织容积减少，从而达到其余肺扩张、通气功能改善的肺减容方法。

07.048　支气管热成形术　bronchial thermoplasty, BT

在支气管镜下通过治疗电极，将高频（350~500 kHz）交流电磁波导入组织，通过电磁转换使组织中的带电离子发生振荡后产热，当局部温度达到预设值（一般为55~65℃）后，就能使正常细胞膜溶解、细胞内的蛋白质变性，细胞内外的水分丧失，发生凝固性坏死，从而达到解除平滑肌痉挛的方法。主要用于重症及难治性哮喘的治疗。

07.049 微波 microwave
一种频率为 300 MHz~300 GHz、波长在 1 m（不含 1 m）~1 mm 的电磁波。是分米波、厘米波、毫米波和亚毫米波的统称。

07.050 微波疗法 microwave therapy
利用微波的热效应进行的经支气管镜腔内治疗。微波的生物效应包括热效应和非热效应，其热效应可用于治疗。适应证包括恶性肿瘤的姑息性治疗、良性肿瘤的切除、止血及气道狭窄的再通等。

07.051 光动力学疗法 photodynamic therapy, PDT
利用光化学效应治疗恶性肿瘤的方法。因为某些生物染料，能被恶性肿瘤选择性吸收和滞留，在特定波长光的照射下，能激发出特异的荧光。在有氧条件下，接受波长与吸收峰相一致的光照射时，能产生光化学效应，破坏被照射的组织。其最大优点是选择性地破坏恶性肿瘤细胞，对正常细胞损伤小，治疗的特异性高。

07.052 腔内近程放疗 endobronchial brachy-therapy
通过支气管镜，将放射源引导到靶目标附近，释放最大放射剂量治疗肿瘤的方法。其最大优点是既能达到治疗要求，又不给周围的正常组织造成很大损伤。目前多用铱-192（^{192}Ir）来做支气管腔内近程放疗的放射源，将特殊的导管放到预治疗靶区域的近端，通过其释放精确计算放射性 ^{192}Ir。

07.053 气道内支架植入术 endotracheal stent implantation
将中空的修补器（支架）植入气道内，以使气道重新处于开放状态的技术。

07.054 经皮微波凝固疗法 percutaneous microwave coagulation therapy, PMCT
在影像引导下经皮穿刺，将微波装置刺入肿瘤组织，利用微波的温热凝固作用，凝固肿瘤组织、而不损伤周围正常组织的治疗方法。是一种微创性、非手术治疗深部脏器恶性肿瘤的技术。

07.055 肺癌治疗 therapy of lung cancer
治疗肺癌的各种方法。包括化疗、放疗、手术治疗等。

07.056 化学疗法 chemotherapy
简称"化疗"。用化学药物进行肿瘤治疗的方法。是治疗肺癌的最常用方法。

07.057 根治性化疗 radical chemotherapy
能杀灭全部癌细胞治愈患者的化疗方式。对化疗敏感，通过全身化疗可以治愈或完全控制的肿瘤往往采用根治性化疗，如绒毛膜上皮癌、急性白血病、恶性淋巴瘤、睾丸肿瘤、肾母细胞瘤、神经母细胞瘤及胚胎性横纹肌肉瘤等恶性肿瘤。一般肺癌不能达到根治性化疗的目的。

07.058 辅助性化疗 adjuvant chemotherapy
与手术、放疗结合，在局部治疗的前、中、后阶段，全身与局部治疗协同进行，降低肿瘤的局部复发率和远处转移率，达到增加手术及放疗疗效的化疗方式。

07.059　姑息性化疗　palliative chemotherapy
对中晚期肿瘤使用的适度化疗方式。达到缩小肿瘤、延缓肿瘤的生长速度、减轻症状、减轻痛苦、延长患者的生存时间等目的。

07.060　局部化疗　local chemotherapy
将药物直接注射或灌注到肿瘤病灶区域的化疗方式。能增加抗肿瘤药物与肿瘤组织接触时间，也可减少全身毒副反应。介入治疗是常用的肺癌局部化疗方法。

07.061　介入治疗　interventional treatment
不开刀达到暴露病灶的目的，在血管、皮肤上做直径几毫米的微小通道，或经人体生理管道，在影像设备(血管造影机、透视机、CT、B超)的引导下对病灶局部进行治疗的创伤较小的治疗方法。是介于外科、内科治疗之间的新兴治疗方法，包括血管内介入和非血管介入治疗。

07.062　手术治疗　operation, surgical therapy
通过外科手术的方法达到治疗目的的方式。是肺癌常用的治疗方法。

07.063　根治性手术　radical surgery
把肿瘤及其转移的淋巴结一起整体切除的手术方式。

07.064　姑息性手术　palliative surgery
对已有转移的肿瘤进行部分切除的手术方式。当肿瘤已转移和扩散，但原发肿瘤尚可以切除时，手术切除原发肿瘤，以减轻全身症状，提高机体免疫功能，也有利于其他治疗方法作用的发挥。

07.065　诊断性手术　diagnostic surgery
临床上带有诊断目的而施行的一种手术方式。因为一部分可疑肿瘤手术前难以确诊，需要通过手术探查、取出部分或全部肿瘤做病理检查。

07.066　分期性手术　staging surgery
临床上对带有分期目的而施行的一种手术方式。因为一部分肿瘤难以准确分期，需要通过手术探查确定。

07.067　放射治疗　radiotherapy
简称"放疗"。使用 X 线、γ 射线、电子射线等照射癌组织，通过射线的生物学作用有效杀伤癌细胞，破坏癌组织，使其缩小的治疗方法。由于放射剂量仅对被照射部位有治疗效果，所以是一种局部疗法。是肺癌常用的治疗方法。

07.068　根治性放疗　radical radiotherapy
应用对肿瘤致死量的射线，全部消灭恶性肿瘤的原发和转移病灶的放射治疗方式。主要适用于对放射线敏感或中度敏感的肿瘤。一般肺癌不能达到根治性放疗。

07.069　姑息性放疗　palliative radiotherapy
以解除晚期恶性肿瘤患者痛苦、改善症状及延长其生命为目的的放射治疗方式。临床上又可分为高度姑息和低度姑息两种。

07.070　综合治疗　multimodality therapy
根据患者的机体情况、肿瘤的病理类型、侵犯范围和发展趋势，有计划地、合理地应用现有的治疗手段，以期较大幅度提高肿瘤治愈率、延长生存期、提高患者生活质量的治疗方法。

07.071　靶向治疗　targeted therapy
以肿瘤组织或细胞所具有的特异性(或相对特异性)分子为靶点，利用分子靶向药物特异性阻断该靶点的生物学功能，选择性从分子水平来逆转肿瘤细胞的恶性生物学行为，达到抑制肿瘤细胞生长甚至清除肿瘤目的的治疗方法。

07.072　免疫治疗　immunotherapy
借助免疫学理论和技术，提高肿瘤抗原的免疫原性，激发和增强机体抗肿瘤免疫应答，提高肿瘤对机体免疫效应的敏感性，在体内、外诱导肿瘤特异性效应细胞和分子，以最终清除肿瘤的治疗方法。目前免疫治疗仅作为传统手术、化学药物、放射治疗的辅助疗法。

07.073　人工气胸仪　pneumothorax apparatus
又称"气胸箱"。用于诊断和治疗气胸的设备。可以观察抽气前后胸膜腔内的压力，记录抽气量，判断气胸的类型。也用于闭合性气胸的治疗。

07.074　引流　drainage
通过多种治疗措施，特别是物理手段将过多或病理性的分泌物、渗出物等排出体外的过程。

07.075　体位引流　postural drainage
特殊的患者体位有利于任一侧肺的某叶或段中分泌物的重力引流，帮助患者排空聚积分泌物的方法。同时使用其他物理手段（如拍背、振动、深呼吸）效果更佳。

07.076　吸痰术　sputum suctioning
用吸痰装置经口腔、鼻腔、人工气道将呼吸道的分泌物吸出，以保持呼吸道通畅，预防吸入性肺炎、肺不张、窒息等并发症的一种方法。临床上主要用于危重、年老、昏迷及麻醉后等各种原因引起的不能有效咳嗽的患者。

07.077　气管引流　drainage of trachea
通过主动咳嗽或被动吸痰等手段将气管内的分泌物、渗出物、血液等排出体外，保持呼吸道通畅的方法。

07.078　肺泡引流　drainage of alveolus
通过应用大潮气量通气或呼吸、降低氧浓度、应用呼气末正压、控制肌肉松弛剂用量等措施扩张陷闭肺泡，使其内分泌物、渗出物等进入小气道，并最终排出体外的方法。

07.079　呼吸系统引流　drainage of respiratory system
通过扩张陷闭肺泡、降低气道阻力、改善纤毛摆动、促进咳痰或吸痰等手段使肺泡、支气管、气管内的分泌物和渗出物等排出体外，保持肺泡和呼吸道通畅的方法。

07.080　胸腔引流　thoracic drainage
将特殊硅胶管、塑料管或外科胸腔引流管等插入胸腔，并将胸腔内的气体、脓液或血液等持续排出的引流方法。适用于气胸、血胸、脓胸及各种开胸手术后的引流。主要采用闭式引流。

07.081　胸腔闭式引流　closed thoracic drainage
将特殊硅胶管、塑料管或外科胸腔引流管等插入胸腔，并保持胸腔封闭，从而将胸腔内的气体、脓液或血液等持续排出的引流方法。适用于气胸、血胸、脓胸及各种开胸手术的引流。

07.082　水封瓶　water-sealed drainage bottle
由引流瓶、带有两根细管的瓶塞等组成，用于胸腔闭式引流的一种装置。其中短细管与大气相通或与负压吸引装置连接，长引流管插入水中 2~3 cm，并与胸腔引流管连接。

07.083　胸腔负压闭式引流　thoracic closed drainage with negative pressure
在胸腔闭式引流的基础上外加负压装置或吸引机进行的持续引流方法。更有利于肺的复张，主要用于顽固性气胸的治疗。

07.084　胸膜粘连术　pleurodesis
又称"胸膜固定术"。将单纯理化剂、免疫赋活剂、纤维蛋白补充剂、医用黏合剂及生物刺激剂等注入胸膜腔，使脏层和壁层两层胸膜粘连，从而消灭胸膜腔间隙的技术。是治疗反复性或持续性气胸、顽固性胸腔积液的一种有效疗法。

07.085　湿化疗法　humidification therapy
又称"湿化治疗"。通过湿化装置将雾气或蒸汽送至气道的治疗方法。可以达到稀释呼吸道分泌物，促进其排出的目的，并间接保护气道黏膜纤毛功能。

07.086　雾化疗法　nebulization therapy, aero-solized therapy
又称"雾化治疗"。借助气溶胶发生装置将药物递送至气道，以发挥其局部药理作用的治疗方法。也用于吸入雾化生理盐水，改善呼吸道的湿化功能。

07.087　吸入疗法　inhalation therapy
借助吸入装置及载体使活性物质进入气道和/或肺泡，产生局部或全身治疗作用的方法。

07.088　气溶胶吸入疗法　aerosol inhalation therapy
借助气溶胶的形式通过吸入装置运送药物到达气道和肺泡，发挥治疗作用的方法。

07.089　定量吸入器　metered dose inhaler, MDI
吸入疗法较常应用的一种装置。其贮药罐内药物溶解或悬浮在液态助推剂中，距喷口 10 cm 处微粒直径 1.4~4.3 μm，每次手压驱动，计量活瓣供应 25~100 μl 溶液。主要优点是能够定量、快捷地气道内直接给药，携带、使用方便；主要缺点是需要患者良好地

协调吸气和喷药动作，吸入到下呼吸道的药量少，大约为 10%。

07.090　干粉吸入器　dry powder inhaler, DPI
继定量吸入器之后研制的一种新型吸入装置。内含药物粉剂，不含抛射剂，它利用患者的吸气气流带动药粉进入气道内，沉积在下呼吸道的药物占 10%~30%，略高于定量吸入器，能够配合吸气的患者都适用，一般用于 4 岁以上的患者。

07.091　超声雾化器　ultrasonic nebulizer
利用压电晶体的振动产生高频超声波（1~2 MHz），冲击药液产生雾化微粒的雾化装置。微粒直径在 0.5~10 μm 时能够进入小气道内，广泛应用于呼吸道疾病的吸入治疗。

07.092　射流雾化器　jet nebulizer
利用气流动力驱动的雾化器。有压缩空气和氧气驱动两种基本类型。利用气体射流原理和文丘里原理，使药物形成雾状微粒。射流雾化器的性能与雾化器的挡板设计、气压和气流速度有关。气流速度越快，气压越大，产生的气雾越多、雾化微粒越小，进入小气道的越多。

07.093　肺康复　pulmonary rehabilitation
一项为不同肺部疾病患者量身定做，旨在促进患者生理及社会适应能力，提高其应变能力的康复计划。广义的肺康复包括运动、呼吸肌训练、长程氧疗、营养治疗、胸部体疗、放松疗法等。

07.094　肺移植　lung transplantation
把患有严重双侧肺疾病患者的肺切除一侧或双侧，移植供者健康肺的治疗方法。是治疗终末期肺病变的最后唯一有效的方法。

07.095　呼吸支持技术　breathing support

technique

一系列改善、维持、替代自主呼吸作用的技术手段的总称。主要包括氧疗和机械通气。

07.096 呼吸兴奋剂 respiratory stimulant

一类能刺激中枢或周围化学感受器，通过增强呼吸中枢驱动，增加潮气量和呼吸频率的药物的统称。主要用于高碳酸血症型呼吸衰竭的治疗。

07.097 尼可刹米 nikethamide

最常用的呼吸兴奋剂。能刺激呼吸中枢，增加通气量，并有一定的苏醒作用。

07.098 洛贝林 lobeline

临床常用的呼吸兴奋剂。具有烟碱样作用，通过刺激颈动脉体和主动脉体化学感受器，反射性地兴奋呼吸中枢而使呼吸加快，但对呼吸中枢并无直接兴奋作用。对迷走神经中枢和血管运动中枢也有反射性的兴奋作用；对自主神经节先兴奋而后阻断。

07.099 多沙普仑 doxapram

又称"吗乙苯吡酮"。一种呼吸兴奋剂，属于末梢化学感受器的刺激剂，对延髓呼吸中枢也有直接作用，能增加呼吸驱动，加强通气。对中枢性睡眠呼吸暂停综合征、肥胖低通气综合征、慢性阻塞性肺疾病呼吸衰竭氧疗不当所致的二氧化碳麻醉等有一定的疗效。

07.100 阿米脱林双甲酰酯 almitrine bismesylate

又称"二甲磺酸阿米三嗪"。一种呼吸兴奋剂，能刺激周围化学感受器，增强呼吸驱动，改善通气；并能使通气不良肺区血管收缩，从而改善通气血流比例失调，提高动脉血氧分压。

07.101 阿米三嗪 almitrine

多种药物的有效成分。作用于颈动脉体的周围感受器，增加对低氧血症的通气反应，并能使通气不良肺区血管收缩，从而改善通气血流比例失调。但需注意阿米三嗪能增加因低氧血症而产生的肺血管收缩反应，引起肺动脉高压。

07.102 烟碱替代疗法 nicotine replacement therapy, NRT

又称"尼古丁替代疗法"。以非烟草形式、小剂量、安全性好的烟碱制剂取代烟草中的烟碱，其所提供的烟碱量小于吸烟所得，但足以减少戒断症状，在使用一段时间后，戒烟者烟碱的摄取量逐渐减至最低，进而克服掉吸烟习惯的治疗方法。

07.103 烟草控制 tobacco control

通过消除或减少人群消费烟草制品和接触烟草烟雾，促进人类健康的一系列减少烟草供应、需求和危害的战略。

08. 呼吸系统疾病

08.01 上呼吸道疾病

08.001 急性上呼吸道感染 acute upper respiratory tract infection

外鼻孔至环状软骨下缘，包括鼻腔、咽或喉部急性炎症的统称。主要病原体是病毒，少数是细菌。主要表现为鼻炎、咽喉炎或扁桃腺炎，通常病情较轻、病程短、可自愈，少部分有严重并发症。人群普遍易感，婴幼儿、老人、慢性病患者更易患病，冬春季较多。

具有一定的传染性。

08.002　普通感冒　common cold
又称"急性鼻咽炎(acute nasopharyngitis)"。由多种病原体引起的鼻咽急性卡他性炎症。最常见的病原体为病毒。以鼻塞、流涕、咽痛为主要表现。一般无发热及全身症状，或仅有低热、不适、轻度畏寒和头痛。如无并发症，一般经 5~7 天痊愈。

08.003　急性鼻窦炎　acute nasosinusitis
鼻窦黏膜的急性炎症。以上颌窦炎为多见。患者常有持续性鼻塞，流大量黏脓涕，嗅觉障碍，定位、定时性头痛。

08.004　急性咽炎　acute pharyngitis
咽黏膜、黏膜下组织和淋巴组织的急性炎症。临床特征为咽部发痒和烧灼感，可有发热和乏力，咳嗽少见。颌下淋巴结肿大且触痛。

08.005　急性扁桃体炎　acute tonsillitis
腭扁桃体的一种非特异性急性炎症。常伴有一定程度的咽黏膜及咽淋巴组织的急性炎症。多由细菌感染引起，一般咽痛、畏寒、发热等症状明显。

08.006　急性喉炎　acute laryngitis
喉黏膜的急性卡他性炎症。常为整个上呼吸道感染的一部分，也可单独发生。儿童患者常病情较重。

08.007　急性喉气管炎　acute laryngotracheitis
一种喉、气管、支气管黏膜的急性感染性疾病。多见于 5 岁以下的男童，常在病毒感染的基础上继发细菌感染。起病急，病情严重，多发生在急性呼吸道传染病流行季节。

08.008　急性梗阻性喉炎　acute obstructive laryngitis
又称"哮吼综合征(croup syndrome)"。由病毒感染引起，造成主要气管通道发炎和狭窄的炎症。好发于 6 个月至 3 岁的儿童。

08.009　急性会厌炎　acute epiglottitis
由病毒或细菌等引起的会厌急性感染。也可由变态反应、物理或化学刺激引起。起病急，发展快，易引起上呼吸道阻塞。

08.010　急性咽喉炎　acute laryngopharyngitis
咽、喉部的急性炎症。起病急，初起时咽部干燥、灼热，继而疼痛，吞咽唾液时咽痛往往比进食时更为明显，可伴发热、头痛、食欲不振、四肢酸痛、声嘶、咳嗽，小儿病情重。

08.011　流行性感冒　influenza
简称"流感"。由甲(A)型、乙(B)型和丙(C)型流感病毒引起的急性呼吸道传染病。起病急，高热、头痛、乏力、眼结膜炎和全身肌肉酸痛等中毒症状明显，而呼吸道卡他症状轻微。主要通过接触及空气飞沫传播。发病有季节性，病毒变异率高，人群普遍易感，在全世界已引起多次暴发流行。目前全球流行的季节性甲型流感病毒为 $A(H_1N_1)$ 和 $A(H_3N_2)$ 两型。

08.012　人感染高致病性禽流感　highly pathogenic avian influenza A infection in human
甲型禽流感病毒如 H_5N_1、H_7N_9 直接感染人类引起的疾病。起病急，早期表现类似普通流感，主要表现为发热，体温大多在 39℃ 以上，持续 1~7 天，一般为 3~4 天，可伴有流涕、鼻塞、咳嗽、咽痛、头痛、全身不适，部分患者可有恶心、腹痛、腹泻、稀水样便等。重症患者还可出现肺炎、呼吸窘迫等表现。

08.013 甲型 H_1N_1 流感 influenza A (H_1N_1) flu

由甲型 H_1N_1 流感病毒引起的急性呼吸道传染病。该病毒于 2009 年 4 月首次在人类分离，是人流感病毒、猪流感病毒、禽流感病毒基因片段杂交重组形成的新型 H_1N_1 流感病毒。可以人传染人。发病率高，死亡率较低。早期症状与普通流感相似，少部分患者病情迅速进展，甚至继发严重肺炎、急性呼吸窘迫综合征、全血细胞减少、多器官损伤等并发症。

08.014 鼻炎 rhinitis

鼻腔黏膜和黏膜下组织的炎症。由于鼻黏膜受刺激感觉痒，故常打喷嚏、流鼻涕，鼻涕初为浆液性，以后呈黏液性，甚至黏液脓性，鼻黏膜潮红，鼻孔周围结干痂，有鼻塞音、呼吸困难。慢性鼻炎时由于鼻黏膜肥厚，故呼吸用力，并发出鼾鸣声。

08.015 慢性鼻炎 chronic rhinitis

持续 4 周以上或炎症反复发作的鼻腔黏膜和黏膜下层的慢性炎症。常有明确的致病微生物感染。分为慢性单纯性鼻炎和慢性肥厚性鼻炎。

08.016 慢性单纯性鼻炎 chronic simple rhinitis

一种以鼻黏膜肿胀、分泌物增多为特征的鼻腔慢性炎症。

08.017 慢性肥厚性鼻炎 chronic hypertrophic rhinitis

以黏膜、黏膜下，甚至骨质局限性或弥漫性增生为特点的鼻腔慢性炎症。

08.018 药物性鼻炎 rhinitis medicamentosa

又称"中毒性鼻炎(toxic rhinitis)"。因长期滴用鼻减充血剂所致鼻黏膜的慢性中毒反应。

08.019 萎缩性鼻炎 atrophic rhinitis

一种发展缓慢的鼻腔萎缩性炎症。其特征为鼻腔黏膜、骨膜和骨质发生萎缩。表现为鼻内干燥、发痒、鼻塞、鼻腔宽大、头痛、嗅觉减退、鼻黏膜干燥萎缩，甚则鼻中有腥臭味。严重而伴有典型恶臭者，称"臭鼻症(ozena)"。多始于青春期，女性较男性多见。

08.020 干燥性鼻炎 rhinitis sicca

以鼻黏膜干燥，分泌物减少，但无鼻黏膜和鼻甲萎缩为特征的慢性鼻病。

08.021 干酪性鼻炎 rhinitis caseosa

鼻腔或鼻窦内积聚恶臭的干酪样物，日久侵蚀周围组织和骨质，严重可发生鼻部畸形的炎症类型。

08.022 变应性鼻炎 allergic rhinitis, anaphylactic rhinitis

又称"过敏性鼻炎"。过敏体质的个体接触致敏原后由 IgE 抗体参与的以肥大细胞释放介质(主要是组胺等)为开端的有多种免疫活性细胞和细胞因子等共同作用的鼻黏膜慢性炎症反应。主要有鼻痒、喷嚏、流涕、鼻塞等炎症表现。有季节性和常年性两种临床类型。

08.023 血管运动性鼻炎 vasomotor rhinitis

又称"神经反射性鼻炎(nerve reflex rhinitis)"。由非特异性的刺激所诱发、无特异性变应原参加的一种以神经递质介导为主的鼻黏膜神经源性炎症。刺激可来自体外(物理、化学方面)，或来自体内(内分泌、神经方面)，在机体内不存在抗原-抗体反应，所以特异性免疫疗法、激素疗法或免疫疗法均无效。

08.024 嗜酸细胞增多性非变应性鼻炎 eosinophilic nonallergic rhinitis

又称"非变应性鼻炎伴嗜酸细胞增多综合征（nonallergic rhinitis with eosinophilia syndrome, NARES）"。一种以鼻分泌物嗜酸细胞增多为特征的高反应性鼻病。用糖皮质激素治疗，鼻分泌物中嗜酸细胞明显减少或消失，临床症状也可得到控制。但用色甘酸钠治疗无效。

08.025　咽炎　pharyngitis
咽黏膜、黏膜下组织和淋巴组织的急性或慢性炎症。

08.026　慢性鼻咽炎　chronic nasopharyngitis
发展缓慢的鼻咽部黏膜、黏膜下组织和淋巴组织的慢性炎症。

08.027　慢性咽炎　chronic pharyngitis
咽黏膜、黏膜下组织和淋巴组织的慢性弥漫性炎症。主要表现为咽部不适或异物感、恶心、吐痰等。

08.028　慢性鼻窦炎　chronic sinusitis
鼻窦的慢性感染性炎症。以鼻塞、流脓鼻涕、头昏、头痛、嗅觉减退为主要表现。病程长，

可达数年至数十年，反复发作，经久难愈。

08.029　喉炎　laryngitis
喉部黏膜、黏膜下组织的急性或慢性弥漫性炎症。

08.030　慢性喉炎　chronic laryngitis
喉部的慢性弥漫性炎症。主要表现为声音嘶哑，多是慢性咽喉炎的一部分，也可以单独存在。

08.031　慢性咽喉炎　chronic pharyngolaryngitis
咽、喉部的慢性弥漫性炎症。主要表现为咽部不适、异物感、声音嘶哑等。

08.032　上气道咳嗽综合征　upper airway cough syndrome, UACS
曾称"鼻后滴漏综合征（post-nasal drip syndrome, PNDS）"。一种由于鼻部疾病引起分泌物倒流至鼻后和咽喉部，甚至反流入声门或气管，导致以咳嗽为主要表现的综合征。多种疾病均可导致上气道咳嗽综合征，如普通感冒、过敏性鼻炎、血管运动性鼻炎等。

08.02　下呼吸道疾病

08.033　急性咳嗽　acute cough
持续时间短于 3 周的咳嗽。普通感冒是急性咳嗽最常见的病因，其他病因包括急性支气管炎、急性鼻窦炎、过敏性鼻炎、慢性支气管炎急性发作、支气管哮喘等。

08.034　亚急性咳嗽　subacute cough
又称"迁延性咳嗽"。持续时间 3~8 周的咳嗽。最常见原因是感冒后咳嗽、细菌性鼻窦炎、支气管哮喘等。

08.035　慢性咳嗽　chronic cough

持续时间大于 8 周的咳嗽。其原因通常可分为两类：一类为初查 X 线胸片有明确病变者，如肺炎、肺结核、肺癌等。另一类为 X 线胸片无明显异常，以咳嗽为主或唯一症状者，即通常所说的不明原因慢性咳嗽，其常见原因为：咳嗽变异型哮喘、上气道咳嗽综合征、嗜酸性粒细胞性支气管炎和胃食管反流性咳嗽等。

08.036　胃食管反流性咳嗽　gastroesophageal reflux cough, GERC
因胃酸和其他胃内容物反流进入食管，导致

以咳嗽为突出症状的临床表现。是慢性咳嗽的常见原因。

08.037 心因性咳嗽 psychogenic cough
又称"心理性咳嗽"。典型表现为日间咳嗽，专注于某一事物及夜间休息时咳嗽消失。儿童相对常见，常伴焦虑症状。主要治疗为暗示治疗，年长儿童或可用抗焦虑药。

08.038 感冒后咳嗽 postinfectious cough
感冒急性期症状消失后仍迁延不愈的咳嗽。大多为干咳，持续 3~8 周或更长，不需要应用抗菌药物。

08.039 变应性咳嗽 atopic cough, AC
具有一些特应性的致病因素，抗组胺药物及糖皮质激素治疗有效，但不能诊断为支气管哮喘、变应性鼻炎或嗜酸性粒细胞性支气管炎的慢性咳嗽。其与变应性咽喉炎、嗜酸性粒细胞性支气管炎、感冒后咳嗽的关系及异同有待进一步明确。

08.040 咳嗽激发试验 cough provocative test
又称"咳嗽敏感性试验"。用不同浓度的辣椒素雾化(气溶胶)颗粒吸入诱发咳嗽，以吸入后患者咳嗽≥5 次的最低激发浓度表示咳嗽敏感性的临床试验。

08.041 气管炎 tracheitis
气管的弥漫性炎症。多为急性，常由病毒和细菌引起，往往继发于麻疹或流行性感冒之后。理化刺激或过敏反应也可导致发病。临床主要表现为咳嗽、咳痰。

08.042 支气管炎 bronchitis
由感染、物理或化学刺激以及变态反应等因素引起的支气管黏膜的炎性改变。多发生在冬季或气候交换季节。临床主要表现为咳嗽、咳痰。

08.043 气管支气管炎 tracheobronchitis
由感染、物理、化学刺激或变态反应等因素引起的气管、支气管的炎性改变。临床症状主要为咳嗽、咳痰。

08.044 急性气管炎 acute tracheitis
气管的急性弥漫性炎症。常由病毒和细菌引起，往往继发于麻疹或流行性感冒之后。理化性刺激或变态反应也可导致发病。可为流行或散发性。以咳嗽、咳痰为主要表现。

08.045 急性支气管炎 acute bronchitis
由感染、物理、化学刺激以及变态反应等因素引起的支气管的急性炎症。多为急性气管支气管炎的一部分，也可单独发生。以咳嗽、咳痰为主要表现。

08.046 急性气管支气管炎 acute tracheo-bronchitis
由感染、物理、化学刺激或变态反应等因素引起的气管、支气管的急性炎症。多为散发，年老体弱者易感。临床主要表现为咳嗽、咳痰。常发生于寒冷季节或气候突变时，也可由急性上呼吸道感染迁延不愈所致。

08.047 急性细支气管炎 acute bronchiolitis
管径≤2 mm 的支气管的急性炎症。好发于 2 岁以内的婴幼儿，2~10 个月的婴儿高发。多在冬季发病，由病毒感染引起，易于导致小气道阻塞或闭塞，最突出的症状是喘憋性呼吸困难。

08.048 吸入性损伤 inhalation injury
热力和/或烟雾吸入引起的呼吸道甚至肺组织损伤。

08.049 慢性支气管炎 chronic bronchitis
气管、支气管黏膜及其周围组织的慢性非特异性炎症。以咳嗽、咳痰或伴有喘息及反复发作性的慢性过程为特征。多见于老年人。每年发病持续 3 个月,连续 2 年或 2 年以上。排除具有咳嗽、咳痰、喘息症状的其他疾病。

08.050 肺气肿 emphysema, pulmonary emphysema

呼吸性细支气管、肺泡管、肺泡囊、肺泡因肺组织弹性减弱而过度充气,呈永久性扩张,并伴有肺泡间隔破坏,致使肺容积增大的病理状态。

08.051 间质性肺气肿 interstitial pulmonary emphysema

由于肺内压急剧升高时,肺泡壁或细支气管壁破裂,气体进入肺间质的病理状态。成串的小气泡呈网状分布于肺叶间隔、胸膜下,气体可沿细支气管和血管周围组织间隙扩散至肺门、纵隔,甚至胸部皮下引起皮下气肿。

08.052 纵隔气肿 mediastinal emphysema

气体在纵隔的结缔组织间隙内聚积形成的气肿。常由间质性肺气肿蔓延而来,也可由局部感染或创伤所致。

08.053 灶性肺气肿 focal emphysema

吸入粉尘,特别是煤尘沉着于呼吸性细支气管壁而引起纤维组织增生和收缩,致使管腔扩大的病理状态。

08.054 慢性阻塞性肺气肿 chronic obstructive emphysema

吸烟、感染、大气污染等有害因素的刺激,引起终末细支气管远端(呼吸性细支气管、肺泡管、肺泡囊和肺泡)的气道弹性减退、肺泡间隔破坏,肺组织过度膨胀、容积增大,并伴有气道壁破坏的病理状态。

08.055 腺泡中央型肺气肿 centriacinar emphysema

又称"小叶中央型肺气肿"。终末细支气管或一级呼吸性细支气管炎症导致管腔狭窄,其远端的二级呼吸性细支气管呈囊状扩张的病理改变。其特点是囊状扩张的呼吸性细支气管位于二级小叶的中央区。

08.056 全腺泡型肺气肿 panacinar emphysema

又称"全小叶型肺气肿"。呼吸性细支气管狭窄,引起所属终末肺组织,即肺泡管、肺泡囊及肺泡普遍扩张的病理改变。其特点是气肿囊腔较小,遍布于肺小叶内。

08.057 腺泡周围型肺气肿 periacinar emphysema

又称"隔旁肺气肿(paraseptal emphysema)"。肺腺泡远端的肺泡管和肺泡囊扩张,近端的呼吸细支气管基本正常的病理改变。多系小叶间隔受牵拉或发生炎症所致。

08.058 肺大疱 bullae of lung, bullae

肺实质内的异常含气囊腔。是一种局限性肺气肿。一般继发于细小支气管的炎性病变,如肺炎、肺气肿和肺结核,临床上最常与肺气肿并存。

08.059 慢性阻塞性肺疾病 chronic obstructive pulmonary disease, COPD

简称"慢阻肺"。一种具有呼吸气流受限特征的可以预防和治疗的疾病。气流受限不完全可逆、呈进行性发展,与肺部对香烟烟雾等有害气体或有害颗粒的异常炎症反应有关。主要累及肺脏,但也可引起全身(或称肺外)的不良效应。

08.060 慢性阻塞性肺疾病全球创议 global initiative for chronic obstructive lung disease, GOLD

慢性阻塞性肺疾病是影响公共健康的重大问题，是目前世界上疾病死亡的第四大病因，由世界银行/世界卫生组织资助的一项研究预计到 2020 年，慢性阻塞性肺疾病将成为世界范围的第五大负担的疾病，为此，来自全球呼吸病学、流行病学、社会经济学、公共健康及健康教育等领域的专家们，组成了慢性阻塞性肺疾病全球创议执行小组，在充分回顾现有慢性阻塞性肺疾病指南以及其发病机制的相关进展后，制定了关于慢性阻塞性肺疾病诊断、治疗、预防策略的全球创议。已多次修订。

08.061　慢性阻塞性肺疾病急性加重期　acute exacerbation of chronic obstructive pulmonary disease, AECOPD
患者出现超越日常状况的持续恶化，并需改变基础慢性阻塞性肺疾病的常规用药者，通常在疾病过程中，患者短期内咳嗽、咳痰、气短和/或喘息加重，痰量增多，呈脓性或黏脓性，可伴发热等炎症明显加重表现的阶段。

08.062　慢性阻塞性肺疾病稳定期　stable phase of chronic obstructive pulmonary disease
慢性阻塞性肺疾病患者咳嗽、咳痰、气短等症状稳定或症状较轻的阶段。

08.063　多因素分级系统　body mass index, obstruction, dyspnea, exercise, BODE
简称"BODE 指数"。分别将体重指数、第 1 秒用力呼气容积、呼吸困难、6 min 步行距离作为反映营养状况、气流阻塞、症状、运动耐力的指标，将这四方面因素综合考虑建立的分级系统。被认为可比第 1 秒用力呼气容积更好地反映慢性阻塞性肺疾病的预后。

08.064　六分钟步行试验　6 minute walking test, 6 MWT
一项简易、安全的运动试验。要求患者在平直走廊里尽可能快地行走，测定 6 min 的步行距离。早期用于评定慢性心衰患者的运动耐力，若 6 min 步行距离＜150 m，表明为重度心功能不全；150~425 m 为中度；426~550 m 为轻度心功能不全。该试验还常用于呼吸功能或机体综合运动能力的评估，以及预后的评估和疗效的判断。

08.065　支气管哮喘　bronchial asthma
简称"哮喘(asthma)"。多种细胞(如嗜酸性粒细胞、肥大细胞、T 淋巴细胞、中性粒细胞、气道上皮细胞等)和细胞组分参与的气道慢性非特异性炎症疾病。这种慢性炎症与气道高反应性相关，通常出现广泛多变的可逆性气流受限，并引起反复发作性的喘息、胸闷或咳嗽等症状，常在夜间或清晨发作、加剧，多自行缓解或经治疗缓解。也可产生气道不可逆性缩窄。

08.066　哮喘分期　staging of asthma
根据支气管哮喘的临床表现可分为三期：急性发作期、慢性持续期和临床缓解期。

08.067　哮喘急性发作期　acute exacerbation of asthma
喘息、气促、咳嗽、胸闷等症状突然发生，或原有症状急剧加重，常有呼吸困难，以呼气流量降低为其特征的阶段。常因接触变应原、刺激物或呼吸道感染诱发。其程度轻重不一，可在数小时或数天内出现，偶尔可在数分钟内危及生命。

08.068　哮喘慢性持续期　chronic persistent of asthma
哮喘患者每周均不同频度和/或不同程度地出现症状(喘息、气急、胸闷、咳嗽等)的阶段。

08.069　哮喘临床缓解期　clinical remission of asthma

经过治疗或未经治疗，哮喘患者的症状、体征消失，肺功能恢复到正常或急性发作前水平，并维持 3 个月以上的阶段。

08.070　哮喘分级　classification of asthma

哮喘严重程度或控制水平等的不同。哮喘分级方法有多种，现强调根据控制水平分级，分为完全控制、部分控制和未控制。

08.071　哮喘完全控制　complete control of asthma

满足以下所有条件：无白天症状或症状≤2 次/周；无活动受限和夜间症状；不需要使用缓解药，或使用次数≤2 次/周；肺功能（最大呼气流量或第 1 秒用力呼气容积）正常或≥正常预计值（或本人最佳值）的 80%。病情无恶化（急性发作）。

08.072　哮喘部分控制　partial control of asthma

在任何 1 周内出现以下 1~2 项特征：白天症状>2 次/周；有活动受限或夜间症状；需要使用缓解药的次数>2 次/周；肺功能（最大呼气流量或第1秒用力呼气容积）<正常预计值（或本人最佳值）的 80%。病情恶化（急性发作）≥1 次/年。

08.073　哮喘未控制　uncontrolled asthma

在任何 1 周内，出现≥3 项部分控制特征。任何一周内的一次恶化（急性发作）即可认为该周内哮喘未得到控制。

08.074　特异性免疫疗法　specific immunotherapy, SIT

又称"减敏疗法（hyposensitization therapy）""脱敏疗法（desensitization therapy）"。使用特异性抗原进行的免疫疗法。基本方法是利用检测到的、对患者有致敏反应的过敏原，制成不同浓度的溶液，反复给患者皮下注射，剂量由小到大，浓度由低到高，逐渐诱导患者耐受该过敏原而不产生过敏反应或者减轻过敏反应。

08.075　全球哮喘防治创议　global initiative for asthma, GINA

1993 年美国国立卫生院心肺血液研究所（NHLBI）联合世界卫生组织（WHO）成立了一个由 17 个国家 30 多位著名哮喘专家组成的专家组，制定关于哮喘管理和预防的全球策略，并于 1995 年出版了一套名为《全球哮喘防治创议》（GINA）系列丛书。2002 年及此后每年，专家组会对其内容进行更新。此创议是可依循的指南，目的是帮助医生、护士和公共卫生官员采取积极行动，理想地预防和治疗哮喘，减轻个人和社会的负担，降低哮喘的发病率和死亡率。

08.076　变[态反]应性气道炎症　allergic airway inflammation, AAI

气管、支气管的上皮组织，黏膜下及气管腔内有大量的以嗜酸性粒细胞浸润为主的炎症性改变。伴随淋巴细胞、巨噬细胞、肥大细胞、浆细胞和中性粒细胞浸润。

08.077　速发相哮喘反应　immediate asthmatic reaction, IAR

几乎在吸入变应原的同时立即发生的哮喘反应。15~30 min 达高峰，2 h 后逐渐恢复正常。

08.078　迟发相哮喘反应　late asthmatic reaction, LAR

吸入变应原约 6 h 后发生的哮喘反应。持续时间长，可达数天。临床症状重，常呈持续性哮喘表现，是气道慢性炎症反应的结果。

08.079 哮喘持续状态 status asthmaticus
常规治疗无效，持续时间一般在 12 h 以上的
严重哮喘发作。它不是一个独立的哮喘类
型，而是其病理生理改变较严重。

08.080 难治性哮喘 refractory asthma, diffi-cult-to-control asthma
阶梯式的哮喘治疗方案分为 4 级，采用第 4
级治疗方案，即两种或两种以上控制性药
物，规范治疗至少 6 个月仍不能达到理想控
制的哮喘。

08.081 脆性哮喘 brittle asthma
一类严重的、发病凶险的危重度哮喘。可分
为两种类型。Ⅰ型的特征为尽管给予大剂量
的糖皮质激素吸入治疗仍然存在很大的最
大呼气流量变异率(>40%)，以 15~55 岁的
女性患者多见，常有皮肤挑刺试验阳性以及
食物过敏。Ⅱ型的特点是在哮喘控制较好的
情况下，没有明显先兆而突然发作、迅速进
展，甚至危及生命。

08.082 咳嗽变异性哮喘 cough variant asthma, CVA
以干咳为主要症状的支气管哮喘。通常不伴
喘息或气急。

08.083 运动性哮喘 exercise-induced asthma
达到一定运动量后出现支气管痉挛、水肿而
发生的哮喘。其发作是急性、短暂的，大多
数能自行缓解。

08.084 药物性哮喘 drug-induced asthma
应用某些药物引起的支气管哮喘。其症状严
重程度与该药物的种类有关。引起药源性哮
喘的药物种类繁杂，临床表现多样，发病机
制复杂。

08.085 阿司匹林哮喘 aspirin-induced asthma

曾称"阿司匹林哮喘三联征(aspirin asthma
triad)"。患者服用阿司匹林或其他非甾体抗
炎药数分钟至数小时后诱发的哮喘发作。其
中约半数合并鼻息肉和鼻窦炎。

08.086 职业性哮喘 occupational asthma
暴露于工作环境中的职业性过敏原引起的
支气管哮喘。但从职业病学的角度而言，不
同的职业性哮喘应有相应严格的定义和
范围。

08.087 支气管扩张[症] bronchiectasis
感染、理化、免疫或遗传等原因引起支气管
壁肌肉和弹性支撑组织的破坏，从而引起的
中等大小支气管的不正常扩张。临床表现为
慢性咳嗽、大量脓痰、反复咯血及反复肺部
感染。

08.088 柱型支气管扩张 cylindrical bron-chiectasis
支气管呈均一管形扩张，且在一处骤然变
细，远段的小气道往往被分泌物阻塞的病理
改变。

08.089 曲张型支气管扩张 varicose bron-chiectasis
扩张的支气管粗细不一，狭窄与扩张交替出
现，呈串珠状排列，形似曲张静脉的病理
改变。

08.090 囊状支气管扩张 cystic bronchiecta-sis
扩张的支气管腔呈囊状改变，其末端的盲端
也呈囊状结构的病理改变。

08.091 α₁ 抗胰蛋白酶缺乏症 α_1-antitrypsin deficiency
由于 α_1 抗胰蛋白酶减少，蛋白酶抑制系统功
能低下，门脉周围肝细胞内出现耐淀粉酶的

嗜酸颗粒和玻璃样变性，肺正常蛋白组织被消化，从而出现弥漫性肺气肿为特征的一种常染色体隐性遗传病。常有家族史。以婴儿期出现胆汁淤积性黄疸、进行性肝功能损害和青年期后出现的肺气肿为主要表现。

08.092 原发性纤毛运动不良症 primary ciliary dyskinesia, PCD
又称"纤毛不动综合征（immotile ciliary syndrome）"。由于全身纤毛先天性异常，纤毛动力臂缺欠，微管异位或轮辐缺陷，纤毛运动不良和清除功能障碍，从而引起黏液分泌物潴留，导致反复感染，出现鼻旁窦炎、支气管炎和支气管扩张的一种常染色体隐性遗传病。半数患者伴内脏转位。以学龄儿童及青年多见。

08.093 杨氏综合征 Young's syndrome
以近端附睾阻塞、慢性鼻窦炎、支气管扩张伴反复肺部感染为表现的一组综合征。

08.094 卡塔格内综合征 Kartagener syndrome
曾称"家族性支气管扩张症（familial bronchial dilation）"。由支气管扩张、鼻旁窦炎和右位心三联征组成的综合征。是原发性纤毛运动不良症的一种类型。

08.095 巨气管支气管症 tracheobronchomegaly
又称"莫－昆二氏综合征（Mounier-Kuhn syndrome）"。以气管、主支气管显著扩张伴反复下呼吸道感染为主要特征的呼吸道疾病。较为罕见。

08.096 反应性气道功能障碍综合征 reactive airway dysfunction syndrome
既往健康的人在 24 h 内受某种高浓度的呼吸道刺激物影响而产生的一种慢性哮喘样表现，伴有气道高反应性。

08.097 嗜酸性粒细胞性支气管炎 eosinophilic bronchitis, EB
以气道嗜酸性粒细胞浸润为特征的非哮喘性支气管炎。气道反应性测定阴性，主要表现为慢性刺激性咳嗽，且常是唯一的症状，干咳或咳少许白色黏液痰，可在白天或夜间咳嗽。部分患者对油烟、灰尘、异味或冷空气比较敏感。对糖皮质激素治疗反应良好。

08.098 弥漫性泛细支气管炎 diffuse panbronchiolitis, DPB
一种弥漫存在于两肺呼吸性细支气管的气道慢性炎症性疾病。受累部位主要是呼吸性细支气管及其以下的终末气道，炎症范围波及管壁的全层。突出的临床表现是咳嗽、咳痰和活动后气促。严重者可导致呼吸功能障碍。

08.099 气管无名动脉瘘 tracheoinnominate artery fistula
气管切开术后少见但十分凶险的并发症类型。其发生机制多数是气管插管套囊损伤气管壁后又累及无名动脉，表现为大量血液突然进入气管、支气管。

08.100 气管狭窄 tracheal stenosis
气管管腔的显著缩小现象，多为不可逆转、进行性加重的病变。

08.101 复发性多软骨炎 relapsing polychondritis
一种软骨组织复发性退行性炎症。表现为耳、鼻、喉、气管、眼、关节、心脏瓣膜等器官及血管的结缔组织受累。本病初为急性炎症，经数周至数月好转，以后慢性反复发作，长达数年，晚期发挥支撑作用的软骨组织遭破坏。喉和会厌软骨炎症可导致上呼吸道塌陷；也可出现严重的局灶性或弥漫性的气道狭窄，气管切开不能有效地纠正呼吸困难。

08.102 骨化性气管支气管病 tracheobroncheopathia osteochondroplastica,TO
一种病因未明的,以气管、支气管黏膜下多发性骨或软骨组织结节状增生并突向管腔为症状的良性疾病。

08.103 支气管结石症 broncholithiasis
结核、真菌感染及尘肺等原因导致的纵隔、肺门淋巴结钙化。在呼吸运动、吞咽和大血管搏动等外力的长期作用下,小部分支气管周围的钙化淋巴结逐渐侵蚀、穿透支气管壁,进入支气管腔,形成支气管结石,并产生相应的临床表现和影像学异常。

08.03 肺部感染性疾病

08.104 肺炎 pneumonia
发生在终末气道、肺泡和肺间质的炎症。可由病原微生物、寄生虫、理化因素、免疫损伤、过敏及药物引起。以发热、咳嗽、气促、呼吸困难以及肺部固定湿啰音为主要表现,胸部影像学表现为急性浸润影。

08.105 肺实变 lung consolidation
大量渗出物充塞于肺泡腔内,肺泡腔内气体明显减少或消失,肺组织质地如肝脏的病理表现。多见于大叶性肺炎。

08.106 社区获得性肺炎 community-acquired pneumonia, CAP
在医院外感染所致的肺部炎症。包括已入院,但在入院前感染的病原体潜伏期之内发病的肺炎。

08.107 重症社区获得性肺炎 severe community-acquired pneumonia
社区获得性肺炎进展到严重阶段的表现。目前诊断标准为出现下列 1 项或以上者:①意识障碍;②呼吸频率超过 30 次/分;③PaO_2小于 60 mmHg、PaO_2/FiO_2小于 300,需行机械通气治疗;④血压低于 90/60 mmHg;⑤X 线胸片显示双侧或多肺叶受累,或入院 48 h 内病变扩大等于或超过 50%;⑥少尿,少于 20 ml/h,或出现急性肾衰竭需要透析治疗。

08.108 医院获得性肺炎 hospital-acquired pneumonia, HAP, nosocomial pneumonia, NP
患者入院时不存在,也不处于感染潜伏期,而于入院 48 h 后在医院(包括老年护理院、康复院)内发生的肺炎。

08.109 呼吸机相关性肺炎 ventilator-associated pneumonia, VAP
经气管插管或气管切开行机械通气 48 h 后,直至撤机拔管后 48 h 内所发生的肺炎。诊断标准为:①呼吸机通气 48 h 后发生;②与机械通气前胸部 X 线片比较出现肺内浸润性阴影或新的炎症病灶;③肺实变征和/或湿性啰音。并具备以下条件之一者:①血白细胞 $10.0×10^9$/L 或$<4.0×10^9$/L,伴或不伴核左移;②T>37.5℃,呼吸道分泌物增多且呈脓性;③从支气管分泌物中分离到新的病原体。

08.110 护理院获得性肺炎 nursing home-acquired pneumonia
又称"健康护理相关肺炎(healthcare-associated pneumonia)"。在护理院生活者是一组特殊人群,肺炎发生率高,且其临床特征和病原学分布介于社区获得性肺炎和医院获得性肺炎之间,常被单列为一型。

08.111 免疫低下宿主肺炎 immunocompromised host pneumonia

发生于免疫低下宿主(包括 HIV/AIDS 感染、肿瘤放化疗、器官移植或其他疾病而接受免疫抑制剂治疗的患者)的肺炎。可以是医院获得性肺炎，也可以是社区获得性肺炎。该类患者作为一组特殊人群，对病原微生物极度易感，肺是最常见的感染靶器官。

08.112　大叶性肺炎　lobar pneumonia
病原体先在肺泡引起炎症，经肺泡间孔向其他肺泡扩散，致使部分肺段或肺叶发生的炎症改变。典型表现为肺实变，通常不累及支气管。致病菌多为肺炎链球菌。

08.113　支气管肺炎　bronchopneumonia
又称"小叶性肺炎(lobular pneumonia)"。病原体经支气管入侵，引起细支气管、终末细支气管及肺泡的炎症，常继发于其他疾病，其病原体多为细菌。常可闻及湿啰音，无实变体征。X 线胸片显示为沿肺纹理分布的不规则斑片状阴影，边缘密度浅而模糊。

08.114　间质性肺炎　interstitial pneumonia
以肺间质为主的炎症。多由支原体、衣原体、病毒、肺孢子菌等引起。累及支气管壁以及支气管周围，有肺泡壁增生及间质水肿，异常体征较少。X 线胸片通常表现为一侧或双侧肺下部的不规则条索状阴影，从肺门向外伸展，也可呈网状，其间可有小片肺不张阴影。

08.115　细菌性肺炎　bacterial pneumonia
细菌感染引起的肺炎。主要表现为大叶性肺炎或支气管肺炎，全身中毒症状和呼吸道症状多较明显。

08.116　肺炎链球菌肺炎　*Streptococcal pneumoniae* pneumonia
肺炎链球菌引起的肺炎。通常急骤起病，以高热、寒战、咳嗽、血痰及胸痛为特征。X 线胸片呈肺段或肺叶急性炎性实变。因抗菌

药物的广泛使用，本病的起病方式、症状及 X 线改变常不典型。

08.117　流感嗜血杆菌肺炎　*Haemophilus influenzae* pneumonia
流感嗜血杆菌引起的肺部炎症。起病前带有上呼吸道感染史。表现为发热、咳嗽、咳脓性痰、呼吸急促、发绀。病变区呼吸音低，闻及湿啰音，少数并发脓胸。在 X 线胸片上，成人多表现为支气管肺炎，两肺下叶明显。

08.118　铜绿假单胞菌肺炎　*Pseudomonas aeruginosa* pneumonia
铜绿假单胞菌引起的肺部炎症。多见于老年、有免疫功能缺陷、有严重基础疾病或建立人工气道的住院患者。大多数患者有发热、咳嗽和咳痰，翠绿色脓痰是其特征。胸片呈双侧多发散在斑片或结节影，其间可见小透亮区。部分融合为较大的片状实变影，有时可见空腔。

08.119　葡萄球菌肺炎　staphylococcal pneumonia
葡萄球菌引起的急性肺化脓性炎症。常发生于有免疫功能下降、酒精中毒、静脉吸毒或原有支气管肺疾病的患者。儿童患流感或麻疹时也易罹患。多急骤起病，高热、寒战、胸痛，痰脓性，早期可出现循环衰竭。X 线胸片表现为坏死性肺炎，如肺脓肿、肺气囊肿和脓胸。

08.120　肺炎克雷伯菌肺炎　*Klebsiella pneumoniae* pneumonia
肺炎克雷伯菌引起的急性肺部炎症。多见于老年、营养不良、慢性酒精中毒、慢性阻塞性肺疾病患者。起病急，有明显的发热和呼吸道症状。胸部 X 线胸片表现常呈多样性，包括大叶实变，好发于右肺上叶、双肺下叶，有多发性蜂窝状肺脓肿、叶间隙下坠。若为

院内感染，则细菌常为超广谱 β 内酰胺酶耐药，肺炎的表现不典型。

08.121 不动杆菌肺炎 acinetobacter pneumonia

不动杆菌引起的肺部炎症。不动杆菌是一种机会致病菌，致病力非常弱，多发生在长期住院或机体抵抗力下降的患者。本菌对多种常用抗生素耐药，治疗较困难。

08.122 病毒性肺炎 viral pneumonia

病毒感染引起的急性肺部炎症。基本病变为急性间质性肺炎，但病变形态常多样化，也常合并其他非典型病原体感染或继发细菌感染。多为上呼吸道病毒感染向下蔓延的结果。可发生在免疫功能正常或抑制的儿童和成人。本病大多发生于冬春季节，暴发或散发流行。

08.123 腺病毒性肺炎 adenoviral pneumonia

腺病毒感染引起的急性肺部炎症。基本改变为支气管炎、细支气管炎和间质性肺炎。好发于 6 个月至 2 岁的婴幼儿，成人少见，但可在军营中暴发流行。潜伏期为 4~5 天，起病缓慢，数日至 1 周后才出现发热、咳嗽、咳痰，可咯血。婴幼儿的播散性感染常急骤起病，表现为高热、呼吸困难和发绀。胸部 X 线胸片表现为下肺野斑片状间质浸润，可融合成片，可有胸腔积液。

08.124 呼吸道合胞病毒肺炎 respiratory syncytial virus pneumonia

呼吸道合胞病毒感染引起的急性肺部炎症。主要侵犯毛细支气管和肺泡。常见于儿童，偶尔发生于成人。潜伏期 2~8 天。胸部 X 线胸片可见双下肺纹理增厚，支气管周围阴影，气套征，常见右上肺叶和中叶实变。

08.125 流感病毒肺炎 influenza virus pneu-monia

流感病毒引起的急性肺部炎症。常表现为持续高热，进行性呼吸困难，肺部可闻及湿性啰音。胸部 X 线胸片显示双肺弥漫性间质性渗出性病变。

08.126 麻疹病毒肺炎 measles pneumonia

麻疹病毒感染引起的急性肺部炎症。是麻疹的主要并发症，其病理改变是支气管和细支气管黏膜的急性炎症、变性、坏死和增生改变，以及单核细胞浸润为主的间质性肺炎。常见于婴幼儿或免疫力低下者。

08.127 水痘-带状疱疹病毒肺炎 varicella-herpes zoster pneumonia

水痘-带状疱疹病毒引起的急性肺部炎症。多发生于成年人，冬、春好发。肺炎症状多发生于出疹后 2~6 天，亦可出现于出疹前或出疹后 10 天。少数患者症状轻微，大部分除典型皮肤表现外，常有高热、咳嗽、血痰或咯血、胸痛。严重时出现进行性呼吸困难和呼吸衰竭。胸部 X 线胸片表现为两肺弥漫性、结节浸润或网织状阴影，也可融合呈广泛浸润影，常分布于肺门或肺底部。

08.128 单纯疱疹病毒肺炎 herpes simplex virus pneumonia

由单纯疱疹病毒在肺部原发感染引起的肺炎。主要见于免疫功能缺陷患者，多见于成人，在婴幼儿可以是单纯疱疹病毒感染的并发症。其病理改变是弥漫性肺间质炎症、坏死和肺出血，在细胞核内形成嗜酸性包涵体。

08.129 巨细胞病毒肺炎 cytomegalovirus pneumonia

巨细胞病毒感染引起的急性肺部炎症。特点是感染细胞形成巨大的胞质内嗜碱性包涵体、核内嗜酸性包涵体。大多数呈无症状的隐性感染，但在骨髓、器官移植和艾滋病等免疫功能缺陷患者中可引起严重的肺部感染。临床表现为持续性发热、干咳和呼吸困难，胸片表现为双肺弥漫性浸润，主要位于中下肺野。

08.130　严重急性呼吸综合征　severe acute respiratory syndrome, SARS
又称"萨斯"，曾称"传染性非典型肺炎"。由 SARS 冠状病毒引起的一种具有明显传染性、可累及多个器官系统的特殊肺炎。其主要临床表现为急性起病，发热、干咳、呼吸困难，白细胞不高或降低，肺部浸润，抗菌药物治疗无效。人群普遍易感，呈家庭、医院等场所的聚集性发病，多见于青壮年，儿童感染率较低。

08.131　非典型病原体肺炎　atypical pneumonia
曾称"非典型肺炎"。一组由支原体、衣原体、军团菌等非典型病原体引起肺部感染性疾病。不是单一病因。以干咳为主，偶见咯血，肺部较少阳性体征；X 线胸片主要表现为间质性肺炎，严重的患者可出现大片状阴影。其疾病过程通常较轻，少部分出现呼吸衰竭。

08.132　肺炎衣原体肺炎　Chlamydia pneumoniae pneumonia
肺炎衣原体感染引起的急性肺部炎症。常同时累及上下呼吸道，表现为咽炎、喉炎、扁桃体炎、鼻窦炎、支气管炎和肺炎。常在聚居场所的人群中流行，小儿多见。

08.133　鹦鹉热肺炎　psittacosis pneumonia
鹦鹉热病原体引起的急性肺部炎症。潜伏期 1~2 周，长者可达 4 周。症状可似流感，产生严重肺炎时有畏寒发热，重者可有实变体征，常伴有消化道症状和精神症状。常有弥

漫性支气管肺炎或间质性肺炎表现。

08.134　军团菌肺炎　legionnaires pneumonia
军团杆菌引起的急性肺部炎症。临床起病急骤，以肺炎为主要表现，常伴多系统损害。随着肺部病变进展，可发生呼吸衰竭，病死率较高。胸部 X 线检查早期显示斑点状渗出，进而发展成实变，部分严重病例可融合成片，伴有胸膜渗出。

08.135　肺炎支原体肺炎　Mycoplasmal pneumoniae pneumonia
肺炎支原体引起的呼吸道和肺部的急性炎症病变。常同时有咽炎、支气管炎和间质性肺炎，儿童及青年人多见。

08.136　立克次体肺炎　rickettsial pneumonia
立克次体感染引起的急性肺部炎症。发病急剧，有发热、头痛、肌痛、乏力、干咳症状。临床症状和 X 线表现与一般病毒性或支原体肺炎相似。胸部体征很少，重者可有肺实变。血白细胞计数正常。病程 3 天至数周，大多数可以完全恢复，也有迁延数月者。

08.137　理化因素所致肺炎　pneumonia induced by physicochemical factor
由某些物理或化学因素所引起的急性肺部炎症。其病理特点是支气管肺的化学性损伤，重症表现为急性呼吸窘迫综合征。

08.138　吸入性肺炎　aspiration pneumonia
吸入酸性物质、动物脂肪，如食物、胃内容物以及其他刺激性液体和挥发性的碳氢化合物后，引起的化学性肺炎。严重者可发生呼吸衰竭或急性呼吸窘迫综合征。

08.139　放射性肺炎　radiation pneumonia
肺癌、食管癌、纵隔恶性肿瘤、乳腺癌、恶性淋巴瘤或胸部其他恶性肿瘤经放射治疗

后，在放射野内正常肺组织受到损伤而引起的炎症反应。轻者无症状，炎症可自行消散；重者肺脏发生广泛纤维化，导致呼吸功能损害，甚至呼吸衰竭。

08.140 支气管肺真菌病 bronchopulmonary mycosis

发生在支气管及肺实质、由真菌导致的疾病。真菌大多为条件致病菌，以曲霉和念珠菌感染最常见。

08.141 肺曲霉病 pulmonary aspergillosis

曲霉引起的肺部疾病。致病菌主要为烟曲霉。绝大多数为继发感染。临床上一般分为肺曲霉球、变态反应性支气管肺曲霉病和侵袭性肺曲霉病等三种类型。

08.142 肺曲霉球 aspergilloma

曲霉在慢性肺部疾病原有的空腔内繁殖、蓄积，与纤维蛋白、黏液及细胞碎屑凝聚成的结构。不侵犯组织，但可发展成侵袭性肺曲菌病。多无症状，也可有刺激性咳嗽，反复咯血，甚至大咯血。因曲霉球与支气管多不相通，故痰量不多，痰中亦难以发现曲霉。X线胸片显示在原有的慢性空洞内有一团球影，随体位改变而在空腔内移动。

08.143 变[态反]应性支气管肺曲霉病 allergic bronchopulmonary aspergillosis, ABPA

曲霉引起的气道高反应性疾病。高敏者吸入大量孢子后，阻塞小支气管，引起短暂的肺不张和喘息发作，亦可引起肺部反复、游走性浸润。痰中有大量嗜酸性粒细胞及曲霉菌丝。哮喘样发作为其突出的临床表现，一般平喘药难以奏效，外周血嗜酸性粒细胞增多。典型X线胸片表现为上叶短暂性实变或不张，中央支气管扩张，呈"戒指征"和"轨道征"。

08.144 侵袭性肺曲霉病 invasive pulmonary aspergillosis

曲霉引起的肺部感染性疾病。多为局限性肉芽肿或广泛化脓性肺炎。病灶呈急性凝固性坏死，伴坏死性血管炎、血栓及菌栓，可累及胸膜。以干咳、胸痛常见，部分患者有咯血，严重者出现呼吸困难、呼吸衰竭。影像学表现为以胸膜为基底的多发楔形阴影或空洞，早期有晕轮征，即肺结节影周围环绕低密度影，后期为空洞和新月征。

08.145 阻塞性气管支气管曲霉病 obstructive tracheobronchial aspergillosis

曲霉在气管和/或支气管定植、生长，引起以大气道阻塞为主要临床表现的肺部感染性疾病。多在全身免疫力低下和局部免疫屏障破坏时发生。主要病理改变为气管、支气管黏膜的炎症、溃疡及肉芽增生，局部渗出物、坏死物形成支气管内壁伪膜样物质，曲霉侵入支气管全层引起结构破坏。

08.146 肺念珠菌病 pulmonary candidiasis

白色念珠菌或其他念珠菌引起的急性、亚急性或慢性肺炎。多见于免疫功能低下或长期应用抗生素的患者，临床表现多较轻，与其他肺部疾病合并念珠菌定植不容易鉴别。

08.147 肺隐球菌病 pulmonary cryptococcosis

新型隐球菌在肺脏感染引起的亚急性或慢性肺真菌病。多为局限性肉芽肿病变，可出现于两肺的任何部位，常发生于免疫功能低下的患者；可单独存在，或与其他部位的隐球菌病并发。约1/3病例无症状，常在胸部X线检查中发现，孤立性球形或结节样病灶多见。多数患者有低热、轻咳、咳少量黏液痰或血痰、胸痛、乏力或体重减轻等。

08.148 肺毛霉病 pulmonary mucormycosis

由毛霉目的根霉属、毛霉属、根黏属、犁头霉属、被毛霉菌属及丝状霉属引起的一种急性化脓性肺疾病。开始表现为急性支气管炎，累及肺时引起肺实变及肺脓肿，并伴有血栓形成和梗死。一般呈进展性，预后较差。

08.149 组织胞浆菌病 histoplasmosis

致热性双相性真菌引起的原发性真菌病。主要分布在美国密西西比河和俄亥俄河流域，中国十分罕见。临床表现轻重不一，可无症状，也可出现致死性肺部感染甚至全身播散性感染。

08.150 原发性肺组织胞浆菌病 primary pulmonary histoplasmosis

组织胞浆菌感染引起的真菌病在肺部的表现。肺为原发性感染，多无症状或表现为自限性呼吸道感染，严重者可引起全身播散，主要累及单核-吞噬细胞系统。

08.151 肺诺卡菌病 pulmonary nocardiosis

由星形诺卡菌或巴西诺卡菌在肺脏引起的一种化脓性肉芽肿性病变。可呈急性、亚急性或慢性，以慢性多见。各个肺叶均可受累，可出现大叶性肺炎、肺脓肿或肺结核样表现；还可类似于肺部葡萄球菌或真菌感染等。胸部影像学检查表现多样，典型者呈多发脓肿或小空洞。

08.152 肺放线菌病 pulmonary actinomycosis

厌氧放线菌（主要是以色列放线菌）感染肺部引起的慢性化脓性肉芽肿性疾病。其病理特征是多发性脓肿、瘘管、肉芽增生和纤维性变。放线菌为正常人口腔、龋齿、扁桃体隐窝中的常存菌。多数由于口腔卫生不良，吸入含有放线菌颗粒的分泌物而发病；也可来自血行播散或腹部病灶的直接蔓延。

08.153 肺孢子菌肺炎 *Pneumocystis carinii pneumonia, PCP*

又称"肺孢子虫病"，曾称"卡氏肺囊虫肺炎"。肺孢子菌引起的肺部感染性疾病。是免疫功能低下患者常见、严重的机会感染。临床表现非特异性，呈亚急性，早期食欲不振、体重减轻，既而出现干咳、发热、发绀、呼吸困难，很快发生呼吸窘迫，体征常缺如。影像学早期改变为双侧肺门周围弥漫性渗出，呈网状和小结节状影，然后迅速进展成双侧肺门的蝶状影，并出现肺实变。

08.154 肺寄生虫病 parasitic disease of lung

致病性寄生虫（如原虫、蠕虫、节肢动物和螨等）引起的肺部疾病。可以是寄生虫直接侵犯肺或胸膜致病，也可以为过敏反应。

08.155 肺吸虫病 paragonimiasis, pulmonary distomiasis

又称"肺并殖吸虫病"。肺并殖吸虫在肺部寄生而引起的一种人畜共患病。在中国主要由卫氏肺并殖吸虫和四川肺并殖吸虫引起。肺脏的病变主要由幼虫或成虫移行、定居而产生的机械损伤以及其代谢产物产生的免疫反应而引起。人体感染肺吸虫后多数无症状。

08.156 肺阿米巴病 pulmonary amebiasis

肠道、肝脏溶组织阿米巴原虫侵入肺、支气管和胸膜所引起的疾病。表现为阿米巴性肺炎、肺脓肿、胸膜支气管瘘、胸膜炎及脓胸等。原发孤立的肺阿米巴病不多见。病初常主诉右上腹痛、发热、畏寒、胸痛、干咳等，后期可咳巧克力状痰液。

08.157 肺弓形虫病 pulmonary toxoplasmosis

弓形虫引起的急性或慢性呼吸系统感染。包括弓形虫肺炎、支气管炎及胸膜炎，多为全身性弓形虫感染累及肺部的表现，已成为免疫功能低下患者的重要机会性感染。急性发病时，初始有类似上呼吸道感染的症状，如头痛、肌痛、干咳等，咳嗽为阵发性，少数咳黏液痰或黏液血痰。可类似慢性支气管炎或支气管哮喘。

08.158 肺包虫病 pulmonary hydatidosis
细粒棘球绦虫幼虫（棘球蚴）在肺内寄生导致的人畜共患寄生虫病。最多见于畜牧地区。包虫囊肿多位于肺底，75%～90%为单发囊肿，早期可无任何症状，常因囊肿渗漏或破裂后出现的临床症状而就诊，囊肿渗漏主要表现为过敏反应，有咳嗽、呼吸困难、咯血、咳囊液，若囊肿破入胸腔尚可出现胸腔积液或液气胸。

08.159 肺钩虫病 pulmonary ancylostomiasis
全身钩虫病在肺部的表现。钩蚴从皮肤入侵后穿过肺微血管，进入肺泡时引起局部出血及炎症性病变，出现咳嗽、喘息等症状。国内致病原主要是十二指肠钩口线虫与美洲板口线虫。

08.160 肺脓肿 lung abscess, pulmonary abscess
一种或多种病原体所引起的肺组织化脓性疾病。早期为化脓性肺炎，继而坏死、液化、脓肿形成。临床上以急起高热、畏寒、咳嗽、咳大量脓臭痰为主要表现，X线胸片显示一个或数个有液平的空洞，若出现多个直径小于2 cm的空洞则称"坏死性肺炎(necrotizing pneumonia)"。

08.161 吸入性肺脓肿 aspiration lung abscess
病原体经口、鼻、咽腔吸入形成的肺脓肿。常为单发，其部位与支气管解剖和体位有关，一般为右下肺。仰卧位时，好发于上叶后段或下叶背段；坐位时好发于下叶后基底段；右侧卧位时，则好发于右上叶前段或后段。

08.162 继发性肺脓肿 secondary lung abscess
某些细菌性肺炎，如金黄色葡萄球菌肺炎、肺炎克雷伯菌肺炎等，以及支气管扩张、支气管囊肿、支气管肺癌、肺结核空洞等继发感染，肺部邻近器官化脓性病变局部播散所致的肺脓肿。

08.163 血源性肺脓肿 hematogenous lung abscess
皮肤外伤感染、疖、痈、中耳炎、骨髓炎、静脉吸毒、细菌性心内膜炎等导致的菌血症，菌栓经血行播散到肺，引起小血管栓塞、炎症和坏死而形成的肺脓肿。表现为两肺外野的多发性脓肿。致病菌以金黄色葡萄球菌、表皮葡萄球菌及链球菌最常见。

08.164 肺结核病 pulmonary tuberculosis
结核分枝杆菌感染肺部引起的传染病。是各种结核病中的最常见类型，约占90%。一般是吸入含结核菌的飞沫而感染。感染后不一定发病，抵抗力降低时发病，病理特点是结核结节形成、干酪坏死，易形成空洞。多为慢性经过，也有急性发病者。常有咳嗽、咳痰、痰血或咯血等呼吸道症状及低热、盗汗、纳差、乏力等全身症状。

08.165 原发性肺结核 primary pulmonary tuberculosis
原发结核感染所引起的肺结核病。多见于少年儿童，无症状或症状轻微，多有接触史，结核菌素试验多为强阳性，X线胸片表现为哑铃形阴影，即原发病灶、引流淋巴管炎和肿大的肺门淋巴结，形成典型的原发综合征。原发病灶一般吸收较快，可不留任何痕迹。若X线胸片或CT只有肺门淋巴结肿大，则为胸内淋巴结结核。

08.166 血行播散型肺结核 hematogenous disseminated pulmonary tuberculosis
曾称"粟粒型肺结核(miliary tuberculosis)"。结核分枝杆菌一次或反复多次进入血液循环,造成肺部病变以及相应临床表现。包括急性、亚急性、慢性血行播散型肺结核。造成全身多脏器病变时则称血行播散型结核病。

08.167 急性血行播散型肺结核 acute hematogenous disseminated pulmonary tuberculosis
患者免疫力下降时,大量结核分枝杆菌在较短时间内多次侵入血液循环,血管通透性增强,结核分枝杆菌进入肺间质,并侵犯肺实质的结核病类型。常与结核性脑膜炎等肺外结核同时存在。多见于婴幼儿和青少年。起病急,持续高热,早期X线胸片和CT检查为肺纹理重,约两周出现由肺尖至肺底,大小、密度和分布均匀的粟粒状结节影。

08.168 亚急性血行播散型肺结核 subacute hematogenous disseminated pulmonary tuberculosis
少量结核分枝杆菌在比较长时间内多次进入血循环,在肺脏多次反复发生的血行播散型结核病。临床起病相对缓慢,常为间歇性低热、盗汗、乏力、轻度咳嗽等。X线胸片呈现双上、中肺野为主的大小不等、密度不同和分布不均的粟粒状或结节状影。

08.169 慢性血行播散型肺结核 chronic hematogenous disseminated pulmonary tuberculosis
机体免疫力相对较强,少量结核菌在较长时间内多次进入血循环,在肺脏多次反复发生的血行播散型肺结核。发病缓慢,多无或仅有轻度中毒症状。胸部影像学呈现大小不一、主要位于两上肺的病灶,以增生结节、陈旧硬结、钙化病灶共存为主要特点。

08.170 继发性肺结核 secondary pulmonary tuberculosis
已感染过结核病的儿童,在原发病变已静止或痊愈一个时期后,又发生的活动性肺结核。早期多为含有大量结核分枝杆菌的渗出性病变。易进展,发生干酪样坏死、空洞形成和支气管播散;同时又出现病变周围的纤维组织增生,使病变局限化和瘢痕形成。多发生在成人,病程长,易反复,轻重差别大,渗出病变、干酪样病变和愈合性病变共存,好发在上叶尖后段和下叶背段。

08.171 支气管内膜结核 endobronchial tuberculosis
简称"支气管结核"。发生在气管、支气管黏膜和黏膜下层的结核病。

08.172 结核性胸膜炎 tuberculous pleurisy
结核菌及其代谢产物进入处于高度过敏状态的机体胸膜腔中所引起的胸膜炎症。

08.173 结核菌素试验 tuberculin test
应用结核菌素进行皮内注射来测定结核分枝杆菌感染所致Ⅳ型超敏反应的试验。对诊断活动性肺结核和测定机体细胞免疫功能有参考意义。

08.174 γ干扰素释放试验 interferon-gamma release assay, IGRA
检测受试者的T淋巴细胞是否对结核分枝杆菌特异性抗原有记忆的免疫学方法,从而判断机体是否感染过结核分枝杆菌,临床用于结核分枝杆菌感染的辅助诊断。采用结核分枝杆菌抗原早期分泌靶蛋白 ESAT-6(early-secreted antigenic target-6)和培养滤液蛋白CFP-10 (culture filtrate protein-10)体外刺激受试者的外周血 T 淋巴细胞或单个核细胞,感染者的细胞在结核分枝杆菌特异性抗原刺激下可分泌γ干扰素,通过酶联免疫斑点试验或者酶联免疫吸附试验对γ干扰素进行定量检测,读取结果。

08.175　旧结核菌素　old tuberculin, OT
将结核分枝杆菌接种于甘油肉汤培养基,培养 4～8 周后加热浓缩过滤制成的制剂。主要含有结核蛋白质,稀释 2000 倍,每 0.1 ml 含 5 个单位。

08.176　纯蛋白衍化物　purified protein deriv-
ative, PPD
将旧结核菌素(OT)经三氯乙酸沉淀纯化制成的产物。有两种:人结核分枝杆菌制成的 PPD-C 和卡介苗制成的 BCG-PPD。每 0.1 ml 含 5 个单位。

08.177　卡介苗　Bacillus Calmette-Guérin, BCG
由减毒活牛分枝杆菌制备,用于预防结核病的疫苗。分枝杆菌在特殊的人工培养基上,经数年的传代,丧失对人类的致病能力,但仍保持有足够高的免疫原性,成为可在一定程度上预防结核病的疫苗。

08.04　异物引起的肺疾病

08.178　肺尘埃沉着病　pneumoconiosis
又称"尘肺"。长期吸入有害粉尘并沉积于肺,引起以广泛肺纤维化为主要病变的肺疾病。为职业性肺疾病。根据沉积粉尘的化学性质分为无机尘埃沉着症和有机尘埃沉着症。

08.179　煤工尘肺　coal worker's pneumoco-niosis
煤矿工人长期吸入生产环境中粉尘所引起的肺部病变的统称。包括采煤和造煤工人吸入纯煤粉尘所致的煤肺,约占 10%;岩石掘进工吸入硅尘所引起的硅沉着病,约占 10% 以下;吸入煤尘和硅尘等混合性粉尘所引起的煤硅肺,主要发生在既掘进又采煤的混合工种中,占 80% 以上。

08.180　石棉沉着病　asbestosis
又称"石棉肺"。长期吸入石棉粉尘引起,以慢性、进行性、弥漫性、不可逆肺间质纤维化为特点的肺疾病。有胸膜斑形成和胸膜肥厚的症状。严重损害患者的肺功能,并可使肺、胸膜恶性肿瘤的发生率显著增高。症状出现多在接尘 7~10 年以上,也有接尘后 1 年左右而出现症状者。

08.181　硅沉着病　silicosis
又称"硅肺病",曾称"矽肺"。长期吸入大量游离二氧化硅粉尘引起,以肺部广泛的结节性纤维化为主要病理改变的肺疾病。是尘肺中最常见、进展最快、危害最严重的一种类型,有三种形式:慢性、急性和介于两者之间的加速性硅沉着病。临床表现形式与接触粉尘浓度、硅含量、接尘年限有显著关系,以慢性最常见。早期无症状或症状不明显,随着病情的进展可出现多种症状。

08.182　肺铁末沉着病　siderosis
又称"铁尘肺"。长期吸入金属铁尘或氧化铁粉尘而引起的以肺内粉尘沉积和纤维组织轻度增生为主要病理改变的肺疾病。发展缓慢,病程较长。早期症状少而轻微,可逐渐出现咳嗽、咳痰、胸痛、胸闷和气短等症状。

08.183　外源性变应性肺泡炎　extrinsic aller-

gic alveolitis, EAA

又称"外因性变应性肺泡炎""过敏性肺炎（hypersensitivity pneumonitis）"。吸入外界有机粉尘引起、免疫介导的变应性肺泡炎症。多在接触抗原数小时后出现发热、干咳、呼吸困难、全身不适等症状；也有起病缓慢，反复或持续接触抗原一段时间后出现渐进性呼吸困难、咳嗽。急性期影像学表现为双中下肺野弥散性、细小、边缘模糊的结节状阴影；慢性期为弥散性间质纤维化及蜂窝肺改变。

08.184　农民肺　farmer's lung
农民或其他劳动群众在作业环境中接触发霉的稻草或稻谷时，吸入含有嗜热放线菌的有机粉尘所引起的一种外因性变应性肺泡炎。可以在肺内形成巨噬细胞性肉芽肿和肺间质纤维化。

08.185　蔗尘肺　bagassosis
处理发霉甘蔗渣时反复吸入大量嗜热放线菌等引起的外因性变应性肺炎。急性期有全身症状，血清特异性抗体阳性，肺泡和小气道壁出现淋巴细胞浸润和结节病样肉芽肿。慢性期表现为不可逆和进行性弥漫性肺间质纤维化。

08.186　饲鸟者肺　bird fanciers' lung
接触到灰尘中的鸟类粪便蛋白或羽毛导致的外因性变应性肺炎。鸽子、长尾鹦鹉、鹦鹉、斑鸠、火鸡和鸡都可导致该病。

08.187　软木尘肺　suberosis
发生在软木制作工人中，由于长期吸入发霉软木尘屑中的真菌孢子所引起的外因性变应性肺炎。

08.05　弥漫性肺疾病

08.188　弥漫性实质性肺疾病　diffuse paren-chymal lung disease, DPLD
又称"间质性肺疾病（interstitial lung disease, ILD）"。一组主要累及肺间质、肺泡和/或细支气管的肺部弥漫性疾病。具有一些共同的临床、呼吸病理生理学和胸部影像学改变，即渐进性劳力性气促、限制性通气功能障碍伴弥散功能降低、低氧血症、双肺弥漫性病变。病程多缓慢进展，逐渐丧失肺泡毛细血管功能单位，最终发展为弥漫性肺纤维化和蜂窝肺，导致呼吸功能衰竭而死亡。

08.189　已知原因的弥漫性实质性肺疾病　DPLD of known cause
一组病因明确的肺部弥漫性疾病。包括与系统性疾病相关的弥漫性实质性肺疾病和环境因素或药物所致的弥漫性实质性肺疾病。

08.190　药物性弥漫性实质性肺疾病　drug-induced DPLD
乙胺碘呋酮、某些抗肿瘤药物或细胞毒药物、麦角新碱、苯妥英钠、呋喃妥因等药物导致的肺间质损伤。用药到发病的时间不一，可为急性型或慢性型。除博来霉素等致肺纤维化强的药物以外，多表现为慢性型，出现气促、低氧血症和肺间质性改变。早期停服药后大多可恢复，发展到纤维化则吸收困难。糖皮质激素治疗有一定效果。

08.191　结缔组织病性弥漫性实质性肺疾病　DPLD-associated with connective tissue disease
结缔组织病累及肺，产生的以肺间质纤维化为特点的弥漫性肺疾病。也可合并有胸腔积液。

08.192　巨细胞间质性肺炎　giant cell interstitial pneumonia, GIP

病因未明的以肺部大量淋巴细胞浸润为特点的罕见疾病。

08.193　肉芽肿所致弥漫性实质性肺疾病 DPLD-associated with granulomatous disease
由肉芽肿疾病，如结节病、外因性变态反应性肺泡炎、韦格纳肉芽肿等并发的弥漫性实质性肺病。是一种未知原因的间质性肺疾病。

08.194　特发性间质性肺炎 idiopathic interstitial pneumonia, IIP
一组原因不明的间质性肺病。病理上分为 7 种类型：普通型间质性肺炎/特发性肺纤维化、非特异性间质性肺炎、隐源性机化性肺炎、急性间质性肺炎、呼吸性细支气管炎伴间质性肺病、脱屑性间质性肺炎、淋巴细胞性间质性肺炎。

08.195　普通型间质性肺炎 usual interstitial pneumonia, UIP
特发性间质性肺炎的基本组织学表现。病理特点是"轻重不一，新老并存"。低倍镜下表现为不均匀分布的正常肺组织、间质炎症、纤维化和蜂窝样改变，且在周边胸膜下明显。间质炎症呈片状分布，包括肺泡间隔淋巴细胞和浆细胞浸润，肺泡Ⅱ型细胞增生。纤维化区域主要由致密的胶原组织构成，也散在分布成纤维细胞。蜂窝肺部分主要由囊性纤维气腔构成，常内衬以细支气管上皮，并充满黏液，可见平滑肌细胞增生。

08.196　特发性肺纤维化 idiopathic pulmonary fibrosis, IPF
病因不明、出现在成人、局限于肺、进行性致纤维化的间质性肺炎。其组织病理学和放射学表现为普通型间质性肺炎。

08.197　非特异性间质性肺炎 nonspecific interstitial pneumonia, NSIP
特发性间质性肺炎中病理表现不能诊断为其他已确定类型的间质性肺炎。根据细胞成分和纤维化成分不同可分为 3 个亚型：Ⅰ型以间质性炎症(细胞型)为主，Ⅱ型兼有炎症和纤维化，Ⅲ型以纤维化为主。其病理特点是时相均一的炎症和纤维化表现，蜂窝肺很少见。

08.198　隐源性机化性肺炎 cryptogenic organizing pneumonia, COP
又称"闭塞性细支气管炎伴机化性肺炎 (bronchiolitis obliterans with organizing pneumonia, BOOP)"。1985 年由埃普勒 (Epler)、科尔比 (Colby) 等提出的一个新的疾病概念。其特点是双侧分布的浸润阴影，呈复发性和游走性；主要病理变化是呼吸性细支气管及以下的气道和肺泡腔内出现机化性肺炎改变。40%的患者发病时有类似流感的症状，听诊常有吸气末爆裂音；常规实验检查无特殊；肺功能检查表现为限制性通气障碍，低氧血症；多数对糖皮质激素治疗有较好的反应。

08.199　急性间质性肺炎 acute interstitial pneumonia, AIP
起病急剧(数日至数周内)，表现为发热、咳嗽、气急，继之出现呼吸衰竭的一种发展迅速的暴发性肺损伤。早期胸片可以正常，多数表现为双中下肺野散在或广泛的点片状、斑片状阴影；然后双肺出现不对称的弥漫性网状、条索状及斑点状浸润性阴影，并逐渐扩展至中上肺野，尤以外带明显。其组织病理学特点是弥漫性肺泡损伤。病死率高。

08.200　呼吸性细支气管炎伴间质性肺疾病 respiratory bronchiolitis with interstitial lung disease, RB-ILD

发生在吸烟者中，临床表现与其他特发性间质性肺炎相似的一种临床综合征。影像学表现为广泛分布的网状、结节状阴影，而肺容积正常。肺功能常表现为混合性通气障碍。肺活检表现为病灶呈片状，沿细支气管中心分布；在呼吸性细支气管、肺泡管和肺泡腔中有成簇的棕灰色的巨噬细胞，伴有片状的黏膜下和细支气管周围的淋巴细胞和组织细胞浸润。

08.201 脱屑性间质性肺炎 desquamative interstitial pneumonia, DIP

以气腔巨噬细胞浸润为特征的一种特发性间质性肺炎。是一种临床及病理上独立的疾病名称，主要累及 40~50 岁的吸烟者，表现为进行性加重的呼吸困难及干咳。影像学以肺内出现磨玻璃样改变为主。其主要组织病理学特点是肺泡内出现大量的巨噬细胞，通常是弥漫性分布于全肺。对糖皮质激素的治疗反应良好。

08.202 淋巴细胞性间质性肺炎 lymphocytic interstitial pneumonia, LIP

一种反应性肺淋巴组织增生。属弥漫性肺实质病变，确切病因不清楚。常见于女性，发病年龄平均约 50 岁，有呼吸困难、咳嗽、胸痛等症状；儿童淋巴细胞性间质性肺炎多见于艾滋病患者。肺功能检查表现为限制性通气功能障碍伴弥散功能障碍。胸部 X 线表现为特征性的粗网状结节状或细网状结节状影。病理特征为弥漫性肺间质淋巴细胞浸润。

08.203 机化性肺炎 organizing pneumonia, OP

呼吸性细支气管及以下的小气道和肺泡腔内出现的机化性炎症改变。病变表现单一，时相一致，呈斑片状，沿支气管周围分布。病变位于气腔内，肺结构没有破坏，增生的

成纤维细胞/肌成纤维细胞灶通过肺泡间孔从一个肺泡到邻近的肺泡形成蝴蝶样结构，蜂窝肺不常见。

08.204 闭塞性细支气管炎 bronchiolitis obliterans, BO

临床上少见的，以进行性呼吸困难及气流受阻为特点的细支气管闭塞性疾病。1901 年由德国病理学家朗格（Lange）首先提出。是一种病理学概念，病理特征为细支气管及其周围组织炎症和纤维化导致的管腔闭塞。

08.205 结节病 sarcoidosis

一种多系统、多器官受累的肉芽肿性疾病。常侵犯肺、双侧肺门淋巴结，也可以侵犯几乎全身每个器官。部分病例呈自限性，大多预后良好。

08.206 肺含铁血黄素沉着症 pulmonary hemosiderosis

左心功能不全或其他原因肺出血，或原因不明的肺出血而导致的一组表现各异的临床综合征。其共同特点为肺毛细血管反复出血至肺间质，珠蛋白部分被吸收，含铁血黄素沉着于肺组织，病理表现为肺重量增加，切面有广泛棕色色素沉着。镜检肺泡和间质内可见含有红细胞及含铁血黄素的巨噬细胞。反复发作者肺内有程度不等的弥漫性纤维化。

08.207 特发性肺含铁血黄素沉着症 idiopathic pulmonary hemosiderosis

病因未明，以弥散性肺泡出血和继发性缺铁性贫血为特征的疾病。多见于儿童，1~2 岁起病，成人少见。肺毛细血管反复出血至肺间质，珠蛋白部分被吸收，含铁血黄素沉着于肺组织，病理表现为肺重量增加，切面有广泛棕色色素沉着。镜检肺泡和间质内可见含有红细胞及含铁血黄素的巨噬细胞。反复

发作者肺内有程度不等的弥漫性纤维化。

08.208 肺泡蛋白沉积症 pulmonary alveolar proteinosis, PAP
又称"肺泡蛋白沉着症"。肺泡和细支气管腔内充满不可溶性富磷脂蛋白质的肺疾病。以隐袭性、渐进性气促和双肺弥漫性阴影为特征。

08.209 坏死性肉芽肿性血管炎 necrotizing granulomatous vasculitis, NGV
又称"韦格纳肉芽肿(Wegener granulomatosis)"。以血管壁的炎症为特征,主要侵犯上、下呼吸道和肾脏的自身免疫性疾病。病变累及小动脉、静脉及毛细血管,偶尔累及大动脉。通常以鼻黏膜和肺组织的局灶性肉芽肿性炎症开始,继而进展为血管的弥漫性、坏死性肉芽肿性炎症。还可累及关节、眼、皮肤,也可侵及心脏、神经系统及耳等。

08.210 朗格汉斯细胞组织细胞增生症 Langerhans cell histiocytosis
又称"组织细胞增多症 X(histiocytosis X)"。一组较罕见的单核–巨噬细胞异常增生性疾病。包括多种类型。可累及各年龄段人群,以婴幼儿和儿童更常见。病因未明。病理学特征为肉芽肿性病变,有组织细胞、嗜酸性粒细胞、淋巴细胞浸润。早期可无症状,随后出现非特异的全身不适和呼吸系统症状,25%的患者可出现反复发作的气胸;晚期可出现继发性肺动脉高压和肺源性心脏病。

08.211 嗜酸性肉芽肿 eosinophilic granulomatosis
一种孤立性的、组织细胞的非肿瘤性质的异常分化。多发生于 5~10 岁的儿童,侵犯部位为骨骼和肺,占朗格汉斯细胞组织细胞增生症的 60%~80%。

08.212 肺淋巴管平滑肌瘤病 pulmonary lymphangioleiomyomatosis, PLAM
一种平滑肌异常增殖、呈进行性发展的全身性疾病。导致支气管、淋巴管和小血管阻塞。肺部最易受累,常表现为弥漫性间质性肺疾病。主要发生在育龄期妇女,临床上常有呼吸困难、自发性气胸、乳糜胸等表现,典型的胸部影像学可见双肺弥漫分布的薄壁小囊肿。

08.213 肺嗜酸性粒细胞浸润症 pulmonary eosinophilia
又称"莱夫勒综合征(Loeffler's syndrome)"。表现为游走性肺部浸润伴外周血嗜酸性粒细胞增高的疾病。症状轻微,多数仅有轻咳,病程呈自限性,很可能为肺泡的一过性变态反应。

08.214 急性嗜酸性粒细胞性肺炎 acute eosinophilic pneumonia, AEP
不明致敏原引起的急性肺部超敏反应。主要表现为急性弥漫性肺泡损伤,肺泡腔、间质和支气管壁见明显的嗜酸性粒细胞浸润,大部分有透明膜形成和 II 型肺泡上皮细胞增生;后期可见间质水肿、炎症细胞大量浸润和纤维组织增生,没有血管炎和肺外脏器受损。呈急性起病,表现为发热、肌痛、咳嗽、气急、胸痛和低氧血症;肺部广泛湿啰音;可出现严重呼吸衰竭。

08.215 慢性嗜酸性粒细胞性肺炎 chronic eosinophilic pneumonia, CEP
一种起病较缓的肺部超敏反应。病程往往超过 1 个月,常有咳嗽、低热、盗汗、体重减轻、乏力等症状,30~40 岁发病率高。寄生虫中以钩虫和蛔虫所致者多见,药物中以呋喃妥因多见。肺泡和间质内以嗜酸性粒细胞为主,还有巨噬细胞、淋巴细胞和浆细胞。近半数有过敏疾病史,约 2/3 患者以哮喘为首发症状,或与其他肺部症状同时出现。

08.216 热带性肺嗜酸性粒细胞浸润症 tropical pulmonary eosinophilia, TPA
一种特殊类型的肺嗜酸性粒细胞浸润疾病。急性期可见肺泡、肺间质、支气管周围和血管腔内弥漫性嗜酸性粒细胞浸润，并可形成嗜酸性粒细胞微脓肿和肉芽肿，晚期可见多种炎性细胞浸润和纤维化。与丝虫感染有密切关系。男女之比 4：1，多见于 25~40 岁的青壮年。常见咳嗽、喘鸣、低热、体重下降、乏力、厌食和反复哮喘样发作。

08.217 变应性肉芽肿性血管炎 allergic granulomatous angiitis, AGA
又称"许尔-斯特劳斯综合征(Churg-Strauss syndrome, CSS)"。一种全身性多器官受累及的疾病。典型病例具有三联征，即重度哮喘，肺和肺外器官中、小动脉及静脉的炎症和坏死性肉芽肿，外周血嗜酸性粒细胞增高。好发于 30~50 岁，几乎均有哮喘及过敏性鼻炎的病史，哮喘可以是突出的症状，其他表现还有咳嗽、咯血、发热、体重下降、乏力等。

08.218 坏死性结节病样肉芽肿病 necrotizing sarcoid granulomatosis, NSG
病理上显示融合的结节样或上皮样肉芽肿，伴血管炎和大片坏死的一种原发性肺肉芽肿疾病。本病多见于中、青年女性，有发热、咳嗽、咯血或气急等症状。肺外表现甚少，偶有中枢神经系统侵犯。胸部影像学可见大小不一的结节状阴影或弥漫性浸润，少有对称性肺门淋巴结肿大。

08.219 支气管中心性肉芽肿病 bronchocentric granulomatosis, BG
病因不明，侵犯支气管和细支气管的肉芽肿疾病。很少累及肺实质。多数有气管内曲霉菌及支气管黏液栓。50%以上有哮喘，且多与变应性支气管肺曲霉病有关。一般无肺外表现。

08.220 显微镜下多血管炎 microscopic polyangitis, MPA
一种主要累及小血管的系统性、坏死性血管炎。可侵犯肾脏、皮肤、肺等脏器的小动脉、微动脉、毛细血管和小静脉。40~50 岁最常见，病因不明，可能与免疫异常有关。常表现为坏死性肾小球肾炎和肺毛细血管炎，部分急性起病，表现为急进性肾小球肾炎、肺出血；部分隐匿起病，以间断紫癜、轻度肾脏损害、间歇性咯血等为表现。典型病例具有皮肤-肺-肾损伤的临床表现。

08.221 肺出血肾炎综合征 Goodpasture syndrome
一种系免疫损伤等原因所致的间质性病变。其主要的特征是咯血，肺泡弥漫性出血和坏死，肺间质病变，增生性肾小球肾炎。

08.222 肺泡出血综合征 alveolar hemorrhage syndrome, AHS
一种可危及生命的临床综合征。多发生在一系列疾病过程中，在不同病因作用下，肺微血管的血液进入肺泡。当血液聚集于肺实质内，可发生呼吸困难、咯血，X 线胸片表现为双侧弥漫性肺泡浸润。

08.06 支气管肺肿瘤

08.223 肺癌 lung carcinoma, lung cancer
全称"原发性支气管肺癌(primary bronchogenic lung carcinoma)"。起源于支气管黏膜或腺体的恶性肿瘤。

08.224 中央型肺癌 central bronchogenic carcinoma
发生在段支气管至主支气管的肺癌。较多见鳞状上皮细胞癌和小细胞肺癌。

08.225　周围型肺癌　peripheral lung carcinoma
发生在段支气管以下的肺癌。多为腺癌。

08.226　小细胞肺癌　small cell lung carcinoma, SCLC
肺癌的一种病理类型。其特点是细胞体积小，多为类圆形或菱形，胞质少，类似淋巴细胞。包括燕麦细胞型、中间细胞型、复合燕麦细胞型。前两者可能起源于神经外胚层的嗜银细胞，胞质内含有神经内分泌颗粒，具有内分泌和化学受体功能，可引起副肿瘤综合征。可早期转移到肺门和纵隔淋巴结，并易侵犯血管，发生肺外转移。

08.227　非小细胞肺癌　non-small cell lung carcinoma, NSCLC
除小细胞肺癌以外的所有肺癌类型。包括鳞状细胞癌、腺癌、大细胞癌、腺鳞癌等。

08.228　鳞状细胞癌　squamous cell carcinoma
简称"鳞癌"。肺癌的一种病理类型。其特点是细胞大，呈多形性，胞质丰富，有角化倾向，核畸形，染色深，细胞间桥多见，常呈鳞状上皮样排列。电镜检查癌细胞间有大量桥粒和张力纤维束相连接。以中央型肺癌多见，并有向管腔内生长的倾向，早期常引起支气管狭窄导致肺不张或阻塞性肺炎。有时也可表现为周围型。癌组织易变性、坏死，形成空洞或癌性肺脓肿。

08.229　腺癌　adenocarcinoma
肺癌的一种病理类型。其特点是呈腺管或乳头状结构，细胞大小比较一致，圆形或椭圆形，胞质丰富，常含有黏液，核大，染色深，常有核仁，核膜比较清楚。包括腺泡状腺癌、乳头状腺癌、细支气管肺泡细胞癌、实体性腺癌。倾向于管外生长，但也可循肺泡壁蔓延，常在肺边缘部形成孤立的结节或肿块。

08.230　细支气管肺泡癌　bronchioloalveolar carcinoma, BAC
发生在细支气管或肺泡壁的一种肺腺癌类型。显微镜下通常为单一的、分化好、带基底核的柱状细胞覆盖着细支气管和肺泡，可相互压迫形成乳头皱褶充满肺泡。可发生于肺外周，保持在原位很长时间；或呈弥漫型，侵犯肺叶的大部分，甚至波及一侧或两侧肺。一般认为它是分化较好的腺癌。

08.231　大细胞癌　large cell carcinoma
肺癌的一种病理类型。其特点是癌细胞较大，常呈多角形或不规则形，呈实性巢状排列，常见大片出血性坏死；癌细胞核大，核仁明显，核分裂象常见，胞质丰富，可分巨细胞型和透明细胞型。可发生在肺门附近或肺边缘的支气管。转移较晚，手术切除机会大。包括大细胞神经内分泌癌、复合性大细胞神经内分泌癌、基底细胞样癌、淋巴上皮瘤样癌、透明细胞癌、伴横纹肌样表型的大细胞癌。

08.232　腺鳞癌　adenosquamous carcinoma
肺癌的一种少见病理类型。由鳞癌和腺癌组成的混合性肺癌。镜下特点是肿瘤由腺癌和鳞癌混合组成，两种癌的成分多数互相交错，也可被纤维间质分隔，每一种成分占癌组织总量不少于10%。男性多见，好发于年长的吸烟者，多位于肺外周。

08.233　肺上沟瘤　pulmonary sulcus tumor, Pancoast tumor
起源于肺尖部并侵及臂丛神经下部分、上胸部肋骨和椎骨，以及颈交感神经节和锁骨下血管、神经等的原发性肺癌。特征性表现为沿肩、上肢部分的疼痛，霍纳综合征，手部肌肉萎缩及肺尖部阴影。

08.234　霍纳综合征　Horner syndrome

颈交感神经麻痹后引起的同侧瞳孔变小、眼裂变窄、眼球内陷、面部无汗及结膜充血的临床综合征。常见于颈交感神经节、颈脊髓侧角、脑干及下丘脑损害。是肺上沟瘤的常见表现。

08.235 副肿瘤综合征 paraneoplastic syndrome

曾称"副癌综合征"。除肿瘤本身压迫、浸润和转移所引起的症状以外的其他全身性表现。可出现在癌肿本身所引起的症状之前,而且随着原发灶的演变而变化。临床表现多样。大约 1/3 为结缔组织和皮肤病变;1/6 为神经肌肉综合征;1/6 则为血管、胃肠道和血液系统的异常。

08.236 上腔静脉阻塞综合征 superior vena cava obstruction syndrome

上腔静脉被附近肿大的淋巴结压迫或右上肺的原发性肺癌侵犯,以及腔静脉内癌栓阻塞等原因引起的回流障碍。表现为头面部和上半身淤血水肿,颈部肿胀,颈静脉扩张。患者常主诉领口进行性变紧,可在前胸壁见到扩张的静脉侧支循环。

08.237 TNM 分期 tumor node metastasis classification, TNM classification

国际抗癌协会(UICC)提出的专门用来在癌症治疗过程中确定肿瘤病变范围的分类方法。这三个字母分别代表不同的含义。T 表示原发肿瘤大小和范围,有 T1、T2、T3、T4 四个等级,数字越大表示肿瘤的体积和侵犯的范围越大;同时还有 Tis 和 T0 两种,分别表示肿瘤只到上皮层(原位癌)、所检查的部位没有发现肿瘤病灶。N 代表区域淋巴结,反映与肿瘤有关的淋巴结转移情况,有 N0、N1、N2、N3 四种。N0 表示未发现淋巴结受侵犯,数字越大则表示局部淋巴结转移越多。如果淋巴结转移情况无法确定就用 Nx

表示。M 表示远处转移情况,M0 表示没转移;M1 则表示有转移。在此基础上,用 TNM 三个指标的组合划分出不同的时期。

08.238 气管肿瘤 tracheal tumor

原发于气管的良性和恶性肿瘤。

08.239 肺肉瘤 lung sarcoma

来源于纤维、肌肉、软骨、脂肪及其他间叶组织的肺部恶性肿瘤。多长于间质,呈膨胀性生长,较少侵犯或突破支气管黏膜。多发生局部侵犯及血行转移,极少淋巴结转移。

08.240 肺类癌 lung carcinoid

发生于气管支气管黏膜及黏膜下嗜银细胞的恶性肿瘤。细胞内含有神经分泌颗粒,病理上分为典型类癌和非典型类癌。

08.241 肺原发性淋巴瘤 pulmonary lymphoma

病理证实的肺部淋巴瘤。同时无明显纵隔或肺门淋巴结肿大,又无肺、支气管外其他部位受累的证据。分为霍奇金淋巴瘤和非霍奇金淋巴瘤两种病理类型。

08.242 肺转移性肿瘤 metastatic tumor of lung

身体其他部位的恶性肿瘤转移至肺的肿瘤类型。其途径可以是血行播散、淋巴转移或邻近器官直接侵犯。

08.243 支气管腺样囊性癌 cystic adenoid carcinoma of bronchus

起源于腺管或黏膜分泌腺的肿瘤。常发生在气管的下段或支气管的根部,恶性程度相对较高,偶有淋巴结和远处转移。

08.244 支气管黏液表皮样癌 muco-epidermoidal carcinoma of bronchus

起源于肺叶支气管或主支气管黏膜分泌腺的恶性肿瘤。向管腔内生长，表面有完整的支气管上皮覆盖，可阻塞支气管，但不破坏软骨。

08.245　支气管乳头状瘤　bronchial papilloma
可能源于支气管的基底细胞或其储备细胞，由纤细的结缔组织轴心和表面的鳞状上皮组成的乳头状肿瘤。是与人乳头状瘤病毒感染有关的呼吸系统少见肿瘤。多为良性，有一定的恶变倾向。可为单或多发，生长方式可为外生性或内翻性。

08.246　乳头状瘤　papilloma
上皮来源的肿瘤，其病理特征为上皮组织高度增生，鳞状上皮向外过度生长形成乳头，乳头呈圆形或椭圆形的上皮团块，中心有疏松而富有脉管的结缔组织。常发生在鼻腔、外耳道、咽部、食管、乳腺等组织器官，多为良性肿瘤。

08.247　支气管平滑肌瘤　bronchial leiomyoma
起源于支气管平滑肌的良性肿瘤。临床少见，好发于女性。多位于肺外周，从支气管黏膜下的肌层组织开始生长，向支气管管腔突出，肿瘤呈圆形结节，有包膜，表面覆盖正常的黏膜上皮，底部有蒂与支气管壁相连。

08.248　支气管软骨瘤　bronchial chondroma
来源于气管、支气管和细支气管软骨的良性肿瘤。临床罕见。镜下可见玻璃样软骨和纤维软骨组织，有上皮覆盖，其间有钙化，但无腺体及其他组织。

08.249　支气管及肺脂肪瘤　lipoma of bronchus and lung
肺部脂肪组织形成的良性肿瘤。分二型，一种是支气管脂肪瘤，多发生于脂肪较丰富的大支气管；另一种是胸膜下脂肪瘤，从肺边缘部的细支气管生长，向周围肺组织扩展，

接近肺脏层胸膜。

08.250　肺纤维瘤　fibroma of lung
发生在外周肺组织或气管、支气管壁的一种极少见的良性肿瘤。病理学检查可见肿块边缘整齐，无包膜，由不规则排列的束状和纺锤状纤维细胞构成。

08.251　肺黏液瘤　myxoma of lung
位于肺脏深部，临床症状不明显，X 线胸片呈圆形、边缘整齐的分叶状肿瘤。组织学结构颇似原始的间皮瘤。

08.252　肺化学感受器瘤　pulmonary chemo-dectoma
又称"非嗜铬性副神经节细胞瘤(non-chromaffin paraganglioma, NCPG)"。为肺内罕见的良性肿瘤。体积小，直径大多<2 mm，常呈多发性；位于胸膜下或肺实质，多分布于肺静脉周围，无包膜，由形态一致的细胞构成同心圆巢。细胞无神经分泌颗粒，周围基膜明显。常发生于慢性心血管或肺疾病患者，尤其是肺内有瘢痕的组织。多见于女性，常见症状为咯血、呼吸困难和声音嘶哑。

08.253　肺错构瘤　hamartoma of lung, pulmonary hamartoma
肺正常组织的不正常组合所构成的瘤样畸形。其构成成分可以是量的异常、排列异常、分化程度的异常，或三者均存在。主要成分有软骨、平滑肌、腺体、脂肪、纤维、上皮组织。

08.254　肺炎性假瘤　pulmonary inflammatory pseudotumor
由某些非特异性炎症所致的肺内肿瘤样病变。常为单个孤立性病灶，呈球形或椭圆形，直径 3 cm 左右。一般可分为四种类型：①肺泡上皮增生为主的乳头状增生型；②组织细胞和成纤维细胞增生为主型；③血管和上皮

乳头状增生为主的血管瘤样型；④浆细胞增生为主的淋巴瘤样型。

08.255 肺假性淋巴瘤 pulmonary pseudo-lymphoma
又称"结节性淋巴组织样增生(nodular lymphoid hyperplasia)"。肺内局部淋巴组织增生性疾病。通常呈单个结节，且限于单个肺叶内。主要发生在 40 岁以上成年人。多

数患者无临床症状，或仅有轻度咳嗽、胸痛。通常在肺部 X 线检查时发现。

08.256 肺上皮样血管内皮瘤 pulmonary epithelioid hemangioendothelioma, PEH
一种罕见的肺内多发性、上皮样血管内皮瘤。临床表现为慢性进展，起病时症状轻，数年或数十年后死于限制性肺功能障碍的相关疾病。

08.07 肺循环疾病

08.257 肺水肿 pulmonary edema
肺脏内血管、淋巴管与组织之间液体交换功能紊乱所致的肺含水量增加的临床综合征。临床表现为呼吸困难、发绀、咳嗽、咳白色或粉红色泡沫痰，两肺散在湿啰音。

08.258 心源性肺水肿 cardiogenic pulmonary edema
各种原因导致的左心功能不全，或左心房压力升高，使肺静脉和肺毛细血管淤血，静水压升高，水分进入间质和肺泡的临床综合征。轻者或慢性患者多发生单纯间质水肿，急性重症患者多同时发生肺间质和肺泡水肿，影像学表现为以肺门为中心的蝶状或片状模糊影。

08.259 非心源性肺水肿 non-cardiogenic pulmonary edema
除心脏以外的各种病因引起的肺血管外水分含量增加，以呼吸困难和换气障碍为主要表现的临床综合征。

08.260 高原肺水肿 high-altitude pulmonary edema
近期抵达高原(一般指海拔 3000 m 以上)后出现的肺水肿。临床表现为呼吸困难、胸闷、压塞感、咳嗽、咳白色或粉红色泡沫痰，患

者感全身乏力或活动能力下降。其主要病理变化是广泛的肺泡水肿，呈片块状分布，偶尔可见透明膜形成。

08.261 化学性肺水肿 chemical pulmonary edema
由刺激性气体的化学刺激作用所引起的肺水肿。重症表现为急性呼吸窘迫综合征。

08.262 负压性肺水肿 negative pressure pulmonary edema
短时间内胸腔负压显著增大引起的肺水肿。以肺周边部位水肿更明显，多为医源性。常见于大量胸腔积液抽液过多、过快，张力性气胸放气过快，各种原因的大、中气道梗阻，机械通气气流量不足，支气管镜操作不当等。

08.263 肺栓塞 pulmonary embolism, PE
以各种栓子阻塞肺动脉或其分支为发病原因的一组疾病或临床综合征的统称。包括肺血栓栓塞症、脂肪栓塞综合征、羊水栓塞、空气栓塞和肿瘤细胞栓塞等。

08.264 肺血栓栓塞症 pulmonary thrombo-embolism, PTE
来自静脉系统或右心的血栓阻塞肺动脉或

其分支所致的疾病。以肺循环和呼吸功能障碍为其主要临床表现和病理生理特征。

08.265 脂肪栓塞综合征 fat embolism syndrome, FES

患者的血液中出现了脂肪栓，阻塞肺、脑、肾等重要脏器的微血管而引起的综合征。常是骨折、骨科手术后发生的早期并发症。

08.266 羊水栓塞 amniotic fluid embolism, AFE

分娩过程中羊水进入母血循环引起肺栓塞、休克、弥散性血管内凝血等表现的综合征。

08.267 空气栓塞 air embolism

气泡经静脉或动脉通道进入静脉系统或动脉系统造成的血管阻塞疾病。

08.268 肺梗死 pulmonary infarction

肺动脉发生栓塞后，其支配区的肺组织因血流受阻或中断而发生坏死的疾病类型。多发生在下叶，尤其在膈角附近，常呈楔形，其底部在肺表面略高于周围的正常肺组织，呈红色。

08.269 肺源性心脏病 cor pulmonale

简称"肺心病"。肺组织或肺动脉及其分支的病变，引起肺循环阻力增加，继而发生肺动脉高压，导致右心室增大伴有或不伴有充血性心力衰竭的一组疾病。按病程的缓急分为急性和慢性两类。

08.270 急性肺源性心脏病 acute cor pulmonale

由于内源性或外源性栓子堵塞肺动脉或其分支使肺循环阻力增加，心排血量降低，引起右心室急剧扩张和急性右心功能衰竭的临床综合征。

08.271 慢性肺源性心脏病 chronic cor pulmonale, chronic pulmonary heart disease

肺组织、肺血管或胸廓的慢性病变引起肺组织结构和/或功能异常，产生肺血管阻力增加，肺动脉压力增高，使右心室扩张或/和肥厚，伴或不伴右心功能衰竭的心脏病。先天性心脏病和左心病变引起者不属此类。

08.272 肺动脉高压 pulmonary hypertention, PH

多种心、肺或肺血管疾病引起的肺动脉压力升高。因肺循环阻力增加，右心负荷增大，最终导致右心衰竭，从而引起一系列临床表现。常呈进行性发展。诊断标准为：海平面、静息状态下，右心导管测量所得平均肺动脉压（mPAP）>25 mmHg，或者运动状态下mPAP>30 mmHg。

08.273 特发性肺动脉高压 idiopathic pulmonary hypertension

原因未明的肺动脉压力持久性增高。常伴有肺小动脉的阻塞性病变。本病较少见，预后较差。发展较缓慢，但逐渐加剧，并引起右心增大，最终导致右心衰竭。

08.274 动脉型肺动脉高压 pulmonary arterial hypertention, PAH

肺动脉原发性病变导致的肺动脉高压。是肺动脉高压的最常见类型，包括特发性肺动脉高压、家族性肺动脉高压、相关因素所致肺动脉高压、肺静脉或毛细血管病变所致肺动脉高压和新生儿持续性肺动脉高压。其中相关因素包括：结缔组织疾病、HIV 感染、门静脉高压、药物、甲状腺疾病及脾切除术等。

08.275 特发性动脉型肺动脉高压 idiopathic pulmonary arterial hypertention, IPAH

不明原因的动脉型肺动脉高压。在病理上主

要表现为"致丛性肺动脉病"，即动脉中层肥厚、向心或偏心性内膜增生及丛状损害、坏死性动脉炎等。

08.276　家族性肺动脉高压　familial pulmonary arterial hypertention, FPAH
一种以肺小动脉丛样病变为特点的常染色体显性遗传性疾病。可导致肺动脉压力进行性升高、右心衰竭，甚至死亡。

08.277　相关因素所致肺动脉高压　associated pulmonary arterial hypertention, APAH
由结缔组织疾病、HIV 感染、门静脉高压、药物、甲状腺疾病及脾切除术等引起的肺动脉高压。

08.278　广泛肺静脉或毛细血管受累疾病相关性肺动脉高压　pulmonary arterial hypertention associated with significant/substantial venous or capillary involvement
广泛肺静脉或毛细血管病变导致的肺动脉高压。主要包括肺静脉闭塞症和肺毛细血管瘤。

08.279　肺静脉闭塞症　pulmonary veno-occlusive disease, PVOD
又称"肺静脉闭塞性疾病"。不同直径的肺小静脉和肺静脉出现的弥漫性、不同程度的闭塞现象。可为完全闭塞或偏心性层状阻塞，还常伴有含铁血黄素沉积于肺泡巨噬细胞、Ⅱ型肺泡上皮细胞的胞质及间质中。毛细血管常扩张、突出变形，肺小动脉出现中膜肥厚和内膜纤维化。肺间质小叶间隔常出现渗出改变，可以出现肺间质纤维化。

08.280　肺毛细血管瘤　pulmonary capillary hemangiomatosis, PCH
一种罕见的以肺内毛细血管局限性增生为特征的病理改变。常呈全小叶和部分小叶分布。异常增生的毛细血管还可穿过动、静脉壁，侵犯肌层，引起管腔狭窄。

08.281　新生儿持续性肺动脉高压　persistent pulmonary hypertension of the newborn, PPHN
出生后肺血管阻力持续性增高，肺动脉压超过体循环动脉压，使胎儿型循环过渡至正常成人型循环障碍而发生的肺动脉高压。引起心房和/或动脉导管水平血液的右向左分流。可出现严重低氧血症等症状。

08.282　静脉型肺动脉高压　pulmonary venous hypertension
又称"左心系统疾病伴发肺动脉高压（pulmonary hypertension with left heart disease）"。左心疾病引起肺静脉阻力升高，并最终导致的肺动脉高压。主要见于心脏瓣膜病和限制型心肌病所致的肺动脉高压。

08.283　肺疾病和/或低氧血症相关性肺动脉高压　pulmonary hypertension associated with lung diseases or hypoxemia or both
各种因素所致的低氧血症和/或肺血管床显著减少引起的肺动脉高压。主要包括慢性阻塞性肺疾病、间质性肺疾病、睡眠呼吸障碍、肺泡低通气综合征、高原环境下慢性缺氧、肺发育异常等。

08.284　低氧血症相关性肺动脉高压　pulmonary hypertension associated with hypoxemia
各种因素所致的低氧血症引起的肺动脉高压。主要包括慢性阻塞性肺疾病、间质性肺疾病、睡眠呼吸障碍、肺泡低通气综合征、高原环境下慢性缺氧等。

08.285　慢性血栓栓塞性肺动脉高压　pul-

monary hypertension due to chronic thrombotic and/or embolic disease, CTEPH

急性肺栓塞或肺动脉原位血栓形成后，多种原因导致的血栓未溶解、持续存在，形成机化、纤维化改变而导致的肺动脉高压。

08.286　肺动静脉畸形 pulmonary arterio-venous malformation, PAVM

又称"肺动静脉瘘(pulmonary arteriovenous fistula)"。肺动脉和肺静脉之间异常沟通所形成的一种少见的肺部疾病。管壁常向外扩张和膨出呈瘤样。

08.287　巨大型肺动静脉畸形 macro-PAVM

肉眼可见的肺内右向左分流的肺内血管畸形。如遗传性出血性毛细血管扩张症和先天性肺动静脉畸形。

08.288　遗传性出血性毛细血管扩张症 hered-itary hemorrhagic telangiectasia, HHT

遗传性血管壁结构异常所致的出血性疾病。患者部分毛细血管、小血管壁变薄，仅由一层内皮细胞组成，周围缺乏结缔组织支持，以致局部血管扩张扭曲。临床上以病变部位自发性或轻微损伤后反复出血为特征。

08.289　先天性肺动静脉畸形 congenital pulmonary arteriovenous malformation

一种先天性的肺内血管畸形。由于肺动静脉瘘造成肺动脉血未经毛细血管氧合直接进入肺静脉，从而导致动脉血氧饱和度降低，引起一系列临床表现，如心慌、气短、无力、发绀、杵状指/趾、血红蛋白升高，以致心、肺、脑功能受损等。

08.290　微小型肺动静脉畸形 micro-PAVM

仅在显微镜下可见的肺内右向左分流的肺内血管畸形。如肝肺综合征引起的动静脉畸形。

08.291　肝肺综合征 hepatopulmonary syn-drome, HPS

发生在严重肝病基础上的低氧血症。主要与肺内血管扩张相关，而既往并无心肺疾病基础。临床表现为严重肝病、肺内血管扩张、低氧血症/肺泡–动脉氧梯度增大的三联征。

08.292　肺动脉瘤 pulmonary artery aneurysm

肺动脉上的异常性瘤样扩张。罕见，80%位于主肺动脉。分为合并动静脉交通的肺动脉瘤与不合并者两大类。

08.08　胸膜疾病

08.293　胸膜疾病 disease of pleura

以胸膜与胸膜腔的解剖结构和生理功能异常为特征的一系列疾病。

08.294　胸腔积液 pleural effusion

胸膜腔内液体形成过快或吸收过缓，导致胸膜腔内液体增多的病理状态。

08.295　胸腔漏出液 pleural transudate

胸腔的非炎性积液。外观清澈透明，无色或浅黄色，不凝固，比重多小于 1.018，黏蛋白试验为阴性，细胞数量少。常见于下列情况：血浆渗透压降低，如肝硬化、肾病综合征、重度营养不良性贫血；血管内压力增高，如慢性心功能不全；淋巴管梗阻，如丝虫病、肿瘤压迫等。

08.296　胸腔渗出液 pleural exudate

结核菌感染、细菌感染、恶性肿瘤、结缔组织病、肺栓塞、寄生虫感染等引起的炎性胸腔积液。外观颜色深，呈透明或混浊的草黄或棕黄色，或血性、脓性，可自行凝固，比重常大于 1.020，黏蛋白试验为阳性，细胞数量多。

08.297　包裹性胸腔积液　encapsulated pleural effusion
胸膜炎时，脏层、壁层胸膜发生粘连使积液局限于胸腔某一部位的病理改变。

08.298　叶间积液　interlobar effusion
位于叶间裂（横裂与斜裂）内两层脏层胸膜间的积液。分为包裹性或游离性。

08.299　肺下积液　subpulmonic effusion, infrapulmonary effusion
存在于肺底和膈肌之间的胸腔积液。多为单侧，以右侧多见。

08.300　肺炎旁胸腔积液　parapneumonic effusion
肺炎、肺脓肿和支气管扩张感染等肺内感染引起的胸腔积液。

08.301　单纯肺炎旁胸腔积液　uncomplicated parapneumonic effusion
直接由肺炎引起的胸腔渗出液。胸腔积液是清亮的，pH > 7.2，乳酸脱氢酶 < 1000 IU/L，糖 > 2.2 mmol/L，胸腔积液培养或革兰氏染色阴性。只要给予合适的抗生素就能治愈。

08.302　复杂肺炎旁胸腔积液　complicated parapneumonic effusion
肺炎引起的早期化脓性胸腔积液。有感染的特点但还不完全是脓性，胸腔积液澄清或混浊，pH < 7.2，乳酸脱氢酶 > 1000 IU/L，糖 < 2.2 mmol/L，胸腔积液培养或革兰氏染色可能阳性。

08.303　恶性胸腔积液　malignant pleural effusion
恶性肿瘤侵犯胸膜引起的胸腔积液。胸水多呈血性、量大、增长迅速。

08.304　胸膜炎　pleurisy, pleuritis
致病因素刺激胸膜所致的胸膜炎症。胸腔内可有液体积聚（浆液纤维蛋白性胸膜炎）或无液体积聚（纤维蛋白性胸膜炎）。

08.305　纤维蛋白性胸膜炎　fibrinous pleurisy, fibrinous pleuritis
又称"干性胸膜炎"。胸膜局部渗出少量纤维蛋白而无胸腔积液的胸膜炎类型。多由肺部炎症蔓延至胸膜所致，可无症状，或有局限性针刺样胸痛。

08.306　浆液纤维蛋白性胸膜炎　serofibrinous pleurisy
由浆液和纤维蛋白渗出积聚于胸腔内的胸膜炎类型。常见于结核性胸膜炎、化脓性胸膜炎、肿瘤性胸膜炎。胸痛、气急为主要表现。

08.307　化脓性胸膜炎　purulent pleurisy, suppurative pleurisy
简称"脓胸(empyema)"。肺内感染灶的病原菌侵袭胸膜或经淋巴管感染。少数是肺脓肿、纵隔炎、膈下脓肿蔓延或胸部创伤、手术、穿刺等操作直接污染，引起的胸膜腔感染积脓。常有胸痛、发热、呼吸急促、脉快、周身不适、食欲不振等症状。

08.308　急性脓胸　acute empyema
急性起病的化脓性胸膜炎。除胸痛、气急外，常有明显毒性症状。

08.309　慢性脓胸　chronic empyema
3 个月以上不愈的脓胸。主要原因有：急性脓胸未能及时诊断，抗生素使用不当或不及时，剂量不充分，疗程不够长；未适当地排净脓液，或原发感染病灶未能彻底清除和引流。

08.310 局限性脓胸 localized empyema
又称"包裹性脓胸"。脓液积存于肺与胸壁、横膈或纵隔之间，或肺叶与肺叶之间的脓胸类型。

08.311 全脓胸 diffuse empyema
脓液占满整个胸腔的脓胸类型。

08.312 结缔组织病胸膜炎 pleural effusion due to connective tissue disease
类风湿关节炎及系统性红斑狼疮等结缔组织疾病引起的胸膜渗出性炎症。以胸痛、气急及原发疾病症状为主要表现。

08.313 胆固醇性胸膜炎 cholesterol pleurisy
胸液中含有大量的游离胆固醇结晶的胸膜炎症。可能与脂肪代谢障碍有关，临床症状轻微。

08.314 乳糜胸 chylothorax
含淋巴乳糜的胸腔积液类型。多因肿瘤、淋巴结结核、丝虫病肉芽肿压迫或胸导管和乳糜池损伤所致。胸闷、气急为主要表现。

08.315 血胸 hemothorax
胸膜腔积聚血液的病理改变。主要来源于心脏、胸内大血管及其分支、胸壁、肺组织、膈肌和心包血管损伤。胸腔积血量取决于血管破口的大小、血压高低和出血持续的时间。

08.316 纤维胸 fibrothorax
脏层胸膜和壁层胸膜相粘连，肺上被覆一层厚的难以扩张的纤维组织的病理改变。常常是创伤性血胸或脓胸的后果。

08.317 气胸 pneumothorax
胸膜破损，导致肺泡气或空气等进入胸膜腔的病理改变。此时胸膜腔内压力升高，甚至负压变成正压，使肺脏压缩，静脉回心血流受阻，可能产生不同程度的肺、心功能障碍。

08.318 自发性气胸 spontaneous pneumothorax
因肺部疾病使肺组织和脏层胸膜破裂，或靠近肺表面的细微气肿泡破裂，肺和支气管内气体逸入胸膜腔导致的气胸。

08.319 创伤性气胸 traumatic pneumothorax
外伤或外力作用导致的气胸类型。绝大多数是由于肺被肋骨骨折断端刺破所致，表浅者称肺破裂，深达细支气管者称肺裂伤，也可由于暴力作用引起的支气管或肺组织挫裂伤，或因气道内压力急剧升高而引起的支气管或肺破裂。锐器伤或火器伤穿通胸壁亦可引起气胸，且多为血气胸。

08.320 人工气胸 artificial pneumothorax
用人工方法将滤过的空气、氧气或其他气体注入胸膜腔形成的气胸类型。以便在 X 线、胸腔镜下识别或治疗胸内疾病。

08.321 医源性气胸 iatrogenic pneumothorax
诊断和治疗操作所致的气胸类型。

08.322 月经性气胸 catamenial pneumothorax
气胸与月经相伴出现的一种现象。通常在月经来潮 24~48 h 后出现。一般在 30 岁左右时首发，多数出现在右侧。

08.323 闭合性气胸 closed pneumothorax
又称"单纯性气胸(simple pneumothorax)"。胸膜破裂口较小，随肺萎缩而闭合，肺泡气达一定量后不再继续进入胸膜腔的气胸类型。胸膜腔内压接近或略超过大气压，可为正压亦可为负压，抽气后压力下降而不复升。

08.324 交通性气胸 unclosed pneumothorax
又称"开放性气胸(open pneumothorax)"。破裂口较大或因两层胸膜间有粘连或牵拉，使破口持续开放，吸气与呼气时空气能自由进出胸膜腔的气胸类型。胸膜腔内压在 0 cmH₂O 上下波动；抽气后可呈负压，但观察数分钟，压力又复升至抽气前水平。

08.325 张力性气胸 tension pneumothorax
又称"高压性气胸(pressure pneumothorax)"。胸膜破裂口呈单向活瓣或活塞作用导致的气胸类型。吸气时胸廓扩大，胸膜腔内压变小，空气进入胸膜腔；呼气时胸膜腔内压升高，压迫活瓣使之关闭，致使胸膜腔内空气越积越多，内压持续升高，使肺脏受压，纵隔向健侧移位，影响心脏血液回流。必须紧急抢救处理。

08.326 血气胸 hemopneumothorax
胸腔内同时积血和积气的病理状态。

08.327 复张性肺水肿 reexpansion pulmonary edema
气胸、胸腔积液、肺不张患者，在萎陷的肺组织复张过快时出现的肺水肿。主要是肺血

管通透性增加所致。可出现不同程度的低氧血症及低血压，症状往往在胸腔闭式引流术 24~48 h 内加重。

08.328 胸膜间皮瘤 mesothelioma of pleura, pleural mesothelioma
一种比较少见的胸膜原发性肿瘤。按生长方式分为局限型和弥漫型。前者来源于胸膜下结缔组织，多为良性或低度恶性；后者原发于胸膜间皮细胞，均为高度恶性。

08.329 局限性胸膜间皮瘤 localized pleural mesothelioma
多起源于胸膜(多为脏层胸膜)，呈圆形或椭圆形的孤立性肿块，且边缘光滑的一种胸膜间皮瘤。显微镜检查肿瘤组织多以纤维成分为主，常由梭形细胞组成，偶见上皮样细胞。

08.330 弥漫性恶性胸膜间皮瘤 diffuse malignant pleural mesothelioma
多起源于胸膜(多为脏层胸膜)，常融合成片，呈厚皮样，总体表现为弥漫性、不规则胸膜增厚及壁层胸膜上凹凸不平结节的一种胸膜间皮瘤。显微镜检查细胞形态多种多样，主要有上皮样细胞或纤维肉瘤样细胞等。常有持续性胸痛和进行性气促，胸痛逐渐加重难以忍受，且不因胸腔积液增多而缓解。预后差。

08.09 胸部损伤和胸壁疾病

08.331 胸部损伤 thoracic trauma
外力作用于胸部表面或外来物通过胸壁进入胸腔内所引起的胸壁表面和内脏损伤。常为机械性暴力深入胸腔，损伤脏器，威胁生命。由于人体的逃避和肢体的保护，胸部损伤常伴有头部、腹部和肢体损伤，即多发伤。按致伤原因分为穿入伤、钝性伤和冲击伤。按伤道分为开放伤和闭合伤。

08.332 穿入伤 penetrating wound
枪、弹、利器等突破体表深入体内造成的创伤。多为器官破裂，损伤部位明确而范围局限，留有伤道通向体表。

08.333 钝性伤 blunt trauma, blunt injury
钝器打击体表而力量发散到体内造成的创伤。能量无形不留伤道，损害广泛而不仅限

于致伤器物打击处，易误诊或漏诊。

08.334 冲击伤 blast injury
又称"爆震伤"。高压气浪、水浪等冲击震撼体内含气器官造成的创伤。特点是致伤物远离体表而不接触，间接致伤亦无伤道。

08.335 开放伤 open injury
胸膜腔借胸壁伤道与外界相通的胸部损伤。

08.336 闭合伤 closed injury
无胸壁伤道的胸部损伤。

08.337 连枷胸 flail chest
多肋骨多处骨折时，肋骨断离段脱离了胸廓整体，吸气时受胸腔负压吸引而内陷，呼气时受肺内正压推动而外膨，呈反常呼吸，即局部胸壁的运动方向与胸廓整体运动方向相反。

08.338 肺挫伤 pulmonary contusion
曾称"创伤性湿肺"。暴力冲击下，肺泡压迅速上升又瞬间消失产生负压导致的肺损伤。表现为肺局限性或弥漫性渗出。

08.339 创伤性窒息 traumatic asphyxia
当胸部与上腹部受到暴力挤压时，患者声门紧闭，胸内压骤然剧增，右心房血液经无静脉瓣的上腔静脉系统逆流，造成末梢静脉及毛细血管过度充盈扩张并破裂出血。

08.340 胸壁结核 tuberculosis of chest wall
胸壁的肋骨、胸骨及胸壁软组织受结核分枝杆菌侵袭，出现的结核性病变。

08.341 胸壁肿瘤 tumor of chest wall
位于胸壁深部软组织、肌肉及骨骼的肿瘤。不包括皮肤、皮下组织及乳腺肿瘤，也不包括胸膜间皮瘤。

08.342 肋软骨炎 costochondritis
又称"蒂策病(Tietze disease)"。一种非特异性、非化脓性肋软骨炎性疾病。主要表现为肋软骨的局限性疼痛、肿大。1921 年由蒂策(Tietze)首先报道，临床上较多见。

08.10 纵 隔 疾 病

08.343 纵隔炎 mediastinitis
纵隔结缔组织的炎症。其中绝大多数是感染性的，临床表现千差万别，主要与纵隔炎持续的时间有关，而不是病原体的特异性。分为急性化脓感染和慢性纤维性病变两种。

08.344 急性纵隔炎 acute mediastinitis
外伤、手术和感染引起的纵隔结缔组织的急性化脓性炎症。临床较少见。

08.345 慢性纵隔炎 chronic mediastinitis
多种病因引起的纵隔结缔组织的慢性炎症。已知结核、放线菌、结节病、硅肺、外伤后纵隔出血、药物中毒等均可引起纵隔慢性炎症和纤维化，亦可能与自身免疫有关，部分病因不明。

08.346 心包气肿 pneumopericardium
肺泡破裂等原因导致气体进入心包形成的气肿类型。婴儿多见。

08.347 囊肿 cyst
长在体内某一脏器的囊状良性包块。其内容物为液态。

08.348 纵隔囊肿 mediastinal cyst
生长在纵隔的囊肿。种类繁多，大多是先天性发育异常所致；还包括寄生虫性(如包囊虫性)囊肿、血肿囊性变和胰腺假性囊肿等。

08.349 支气管囊肿 bronchogenic cyst
来自胚胎发育过程中气管支气管树的异常分支而形成的囊肿。可以发生在纵隔内或肺内，前者来自胚胎时不正常的肺芽而且未与气道相连，仍停留在纵隔内，囊肿上皮不断在封闭的腔隙内分泌，使囊肿不断增大；后者来自胚胎时期支气管树的不正常分支，而且与支气管壁相连，随着肺实质的发育而成为封闭状。

08.350 肠源性囊肿 enterogenous cyst
由胚胎时期原始前肠与脊索之间的粘连形成外牵性憩室发育而来，常与颈椎和胸椎的畸形相伴的一种纵隔囊肿。常位于后纵隔，囊壁被覆消化道上皮。是婴幼儿中最常见的囊肿类型。

08.351 神经肠源性囊肿 neurenteric cyst
婴幼儿的肠源性囊肿向椎管内延伸，合并脊柱畸形的一种纵隔囊肿。

08.352 胸腺囊肿 thymic cyst
先天性胸腺发育异常而形成的囊肿。位于颈部和纵隔内。

08.353 心包囊肿 pericardial cyst
发生于心包附近的囊肿。其最常见部位为右侧心膈角处，但亦可发生在较高位置，甚至延伸至上纵隔。

08.354 胸腺瘤 thymoma
起源于胸腺，组织学上由淋巴细胞和上皮细胞构成，大多数呈良性的肿瘤。是前纵隔中最常见的肿瘤。2/3 患者就诊时无症状，部分合并多种全身综合征，最常见重症肌无力。

08.355 胸腺癌 thymic carcinoma
具有恶性肿瘤特征的胸腺上皮肿瘤。最常见的组织类型是鳞状细胞癌和未分化癌，绝大多数患者有不同症状。

08.356 巨大淋巴结增生症 angiofollicular lymph node hyperplasia
又称"卡斯尔曼病(Castleman's disease)"。原因未明的反应性淋巴结病。较少见。其病理特征为明显的淋巴滤泡、血管及浆细胞呈不同程度的增生，临床上以深部或浅表淋巴结显著肿大为特点，可沿淋巴链发生于任何部位，70%见于纵隔，其次为肺门区。部分病例可伴全身症状和/或多系统损害。

08.357 畸胎瘤 teratoma
由多胚层组织结构组成的肿瘤。偶见含一个胚层成分。肿瘤组织多数成熟，少数未成熟；多数为囊性，少数为实质性。肿瘤的良、恶性及恶性程度取决于组织分化程度，而不取决于肿瘤质地。

08.358 纵隔畸胎瘤 mediastinal teratoma
发生于纵隔的、由 2 个或 3 个胚层的几种不同类型的组织构成的肿瘤。这些组织可由成熟的、非成熟的或混合型成分所组成，偶尔也可见由 1 个胚层组织成分占优势，或由一种高度特异性的组织类型占绝对优势。畸胎瘤大部分位于前纵隔，尤其是前纵隔中部，心脏与主动脉弓交界处。

08.11 膈 肌 疾 病

08.359 膈肌麻痹 diaphragmatic paralysis
单侧或双侧膈神经受损，神经冲动传导被阻断，导致横膈异常上升和运动障碍。单侧膈肌麻痹者多数无症状，左侧膈肌麻痹因胃底升高可能有嗳气、腹胀、腹痛等消化道症状。双侧完全性膈肌麻痹则有严重的呼吸困难，腹部反常呼吸（吸气时腹部凹陷）、辅助呼吸肌活动和呼吸衰竭的表现。

08.360 膈肌膨出 eventration of diaphragm
膈肌因麻痹、发育不全或萎缩所造成的膈肌薄弱、胸腹膜肌化不全、不肌化等因素引起的膈肌位置异常升高。

08.361 膈疝 diaphragmatic hernia
腹内脏器经由膈肌的薄弱孔隙、缺损或创伤裂口进入胸腔导致的一种疾病。

08.362 先天性膈疝 congenital diaphragmatic hernia
由于胚胎时期膈肌闭合不全导致单侧或双侧膈肌缺陷，部分腹内脏器由此处进入胸腔，造成解剖关系异常的一种疾病。分胸腹裂孔疝、食管裂孔疝和先天性胸骨后疝。

08.363 胸骨旁膈疝 parasternal diaphragmatic hernia
又称"胸骨后疝""前膈疝"。腹内脏器经莫尔加尼孔（Morgagni's foramen）疝入胸腔导致的一种疾病。该裂孔位于膈前部、胸骨后方。

08.364 创伤性膈疝 traumatic diaphragmatic hernia
因直接损伤（刀刺、枪伤、弹伤、膈肌手术）或间接暴力（爆震伤、挤伤、压伤、坠伤）或胸腹腔内压力突然改变导致膈肌损伤和破裂，部分腹部脏器由此处进入胸腔的一种疾病。疝内容物以胃及大小肠多见。

08.365 食管裂孔疝 esophageal hiatal hernia, hiatal hernia, hiatus hernia
胃贲门部及食管腹段或腹腔内脏经食管裂孔及其附近突入胸腔的一种疾病。

08.366 膈肌肿瘤 tumor of the diaphragm
原发于膈肌的肿瘤和继发于膈肌周围器官和组织的肿瘤。前者非常少见。

08.12　呼吸调节紊乱

08.367 睡眠 sleep
反复出现的惰性或不反应精神状态。现代医学认为睡眠是一种主动过程，有专门的中枢管理，使能量得到储存。适当的睡眠是最好的休息，既是维护健康和体力的基础，也是取得高度生产能力的保证。睡眠时，交替出现非快速眼动睡眠时相和快速眼动睡眠时相的周期性脑电活动，每一周期中前者约持续 60~90 min，后者约 15 min，每晚有 4~6 个周期。

08.368 睡眠障碍 sleep disorder
睡眠量不正常和/或睡眠中出现异常行为，以及睡眠和觉醒的正常节律性交替紊乱的表现。可由多种因素引起，常与躯体疾病有关。

08.369 睡眠呼吸障碍 sleep-related breathing disorder, SBD
以睡眠中发生异常呼吸事件为特征的一组与睡眠相关的呼吸疾病。包括睡眠低通气综合征、阻塞性睡眠呼吸暂停低通气综合征、上气道阻力综合征、陈-施呼吸综合征等。

08.370 睡眠低通气综合征 sleep hypoventilation syndrome, SHS
又称"睡眠相关通气不足综合征"。睡眠相关的非阻塞性呼吸暂停。表现为肺泡通气量降低，动脉血二氧化碳分压升高和血氧饱和度下降。睡眠过程中，血氧饱和度下降事件出现在明显的呼吸暂停和低通气之外，而与呼吸暂停及低通气无关。低氧导致红细胞增多、肺动脉高压、肺心病。其发病与病态肥胖、神经肌肉疾病的关系更为密切。

08.371 睡眠呼吸暂停低通气综合征 sleep apnea hypopnea syndrome, SAHS
各种原因导致睡眠状态下反复出现呼吸暂停和/或低通气、高碳酸血症、睡眠中断，从而使机体发生一系列病理生理改变的临床综合征。诊断标准是每晚 7 h 睡眠过程中呼吸暂停反复发作 30 次以上或睡眠呼吸暂停低通气指数（AHI）≥5 次/小时，并伴有嗜睡等症状。病情逐渐发展可出现高血压、心律失常、脑血管意外等严重并发症。

08.372 阻塞型睡眠呼吸暂停低通气综合征 obstructive sleep apnea hypopnea syndrome, OSAHS, OSAS
睡眠过程中发生的完全性（呼吸暂停）或部分性（低通气）上气道阻塞，伴有打鼾、睡眠结构紊乱、动脉血氧饱和度下降、白天嗜睡等表现的临床综合征。呼吸暂停和低通气事件持续至少 10 s。诊断标准每夜 7 h 睡眠过程中呼吸暂停及低通气反复发作在 30 次以上，或睡眠呼吸暂停低通气指数≥5 次/小时。

08.373 中枢型睡眠呼吸暂停综合征 central sleep apnea syndrome, CSAS
睡眠中呼吸暂停时，口和鼻气流以及胸、腹式呼吸运动同时停止，引起低氧血症、高碳酸血症、睡眠中断，从而使机体发生一系列病理生理改变的事件。

08.374 重叠综合征 overlap syndrome
阻塞性睡眠呼吸暂停低通气综合征和慢性阻塞性肺疾病同时并存的疾病类型。

08.375 睡眠呼吸暂停 sleep-related apnea
睡眠过程中口鼻气流停止≥10 s 的事件。

08.376 睡眠低通气 sleep-related hypopnea
简称"低通气（hypopnea）"，又称"呼吸不足"。睡眠过程中呼吸气流强度较基础水平降低 50%以上，并伴血氧饱和度下降至少 4%或伴有觉醒的事件。

08.377 睡眠呼吸暂停低通气指数 sleep-related apnea-hypopnea index
简称"呼吸暂停低通气指数（apnea-hypopnea index, AHI）"。每小时睡眠时间内呼吸暂停加低通气的次数。

08.378 多导睡眠图 polysomnography, PSG
在全夜睡眠过程中，连续并同步地描记脑电图、心电图、肌电图、眼动图、胸式和腹式呼吸张力图、鼻及口通气量、体动、血氧饱和度及阴茎海绵体肌容积等 10 余个通道的生理信号，次日由仪器自动分析全部记录后再经人工逐项核实的技术。是确诊睡眠呼吸暂停低通气综合征的金标准，并能确定类型及病情的轻重。

08.379 肥胖低通气综合征 obesity hypoventilation syndrome
又称"肥胖通气低下综合征""匹克威克综合征（Pickwichian syndrome）"。明显肥胖（体重指数>30）和清醒时二氧化碳潴留（动脉血二氧化碳分压>45 mmHg），同时存在睡眠呼吸疾病的一种临床综合征。约有 90%合并阻塞性睡眠呼吸暂停低通气综合征。但需要排除其他疾病引起的高碳酸血症，如慢性阻塞性肺疾病、神经肌肉疾病等。

08.380 混合性睡眠呼吸暂停 mixed sleep apnea, MSA
中枢性和阻塞性睡眠呼吸暂停事件并存的

现象。一般先出现前者，数秒或数十秒后才出现后者。因为上一次呼吸暂停结束时常需要深呼吸数次，机体二氧化碳大量呼出，动脉血二氧化碳分压降至较低水平，对呼吸中枢的刺激效应减弱，出现中枢性呼吸暂停；随着呼吸暂停时间的延长，动脉血二氧化碳分压不断升高，动脉血氧分压下降，呼吸中枢受刺激，呼吸运动恢复，但上气道尚未开放，无气流恢复。

08.381　高通气综合征　hyperventilation syn-drome

由于通气过度，超过生理代谢所需而引起的综合征。其特征是临床症状可以由过度通气激发试验复制出来。其临床症状涉及多器官系统，表现为呼吸困难，胸部不适或胸痛，呼吸深或快，心慌或心悸，头昏，视物模糊，手指针刺麻木感，手指、上肢强直，口唇周围麻木、发紧，晕厥，精神紧张或焦虑，恐惧，害怕死亡等。无相应的器质病因。

08.382　上气道阻力综合征　upper airway resistance syndrome, UARS

表现为反复发作的睡眠唤醒，同时伴上气道阻力增加引起鼾音逐渐增强的一种睡眠呼吸紊乱疾病。打鼾末期，发生睡眠唤醒和上气道阻力降低，打鼾暂时消失。没有明显的呼吸暂停或血氧饱和度降低。

08.383　陈–施呼吸综合征　Cheyne-Stokes breathing syndrome, CSS

既有呼吸节律的变化，又有呼吸幅度改变的综合征。呼吸由浅慢变为深快，又由深快变为浅慢，随后出现一段呼吸暂停，当呼吸暂停时，二氧化碳潴留，动脉血二氧化碳分压升高，刺激呼吸中枢，使呼吸恢复加快加深，二氧化碳排出，呼吸中枢失去刺激，又出现浅慢呼吸，继而停顿。常见于中枢神经系统疾病、心功能不全，也可见于中毒性疾病。

08.384　肺泡低通气综合征　alveolar hypoventilation syndrome, AHVS

又称"肺泡通气不足综合征"。肺泡的换气量不能适应组织代谢的需要，结果肺泡中氧分压和动脉血氧分压降低，而动脉血二氧化碳分压升高的综合征。见于睡眠呼吸障碍，也见于其他心肺或呼吸中枢疾病，或原因不明。

08.385　中枢性肺泡低通气综合征　central alveolar hypoventilation syndrome

由于构成呼吸控制系统的脑干神经元和呼吸感受器功能障碍，睡眠期肺泡通气量下降，导致以高碳酸血症和低氧血症为特征的综合征。常见于有明显颅脑器质性病变的患者；若无明显病变则称为原发性肺泡低通气综合征。

08.386　原发性肺泡低通气综合征　primary alveolar hypoventilation syndrome

无明显神经肌肉疾病或通气功能障碍而出现的慢性低氧和高碳酸血症。病因未明，睡眠时加重。目前认为其发病机制是呼吸控制系统存在代谢性缺陷，但也有报道少数患者存在神经病理改变。该病主要累及 20~50 岁的男性，有时男性儿童也发病。

08.13　先天性畸形

08.387　气管食管瘘　tracheoesophageal fistula

气管与食管间由瘘道相连通的一种病理现象。可为先天性或后天性，并可分为气管–食管瘘和支气管–食管瘘。

08.388　气管软化症　tracheomalacia

气管缺乏应有的软骨硬度和支撑力，导致管腔出现不同程度塌陷的一种病理现象。主要表现是呼气性喘鸣。

08.389　气管支气管软化症　tracheobroncho-malacia

呼吸道管腔纵行弹性纤维萎缩或气道软骨结构被破坏导致的管腔塌陷、狭窄的一种病理现象。临床表现可从完全没有症状到致死性的缺氧窒息。大部分是自限性的。

08.390　气管憩室　tracheal diverticulum

气管中的局部囊样膨出，且绝大多数向气管腔外膨出的先天性异常。多位于隆突上1~3 cm气管的右侧壁，常单发，无症状，可存留异物。

08.391　囊性纤维化　cystic fibrosis, CF

又称"全身性分泌腺病(systemic secretion)"。第7对染色体的CF基因突变引起的常染色体隐性遗传病。主要特点是全身外分泌腺分泌紊乱，黏液分泌亢进，黏稠凝聚，堵塞管腔使管腔扩张、继而纤维化，导致相应器官功能障碍，而非黏液性分泌的汗腺、唾液腺氯化钠含量增高。

08.392　肺囊性纤维化　pulmonary cystic fibrosis

肺部的囊性纤维化。其特点是黏稠分泌物堵塞支气管以及继发性感染。肺部产生广泛性纤维化和肺气肿后，有喘鸣，活动后气急，常并发自发性气胸或纵隔气肿，可导致呼吸衰竭和肺源性心脏病。该病主要发生在白种人，黑种人少见，黄种人极少见。

08.393　肺泡微结石症　pulmonary alveolar microlithiasis, PAM

肺泡内广泛的钙盐沉着，伴有或不伴有肺实质纤维化的罕见肺疾病。

08.394　先天性肺发育不全　congenital aplasia of lung, congenital hypoplasia of lung

胚胎期肺发育障碍导致的不明原因的肺部发育不全。临床分为三个类型：肺缺如、肺发育不全和肺发育不良。

08.395　肺缺如　pulmonary agenesis

单侧肺或双侧肺完全缺失，没有支气管、血管和肺实质的病理改变。

08.396　肺发育不全　pulmonary aplasia

只有残留的支气管形成的盲端，没有相应的血管和肺实质的病理改变。

08.397　肺发育不良　pulmonary hypoplasia

支气管、血管和肺泡存在，但其大小和数量均减少，伴有同侧肺动脉畸形和异常静脉引流的病理改变。常累及全肺，分原发性和继发性，后者多见。

08.398　肺动脉缺如　agenesis of pulmonary artery

肺动脉完全缺失的先天性肺血管畸形。非常罕见，有时并发其他发育障碍，如单侧肺不发育和发育不全。

08.399　单侧透明肺综合征　unilateral hyperlucent lung syndrome

简称"单侧透明肺(unilateral hyperlucent lung)"。胸部X线表现为单侧肺透亮度增加，肺血管影和肺门影减少的肺部疾病。病理表现主要为支气管炎、细支气管炎和支气管扩张。肺功能检查提示阻塞性通气功能障碍，但纤支镜检查无支气管狭窄证据。

08.400　肺隔离症　pulmonary sequestration

部分肺实质与气道连接不完全或不相连，由来自主动脉或其分支的畸形动脉供血的病理改变。分为叶内型和叶外型，前者与相邻正常肺组织共用正常脏层胸膜，后者有其自身的胸膜包裹，将其与正常肺组织分离。

08.14 其他疾病

08.401 淀粉样变 amyloidosis
细胞外淀粉样物质沉积的一组表现各异的临床综合征。这种淀粉样物质实际是蛋白质或多肽，遇碘和硫酸时，显现与淀粉相似的染色反应，在光镜下呈无定形的均一嗜伊红物。

08.402 原发性支气管肺淀粉样变 primary bronchopulmonary amyloidosis
支气管、肺组织细胞外的淀粉样变。较为罕见，病因尚未完全阐明。可分四型：①局限性支气管淀粉样变；②弥漫性支气管淀粉样变；③肺实质内结节状淀粉样变；④弥漫性肺实质淀粉样变。

08.403 原发性支气管淀粉样变 primary bronchial amyloidosis
支气管组织细胞外的淀粉样变。以多灶性黏膜下斑块最常见，其次为单灶瘤块样肿物，弥漫浸润型最少见。病变一般不扩展至支气管壁外。常有呼吸困难、咳嗽、咯血和声音嘶哑等，常有继发肺感染。

08.404 肺淀粉样变 pulmonary amyloidosis
肺组织细胞外的淀粉样物质沉积。可表现为单结节型（可演变为多结节）、多结节型、粟粒型（含融合结节型）、肺间质弥漫型。25%单结节型和50%多结节型有咳嗽、无痰或少痰、咯血和活动后气促；粟粒型或融合结节型约90%有症状，主要为呼吸困难、咳嗽、咳少量白黏痰和咯血。肺间质弥漫型皆有症状，进行性气促、呼吸窘迫突出，反复肺部感染。

08.405 肺不张 atelectasis, pulmonary atelec-tasis
一个或多个肺段或肺叶的含气容积或含气量减少的病理改变。

08.406 吸收性肺不张 resorption atelectasis
气道阻塞，远端的肺泡内气体被吸收而引起的肺不张类型。

08.407 粘连性肺不张 adhesive atelectasis
表面活性物质不足导致的含气肺容积减少的肺不张类型。

08.408 压迫性肺不张 compressive atelectasis
胸腔内病变，如胸腔积液、脓胸、气胸、胸腔或肺内肿瘤、肺大疱等导致胸腔或肺内压力升高，或腹部膨隆使膈肌上抬挤压肺脏引起的肺不张类型。

08.409 坠积性肺不张 hypostatic atelectasis
重力梯度在某些情况下参与形成的肺不张类型。如长期卧床、呼吸表浅、黏液纤毛输送系统受损、肺重量增加等。

08.410 呼吸衰竭 respiratory failure
简称"呼衰"。由于肺内外各种原因引起的肺通气和/或肺换气功能严重障碍，以致不能进行有效的气体交换，在呼吸空气时，产生严重低氧血症和/或高碳酸血症，从而引起一系列生理功能和代谢紊乱的临床综合征。诊断标准：海平面、静息状态、呼吸空气条件下，动脉血二氧化碳分压>50 mmHg 或动脉血氧分压<60 mmHg。

08.411 慢性呼吸衰竭 chronic respiratory failure

慢性呼吸系统及相关系统疾病，如慢性阻塞性肺疾病、肺结核、间质性肺疾病、神经肌肉病变等，造成呼吸功能损害逐渐加重，经过较长时间发展成的呼吸衰竭类型。其中以慢性阻塞性肺疾病最常见。早期虽有低氧血症或伴高碳酸血症，但机体通过代偿适应，生理功能障碍和代谢紊乱较轻，仍保持一定的活动能力，动脉血 pH 值可在正常范围。

08.412　慢性呼吸衰竭急性加重　acute exacerbation of chronic respiratory failure
在慢性呼吸衰竭的基础上，因合并呼吸系统感染、气道痉挛或并发气胸等情况，病情急性加重，在短时间内出现动脉血氧分压显著下降和动脉血二氧化碳分压显著升高，其病理生理学改变和临床症状具有急性呼吸衰竭的特点。

08.413　急性呼吸衰竭　acute respiratory failure
某些突发的致病因素，如严重肺疾病、创伤、休克、电击、气道阻塞等，使肺通气和/或换气功能迅速出现严重障碍，短时间内发生的呼吸衰竭类型。因机体不能很快代偿，若不及时抢救，容易危及患者生命。

08.414　肺衰竭　lung failure
气体交换障碍导致的呼吸衰竭。主要表现为明显的低氧血症，一般无明显的呼吸肌疲劳；部分伴有高碳酸血症，但动脉血二氧化碳分压的升高幅度明显低于动脉血氧分压下降的幅度，可呼吸肌疲劳。

08.415　泵衰竭　pump failure
呼吸中枢、神经、肌肉疾患导致的通气功能障碍。常有严重呼吸肌疲劳或呼吸肌功能减退，除低氧血症外，还伴有明显的高碳酸血症，且动脉血氧分压下降的幅度和动脉血二氧化碳分压升高的幅度相似。

08.416　低氧血症型呼吸衰竭　hypoxemic respiratory failure
又称"Ⅰ型呼吸衰竭(type Ⅰ respiratory failure)"。动脉血氧分压＜60 mmHg，而不伴有动脉血二氧化碳分压升高的呼吸衰竭类型。主要见于肺实质疾病和中重度阻塞性肺疾病急性加重。

08.417　高碳酸血症型呼吸衰竭　hypercapnic respiratory failure
又称"Ⅱ型呼吸衰竭(type Ⅱ respiratory failure)"。动脉血二氧化碳分压＞50 mmHg，伴有低氧血症的呼吸衰竭类型。主要见于各种严重通气功能障碍性疾病。

08.418　正常肺容积呼吸衰竭　respiratory failure with normal lung volume
呼吸驱动发生异常、神经传导障碍、呼吸肌功能减退等因素导致的呼吸衰竭类型。其气道–肺组织结构正常或接近正常，多由于药物中毒、呼吸中枢或神经–肌肉疾病等引起，是指导机械通气的主要依据之一。

08.419　高肺容积呼吸衰竭　respiratory failure with high lung volume
气道阻力增加或气道陷闭、功能残气量显著增大导致的呼吸衰竭。多见于慢性阻塞性肺疾病、支气管哮喘和肺囊性纤维化等疾病，是指导机械通气的主要依据之一。

08.420　低肺容积呼吸衰竭　respiratory failure with low lung volume
肺组织、胸腔、胸廓疾病或创伤、手术等导致的呼吸衰竭。其特点是功能残气量显著下降，以换气功能障碍和低氧血症为主要表现。常见于急性肺损伤/急性呼吸窘迫综合征、肺水肿、重症肺炎、肺间质纤维化等，是指导机械通气的主要依据之一。

08.421 损伤 injury
机体受到各种创伤因素作用所引起的皮肉、筋骨、脏器等组织结构的破坏，及其所带来的局部和全身反应。按致伤因素的性质分为物理损伤、化学损伤、生物损伤等。

08.422 肺损伤 lung injury
机体受到各种肺内外因素作用所引起的肺实质结构的破坏。可为局限性和弥漫性，后者常有明显呼吸窘迫和严重低氧血症。

08.423 急性肺损伤 acute lung injury, ALI
广义是指各种肺内外因素作用所引起的急性肺实质结构的破坏和高通透性肺水肿；狭义是指各种肺内、外致病因素导致的双肺急性弥漫性损伤和高通透性肺水肿。临床主要表现为呼吸窘迫和低氧血症，氧合指数（PaO_2/FiO_2）<300，被认为是急性呼吸窘迫综合征的早期阶段。

08.424 急性呼吸窘迫综合征 acute respiratory distress syndrome, ARDS
各种肺内外致病因素引起的以急性呼吸窘迫和顽固性低氧血症为特征的临床综合征。主要病理特征是弥漫性肺微血管通透性增高、肺泡上皮损伤和肺水肿，肺泡渗出液富含蛋白质，有透明膜形成。病理生理改变以肺容积减少、肺顺应性降低和严重静动脉血分流为特征。影像学表现为非均一性的双肺渗出性病变。1967 年阿什博（Ashbaugh）首次提出这一病名，1994 年欧美联席会议（AECC）定义氧合指数（PaO_2/FiO_2）<300 为急性肺损伤；≤200 为急性呼吸窘迫综合征。2011 年柏林定义是氧合指数<300 为急性呼吸窘迫综合征，并分为轻、中、重三度。两者各有

一定优缺点，都获得较广泛的临床应用。

08.425 减压病 decompression sickness
机体因环境气压降低过快或幅度过大，超出了安全减压的速度，释放的氮气量将超过血液运输和肺泡排出的负荷，气体从体液中析出，使氮气在组织和血管内堆积，形成气泡和气栓而引起的疾病。

08.426 高压神经综合征 high-pressure nervous syndrome
高静水压和加压产生的多种因素共同作用导致的病理生理综合征。主要发生在深度潜水时，尤其在下潜速度过快时。其表现有：肢体或全身震颤、恶心、呕吐、眩晕及思维障碍，脑电图出现 θ 和 δ 睡眠波。上述症状随下潜速度加快而加重，在某一压力下，随着时间迁延，症状可以缓解。

08.427 急性高山病 acute mountain sickness
病理性的急性高原反应。全身多个系统都可出现相应症状，如头晕、头痛，恶心、呕吐，疲倦、乏力，食欲减退、睡眠障碍，甚至出现呼吸困难、肌无力、少尿、四肢水肿和视网膜出血。

08.428 慢性高山病 chronic mountain sickness
又称"蒙赫病（Monges's disease）"。病理性的慢性高原反应。多发生于曾经一度适应高原气候、久居高原的平原移居者和少数高原世居者中。主要表现为血液、神经、心脏、呼吸功能的障碍。本病可出现许多程度较轻的非特异性症状，易与其他很多疾病，甚至与老化过程的表现相混淆。

09. 肺 功 能

09.01　相关的物理学概念

09.001　固体　solid
有比较固定的体积和形状，质地比较坚硬的物质存在状态。

09.002　钢体　rigid body
在受力后，大小、形状和内部各点相对位置都保持不变的物体。是实际固体的理想化模型。

09.003　气体　gas
没有固定体积和形状、粒子之间有着相对大的距离的物质形态。

09.004　液体　liquid
具有固定体积，没有固定形状的物质形态。

09.005　流体　fluid
气体和液体的总称。基本特征是具有流动性，即物质各部分之间很容易发生相对运动，没有固定的形状。

09.006　可压缩性　compressibility
流体的密度随压力变化而改变的性质。

09.007　黏性　viscosity
流体各部分之间存在内摩擦力的特性。

09.008　理想气体　ideal gas
绝对不可压缩且完全没有黏性的气体。这是一种理想化的模型，用于呼吸力学的研究。

09.009　理想流体　ideal fluid
绝对不可压缩且完全没有黏性的流体。这是一种理想化的模型，常用于流体动力学(如肺通气和血流)的研究。

09.010　理想液体　ideal liquid
绝对不可压缩且完全没有黏性的液体。这是一种理想化的模型，用于血流动力学的研究。

09.011　实际流体　real fluid
实际情况下，有一定黏性和一定压缩性的气体和液体。

09.012　黏性流体　viscous fluid
许多液体和气体在一定条件下很接近理想流体，用理想流体的运动规律可以描述其运动中的某些性质，但实际流体具有不同程度的黏性，即做相对运动的两层流体之间的接触面上，存在一对阻碍两流体层的、大小相等而方向相反的摩擦力。常用于描述气道气体和肺血流的实际流动情况。

09.013　理想气体定律　ideal gas law
描述理想气体参数变化规律的物理学定律。对一定质量的理想气体而言，气体的物理状态由压强、体积和温度三个物理量来描述；若压强、体积和温度三个物理量恒定时，则气体处于"稳定状态"。若三个物理量单独或同时变化即可引起气体状态的变化。

09.014　玻意耳–马里奥特定律　Boyle-Mariotte law
简称"玻意耳定律(Boyle law)"。当温度不变时，一定质量气体的体积同它的压强成反比。即温度不变时，一定质量气体的体积与压强的乘积是一恒量。

09.015 查理定律 Charles law

当气体体积不变时，一定质量气体的压强与绝对温度成正比。

09.016 盖吕萨克定律 Gay-Lussac law

当气体压强不变时，一定质量气体体积与绝对温度成正比。

09.017 理想气体方程 ideal gas equation

关于一定质量气体的压强、体积和温度同时变化时的气体定律。玻意耳定律、查理定律、盖吕萨克定律分别反映了一定质量的气体在压强、体积和温度三个物理量中的一个量恒定时，其他两个变量之间的关系。但自然环境中三个物理量往往同时发生变化，一定质量气体的压强、体积和温度都为变量时，压强与体积的乘积同绝对温度成正比。理想气体方程是上述三个气体定律的综合。

09.018 道尔顿定律 Dalton law

又称"分压定律(law of partial pressure)"。各种相互不起化学反应的气体组成混合气体，混合气体所产生的压强是各种气体压强的总和。而各种气体各自所产生的压强称为分压。当温度不变时，混合气体的总压等于各组成气体的分压之和。该规律在理想气体成立，对于实际气体，由于分子间作用力的存在，道尔顿定律将出现偏差。

09.019 定常流动 steady flow

任一固定点的流速、压强和密度等都不随时间而变化的流动。常用于描述呼吸道气体和肺血流的流动规律。

09.020 非定常流动 unsteady flow, time dependent flow

流线的形状随时间而变化的流体流动。

09.021 流场 flow field

在流动过程的任一瞬时，流体在所占据的空间。每一点都具有一定流速。

09.022 流线 streamline

为了形象地描述流体的运动，在流体中画出每一点的切线方向与流经该点的流体质点的速度方向相同的一系列曲线。在定常流动中，流线是不随时间变化的，因此流线就是流体质点的运动轨迹。

09.023 流管 stream tube

在定常流动中，由流线围成的管状区域。实质是一种无形的管道。流线和流管的概念常用于描述呼吸道气体和肺血流的流动规律。

09.024 流量 rate of flow

流体在单位时间内通过某横截面的数量。按表示方法不同可分为质量流量、重量流量和体积流量。在描述呼吸气体动力学或血流动力学时，一般用体积流量，即单位时间内流过的流体容积的大小。

09.025 连续性方程 continuity equation

又称"质量流量守恒定律(mass flow rate conservation law)""体积流量守恒定律(volumetric flow rate conservation law)"。定常流动中，细流管各垂直截面的流量、密度和面积的乘积是一常数，即质量流量相等。在流体被描述为理想流体的情况下，其密度不变，则流量和面积的乘积，即体积是一常数。

09.026 伯努利方程 Bernoulli equation

理想流体做定常流动的动力学方程。是连续性方程的扩展，反映压强和流量的关系。它提示：当流体通过一个连续的流体系统时，跨壁压与流体的流量成反比，即流量增大时，跨壁压降低，但流体的总能量即动能和跨壁压之和不变。

09.027 文丘里效应 Venturi effect
高速流动的流体附近会产生低压，从而产生吸附作用。对理想流体而言，产生的低压大小可通过伯努利方程计算。

09.028 雷诺数 Reynolds number
1886 年雷诺引进的一个描述流体在直管内流动形式的参数。用符号"Re"表示。其定义为：$Re = \rho v r / \eta$，式中 ρ 为流体密度，v 为流体速度，r 为管道的半径，η 为流体的黏度。一般情况下，当 $Re < 1000$ 时是层流；$Re > 1500$ 时是湍流；在两者之间则可以是层流、湍流或相互转化的形态。

09.029 层流 laminar flow
流体质点的轨迹是有规则光滑曲线的流体运动。最简单的情形是直线流动。呼吸气流在小气道、血流在小血管主要表现为层流。

09.030 湍流 turbulent flow
流体的不规则运动。是流场中各种量随时间和空间坐标发生紊乱的变化。呼吸气流在大、中气道或气道分权处表现为湍流。

09.031 混合流 mixed flow
层流和湍流同时存在的流体状态。

09.032 泊肃叶方程 Poiseuille equation
法国医生泊肃叶经过大量试验，总结出描述以层流运动的黏性流体在长度为 L、半径为 R 的管道中流动规律的方程。其体积流量 $Q = \pi R^4 \Delta P / 8 \eta L$，式中 η 为流体的黏度。该公式也可简化为 $Q = \Delta P / R_f$，式中 $R_f = 8 \eta L / \pi R^4$。当管道的长度、半径以及流体的黏度确定时，R_f 是一定值，为流体阻力。

09.033 单位制 system of units
应用牛顿定律进行数量计算时，各物理量相互配套的一组单位。

09.034 国际单位制 international system of units, SI
目前国内外通用的单位制。应用牛顿定律进行数量计算时，各物理量相互配套的一组单位。SI 的力学基本单位是秒(s)、米(m)和千克(kg)。以 t、l 和 m 分别表示物理量的时间、长度和质量。一个物理量由 t、l 和 m 幂次组合表示的式子，称为物理量的量纲。在呼吸功能的研究中，既采用国际单位制，也采用习惯用单位。

09.02　肺功能测定方法

09.035 肺功能检查 pulmonary function test
运用特定的手段和仪器对受试者的呼吸功能进行的检测和评价。明确呼吸功能是否减退、减退程度和类型等，为疾病诊断提供依据，对治疗效果和病情发展进行评价；对外科手术的可行性和术后并发症的发生进行评估；对呼吸困难的原因进行鉴别诊断；对职业病患者的肺功能损害程度进行评级；也为运动医学、高原和潜水医学等的临床与研究提供参考。

09.036 分侧肺功能 separate pulmonary function
通过双腔气管插管连接肺功能仪进行的左、右两侧肺功能的单独测定。健康人左、右两侧肺容积差别不大，大约右侧 53%，左侧 47%，故测定常规肺功能即可反映总体及左右两侧的变化。但出现两侧明显不对称的胸肺疾病时，常规肺功能仅能反映总体变化，不能准确评价两侧的真实情况。因此分侧肺功能对指导肺部手术有一定的价值。

09.037 侧位肺功能 lateral position pulmonary function

用左、右侧卧位平静呼吸基线与仰卧位平静呼吸基线的位移占总位移的百分数表示两侧肺功能的方法。侧卧位时下位横膈受腹内压力作用上移，上位下移，下位肺血容量增加，上位减少，纵隔向下移位；下位胸廓受压缩小，上位胸廓舒张增大，故下位肺容积减少，上位肺容积增加。由于重力影响，上位肺容积的扩大超过下位肺容积的减小；上位肺功能越好，容积的扩大越显著，因此其平静呼气基线的上移也越明显。可以粗略地代替分侧肺功能测定。

09.038 肺功能检查仪 pulmonary function test apparatus

测定肺呼吸功能的仪器。包括肺量计、流量计、气体分析仪、体容积描记仪和脉冲振荡仪等。

09.039 肺量计 spirometer

又称"密闭性肺量计(tightly closed spirometer)""容积型肺量计(volume type spirometer)"。用来测定肺容积的仪器。传统肺容积测定需要在密闭的容器内进行，被测定者吸出或呼入容器内的气量即为测定的肺容积。由于传统的肺量计的基本结构呈圆筒状，故又称"单筒肺量计(monocular spirometer)"，包括水封式和干式两种基本类型。

09.040 水封式肺量计 water seal spirometer

将肺量计圆筒放置在圆柱形的水筒中制成的肺量计。肺量计圆筒的壁非常薄，具有很好的悬浮性，随呼吸气量的进出而上下移动。

09.041 干式肺量计 dry rolling seal spirometer

将肺量计的圆筒直接放置在特定的、非常光滑的外筒内制成的肺量计。两个圆筒的外壁和内壁密切接触，不漏气，肺量计圆筒随呼吸气量的进出而前后移动。

09.042 肺量计法 spirometry

用肺量计测定肺功能的方法。

09.043 简易肺量计 simple spirometer

通过接口器用橡胶气囊直接收集呼出气，气量的多少直接从指示器读出的肺量计类型。

09.044 流量计 flowmeter, flow transducer

测定流体流动速率的仪器。分机械和电子两种基本类型，后者是现代肺功能仪测定肺容积和肺通气量的主要仪器。流量的快慢可反映通气能力和通气阻力的大小，流量对时间的积分为呼、吸气容积，潮气容积与呼吸频率的乘积为静息每分钟通气量。

09.045 流量计法 flowmetery

用流量计测定肺呼吸功能的方法。可在计算机的帮助下直接完成多个肺功能参数的测定。因流量计体积非常小，并与预计值自动比较，应用简单方便，故逐渐取代传统的肺量计法。因在开放条件下测定，故又称"开放通路测定法(open access method)"。

09.046 体积描记仪 body plethysmograph, plephysmograph

简称"体描仪"。基本结构是一个箱体，装置流量计和压力计等测定仪器，受试者可以在其中进行不同方式呼吸，从而测定肺功能的仪器。其原理是应用气体定律进行肺功能的测定。包括压力型、容积型和流量型三种基本类型。

09.047 压力型体积描记仪 variable-pressure constant-volume body plethysmograph

简称"压力型体描仪"。具有一个大的箱体，两个压力传感器和一个流量计，分别测定箱压、口腔压的变化和经口气流量变化的体描仪。其特点是容积恒定，压力变动。受试者在箱内呼吸，胸内气体压缩及扩张的容积变化通过箱内压力的变化进行测定。压力传感器将箱压转成电信号，推导出胸内气体压缩容积和气道阻力的变化。

09.048 容积型体积描记仪 variable-volume constant-pressure body plethysmograph
简称"容积型体描仪"。由箱体和其开口上连接肺量计构成的一种体描仪。其特点是工作时容积变化而压力保持恒定。受试者在箱内呼吸的容积变化直接和肺量计的容积变化相关。此型更适于大容积变化的测定，但敏感性稍差。由于肺量计机械性能的局限，频率响应也受到限制。

09.049 流量型体积描记仪 integrated-flow body plethysmograph
简称"流量型体描仪"，又称"压力校正流量型体积描记仪(pressure-corrected variable-volume body plethysmograph)"。箱体有两个开口，一开口为气体通道，另一开口则连接肺量计(或其他容积测定装置)的一种体描仪。当受试者呼吸时，肺容积的变化表现为箱压变化和箱内气体容积变化的函数关系。同时测定箱压及箱内气体变化，故肺容积改变可精确记录。具有频率响应好，动态敏感范围广的特点。

09.050 体积描记法 body plethysmography
简称"体描法"。通过体容积描记仪测定肺功能的方法。不同类型体描仪的具体测定方法不同，但基本特点是受试者坐在箱体内，通过管道系统，经口平静或用力地呼吸舱外空气，同时记录舱内压、口腔内压、呼吸气流和受试者周围空气容积的变化，而得到多种肺功能参数，其中测定气道阻力更有优势。

09.051 呼吸感应性体表描记仪 respiratory inductance plethysmograph
又称"容积替代型体描仪"。呼吸运动时，胸腔容积和腹腔容积的变化引起电磁感应，再转化成相应的电压，最后经放大转化为相应容积的一种体描仪。由转换、描计装置和两圈绝缘电线组成，一圈绝缘线圈绕在胸部，一圈绕在腹部。胸腹腔容积变化的总和为潮气容积，胸腔、腹腔单独变化的时相及其幅度可反映胸、腹式运动的程度及两者是否同步。

09.052 气体分析法 air-analysis method
使用标记气体测定肺容积的方法。因为残气容积或包含残气容积的参数等不能用传统肺量计直接测定，需用其他方法间接测定。是最常用的方法。常用的标记气体有氮气、氦气、甲烷等，其共同特点是可均匀分布在肺内，在血液中的溶解度非常低，不参与气体交换和代谢，标记气体浓度的变化与肺容积大小呈线性关系。

09.053 功能残气量测定仪 function residual capacity measurement apparatus
在单筒肺量计的气道通路中再加装高精度气体分析仪，即可测定功能残气量的仪器。比如可用质谱法高精度测氧仪测定气道中的氧浓度；而平静呼吸过程中，呼出气二氧化碳被钠石灰吸收，剩余的就是氧、氮和极少量其他气体，后者可忽略不计。由于气体容积和气体浓度的取样同为闭合回路中的气体，可保证测定的精确性。

09.054 密闭式氮稀释法 airtight nitrogen dilution
通过吸纯氧测定肺功能的检测方法。生理情况下呼吸空气时，氮气是肺内含量最多的气体，血液中溶解度非常低，且不参与代谢，肺内氮气的含量与肺容积呈线性关系，能反映肺容积的变化。氮气在肺内的分布与小气道–肺泡的功能状态有关，故氮稀释法也能反映气体分布。

09.055　密闭式氮稀释法–单次呼吸法　airtight nitrogen dilution-single breath method

测定肺内气体分布情况的一种方法。生理情况下呼吸空气时，氮气是肺内含量最多、血液中溶解度非常低、不参与代谢的气体，其在肺内的分布与小气道–肺泡的功能状态有关，能反映气体分布。正常情况下，不同区域气体分布的差别不大，氮气浓度也比较一致；在出现明显气道病变的情况下，肺内氮气浓度会出现区域性差异。主要用于闭合容积曲线的测定。

09.056　密闭式氮稀释法–重复呼吸法　airtight nitrogen dilution-rebreathing method

通过测定氮浓度的方法计算功能残气量的一种方法。生理情况下呼吸空气时，氮气在肺内含量最多、血液中溶解度非常低、又不参与代谢，肺内氮气含量与肺容积呈线性关系，因此根据氮气浓度的变化可测定出功能残气量。测定方法：肺量计内充入一定量的纯氧，嘱受检者重复呼吸 7 min，使肺内与肺量计中的氮浓度达到平衡，并测定其浓度，根据玻意耳定律，代入公式计算出功能残气量。

09.057　密闭式氦稀释法　airtight helium dilution method

最常用的测定功能残气量的气体分析法之一。受试者经一密闭系统呼吸一定比例的氦、氧、氮混合气后，根据氦气浓度变化测定肺容积的方法。氦气是惰性气体，在血液中的溶解度特别低，大气和肺内的含量几乎为零。

09.058　密闭式氦稀释法–单次呼吸法　airtight helium dilution-single breath method

在残气容积位，受试者经密闭系统快速吸入含特定浓度氦气(一般为 10%)的混合气体，至肺总量位，屏气 10 s，根据呼气末(代表肺泡气)的氦浓度计算出肺总量的方法。由于气体平衡时间太短，仅适合于正常人、轻中度通气功能障碍的患者。

09.059　密闭式氦稀释法–重复呼吸法　airtight helium dilution-rebreathing method

在功能残气量位，受试者经一密闭系统重复呼吸含特定浓度氦气(一般为 10%)的混合气体而进行的肺功能测量方法。在重复呼吸过程中，氦气逐渐分布入肺泡中，并最终与容器内的氦浓度达到平衡。根据玻意耳定律，用平衡后的氦气分布容积、浓度代入公式计算出功能残气量。

09.060　开放式氦稀释法　open helium dilution method

通过计算机和气体分析技术可在开放通路内同步、快速测定每次呼出气的氦气浓度和流量大小，计算出功能残气量或肺总量，而不需要在密闭容器内收集呼出气的方法。包括重复呼吸法和单次呼吸法，测定要求和临床意义与密闭法相同。

09.061　开放式氦稀释法–重复呼吸法　open helium dilution method-rebreathing method

在功能残气量位，受试者经开放的管路重复呼吸含特定浓度氦气(一般为 10%)的混合气体，计算机和气体分析技术同步、快速测定每次呼出气氦气浓度和流量的方法。在重复呼吸过程中，氦气逐渐分布到肺泡中，并最终与容器内的氦浓度达到平衡。根据玻意耳定律，用平衡后的氦气分布容积、浓度代入公式计算出功能残气量。

09.062 开放式氦稀释法–单次呼吸法 open helium dilution method-single breath method

在残气容积位，受试者经开放系统快速吸入特定浓度氦气（一般为10%）的混合气体，至肺总量位，屏气10 s，计算机和气体分析技术同步、快速测定每次呼出气氦气和流量的变化，根据呼气末（代表肺泡气）的氦浓度计算出肺总量的方法。由于气体平衡时间太短，仅适合于正常人、轻中度通气功能障碍的患者。

09.063 内呼吸法 intrabreath with trace gas CH$_4$

又称"控制呼出流量法（control of outgoing flow method）"。一种利用甲烷作为示踪气体测量肺容积的方法。受试者在残气容积位置，通过管道系统吸入含一定浓度甲烷的混合气体至肺总量位，然后以大约0.5 L/s的流量充分呼出气体。呼出气体浓度由红外光谱分析仪进行实时分析，通过计算机计算出肺总量。

09.064 六氟化硫 sulfur hexafluoride

一种无色、无味、无毒的气体，分子量146，分子式SF$_6$。肺内不吸收，可作为示踪气体用于功能残气量的测定。

09.065 六氟化硫稀释法 sulfur hexafluoride dilution

使用空气或者空氧混合气稀释六氟化硫，通过对流的形式到达细支气管，以弥散的方式到达肺泡进行肺功能测试的方法。六氟化硫是近期开始使用的肺功能测试气体，一般以

5%作为测试浓度。空气的平均分子量为28~29，稀释为5%六氟化硫的平均分子量相当于34~48，两者非常接近。扩散速度较氦气快，测定准确度也更高。用超声流量计完成，主要用于小儿功能残气量的测定。

09.066 一氧化碳弥散量测定 CO diffusion capacity test

受试者在一定的肺容积位置吸入含有0.3%一氧化碳、10%氦（或甲烷等）、21%氧气以及氮气的混合气体，然后呼气，呼气过程中，气体中的水蒸气和二氧化碳被吸收，连续测定一氧化碳浓度，通过公式计算出一氧化碳弥散量的测定方法。主要包括单次呼吸法和重复呼吸法，可用于反映氧的弥散能力。

09.067 一氧化碳弥散量测定–单次呼吸法 CO diffusion capacity test-single breath method，SB

又称"一口气法"。受试者呼气至残气容积位，继之快速吸入含有0.3%一氧化碳、10%氦（或甲烷等）、21%氧气以及氮气的混合气体，至肺总量位，屏气10 s后呼气。呼气过程中，气体中的水蒸气和二氧化碳被吸收，连续测定一氧化碳浓度，通过公式计算出一氧化碳弥散量的测定方法。可同时测定肺总量。

09.068 一氧化碳弥散量测定–恒定状态法 CO diffusion capacity test-steady state method

受试者呼吸含有一定量一氧化碳的混合气体，测定一氧化碳摄取速率与肺泡气一氧化碳浓度或分压，并计算出一氧化碳弥散量的测定方法。主要用于运动试验时肺弥散功能的测定。

09.069 一氧化碳弥散量测定–重复呼吸法 CO diffusion capacity test-rebreathing method

受试者在功能残气量位平静呼吸储存袋内0.3%一氧化碳、10%氦(或甲烷等)、21%氧气以及氮气的混合气体。呼气过程中，气体中的水蒸气和二氧化碳被吸收，连续测定一氧化碳浓度，当测定的氦或甲烷浓度稳定后，根据公式算出一氧化碳弥散量的测定方法。可同时测定功能残气量。

09.070 呼气负压技术 negative expiratory pressure, NEP

在平静呼气时于气道开口处施加一定水平的负压，通过比较施加负压前后潮气呼吸流量–容积曲线，来判断是否存在呼气气流受限及其严重程度的方法。

09.071 脉冲振荡仪 impulse oscillometer

一种使用强迫振荡技术进行肺功能检测的仪器。其基本原理是整合脉冲振荡原理和计算机频谱分析技术，能分别测定出呼吸阻抗和电抗，了解中心气道、周边气道以及肺组织的功能状态。

09.072 脉冲振荡技术 impulse oscillometry system, IOS

使用脉冲振荡仪，通过脉冲振荡原理和计算机频谱分析技术进行肺功能测定的方法。其特点是采用振荡器产生外加的压力信号，测量呼吸系统在该压力下的流量改变，应用频谱分析技术对平静呼吸波进行分析，测得呼吸阻抗和电抗，可用于评价气道阻力和顺应性。检查结果受被测定者主观配合的影响小，适用范围广。

09.073 快速傅里叶转换 fast Fourier transformation, FFT

利用计算机快速实现离散形式的傅里叶转换的计算方法。是实现脉冲振荡技术测定肺功能的主要技术手段之一。

09.074 运动试验仪 exercise test apparatus

一套通过气体分析技术测定运动心肺功能的仪器。主要包括运动负荷设定装置(常用自行车功率计或活动平板)、气体分析仪、心电图等设备。

09.075 运动心肺功能测试 cardiopulmonary exercise test, CPET

又称"心肺运动试验"。在运动条件下测定呼吸气体，通过计算机计算在不同负荷下的通气量、摄氧量和二氧化碳排出量等通气、代谢指标以及心电图的变化，从而反映呼吸、心脏、运动系统功能综合变化的方法。与一般心脏负荷试验不同，强调运动时心肺功能的相互作用和气体交换作用。

09.076 道格拉斯气袋法 Dagalas bag method

受试者的呼出气经过三通单向阀全部收集到道格拉斯气袋中，每隔一定时间(30 s 或 1 min)更换一个气袋，测试完成后，用化学分析方法分析气袋中的氧和二氧化碳的浓度和含量的方法。是早期测试气体代谢的一种方法，能准确测定呼吸气体的变化，但整个过程缓慢而且繁琐。

09.077 混合室法 mixing-bag method

又称"混合气袋法"。借助于计算机、电子气体浓度分析器和流量传感器，在一定的容器(混合室)内测定容积和气体代谢数据的方法。因为经典的道格拉斯气袋法不能进行测试数据的实时分析，故逐渐被本方法取代。

09.078 一口气接一口气法 breath by breath method

分析每一口呼出气的成分和通气量的测定方法。能显著改善混合室分析的动态性能，并克服其反应迟钝、测试样本少的缺点。

09.079 小混合室法 small mixed room method
又称"封闭模式法(closed model method)"。采用传统混合室法的框架,即单向阀和呼吸管道,但明显减少混合室体积,能比较好地测试每一次呼吸过程中通气量和气体浓度的测定方法。是一口气接一口气法的早期形式。

09.080 微型混合室法 miniature mixed room method
又称"开放模式法(open model method)"。使用微型混合室测定每一次呼吸过程中通气量和气体浓度的方法。在各种混合室方法中,通过流量传感器测定通气量,通过气体分析仪测定氧气和二氧化碳的浓度,因此没有必要收集所有呼出气,只要在口鼻处的流量传感器边上按比例抽取部分呼出气到微型混合室(约 8 ml)混合均匀进行测量即可,从而获得比小混合室法更好的测试精度。

09.081 无混合室法 non-mixed room method
又称"新开放模式法(new open model method)"。在用流量传感器测定通气量的同时,采用快速气体分析仪,实时分析口鼻处每次吸入和呼出的气体成分,再通过数学处理就可以模拟出各种各样的混合室进行测量的方法。可完全代替繁琐道格拉斯气袋法,又明显减少了测量误差。

09.082 标准气 standard air
进行定标和作为吸入气测定用的气体。用气体分析法测定肺功能时,气体需要达一定精度和纯度,需专门医用气体公司生产。

09.083 定标 calibration
对各种呼吸测定的情况进行的标准化处理。因为测定肺功能时的环境气压、温度、湿度等经常变化,测定管道的容积也可能出现变化,从而导致测定结果的不一致,因此需要进行标准化处理。主要包括环境定标和容积定标。

09.084 环境定标 environmental calibration
肺功能测定前,对环境气压、温度、湿度进行的标准化处理。

09.085 容积定标 volume calibration
肺功能测定前,用标准容器对测定管路容积进行的标准化处理。

09.086 实测值 measured value
肺功能参数的实际测定结果。

09.087 预计值 predicted value
通过流行病学方法,根据健康者年龄、性别、身高、体重,按预计公式计算出的肺功能正常值。不同个体的生理学条件不同,其肺功能结果也不同,因此有一定的变化范围。国内常用实测值占预计值的比例表示肺功能测定结果是否正常。

09.088 干燥环境条件 ambient temperature and pressure, dry, ATPD
实际环境温度、大气压,但充分干燥后的气体状态。是对环境状态进行标准化处理的一种方法。肺功能测定时的周围环境状态不同,可导致肺功能参数的实测值不同,缺乏可比性,故需进行环境状态的标准化处理。

09.089 水蒸气饱和环境条件 ambient temperature and pressure, saturated, ATPS
实际环境温度、大气压、水蒸气饱和后的气体状态。是对环境状态进行标准化处理的一种方法。

09.090 生理条件 body temperature and pressure, saturated, BTPS
正常体温、标准大气压、水蒸气饱和后的气体状态。是最常用的校正肺功能参数的状态。

09.091 标准条件 standard temperature and pressure, dry, STPD

环境温度 0℃、标准大气压、充分干燥后的气体状态。是对环境状态进行标准化处理的一种方法。

09.092 温度 temperature

广义指物质分子运动的能量。因所有物质分子都在运动，故所有物质都有温度。狭义指温度计显示的数据。主要有摄氏、华氏、开尔文等三种温度标准。一般温度测定用摄氏度，呼吸气体的热力学计算常用开尔文温度。

09.093 热力学温度 thermodynamic temperature

又称"绝对温度(absolute temperature)""开尔文温度(Kelvin temperature)"。按热力学温标度量的温度。符号为 K。绝对零度为 0 K；水的三相点，即液体、固体、气体状态的水同时存在的温度为 273.16 K。水在标准大气压下结冰的温度，即摄氏温度 0℃相当于热力学温度 273.16 K。

09.03 肺 容 量

09.094 肺容量 lung volume

呼吸道与肺泡的总气体容量。是具有静态解剖学意义的指标。包括潮气量、补吸气量、补呼气量和残气量。彼此互不重叠。

09.095 潮气量 tidal volume, VT

又称"潮气容积"。静息呼吸时每次吸入或呼出的气体容积。一般指呼气容积。

09.096 补吸气量 inspiratory reserve volume, IRV

又称"补吸气容积"。平静吸气末用力吸气所能吸入的最大气体容积。

09.097 补呼气量 expiratory reserve volume, ERV

又称"补呼气容积"。平静呼气末用力呼气所能呼出的最大气体容积。一般占肺活量的1/3，在正常人群中波动范围较大，尤其与体位有关。成人从站立位改为仰卧位时，补呼气量可下降 600~900 ml。

09.098 残气量 residual volume, RV

又称"残气容积"。用力呼气末肺内残存的气体容积。是反映阻塞性通气功能障碍的常用指标。

09.099 吸气末肺容量 end-inspiratory volume

气体陷闭量与潮气量之和。用 V_{EI} 表示。反映肺过度充气的程度，是指导支气管哮喘患者机械通气的参数。

09.100 深吸气量 inspiratory capacity, IC

平静呼气末用力吸气所能吸入的最大气体容积。一般占肺活量的 2/3，是完成最大通气量的主体部分。深吸气量=潮气量+补吸气量。

09.101 肺活量 vital capacity, VC

尽力深吸气后做深呼气(不限呼气速度)，所能呼出的最大气体容积。表示肺脏最大扩张和最大收缩的幅度，其大小受呼吸肌力、肺和胸廓的弹性、气道阻力等因素的综合影响。肺活量=深吸气量＋补呼气量=潮气量＋补吸气量＋补呼气量。

09.102 分次肺活量 fractional vital capacity

测定补呼气量后，再测定深吸气量，取两者之和所得容积大小。一般与肺活量相等，气流阻塞时多大于肺活量。

09.103 吸气肺活量 inspiratory vital capacity, IVC

尽力深呼气后做深吸气，所能吸入的最大气体容积。一般与肺活量相等，气流阻塞时多大于肺活量。

09.104 功能残气量 functional residual capacity, FRC

平静呼吸时，每次呼气末肺内残留的气量。正常情况下约占肺总量的40%，是肺弹性回缩力与胸廓弹性扩张力的平衡位置。适当功能残气量是保持动脉血氧分压、动脉血二氧化碳分压和呼吸力学稳定的主要因素，其过大或过小都将产生不良影响。也是反映阻塞性通气功能障碍的常用参数。

09.105 呼气末肺容量 end-expiratory lung volume, EELV

呼气结束时的肺容量。自然平静呼吸、机械通气不加持续气道正压/呼气末气道正压时的呼气末肺容量即为功能残气量。

09.106 胸内气体容量 thoracic gas volume

受试者在体描仪的密闭舱内，于功能残气量位置阻断呼吸气流时测定的气体容积。用Vtg表示。理论上等于功能残气量。实际在正常肺和限制性通气障碍患者中，胸内气体容积与功能残气量基本相同；在严重阻塞性通气障碍患者中，功能残气量多小于胸内气体容积。

09.107 肺总量 total lung capacity, TLC

深吸气末肺内储存的气体总量。是反映限制性通气功能障碍的常用指标。

09.108 残总气量百分比 ratio of residual volume to total lung capacity, RV/TLC

残气量占肺总量的百分比。是反映阻塞性通气功能障碍的常用指标。

09.109 功能残气量肺总量百分比 ratio of functional residual volume to total lung capacity, FRC/TLC

功能残气量占肺总量的百分比。是反映呼吸力学变化和阻塞性通气功能障碍的常用指标。

09.110 直接测定肺容量 directly measured lung volume

潮气量、肺活量等可通过简单肺量计直接测定的容积参数。

09.111 间接测定肺容量 indirectly measured lung volume

肺内气体不能完全呼出，残气量、功能残气量、肺总量等参数不能通过简单肺量计直接测定出，需其他方法间接测定的容积参数。

09.04 肺 通 气

09.112 肺通气 pulmonary ventilation

简称"通气"。肺与外界环境之间的气体交换过程。肺泡与外界环境的压力差是肺通气的直接动力，呼吸肌的收缩、舒张运动是肺通气的原动力。

09.113 肺换气 pulmonary gas exchange

简称"换气"。肺泡与肺毛细血管血液之间的气体交换过程。

09.114 呼吸 breath, respiration

人体依靠呼吸系统与外界进行气体交换，吸入氧和排出二氧化碳的过程。包括三个相互联系的环节：外呼吸、内呼吸和血液的气体运输。

09.115 外呼吸 external respiration
外界空气与血液之间的气体交换过程。包括肺通气和肺换气，其作用是完成外界大气与肺部毛细血管内静脉血之间的气体交换，吸入氧，排出二氧化碳。

09.116 吸气 inspiration
外界气体吸入肺泡的过程。

09.117 呼气 expiration
肺泡内气体呼出外界的过程。

09.118 内呼吸 internal respiration
组织细胞与体液之间的气体交换过程。细胞通过内呼吸获得氧，进行有氧代谢，产生能量。

09.119 静息每分钟通气量 minute ventilation at rest, VE
简称"每分钟通气量"。基础代谢状态或静息状态下每分钟所呼出的气体容积。是呼气潮气容积和呼吸频率的乘积。

09.120 肺泡通气量 alveolar ventilation
静息状态下每分钟所能呼出的肺泡气体容积。等于静息每分钟通气量和无效腔通气量的差值。符号为 V_A。

09.121 无效腔 dead space
曾称"死腔"。不能进行气体交换的气体通道。通常有解剖无效腔、生理无效腔等不同概念。

09.122 解剖无效腔 anatomical dead space
从口、鼻至细支气管的呼吸道。该部分既无肺泡上皮，又无肺循环血液的供应，不能参与肺泡与血液之间的气体交换。

09.123 肺泡无效腔 alveolar dead space
气体可以进入肺泡，但无相应的肺泡毛细血管血流，无法进行气体交换的肺泡腔。正常状态下非常小，可以忽略不计。

09.124 生理无效腔 physiological dead space, VD
解剖无效腔与肺泡无效腔之和。是判断肺功能损害程度的常用指标。

09.125 无效腔气量与潮气量比值 ratio of dead space to tidal volume, VD/VT
每次潮气量呼吸时，无效腔通气所占的比例。正常值是 0.3~0.4。反映通气效率，数值低说明通气效率高，数值增加说明通气效率下降。其增加不仅与生理无效腔的绝对值增加有关，也与潮气量大小直接相关。

09.126 无效腔通气量 dead space ventilation
每分钟所能呼出的无效腔气体容积。是无效腔容积与呼吸频率的乘积。

09.127 流量–容积曲线 flow-volume curve, F-V curve
又称"流量–容积环"。呼吸运动时，吸入或呼出的气体流量随肺容积变化的关系曲线。

09.128 潮气呼吸流量–容积曲线 tidal breathing flow-volume curve, TBFV
静息呼吸状态下，吸入或呼出的气体流量随肺容积变化的关系曲线。

09.129 最大流量–容积曲线 maximal flow-volume curve, MFV
在肺总量位置，用最大力量、最快速度呼气，然后用最大力量、最快速度吸气所产生的流量–容积曲线。

09.130 呼气流量–容积曲线 expiratory flow-volume curve

呼吸运动时，呼出气体流量随肺容积变化的关系曲线。

09.131　最大呼气流量–容积曲线　maximal expiratory flow-volume curve, MEFV

在肺总量位置，用最大力量、最快速度呼气时的流量–容积曲线。是判断气流受限的最常用图形之一。

09.132　氦氧流量–容积曲线　maximal expiratory flow-volume curve with heliox mixture

用氦、氧混合气取代空气吸入，测定的最大呼气流量–容积曲线。可用于判断气道阻塞部位，因为氦气具有低密度（通过改善湍流而降低大气道阻力）和高黏度（通过增加层流阻力而增加小气道阻力）特性，正常人或较大气道阻塞患者吸入氦气后，用力呼气至 50%肺活量前，呼气流量较呼吸空气时明显增加；而单纯小气道病变患者变化不显著。

09.133　流量受限指数　limited-flow index

潮气呼吸时流量–容积曲线和最大呼气流量–容积曲线呼气相重叠部分容积占潮气量的百分比。

09.134　最大吸气流量–容积曲线　maximal inspiratory flow-volume curve, MIFV

在残气量位置，用最大力量、最快速度吸气时的流量–容积曲线。主要用于判断是否有大气道阻塞。

09.135　用力肺活量　forced vital capacity, FVC

深吸气至肺总量，做最大力量、最快速度的呼气所呼出的最大气体容积。在阻塞性通气功能障碍时，常小于肺活量。

09.136　最大呼气中期流量　maximal mid-expiratory flow, MMEF, MMF

又称"用力呼气中期流量（forced expiratory flow between 25% and 75%, $FEF_{25\%\sim75\%}$）"，曾称"用力呼气中段流量（forced expiratory flow during middle half of FVC）"。深吸气后，用力呼气 25%~75%肺活量之间的平均流量。

09.137　最大呼气流量　maximal expiratory flow, MEF

又称"呼气流量峰值（peak expiratory flow, PEF）""[呼气]峰流量"。从肺总量位置用最大力量、最快速度呼气所产生的最大流量。是综合反映通气能力的参数，主要用于反映呼吸肌肌力和支气管哮喘的动态随访。

09.138　最大咳嗽流量　peak cough expiratory flow, PCEF

又称"咳嗽峰流量"。深吸气后，用最大力量咳嗽所产生的最大呼气流量。是综合反映咳痰能力的常用指标。与最大呼气流量大小相似，故常用最大呼气流量代替。

09.139　最大吸气流量　peak inspiratory flow, PIF

从残气量位置做最大力量、最快速度吸气时所产生的最大流量。是综合反映吸气能力的常用指标。

09.140　用力吸气肺活量　forced inspiratory vital capacity, FIVC

从残气量位置做最大力量、最快速度吸气所吸入的最大气体容积。

09.141　用力呼出 50%肺活量的呼气流量与吸气流量比　ratio of maximum expiratory flow at 50% of forced vital capacity to maximum inspiratory flow at 50%

of forced inspiratory vital capacity, MEF$_{50}$/MIF$_{50}$

用力肺活量 50%容积的最大呼气流量与用力吸气肺活量 50%容积的最大吸气流量之比。常用来反映大气道呼气阻塞和吸气阻塞的情况。

09.142 用力呼出 25%肺活量的呼气流量 forced expiratory flow at 25% of FVC exhaled, FEF$_{25}$

曾称"75%用力肺活量呼气流量"。用力呼出 25%肺活量时的最大瞬间呼气流量。是反映呼气力量和肺功能状态的综合指标。

09.143 用力呼出 50%肺活量的呼气流量 forced expiratory flow at 50% of FVC exhaled, FEF$_{50}$

曾称"50%用力肺活量呼气流量"。用力呼出 50%肺活量时的最大瞬间呼气流量。是反映小气道功能的常用指标。

09.144 用力呼出 75%肺活量的呼气流量 forced expiratory flow at 75% of FVC exhaled, FEF$_{75}$

曾称"25%用力肺活量呼气流量"。完成呼出 75%肺活量时的最大瞬间呼气流量。是反映小气道功能的常用指标。

09.145 潮气呼气峰流量 peak tidal expiratory flow, PTEF

潮气呼吸时,最大瞬间呼气流量的大小。主要用于反映小儿吸气能力和肺弹性回缩力的大小。

09.146 75%潮气量呼气流量 tidal expiratory flow at 75% of tidal volume, TEF$_{75}$

又称"75%潮气容积呼气流量"。潮气呼吸时,呼出 25%潮气量时的瞬间呼气流量。主要用于反映小儿吸气能力和肺弹性回缩力的大小。

09.147 50%潮气量呼气流量 tidal expiratory flow at 50% of tidal volume, TEF$_{50}$

又称"50%潮气容积呼气流量"。潮气呼吸时,呼出 50%潮气量时的瞬间呼气流量。主要用于反映小儿周围气道阻塞的情况。

09.148 25%潮气量呼气流量 tidal expiratory flow at 25% of tidal volume, TEF$_{25}$

又称"25%潮气容积呼气流量"。潮气呼吸时,呼出 75%潮气量时的瞬间呼气流量。主要用于反映小儿周围气道阻塞的情况。

09.149 25%潮气量呼气流量与潮气呼气峰流量比 ratio of tidal expiratory flow at 25% of tidal volume to PTEF, 25/PF

又称"25%潮气容积呼气流量与潮气呼气峰流量比"。呼出潮气量 75%时的瞬间呼气流量与最大瞬间呼气流量的比值。主要用于反映小儿周围气道阻塞的情况。

09.150 达峰时间 time to peak tidal expiratory flow, TPTEF

达到潮气呼气峰流量的时间。与吸气末期吸气肌收缩能力、肺弹性回缩力和气流阻力有关。在阻塞性通气障碍的患儿,达峰时间可缩短。

09.151 达峰时间比 ratio of time to peak tidal expiratory flow to total expiratory time, TPTEF/TE

达到潮气瞬间呼气峰流量的时间与呼气时间之比。是反映小儿气道阻塞的一个主要指标。在阻塞性通气障碍患儿,其比值下降,阻塞越重,比值越低。

09.152 达峰容积 volume at peak tidal expiratory flow, VPEF

达到潮气呼气峰流量时的呼出气体容积。在阻塞性通气障碍的患儿，达峰容积减小。

09.153 达峰容积比 ratio of volume at peak tidal expiratory flow to expiratory tidal volume, VPEF/VE

达到呼气峰流量的呼出气体容积与呼气潮气量之比。是反映气道阻塞的一个主要指标。在阻塞性通气障碍患儿，其比值下降，阻塞越重，比值越低。

09.154 用力依赖部分 effort-dependent part

最大呼气流量–容积曲线受呼气肌力量影响较大的初始部分。在最大吸气末，即肺总量位置，呼气肌的长度最长，收缩力最大，流量也最大，在图形上表现为流量迅速升高至峰值，其后随呼吸肌长度线性缩短，收缩力线性减弱，流量也线性下降。

09.155 非用力依赖部分 non-effort-dependent part

最大呼气流量–容积曲线受呼气肌力量影响非常小的终末部分。此处呼吸肌长度显著缩短，呼气肌收缩力显著降低，流量大小主要与小气道的通畅情况有关。

09.156 等容积压力–流量曲线 isovolume pressure-flow curve

在一定肺容积条件下（一般用占肺活量或用力肺活量的一定比例），做最大力量、最快速度呼气，同时记录胸腔内压和最大呼气流量，并以两者分别为横坐标和纵坐标，绘制出一系列压力–流量曲线。在高容积部分，流量大小与用力程度关系大，称为用力依赖性；在低容积部分则主要与气道通畅程度有关，称为非用力依赖性。

09.157 时间用力呼气容积 forced expiratory

volume in certain second

又称"时间肺活量"。在肺总量位置用力呼气时在一定时间内所呼出的气体容积。

09.158 0.5 秒用力呼气容积 forced expiratory volume in half second, $FEV_{0.5}$

在肺总量位置用力呼气 0.5 s 所呼出的气体容积。是反映小儿通气功能的常用指标。

09.159 第 1 秒用力呼气容积 forced expiratory volume in one second, FEV_1

简称"一秒量"，又称"第一秒用力呼气积""第一秒用力呼气量(forced expiratory volume in first second)"。在肺总量位置用力呼气 1 s 所呼出的气体容积。是判断通气功能障碍类型和损害程度的最常用参数。

09.160 2 秒用力呼气容积 forced expiratory volume in two seconds, FEV_2

在肺总量位置用力呼气 2 s 所呼出的气体容积。

09.161 3 秒用力呼气容积 forced expiratory volume in three seconds, FEV_3

在肺总量位置用力呼气 3 s 所呼出的气体容积。

09.162 6 秒用力呼气容积 forced expiratory volume in six seconds, FEV_6

在肺总量位置用力呼气 6 s 所呼出的气体容积。是判断阻塞性通气障碍患者肺活量完成质量的指标。但在肺活量较小、又无气流阻塞的情况下，用力呼气多在 6 s 前结束。

09.163 一秒率 forced expiratory volume in one second/ forced vital capacity, forced expiratory volume in one second/ vital capacity, forced expiratory volume in one second/ forced expiratory volume in six seconds

第 1 秒用力呼气容积与用力肺活量、或与肺活量或与 6 秒用力呼气容积的比值。一般用 FEV_1/FVC 表示。是最常用的判断有无气流阻塞的参数。

09.164 最大自主通气量 maximal voluntary ventilation, MVV

简称"最大通气量"。在单位时间内以尽快的速度和尽可能深的幅度所呼吸的气容积。一般先测定并计算出呼吸 12 s 或 15 s 的通气量,再乘以 5 或 4 得到最大自主通气量。

09.165 最大通气量计算值 calculated value of maximal voluntary ventilation

根据第 1 秒用力呼气容积换算出的自主最大通气量。因为最大通气量的测定比较困难,但其与第 1 秒用力呼气容积呈非常好的线性关系,故可用第 1 秒用力呼气容积换算。

09.166 通气储量 reserve of ventilation

最大自主通气量与静息每分钟通气量的差值。是反映肺通气储备功能的常用指标。

09.167 通气储量百分比 percentage of reserve of ventilation

通气储量与最大通气量的比值×100%。是判断肺通气功能储备和指导手术治疗的指标。

09.168 气速指数 airflow velocity index, air velocity index

最大通气量占预计值的百分比与肺活量占预计值的百分比的比值。一般等于 1,若显著大于 1,提示限制性通气障碍;若显著小于 1,则提示阻塞性通气障碍。

09.169 气道反应性 airway responsiveness, AR

气道受各种物理、化学、药物、变应原、运动等刺激后,引起的气道阻力变化。正常情况下,微量刺激并不引发平滑肌收缩或仅发生微弱收缩反应。

09.170 气道高反应性 airway hyperresponsiveness, AHR

气管和支气管受微量物理、化学、药物以及变应原等刺激后,引起的气道阻力明显增大的现象。是基于气道变态反应性炎症的一种病理状态,常见于支气管哮喘。

09.171 支气管激发试验 bronchial provocation test

检验气道对某种外加刺激因素引起收缩反应的敏感性,并根据其敏感性间接判断是否存在气道高反应性的试验。基本测定要求是吸入刺激物前后,做肺通气功能检查或观察气道阻力的变化,通过计算吸入刺激物后第 1 秒用力呼气容积、气道阻力的变化或吸入刺激物浓度等判断是否存在气道高反应性。

09.172 特异性支气管激发试验 specific bronchial provocation test

吸入已知的、不同浓度的变应原溶液,测定气道收缩反应的敏感性,判断气道高反应性的试验。

09.173 非特异性支气管激发试验 nonspecific bronchial provocation test

吸入不同浓度的气道收缩剂,测定气道收缩反应的敏感性,判断气道高反应性的试验。常用乙酰甲胆碱和组胺。

09.174 第 1 秒用力呼气容积下降 20% 激发剂量 dose of the bronchoconstrictor trigger which causes a fall of 20% in FEV_1

支气管激发试验,第 1 秒用力呼气容积较对照值下降 20% 时,激发剂的最低累积剂量。

09.175　气流传导比值下降35%激发剂量　provocative dose of PAF causing a 35% fall in sGaw, PD_{35}-sGAW

支气管激发试验，气流传导比值较对照值下降35%时，激发剂的最低累积剂量。

09.176　第1秒用力呼气容积下降20%激发浓度　provocative concentration of the bronchoconstrictor trigger needed to cause a 20% fall in FEV_1, $PC_{20}FEV_1$

支气管激发试验，第1秒用力呼气容积较对照值下降20%时，激发剂的最低累积浓度。

09.177　气流传导比值下降35%激发浓度　provocative concentration of PAF causing a 35% fall in sGaw, PC_{35}-sGAW

支气管激发试验，气流传导比值较对照值下降35%时，激发剂的最低累积浓度。

09.178　运动激发试验　exercising provocation test

一种测定运动后气道反应性的试验。常用运动器械为平板或自行车功率计，以氧耗量或心率决定运动量，应在2~4 min内使氧耗量逐渐达到30~40 ml/(min·kg)或使心率达到最大预计值的90%，在此水平上运动5~8 min停止。运动后第2、4、6、8、10、20、30 min再测定肺功能，多数人在运动后5~10 min第1秒用力呼气容积下降达到最低点，以第1秒用力呼气容积或最大呼气流量下降≥15%基础值为运动激发试验阳性。

09.179　等二氧化碳过度通气激发试验　isocapnic hyperventilation provocation test

通过吸入一定浓度（一般为5%）的二氧化碳导致过度通气，从而测定气道反应性的方法。过度通气可使气道黏膜降温、水分丢失，从而刺激平滑肌收缩。如通气后第1秒用力呼气容积下降≥10%基础值为激发试验阳性。

09.180　蒸馏水激发试验　distilled water provocation test

支气管哮喘或其他气道高反应性患者吸入低渗蒸馏水引起气道收缩的试验。主要与支气管黏膜表面渗透压改变有关。基本测定方法是通过雾化器让受试者吸入一定量的蒸馏水，每次吸入剂量倍增，每次吸入后30 s测定第1秒用力呼气容积，间隔2 min再吸下一剂量，直至第1秒用力呼气容积下降≥20%基础值，或吸入最高剂量达30 ml为止。

09.181　高渗盐水激发试验　hypertonic saline provocation test

支气管哮喘或其他气道高反应性患者吸入高渗盐水(3.6%)引起气道收缩的试验。主要与支气管黏膜表面渗透压改变有关。基本测定方法是通过雾化器让受试者吸入一定量的高渗盐水，每次吸入剂量倍增，每次吸入后30 s测定第1秒用力呼气容积，间隔2 min再吸下一剂量，直至第1秒用力呼气容积下降≥20%基础值，或吸入最高剂量达30 ml为止。

09.182　支气管扩张试验　bronchodilator test

对已有气流阻塞的受试者，应用一定剂量的支气管舒张剂后重复测定通气功能，以评价气道阻塞可逆性的试验。一般通过吸入β受体兴奋剂测定第1秒用力呼气容积的变化幅度判断阻塞的可逆性。判断标准不甚统一，目前常将第1秒用力呼气容积的改善率≥12%，且绝对值的增加≥200 ml判定为阳性结果。

09.05 换气功能

09.183 闭合容积曲线 closing volume curve
深呼气至残气容积位置，然后吸入纯氧至总肺容量，再缓慢地呼气至残气容积，将呼出气的容积和氮浓度分别输入函数记录仪的 X 和 Y 轴，绘出由总肺容量呼气至残气容积过程中氮浓度变化曲线。分 I、II、III、IV 四相，是测定周围气道功能最灵敏的方法，但特异性差，目前已较少应用。

09.184 氮浓度III相斜率 III-phase slope of nitrogen concentration
闭合容积曲线第 III 相的斜率。反映各部位肺泡气体分布的均一性。如果所有肺泡的通气功能相同，此相为一水平线，III 相斜率为零。斜率增加，说明肺泡内气体分布不均匀；斜率越大，分布越不均匀。

09.185 闭合容量 closing capacity, CC
平静呼气过程中肺部小气道开始关闭时所测得的肺容积。

09.186 闭合容积 closing volume, CV
又称"闭合气量"。平静呼气过程中肺部小气道开始关闭时所能呼出的气体容积。也就是第 IV 相的容积，等于闭合容量与残气量的差值。因为气道关闭受肺容积影响，为排除此因素，常用闭合容积(CV)/肺活量(VC)或闭合容量(CC)/肺总量(TLC)来判断气道陷闭状况，比值增加提示小气道过早关闭。正常人年轻时 CV/VC 为 5%~10%；30 岁以后随年龄增长而加大；80 岁时可达 30%。

09.187 肺功能区 lung function zone
一种功能概念。不同肺泡群的通气效率可能不同，它们是彼此互不依赖，以并联关系存在的一种生理组合。与肺的解剖分区和血量分区无特定的关系。不同肺功能区的气体分布情况不同，可以分为"快区""慢区"和"正常区"。

09.188 快区 rapid zone
吸气时肺泡迅速充盈，内压较高的肺功能区。

09.189 慢区 slow zone
吸气时肺泡缓慢充盈，气体分布较少的肺功能区。

09.190 正常区 normal zone
肺泡充盈速度介于快区和慢区之间的肺功能区。

09.191 胸腔负压的重力依赖性 gravity dependence of thoracic negative pressure
正常情况下胸腔为负压，但各部位并不相同，随重力的不同而出现体位性差异的现象。表现为上胸部或前胸部的负压大，下胸部或背部的负压小。

09.192 气体分布的重力依赖性 gravity dependence of air distribution
正常情况下，肺内气体分布随重力作用而变化的现象。表现为上肺部或前肺部的含气量大，下肺部或背部的含气量少。

09.193 血流分布的重力依赖性 gravity dependence of blood distribution
正常情况下，肺内血流分布随重力作用而变化的现象。表现为上肺部或前肺部的血流量小，下肺部或背部的血流量大。

09.194 气体弥散 gas diffusion
气体分子从分压高的区域向分压低的区域扩散的过程。

09.195　肺弥散　diffusion of lung
氧和二氧化碳等气体分子通过肺泡肺毛细血管膜在肺泡内和血液间进行气体交换的过程。包括三个连续步骤，即气相、膜相和血相弥散。

09.196　气相弥散　gaseous phase diffusion
肺泡内的气体流动速度几乎为零，氧和二氧化碳等气体分子在肺泡内通过弥散实现转运的过程。气相弥散对正常弥散过程影响有限，但在肺气肿患者会降低氧的弥散速率。

09.197　膜[相]弥散　membrane phase diffusion
氧和二氧化碳在呼吸膜两侧的转运过程。是气体弥散的主要限速步骤。

09.198　血相弥散　hematic phase diffusion
氧从毛细血管壁进入红细胞内，和血红蛋白结合，二氧化碳从红细胞内释放到达毛细血管壁的过程。

09.199　氧肺内弥散　oxygen diffusion of lung
简称"氧弥散"。吸入的氧进入气体交换区域后，从肺泡内扩散到毛细血管内的红细胞，与血红蛋白结合的过程。

09.200　二氧化碳肺内弥散　carbon dioxide diffusion of lung
简称"二氧化碳弥散"。从碳酸氢根（包括血浆内和红细胞内）和血红蛋白释放的二氧化碳进入肺泡的过程。

09.201　扩散限制　diffusion limitation
气体扩散主要受扩散膜和肺血流量的双重影响，但不同气体受上述两种因素影响的程度不同，部分气体的扩散速率与肺血流量无直接联系，只受到扩散膜限制的现象。如一氧化碳与血红蛋白的结合能力非常大，从肺泡弥散至周围毛细血管后，其血管内的分压接近零，导致血流量几乎不影响其弥散量的大小，可较好反映弥散膜的特性。

09.202　灌流限制　perfusion limitation
气体扩散主要受扩散膜和肺血流量的双重影响，但不同气体受上述两种因素影响的程度不同，部分气体的扩散速率不受扩散膜限制，仅受灌流肺泡的血流量影响的现象。如氧化亚氮不与血红蛋白结合，从肺泡弥散至周围毛细血管后，其两侧分压差迅速达到平衡，净弥散消失；若血流量增大，其弥散量也相应增大。

09.203　气体弥散速率　gas diffusion rate
单位时间内气体弥散的容积。

09.204　肺弥散量　diffusion capacity of lung
简称"弥散量（diffusing capacity）"。单位分压差（1 mmHg 或 1 kPa）时，每分钟由肺泡或红细胞内经呼吸膜弥散的气体容积（ml）。用 D_L 表示。主要是氧和二氧化碳的弥散量。

09.205　肺二氧化碳弥散量　diffusion capacity of carbon dioxide of lung
简称"二氧化碳弥散量"。单位分压差（1 mmHg 或 1 kPa）时，每分钟由红细胞内经呼吸膜到达肺泡内的二氧化碳容积（ml）。

09.206　肺氧弥散量　diffusion capacity of oxygen of lung
简称"氧弥散量"。单位分压差（1 mmHg 或 1 kPa）时，每分钟由肺泡经呼吸膜到达红细胞内的氧气容积（ml）。用 D_LO_2 表示。由于二氧化碳比氧的弥散能力高 20 倍，一般弥散功能障碍并不影响二氧化碳的排出，临床上更关注氧弥散量。

09.207　肺一氧化碳弥散量　diffusion capaci-

ty of carbon monoxide of lung

简称"一氧化碳弥散量"。单位分压差（1 mmHg 或 1 kPa）时，每分钟由肺泡经呼吸膜到达红细胞内与血红蛋白结合的一氧化碳容积(ml)。用 D_LCO 表示。由于一氧化碳测定方便，且与氧的弥散特点非常相似，故临床上用肺一氧化碳弥散量反映肺的弥散能力。一般情况下，肺氧弥散量=1.23×肺一氧化碳弥散量。D_LCO 也受气体分布、血流分布及两者比例的影响，即更多情况下 D_LCO 是反映换气功能的参数。

09.208 每升肺泡容积的一氧化碳弥散量 diffusion capacity for carbon monoxide per liter of alveolar volume

又称"一氧化碳比弥散量""比弥散量"。肺一氧化碳弥散量(D_LCO)与弥散量测定时的肺泡气容积(V_A)的比值。用 D_LCO/V_A 或 KCO 表示。即单位肺容积的一氧化碳弥散量。气道-肺组织病变常导致 D_LCO 和 KCO 的同时下降，但肺内孤立病灶、肺部分切除、肺外疾病患者，由于通气肺组织正常，常仅有 D_LCO 下降，而 KCO 正常。

09.209 弥散系数 diffusion coefficient

衡量气体弥散能力的物理量。用单位分压差、单位时间内、通过单位面积肺泡毛细血管膜的气体量表示。气体的弥散能力与其溶解度成正比，与其分子量的平方根成反比。

09.210 分布效应 distribution effect

气体交换过程中，混合肺泡气的成分主要受高通气血流比例(V/Q)肺泡内气体的影响，而肺静脉血的成分则主要受低 V/Q 区域内血流影响的现象。因此当肺组织 V/Q 的离散度较大或肺内存在着不同 V/Q 的肺区时，将导致混合肺泡气和体循环动脉血之间产生明显的气体分压差。

09.211 分配系数 partition coefficient

一定温度下，处于平衡状态时，溶质在固定相中的浓度和在流动相中的浓度之比。反映了溶质在两相中的迁移能力及分离效能，是描述物质在两相中行为的重要物理化学特征参数。

09.212 通气血流比例 ventilation perfusion ratio

肺泡通气量(V)与肺血流量(Q)的比值。两者关系是影响气体交换主要因素。静息状态下，成人每分钟肺泡通气量约 4 L，肺循环血量约 5 L，即 V/Q 为 0.8，以此作为评价肺气体交换效率的标准。

09.213 通气血流比例失调 ventilation perfusion ratio mismatch

肺泡通气血流比例明显高于或低于 0.8 的病理生理改变。是临床上导致换气功能障碍和发生低氧血症的常见原因。

09.214 无效腔效应 dead space effect

曾称"死腔效应"。在通气血流比失调的高通气血流比例大于 0.8 部分，肺泡内气体不能与周围毛细血管进行充分交换的病理生理改变。类似生理无效腔增加。

09.215 分流样效应 shunt effect

通气血流比例失调的低通气血流比例小于 0.8 部分导致肺动脉内的静脉血不能充分氧合进入肺静脉的病理生理改变。类似静动脉血分流。

09.216 静动脉血分流 vein-arterial shunt, vein-artery shunt

氧饱和度低的静脉血不经肺泡周围毛细血管进行气体交换，而直接汇入肺静脉或左心，最终进入体循环的过程。可以表现为肺内分流或肺外分流。

09.217　肺内静动脉血分流　lung vein-arterial shunt
简称"肺内分流"。肺内部分静脉血不经肺泡周围毛细血管而由支气管静脉和肺内静-动脉交通支汇入肺静脉，或肺内部分静脉血经无通气的肺泡周围毛细血管进入肺静脉的过程。健康人分流量极低，可忽略不计。肺内严重病变时，分流量增加，是发生顽固性低氧血症的主要机制。

09.218　解剖分流　anatomical shunt
肺动脉内部分静脉血经支气管静脉和静动脉之间的交通支(静-动脉短路)直接流入肺静脉。

09.219　生理分流　physiological shunt
正常人在生理情况下发生的静动脉血分流。主要是心内分流，少部分来源于支气管血管和肺循环吻合支之间的分流，一般小于 5%。

09.220　静动脉血分流率　ratio of shunted blood to total perfusion
每分钟从右心室排出、未经氧合而直接进入左心室的血流量占右心室总输出量的百分数。用符号 Q_s/Q_t 表示。正常值为 3%~5%。Q_s/Q_t 明显升高对急性呼吸窘迫综合征诊断和治疗有重要价值。肺不张、肺水肿、肺实变是引起肺内分流的三大主要原因。

09.221　病理性分流　pathological shunt
在疾病状态下发生的静动脉血分流。如急性呼吸窘迫综合征的陷闭和实变部分，肺泡无通气，而肺泡周围毛细血管存在血流。

09.222　功能性分流　functional shunt
在严重通气不足的肺单位，由于肺泡通气量显著减少，而肺泡周围毛细血管血流基本正常或接近正常，导致通气血流比例显著降低而趋向于零，从而产生类似于静动脉血分流的效应。由此导致的低氧血症，用中、低浓度的氧疗很难纠正，但不同于解剖分流的是吸纯氧后可以明显改善。

09.223　间歇性分流　intermittent shunt
间歇发生的静动脉血分流。

09.224　呼气相间歇性分流　expiratory phase intermittent shunt
呼气期胸廓回缩、肺泡萎陷时发生的静脉血分流。吸气期在胸腔负压的作用下，肺泡开放，分流消失。主要见于急性呼吸窘迫综合征。

09.225　肺泡-动脉血氧分压差　alveolar-artery oxygen partial pressure gradient
肺泡气氧分压和动脉血氧分压之间的差值。用 $P_{A-a}O_2$ 表示。是判断肺换气功能的重要指标，在无效腔增加或肺循环功能障碍的情况下，该差值增大。

09.226　吸空气时肺泡-动脉血氧分压差　alveolar-artery oxygen partial pressure gradient when breathing air
在呼吸空气情况下测定的肺泡-动脉血氧分压差。正常为 10~15 mmHg，升高为异常，见于各种换气功能障碍。

09.227　吸纯氧时肺泡-动脉血氧分压差　alveolar-artery oxygen partial pressure gradient when breathing oxygen
在吸纯氧时测定的肺泡-动脉血氧分压差。正常为 25~76 mmHg，升高为异常，见于静动脉血分流量增加。

09.228　呼吸力学　respiratory mechanics, mechanics of breathing

应用基础物理学(包括流体力学、热力学和牛顿力学)的理论研究气体在气管、各级支气管流动的特性以及导致气体流动的胸肺力学特性的科学。

09.229　弹性　elasticity

物体在外力作用下变形时,对抗变形和弹性回位的倾向。

09.230　弹性阻力　elastance

物体对抗变形和弹性回位而产生的阻力。

09.231　呼吸系统弹性阻力　respiratory elastance

又称"胸肺弹性阻力(thoracic and pulmonary elastance)"。肺、胸廓和气道总的弹性阻力。是平静呼吸时的主要阻力,约占总呼吸阻力的 2/3。

09.232　肺弹性阻力　lung elastance

肺泡扩张时的弹性阻力。包括肺泡的弹性回缩力和表面张力。是吸气的阻力、呼气的动力。

09.233　胸廓弹性阻力　chest wall elastance

胸廓扩张时的弹性阻力。实质是胸廓的弹性回缩力,也受腹腔内压的影响。正常呼吸情况下胸廓处于扩张状态,是呼气的阻力、吸气的动力。健康成人,肺容积占肺总量约67%的位置时,胸廓处于弹性零位。超过该位置是吸气的阻力、呼气的动力,容易发生呼吸肌疲劳。

09.234　气道弹性阻力　airway elastance

吸气时,气道弹性扩张而产生的阻力。一般很小,可忽略不计。

09.235　黏性阻力　viscous resistance

又称"摩擦阻力(frictional resistance)"。物体与流体做相对运动时,在接触面上产生的一种阻碍相对运动的力。

09.236　气道阻力　airway resistance

气体流经气道时,来自气体分子之间和气体与气道壁之间的黏性阻力。用 Raw 表示。是呼吸系统的主要黏性阻力。常用阻断法和体描仪法测定,一般测定呼气相阻力。

09.237　气道传导率　airway conductance

简称"气导"。气道阻力的倒数。用 Gaw 表示。

09.238　比气道阻力　specific airway resistance

气道阻力与肺容积的比值。由于排除了肺容积对气道阻力的影响,个体差异小。用 sRaw 表示。

09.239　气流传导比值　specific airway conductance

简称"比气导"。气导与肺容积的比值。是一个常数,不受肺容积的影响,个体差异小,能较好地比较气道阻力。用 sGaw 表示。

09.240　吸气相气道阻力　airway resistance at inspiratory phase

简称"吸气阻力"。吸气时,气体流经气道过程中,来自气体分子之间和气体与气道壁之间的黏性阻力。用 Raw ins 表示。

09.241　呼气相气道阻力　airway resistance at expiratory phase

简称"呼气阻力"。呼气时,气体流经气道过程中,来自气体分子之间和气体与气道壁之间的黏性阻力。用 Raw exp 表示。

09.242 气流阻力呈面积依赖性 area dependency of airflow resistance
气体流动在不同情况下显示不同的特性，气道横截面积较大的情况下表现为层流，阻力恒定，压力与流量呈线性关系的现象。主要见于中、小气道。

09.243 气流阻力呈流量依赖性 flow dependency of airflow resistance
气体流动在不同情况下显示不同的特性，管径较细或出现分权的情况下表现为湍流，气流阻力随流量的增大而显著增大，压力与流量的变化也呈非线性关系的现象。主要见于大气道和人工气道。

09.244 肺组织黏性阻力 lung tissue viscous resistance
呼吸时肺组织相对位移所发生的黏性阻力。在急性肺组织病变可显著增加。

09.245 肺阻力 lung resistance
呼吸时产生的气道阻力和肺组织黏性阻力之和。用 Rl 表示。

09.246 胸廓黏性阻力 chest wall viscous resistance
呼吸时胸廓组织相对位移所发生的黏性阻力。一般可忽略不计，但肥胖患者增加。

09.247 呼吸系统黏性阻力 respiratory viscous resistance
简称"呼吸阻力（respiratory resistance）"。呼吸时，气体流经呼吸道时气体分子间、气体分子与气道壁之间，以及胸、肺组织相对位移所产生的黏性阻力。是肺阻力与胸廓黏性阻力之和。用 Rrs 表示。

09.248 惯性 inertia
在外力作用下，物体维持原有静止或运动状态的倾向。

09.249 惯性阻力 inertial resistance
物体在起动、变速、换向时因惯性所产生的维持原有静止或运动状态的力。

09.250 气道惯性阻力 airway inertial resistance
气流进出气道时，在起动、变速、换向时因气流和气道的惯性所产生的阻止气体流动的力。气道惯性阻力很小，可忽略不计。

09.251 肺惯性阻力 lung inertial resistance
气流进出肺内时，在起动、变速、换向时因肺组织的惯性所产生的阻止气体流动的力。健康人很小，可忽略不计，严重肺组织病变时明显增大。

09.252 胸廓惯性阻力 chest wall inertial resistance
气流进出肺内时，在起动、变速、换向时因胸廓的惯性所产生的阻止气体流动的力。健康人很小，可忽略不计，肥胖、胸腔积液时增大。

09.253 呼吸系统惯性阻力 respiratory inertial resistance
又称"总惯性阻力"。气流进出肺内时，在起动、变速、换向时因气流和胸肺组织惯性所产生的阻止气体流动的力。是气道、肺组织、胸廓三部分的惯性阻力之和。健康人很小，可忽略不计，胸廓、肺组织严重病变或肥胖时增大。

09.254 呼吸系统静态阻力 respiratory static resistance
又称"总静态阻力"。呼吸气流停止状态下，呼吸系统仍然存在的阻力。主要包括胸廓和肺的弹性阻力。

09.255　呼吸系统动态阻力　respiratory dynamic resistance
又称"总动态阻力"。呼吸气体出现流动或流动倾向时产生的阻力。包括气道、肺、胸廓的黏性阻力和惯性阻力，主要是气道阻力。

09.256　胸[膜]腔内压　intrapleural pressure
曾称"胸内压"。胸膜腔内的压力。一般情况下为负值，其大小等于肺内压与肺回缩力之差，正常功能残气位时平均约为−5 mmHg。胸膜腔内压增大是其负值缩小，甚至转为正压。用 Ppl 表示。

09.257　胸[膜]腔负压　intrapleural negative pressure
表现为负压的胸膜腔内压。正常胸腔负压是维持肺扩张状态的基本条件，也是促进静脉血与淋巴液回流的重要因素。胸腔负压增大时，压力降低，但绝对值增大。

09.258　食管内压　esophageal pressure
平稳呼吸状态下，食管中、下 1/3 交界处的压力。用 Pes 表示。其数值近似等于胸腔负压的大小。监测食管内压的变化可用来反映胸腔负压的变化。

09.259　肺泡[内]压　intrapulmonary pressure, alveolar pressure
肺泡内压强与大气压的差值。用 PA 表示。取决于胸膜腔内压与肺的弹性回缩压之差，随呼吸运动而呈周期性变化。其变化是推动呼吸道内气体流动的总动力。吸气时，胸腔负压增大，超过肺弹性回缩压，使肺泡压低于大气压，气体进入肺内，直至肺泡压与大气压相等，气流停止；呼气时则相反。

09.260　气道[内]压　airway opening pressure
气道内压强与大气压的差值。用 Paw 或 Pao 表示。随呼吸运动呈周期性变化。正常情况下，在吸气或呼气末，气流停止，从肺泡经各级气道到口、鼻腔各处的压力相等；吸气时压力递减，呼气时则递增。气流阻塞、用力呼吸、机械通气时，气道内压的变化幅度增大。

09.261　肺间质压　pulmonary interstitial pressure
肺间质的静水压，即肺间质内压强与大气压的差值。用 Pin 表示。静息状态下是负值，随呼吸周期而变化，与胸腔内压相似。各部位的肺间质压并不相同，从胸膜下向肺门存在一定的压力梯度。心包周围压力低于相同平面其他位置的压力。

09.262　肺间质负压　pulmonary interstitial negative pressure
表现为负压的肺间质压。正常肺间质负压是维持肺血管开放的重要条件。

09.263　驱动压　driving pressure
克服摩擦阻力而使流体流动的压力差。常用来描述气道内气体和血管内血液的流动情况，也用于描述呼吸机的工作原理。

09.264　跨壁压　transmural pressure
管壁内外的压强差。

09.265　跨胸压　transthoracic pressure
又称"经胸压"。肺泡压与胸廓外大气压之差。是胸廓、肺脏扩张或回缩的总压力。

09.266　跨肺压　transpulmonary pressure
又称"经肺压"。肺泡内压与胸膜腔内压或肺间质压之差。是肺扩张或回缩的压力，其大小主要与肺顺应性有关，肺顺应性降低时跨肺压增大。

09.267　跨胸壁压　transchest wall pressure

又称"经胸壁压"。胸膜腔内压与胸廓外大气压之差。是胸廓扩张或回缩的压力,其大小决定胸廓的顺应性。由于大气压固定地以0表示,故等于胸膜腔内压。

09.268 跨气道压 transairway pressure
又称"经气道压"。气道内压与胸膜腔内压或肺间质压之差。是维持气道开放的压力。跨气道压为0的位置称为等压点。

09.269 等压点 isopressure point, equal pressure point, EPP
管腔内外压力相等的部位。

09.270 气道等压点 isopressure point in airway
气道内外压力相等的部位。是气道闭合的临界点,正常位于大气道,用力呼气时上移至小气道,但由于肺弹力纤维的牵拉作用,并不出现小气道的陷闭。在气流阻塞性疾病,等压点上移至小气道,加之气道或肺组织的破坏,容易发生气道陷闭。

09.271 上游气道 upstream airway
等压点至肺泡端的气道。在上游气道内,气道内压力大于气道外压力,气道倾向于扩张。

09.272 下游气道 downstream airway
等压点至口腔端的气道。在下游气道内,气道内压力小于气道外压力,气道倾向于回缩。

09.273 呼吸系统压力–容积曲线 pressure-volume curve of respiratory system
描述肺容积与肺泡内压之间相互关系的曲线。反映呼吸系统顺应性的变化。横坐标是压力,纵坐标是肺容积,正常情况下吸气相是一条 S 形曲线,呼气相与吸气相并不完全

重合。S 形曲线的上下各有一折点,与肺泡的过度扩张和开放有关。

09.274 肺压力–容积曲线 pressure-volume curve of lung
描述肺容积与跨肺压之间相互关系的曲线。反映肺顺应性的变化。横坐标是压力,纵坐标是肺容积,正常情况下吸气相是一条 S 形曲线,呼气相与吸气相并不完全重合。S 形曲线的上下各有一折点,与肺泡的过度扩张和开放有关。临床上常通过测定呼吸系统压力–容积曲线反映肺顺应性变化。

09.275 胸廓压力–容积曲线 pressure-volume curve of the chest wall
描述胸廓容积(常用肺容积代替)与胸膜腔内压之间相互关系的曲线。反映胸廓顺应性的变化。横坐标是压力,纵坐标是肺容积,正常情况下是一条反抛物线,反映胸廓顺应性的变化,临床上不常用。

09.276 陡直段 steep part
在肺压力–容积曲线上,压力容积呈线性关系的部分。较小压力变化即可产生较大容积变化,是机械通气和自主呼吸的适宜部位,要求的呼吸功少,不容易发生肺损伤和循环功能障碍。

09.277 高位平坦段 upper flat part
在肺压力–容积曲线上,超过压力容积呈线性关系的平坦部分。提示肺泡处于过度扩张状态。自主呼吸容易发生呼吸肌疲劳和呼吸衰竭,机械通气则容易发生肺扩张性损伤和低血压。

09.278 低位平坦段 lower flat part
肺压力–容积曲线陡直段以下的平坦部分。提示肺泡陷闭。在该段还容易发生微血管扭曲、肺循环阻力增加。在该部位通气容易发

生肺剪应力损伤，低氧血症也不容易纠正。

09.279 低[位]拐点 lower inflection point, LIP

肺压力–容积曲线的低位平坦段与陡直段的交点。超过该点表示吸气顺应性显著改善，是萎陷肺泡的复张点，也是指导呼气末正压选择的重要指标。一般强调使用等于或略高于此点的呼气末正压可显著改善氧合，减轻或避免肺泡反复塌陷和复张所致的剪切力损伤。

09.280 低[位]拐点压力 pressure of lower inflection point

肺压力–容积曲线低位拐点对应的压力。用 P_{LIP} 表示。一般认为使用等于或略高于此压力的呼气末正压可使陷闭肺泡开放，显著改善氧合，减轻或避免肺泡反复塌陷和复张所致的剪切力损伤。

09.281 低[位]拐点容积 volume of lower inflection point

肺压力–容积曲线低位拐点对应的肺容积。用 V_{LIP} 表示。是判断机械通气效果的重要指标。

09.282 高[位]拐点 upper inflection point, UIP

压力–容积曲线的高位平坦段与陡直段的交点。超过该点时，大部分肺泡将处于过度扩张状态，顺应性显著下降，容易发生扩张性损伤。

09.283 高[位]拐点压力 pressure of upper inflection point

肺压力–容积曲线高位拐点所对应的压力。用 P_{UIP} 表示。是指导机械通气平台压选择的主要依据。

09.284 高[位]拐点容积 volume of upper inflection point

肺压力–容积曲线高位拐点所对应的肺容积。正常情况下相当于肺总量 85%~90% 的位置。

09.285 表面张力 surface tension

存在于液–气界面，使液体表面积缩小的力。

09.286 肺泡表面张力 surface tension of alveoli

存在于肺泡表面的液–气界面，使肺泡缩小的力。是吸气运动时的主要弹性阻力之一。

09.287 表面活性物质 surfactant

能使液–气界面表面张力系数减小的物质。

09.288 肺泡表面活性物质 pulmonary surfactant, PS

存在于肺泡表面的衬液。主要成分是二棕榈酰卵磷脂的脂蛋白混合物，由肺泡 II 型细胞合成并释放，分子的一端是非极性的脂肪酸，不溶于水；另一端是极性的，易溶于水，形成单分子层分布在液–气界面上，并随肺泡的张缩而改变其密度。主要作用是降低表面张力，有利于肺扩张和肺组织液体的稳定。

09.289 肺表面活性蛋白 pulmonary surfactant protein

肺泡表面活性物质中与磷脂结合的蛋白质。包括 SP-A、SP-B、SP-C 和 SP-D 等四种基本类型，是维持表面活性物质作用的基本成分。

09.290 顺应性 compliance

外力作用下弹性组织的可扩张性。容易扩张者，顺应性大，弹性阻力小；不容易扩张者，顺应性小，弹性阻力大。顺应性是弹性阻力的倒数，用单位压力变化（ΔP）所引起的容积变化（ΔV）来表示，常用单位是 L/kPa 或

L/cmH_2O。

09.291 肺顺应性 lung compliance
呼吸运动时，在外力作用下肺的可扩张性。用 C_l 表示。用单位跨肺压改变时肺容积的改变率 ($\Delta V/\Delta P$) 表示，健康成人的肺顺应性约为 $0.2\ L/cmH_2O$。

09.292 比顺应性 specific compliance
单位肺容积下的顺应性。用 C_{sp} 表示。为肺顺应性 (L/kPa 或 L/cmH_2O) 和肺总量或功能残气量 (L) 的比值。功能残气量位的比顺应性 (C/FRC) 的正常值约为 $0.08\ L/cmH_2O$。

09.293 胸廓顺应性 chest wall compliance
呼吸运动时，在外力作用下胸廓的可扩张性。用 C_{cw} 表示。用单位跨胸廓压引起的胸廓容积变化 ($\Delta V/\Delta P$) 表示。因为胸廓和肺脏紧贴在一起，两者同步扩张和回缩，故正常胸廓顺应性与肺相同。但在出现气胸、胸腔积液、肺不张的情况下，胸廓和肺脏的变化程度不同步，顺应性不同。

09.294 呼吸系统顺应性 respiratory system compliance
又称"总顺应性"。呼吸运动时，在外力作用 C_{rs} 表示。下胸部 (主要包括胸廓和肺) 的可扩张性。用用单位肺内压变化引起的肺容积变化 ($\Delta V/\Delta P$) 表示。计算公式为：$1/C_{rs}=1/C_l+1/C_{cw}$。

09.295 气道顺应性 airway compliance
呼吸运动时，在外力作用下气道的可扩张性。用 C_{aw} 表示。用单位跨气道压变化引起的气道容积变化表示，一般可忽略不计。

09.296 松弛压 relaxation pressure
肺功能检测中受试者屏气时测到的口腔内压。此时呼吸肌是放松的。

09.297 标准肺容积轨迹 standard lung volume history
静态顺应性测定前需 3~4 次达肺总量的深呼吸。因为即使健康人，也存在部分肺泡的开放不充分，导致顺应性下降，多次深吸气达肺总量位置可以使肺泡充分开放，顺应性增加。

09.298 滞后现象 hysteresis
吸气相和呼气相测得的压力–容积曲线并不一致，在相同的跨肺压条件下，呼气相肺容积的改变要较吸气相大的现象。正常情况下反映肺黏性阻力的存在，病理情况下也与陷闭肺泡的存在有关。

09.299 静态顺应性 static compliance
在呼吸周期中，多次暂时阻断气流时测得的顺应性。用 C_{st} 表示。

09.300 静态呼吸系统顺应性 static compliance of respiratory system
又称"静态总顺应性"。在呼吸周期中，分阶段呼吸，多次暂时阻断气流时测得的胸肺总顺应性。在较高肺容积或低位肺容积时，肺泡处于过度扩张或陷闭状态，顺应性随容积变化；中间部位的肺容积与压力变化呈线性关系，故用这部分的顺应性表示静态顺应性，习惯上以功能残气量 (FRC) 至 FRC＋0.5 L 的容积变化 (ΔV) 除以相应的压力变化 (ΔP) 表示。

09.301 静态肺顺应性 static lung compliance
在呼吸周期中，气流暂时阻断时测得的肺顺应性。习惯上以功能残气量 (FRC) 至 FRC＋0.5 L 的容积变化 (ΔV) 除以相应的压力变化 (ΔP) 表示。

09.302 静态胸廓顺应性 static chest wall compliance

在呼吸周期中，气流暂时阻断时测得的胸廓顺应性。习惯上以功能残气量（FRC）至FRC＋0.5 L 的容积变化（ΔV）除以相应的压力变化（ΔP）表示。

09.303 动态顺应性 dynamic compliance
呼吸周期中，气流未阻断时测得的顺应性。较静态顺应性测定简单，但其大小容易受气流阻力的影响。用 C_{dyn} 表示。

09.304 动态顺应性 20 dynamic lung compliance at 20 times per minute of respiratory frequency
被测定者以 20 次/分的呼吸频率进行呼吸时测定的顺应性。用 C_{dyn20} 表示。

09.305 动态顺应性 40 dynamic lung compliance at 40 times per minute of respiratory frequency
被测定者以 40 次/分的呼吸频率进行呼吸时测定的顺应性。用 C_{dyn40} 表示。

09.306 动态顺应性 60 dynamic lung compliance at 60 times per minute of respiratory frequency
被测定者以 60 次/分的呼吸频率进行呼吸时测定的顺应性。用 C_{dyn60} 表示。

09.307 动态呼吸系统顺应性 dynamic compliance of respiratory system
简称"动态总顺应性（total dynamic compliance）"。呼吸周期中，气流未阻断时测得的胸肺总顺应性。其大小受气道阻力的影响。在健康人或气道阻力正常的患者，动态总顺应性与静态总顺应性接近。

09.308 动态肺顺应性 dynamic lung compliance
呼吸周期中，气流未阻断时测得的肺顺应

性。在健康人或气道阻力正常的患者可较好地反映静态肺顺应性。用 C_{ldyn} 表示。

09.309 动态胸廓顺应性 dynamic chest wall compliance
呼吸周期中，气流未阻断时测得的胸廓顺应性。

09.310 时间常数 time constant, RC
气道阻力和肺泡顺应性的乘积。反映肺泡充气或排空的速度。一个时间常数约为 0.01 s。

09.311 快肺泡 fast alveoli
正常情况下，充气或排空皆很快，在 0.03 s 时即可完成的终末呼吸单位。

09.312 慢肺泡 slow alveoli
小气道阻力或肺组织顺应性增加时，时间常数值变大，充气或排空的速度变慢的肺单位。

09.313 非频率依赖性动态顺应性 non-frequency dependence of dynamic compliance
被测定者以不同的呼吸频率进行呼吸，随着呼吸频率的加快，肺泡充盈、排空的时间逐渐减少，由于正常肺单位的时间常数小，当呼吸频率增加至 60 次/分时，仍有足够的充盈和排空时间，动态顺应性保持基本稳定的生理现象。此时动态顺应性（C_{dyn}）/静态顺应性（C_{st}）在0.8 以上，能够反映正常肺组织的弹性。

09.314 频率依赖性动态顺应性 frequency dependence of dynamic compliance, FDC
肺或胸肺总顺应性随呼吸频率的增加而降低的病理生理现象。见于小气道病变或肺组织弹性减退。该类病变产生慢肺泡，在呼吸频率较低时，气体尚有足够的时间进出于慢肺泡，动态顺应性（C_{dyn}）/静态顺应性（C_{st}）值接近正常。随着呼吸频率的加快，气体进出慢肺泡的量逐渐减少，最终只能进出快肺泡，其动态顺应性降低；快肺泡充盈量增加，活动范围上移到压力–容积曲线的高位平坦段，其动态顺应性也相应减小，故总动态顺应性降低。

09.315　安静区　silent zone
全称"气道安静区"。泛指肺的小气道部分。

因其总横截面积大，占总气道阻力的百分比非常小，除非存在严重而广泛的功能改变，测定总气道阻力时难以查出病变的小气道。

09.316　特定呼吸频率顺应性　dynamic lung compliance at certain respiratory frequency
被测定者以固定的呼吸频率进行呼吸时测定的顺应性。用 C_{dynRR} 表示。常用 C_{dyn20}、C_{dyn40} 和 C_{dyn60}。

09.07　呼　吸　肌

09.317　功　work
力在位移方向上的分量与位移的乘积。国际单位焦耳（J）。用来描述力在物体移动过程中的空间效果。

09.318　功率　power
单位时间内所做的功。国际单位瓦特（W）。

09.319　呼吸功　work of breathing, WOB
在气体进出呼吸道和肺的过程中，用以克服气道阻力、肺和胸壁弹性阻力等所消耗的能量。

09.320　骨骼肌细胞　skeletal muscle cell
又称"骨骼肌纤维（skeletal muscle fiber）"。在内外界环境条件刺激下具有收缩功能、呈细长纤维状的多核细胞。有明暗相间的横纹，其细胞质的绝大部分为肌原纤维。

09.321　肌原纤维　myofibril
横纹肌内与收缩功能有关、和肌细胞长轴一致的纤维状结构。有明带和暗带相间排列的横纹。每一条肌原纤维由许多平行的肌丝构成。

09.322　肌丝　myofilament

呈平行排列的组成肌原纤维的基本结构。由粗肌丝和细肌丝两种，分明带和暗带两部分。明带中央有一条着色深的 Z 线。

09.323　肌节　sarcomere
相邻两个 Z 线之间的一段肌原纤维。肌肉静息时的长度为 2.1~2.5 μm。是骨骼肌的基本结构和功能单位。肌节的长度决定肌肉的长度，肌节长度最长时，肌肉长度最长，收缩力最大；肌节长度最短时，肌肉长度最短，收缩力接近于零。

09.324　肌肉初长度　initial length of muscle
静息状态下肌肉的长度。由肌节的长度决定。肌肉的收缩力与肌肉的初长度成正比。肺气肿患者，膈肌的初长度缩短，收缩力降低。

09.325　兴奋–收缩偶联　excitation-contraction coupling
肌肉收缩的过程中，肌纤维膜去极化，产生动作电位，肌质网释放钙离子至肌质，并触发横桥循环的全部过程。

09.326　运动单位　motor unit
肌肉收缩的功能单位。包括一个运动神经元

和它所支配的所有肌纤维。

09.327 募集反应 recruitment
一定强度的兴奋传至脊髓前角的运动神经元时，那些最小的运动神经元因其膜面积较小而最先引起兴奋，随着刺激的增强，更多较大的运动单位被激活，肌肉的收缩力和收缩速度逐渐增强的过程。

09.328 膈运动单位 phrenic motor unit
膈运动神经元及其支配的膈肌纤维。是膈肌收缩的功能单位。

09.329 肋间运动单位 intercostal motor unit
肋间、肋下运动神经元及其支配的肋间肌纤维。是肋间肌收缩的功能单位。肋间运动神经元位于胸段脊髓前角，包括吸气和呼气运动神经元，受延髓吸气和呼气神经元的直接控制，分别支配肋间外肌和肋间内肌，在功能上互相拮抗。

09.330 膈运动单位募集反应 recruitment of phrenic motor unit
随着呼吸运动强度的增大和运动类型的改变，膈运动单位以特定的顺序进行募集的过程。募集的程度取决于特定运动所需的力量和时程。

09.331 收缩 contraction
肌肉产生力的主动过程。

09.332 负荷 load
物体运动需克服的阻力。

09.333 肌肉负荷 muscle load
肌肉收缩时需克服的阻力。

09.334 等张收缩 isotonic contraction
肌肉缩短过程中肌张力保持不变的收缩形式。

09.335 等长收缩 isometric contraction
负荷较大时，肌力增大而肌肉不缩短的收缩形式。

09.336 肌力 muscle strength
肌肉工作时克服或对抗阻力所产生的收缩力的大小。

09.337 肌张力 muscle tone
静止松弛状态下肌肉的紧张度。静息状态下，肌肉总是维持一定的收缩强度，并使肌肉缩短。

09.338 呼吸肌力 respiratory muscle strength
呼吸肌工作时克服或对抗呼吸阻力所产生的收缩力。

09.339 肌耐力 muscle endurance
长时间进行肌肉活动的能力，即对抗疲劳的能力。

09.340 呼吸肌耐力 respiratory muscle endurance
呼吸肌长时间进行收缩活动的能力。主要取决于膈肌，是影响呼吸衰竭发生、发展和机械通气撤机的主要因素之一。

09.341 呼吸肌疲劳 respiratory muscle fatigue
又称"膈肌疲劳(diaphragmatic fatigue)"。呼吸肌在承担负荷时所产生的收缩力和/或收缩速率的能力降低，以至于不能产生维持足够肺泡通气量所需驱动压的病理生理状态。这种降低可以经休息而恢复。由于膈肌是最主要的呼吸肌，是呼吸衰竭发生的重要环节之一。

09.342 呼吸肌无力 respiratory muscle

weakness
呼吸肌收缩产生的力量和耐力不能对抗呼吸肌的负荷，以至于不能产生维持足够肺泡通气量所需驱动压的病理生理状态。这种能力的下降不能通过休息而恢复。

09.343　中枢性疲劳　central fatigue
呼吸中枢兴奋性异常引起的膈肌收缩力下降。

09.344　外周性疲劳　peripheral fatigue
由于神经、肌肉传递或肌肉兴奋-收缩偶联障碍，或通气阻力增加等原因引起的呼吸肌收缩力下降。根据其对电刺激或中枢驱动力的反应不同又可分为高频疲劳和低频疲劳。

09.345　高频疲劳　high frequency fatigue, HFF
在高频电刺激（>60 Hz）或中枢驱动时膈肌肌力特别低，伴有膈肌肌电图电压的降低，其特点是发生快，但恢复也快的病理生理状态。一般认为主要与神经-肌肉接头传递障碍或肌纤维兴奋性降低有关。

09.346　低频疲劳　low frequency fatigue, LFF
在低频电刺激（<25 Hz）或中枢驱动时膈肌肌力特别低，其特点是发生慢，肌力的恢复也慢，常不伴有肌电图活动减少的病理生理状态。主要与肌肉本身的兴奋-收缩偶联障碍有关。

09.347　最大吸气压　maximal inspiratory pressure, MIP
在残气容积或功能残气量位置阻断气道，用最大力量、最快速度吸气所能产生的口腔压。反映吸气肌的综合收缩能力，是指导机械通气撤机和呼吸康复锻炼的常用指标。

09.348　最大呼气压　maximal expiratory pressure, MEP
在肺总量位置阻断气道，用最大力量、最快速度呼气所能产生的口腔压。反映呼吸肌的综合呼气力量，可用于评价神经-肌肉病变患者的呼吸肌功能。

09.349　0.1 秒口腔闭合压　mouth occlusion pressure at 0.1 s after onset of inspiratory effort
在受试者预先不知道的情况下突然阻断气道（一般在平静呼气末），在第二次吸气开始后 0.1 s 所产生的口腔负压。是反映呼吸中枢驱动能力的常用指标。用 P0.1 表示。

09.350　静息跨膈压　transdiaphragmatic pressure
简称"跨膈压"。静息吸气末横膈两侧的压力差。是腹内压和胸内压之差，是判断膈肌功能的常用指标。用 Pdi 表示。

09.351　最大跨膈压　maximum transdiaphragmatic pressure
在功能残气量的位置关闭吸气管道，用最大力量吸气所产生的跨膈压。用 Pdimax 表示。是反映膈肌力量的可靠指标。

09.352　膈肌张力时间指数　diaphragmatic tension-time index
将膈肌收缩产生的跨膈压平均值和最大跨膈压的比值用来反映收缩强度，吸气时间与呼吸周期时间的比值反映膈肌收缩持续时间时两者的乘积。用 TTdi 表示。用公式表示为：TTdi=Pdi/Pdimax×Ti/Ttot，是反映呼吸肌耐力的指标。

09.353　膈肌耐受时间　diaphragmatic muscle endurance time
又称"膈肌限制时间"。膈肌在特定强度吸气阻力负荷下（或特定膈肌张力时间指数时）收缩所能维持肌力而不发生疲劳的时间。用

Tlim 表示。

09.354 膈肌肌电图 diaphragmatic electro-myogram

通过体表电极、经皮穿刺电极及食道电极测定的膈肌肌电变化。用 EMGdi 表示。由不同频率组成，其频谱在 20~250 Hz。膈肌肌电图分析主要是分析中位频率、频谱的低频成分(L, 20~48 Hz)、高频成分(H, > 150 Hz)和 H/L 的比值。

09.355 膈神经电刺激呼吸 electrophrenic respiration

一种帮助脊髓损伤患者呼吸的技术。其基本方法是用手术植入膈神经电极，通过设定频率刺激膈神经完成呼吸。

09.08　心肺运动试验

09.356 摄氧量 oxygen uptake

机体单位时间内利用氧的能力。一般用每分钟摄取氧的毫升数或毫摩尔数表示。

09.357 氧耗量 oxygen consumption

机体单位时间内通过有氧代谢等消耗氧的能力。因为机体摄取的氧绝大部分用于消耗，因此测定的摄氧量和氧耗量很难区分，故可认为是一个概念。一般用每分钟消耗氧的毫升数或毫摩尔数表示。

09.358 最大氧耗量 maximal oxygen con-sumption

又称"最大摄氧量(maximal oxygen up-take)"。极量运动时，机体在单位时间内利用氧的上限，或机体在单位时间内消耗氧的最大能力。用 VO_2 max 表示。健康人由心脏泵血能力和运动组织对氧的摄取能力所决定。是反映人体在极量负荷时心肺功能水平的一个主要指标。

09.359 每搏氧耗量 oxygen pulse

又称"氧脉搏"。心脏每跳动一次周围组织所摄取的氧容积或外界进入肺血流的氧容积。用 O_2-pulse 表示。两者分别反映体循环和肺循环的功能，大小基本相等。但临床多测定体循环，故氧脉搏等于心搏出量与动脉–混合静脉血氧含量差的乘积，是反映心功能的良好指标。其降低也见于以下疾病：贫血、一氧化碳中毒和低氧血症等。

09.360 每千克体重氧耗量 oxygen consump-tion per kg body weight

又称"千克体重摄氧量(oxygen uptake per kg body weight)"。在单位时间内单位体重(kg)的氧耗量。用 VO_2 /kg 表示。是衡量个体运动能力的一种指标。

09.361 最大每千克体重氧耗量 maximal oxygen consumption per kg body weight

又称"最大千克体重摄氧量(maximal oxygen uptake per kg body weight)"。在单位时间内每千克体重的最大氧耗量。用 VO_2 max/kg 表示。与最大氧耗量(VO_2 max)相比，排除了一定的个体差异，更具有可比性，是衡量个体的运动能力和进行手术前风险度评估的客观指标。

09.362 无氧阈 anaerobic threshold, AT

递增运动负荷过程中，由有氧代谢开始向无氧代谢转变的临界点。随着运动负荷的增加，肌肉消耗更多的氧，也产生更多的二氧化碳，摄氧量、运动负荷、通气量、二氧化碳产生量之间呈线性关系。但达一定水平，无氧代谢发挥的作用迅速增大，通气量和二氧化碳产生量也随之迅速增大，并超出摄氧量与运动负荷的增加。是判断有氧代谢能力的主要指标。

09.363 代谢当量 metabolic equivalent, MET
评估能量消耗的实用指标。一个代谢当量相当于每分钟、每千克体重 3.5 ml 的氧耗量。常用代谢当量来衡量心功能和运动强度。

09.364 最大运动通气量 maximal expiratory ventilation
极量运动时每分钟呼出的气体容积。用 VE_{max} 表示。健康人最大运动通气量占最大自主通气量的 60%~70%。

09.365 呼吸储备 breathing reserve, BR
最大自主通气量与最大运动通气量之差的绝对值占最大自主通气量的比值或最大运动通气量占最大自主通气量的百分比。能反映极量运动时的呼吸储备能力。其正常值为 20%~30%，因此心功能是限制健康人运动能力的主要因素。呼吸储备降低是原发性肺部疾病患者通气限制的主要特点。

09.366 二氧化碳产生量 carbon dioxide output
单位时间内，机体组织产生二氧化碳的多少。常用每分钟产生二氧化碳的毫升数或毫摩尔数表示，是反映机体代谢功能的常用指标。

09.367 二氧化碳排出量 carbon dioxide discharge
机体单位时间内经肺呼出二氧化碳的多少。用 VCO_2 表示。常用每分钟呼出二氧化碳的毫升数或毫摩尔数表示。一般情况下与二氧化碳产生量一致，但剧烈运动前后、呼吸功能短时间内恶化或改善的情况下，两者常有较大差异。

09.368 最大二氧化碳产生量 maximal carbon dioxide output
极量运动时组织单位时间内所产生的二氧化碳的多少。常用每分钟产生二氧化碳的毫升数或毫摩尔数表示，是反映机体代谢功能的常用指标。

09.369 最大二氧化碳排出量 maximal carbon dioxide discharge
极量运动时，单位时间内经肺呼出二氧化碳的多少。用 VCO_2 max 表示。常用每分钟呼出二氧化碳的毫升数或毫摩尔数表示。一般情况下与最大二氧化碳产生量一致，但剧烈运动前后、呼吸功能短时间内恶化或改善的情况下，两者常有较大差异。

09.370 呼吸商 respiratory quotient, RQ
每分钟二氧化碳产生量与每分钟氧耗量的比值。常用于反映进食类型和机体代谢情况。健康人普通饮食条件下约为 0.85。

09.371 碳水化合物呼吸商 respiratory quotient of carbohydrate
又称"糖类呼吸商"。机体单纯摄入碳水化合物、进行充分有氧代谢，或碳水化合物在体外充分燃烧的情况下，每分钟二氧化碳产生量与每分钟氧耗量的比值。其值为 1。

09.372 蛋白质呼吸商 respiratory quotient of protein
机体单纯摄入蛋白质、进行充分有氧代谢，或蛋白质在体外充分燃烧的情况下，每分钟二氧化碳产生量与每分钟氧耗量的比值。体内蛋白质呼吸商约为 0.8，但体外有所不同。

09.373 脂肪呼吸商 respiratory quotient of fat
机体单纯摄入脂肪、进行充分有氧代谢，或脂肪在体外充分燃烧的情况下，每分钟二氧化碳产生量与每分钟氧耗量的比值。其值约为 0.71。

09.374 混合呼吸商 respiratory quotient of mixed food
在正常混合进食情况下所测定的每分钟二氧化碳产生量与每分钟氧耗量的比值。正常情况下,碳水化合物、脂肪、蛋白质是机体的三大主要供能物质,且机体摄入的比例也在一定范围之内,故混合呼吸商在 0.71 和 1 之间,平均约为 0.85。

09.375 呼吸气体交换率 respiratory exchange ratio
每分钟二氧化碳排出量与每分钟氧耗量的比值。通常情况下,呼吸商和呼吸气体交换率相等。在通气量短时间内迅速增大或无氧代谢明显增加的情况下,两者常有很大的差异。

09.376 氧通气当量 ventilatory equivalent for oxygen
相同时间内静息每分钟通气量与每分钟氧耗量的比值。用 EQO_2 表示。即 $EQO_2 = VE/VO_2$,是确定无氧阈的最敏感指标。

09.377 二氧化碳通气当量 ventilatory equivalent for carbon dioxide
相同时间内静息每分钟通气量与每分钟二氧化碳排出量的比值。用 $EQCO_2$ 表示。即 $EQCO_2 = VE/VCO_2$,主要用于无氧阈的确定。

09.378 有氧代谢 aerobic metabolism
在有氧条件下,通过三羧酸循环进行氧化作用,生成腺苷三磷酸的过程。有氧代谢效率高,消耗 1 mmol 的葡萄糖产生 30 或 32 mmolATP。

09.379 无氧代谢 anaerobic metabolism
机体利用糖的无氧酵解生成乳酸,释放能量,再合成腺苷三磷酸的过程。一般情况下,机体主要利用有氧代谢供给能量;但在心肺疾病、代谢疾病或剧烈运动时,有氧代谢不能满足需要,无氧代谢供能显著增加。无氧代谢效率不高,消耗 1 mmol 的葡萄糖仅产生 2 mmolATP。

09.380 极量运动 maximal exercise
逐级增加运动负荷,至受试者不能耐受的运动状态。主要用于判断最大氧耗量和心、肺、运动系统的最大代偿能力。

09.381 亚极量运动 submaximal exercise
运动量相当于极量运动 85%的运动状态。若以氧耗量为准则相当于最大氧耗量的 85%;若以心率为准,则达到最大心率的 85%。主要用于判断无氧阈、冠心病的诊断等情况。

09.382 增量运动 incremental exercise
一种逐渐增加运动负荷的试验。主要用来完成极量运动和亚极量运动。

09.383 阶梯试验 step exercise
每隔一定时间(如 3 min)增加固定的运动功率(如 30 W),观察进入稳态(每段时间的中后期)时数据的试验方法。

09.384 线性功率递增试验 ramp test
在 12 min 内均匀做到预计最大运动功率的一种试验方法。功率递增几乎是线性的,受试者感觉平缓、舒适,而且气体代谢的数据也稳定变化,有助于无氧阈的精确判断。

09.385 恒量运动 constant exercise
选择极量运动时最大负荷的一定比例或根据估测情况直接选择一固定的运动负荷进行的运动试验。主要用于分析患者的代谢情况和运动情况下肺弥散功能的测定。

09.386 运动负荷 exercise load
运动试验设定的阻力大小。常用功率表示。

09.387 功率计 ergometer
运动试验装置中估计做功量的一种仪器。其常用单位是瓦。

09.388 自行车功率计 ergometric bicycle
类似自行车运动特点、进行运动试验的常用仪器。有安全、低噪声、功率准确、不受受试者做功技巧影响、易获取动脉血数据等优点；缺点是受试者需主动运动，参与运动的肌肉比较少，所测得的最大氧耗量较活动平板低。

09.389 踏板 treadmill
又称"活动平板"。运动试验装置中估计做功量的一种设备。用踏板的斜率和速度表示负荷的大小。其特点是受试者做功技巧对试验的影响大，功率不易准确计算，但参与运动的肌肉比较多，是全身运动，比较符合日常生理状态。

09.390 通气限制 ventilation limit
运动终末时，最大运动通气量接近、达到或超过最大自主通气量的状态。健康人肺的通气储备很大，不是限制运动能力的因素。

09.391 呼吸困难指数 dyspnea index
每分通气量与最大自主通气量的比值。反映呼吸困难程度的客观指标。

09.392 心源性限制 cardiogenic limitation
极量运动时，心率达预计值，氧脉搏不能进一步升高的状态。临床比较常见，这是与心脏本身的储备较低有关。

09.393 动态呼吸环 dynamic respiratory loop, intrabreath loop
运动前受试者先完成一次用力流量–容积环，然后在运动过程的任何时刻监测呼吸流量–容积环的变化。可形象、直观、准确地反映肺通气限制的信息。

09.394 最大心率储备 maximal heart rate reserve, HRRmax
健康人极量运动时，最大心率实测值与预计值的差值。反映心脏的储备能力。

09.09 脉冲振荡技术

09.395 振动 vibration
物体的全部或一部分沿直线或曲线的往返颤动。有一定的时间规律和周期。从广义上讲是指描述系统状态的参数（如位移、电压）在其基准值上下交替变化的过程。狭义的指机械振动，即力学系统中的振动。电磁振动习惯上称振荡。

09.396 振荡 oscillation
相对于给定的参考系，与其平均值相比，电磁振动随时间函数的量值呈时大时小交替变化的现象。有同步振荡和非同步振荡两种类型。

09.397 同步振荡 isochronous oscillation
能够保持同步而稳定运行的振荡类型。用脉冲振荡法测定肺功能或用高频振荡呼吸机进行机械通气皆选择同步振荡。

09.398 非同步振荡 asynchronous oscillation
失去同步而不能正常运行的振荡类型。

09.399 强迫振荡 forced oscillation
振荡系统在周期性外力作用下所发生的振

荡。这个周期性的外力称为驱动力。

09.400 振荡器 oscillator
不需要额外信号激励、自身就可将直流电能转换为具有一定频率的交流电能的能量转换装置。简单地说就是一个频率源。其构成的电路称振荡电路。振荡器可用于高频振荡呼吸机和脉冲振荡仪。

09.401 振动周期 vibratory cycle
振荡因子从某一状态（位置和速度）开始振动再回到该状态所需要的最短时间。振荡因子在一个周期中的振动称一个全振动，在一秒钟内的全振动次数称频率。

09.402 脉冲 impulse
在短时间内突变，随后又迅速返回其初始值的物理量。脉冲有间隔性的特征，故可以把脉冲作为一种信号。

09.403 脉冲信号 impulse signal
瞬间变化、作用时间极短的电压或电流。相对于连续信号在整个周期的短时间内都存在不同，脉冲信号在周期的大部分时间内是不存在的。就像人的脉搏一样。脉冲信号现在一般指数字信号，如计算机内的信号。

09.404 波 wave
某一物理量的波动或振动在空间逐点传递时形成的运动。在波动过程中，媒质的各个质点只是在平衡位置附近振动，并不沿着振动传播的方向迁移，因此波是振动状态的传播，不是物质本身的传播。

09.405 振荡波 wave of oscillation
振荡的传播过程。

09.406 呼吸波 respiratory wave
呼吸气流进出气道呈波浪状的现象。

09.407 振荡频率 oscillation frequency
振荡器在一秒钟内的全振动次数。常用单位为赫兹（Hz），1 Hz=60 次/分。

09.408 波长 wave length
相邻两个波峰或波谷之间的水平距离。即波在一完整周期内所通过的距离。波长、波速与频率之间有密切的关系，以公式表示：波长=波速/频率。

09.409 低频振荡波 low frequency oscillatory wave
频率低、波长长的振荡波。其能量大，被吸收的少，能到达呼吸系统各部分，可用于总呼吸阻抗（包括黏性、惯性和弹性阻力）和总黏性阻力的测定。

09.410 高频振荡波 high frequency oscillatory wave
频率高、波长短的振荡波。其能量少，被吸收的多，不能到达细小支气管，所以只能用于中心阻力的测定。

09.411 共振 resonance
一个物理系统在特定频率下，周期性驱动力的频率和物体的固有频率相等时，以最大振幅做振动的现象。

09.412 共振频率 resonance frequency
当周期性驱动力的频率和物体的固有频率相等时，振幅达到最大时的特定频率。用 Fres 表示。一般来说，一个系统有多个共振频率，在这些频率上振动比较容易，在其他频率上振动比较困难。在脉冲振荡肺功能检测中，共振频率是弹性阻力等于惯性阻力时的频率点，是反映气道阻力增加最为敏感的脉冲振荡技术指标。

09.413 单频振荡 single frequency oscillation

振荡器仅能发出一个频率的振荡类型，如 5 Hz。早期脉冲振荡技术用单频振荡测定呼吸阻抗，获得的信息非常有限。

09.414　多频振荡　multi-frequency oscillation
振荡器能发出多个频率的振荡类型。如 5、10、30 Hz。在脉冲振荡技术的发展过程中出现过多频振荡。

09.415　连续性振荡　continuous oscillation
在一定频率范围内连续出现系列频率的振荡类型。如 5、6、7 Hz 等。用连续性振荡测定呼吸阻抗获得的信息多、且简单方便，是目前脉冲振荡技术的基本工作形式。

09.416　中心阻力　central resistance
中心部位不易扩张的大气道、胸廓、横膈的黏性阻力。

09.417　外周阻力　peripheral resistance
周边部位易扩张的小气道的黏性阻力。是脉冲振荡技术的常用概念。

09.418　呼吸总阻抗　impedance
黏性阻力、弹性阻力和惯性阻力的总和。正常值一般小于 0.5 kPa/(l · s)。

09.419　阻抗　resistance
呼吸总阻抗中同相位的成分，实质是呼吸系统的黏性阻力。用 R 表示。

09.420　阻抗 5　resistance 5
振荡频率为 5 Hz 时的阻抗。用 R_5 表示。反映总呼吸阻抗，包括气道、肺组织和胸廓的黏性阻力，其中主要是气道阻力，在预计值 150% 以内为正常。

09.421　阻抗 20　resistance 20
振荡频率为 20 Hz 时的阻抗。用 R_{20} 表示。主要反映中心呼吸阻力，在预计值的 150% 以内为正常。

09.422　阻抗 30　resistance 30
振荡频率为 30 Hz 时的阻抗。用 R_{30} 表示。主要反映中心呼吸阻力，在预计值的 150% 以内为正常。

09.423　阻抗 5 与阻抗 20 的差　difference between resistance 5 and resistance 20
振荡频率为 5 Hz 时的阻抗与振荡频率为 20 Hz 时的阻抗的差值。用 R_5-R_{20} 表示。反映周边的黏性阻力，在预计值的 150% 以内为正常。

09.424　电抗　reactance
呼吸总阻抗中的不同相位成分，是弹性和惯性阻力的总和。用 X 表示。频率低时，主要表现为弹性，随着频率的增加，惯性就逐渐起主要作用，其基本单位是 kPa/(l · s)。

09.425　电抗 5　reactance 5
振荡频率为 5 Hz 时的电抗。用 X_5 表示。用于反映胸肺的弹性阻力。

09.426　电抗 20　reactance 20
振荡频率为 20 Hz 时的电抗。用 X_{20} 表示。用于反映呼吸系统的惯性阻力。

09.427　电抗 30　reactance 30
振荡频率为 30 Hz 时的电抗。用 X_{30} 表示。用于反映呼吸系统的惯性阻力。

09.428　频谱分析图　spectroanalytic diagram
把外加脉冲振荡信号的呼吸波进行频谱分析后得到的曲线图。其横坐标为频率，左边的纵坐标是阻抗(黏性阻力部分)，右边是电抗(弹性阻力和惯性阻力部分)，正常人阻抗应在预计值的下面，电抗应在预计值的上面。

图形。

09.429 结构参数图 structural parameter diagram

显示中心阻力、周边阻力以及弹性阻力和惯性阻力分布的图形。是根据实测数据并结合频谱分析图而得到比较直观的表示呼吸系统不同部位阻力的方法。

09.430 频谱微分均值图 intrabreath diagram

分析阻抗(实质是呼吸系统的黏性阻力)和电抗(实质是呼吸系统的弹性阻力和惯性阻力之和)的容积依赖性和流量依赖性关系的

09.431 阻抗容积图 resistance-volume diagram

又称"Z-V 图"。分析阻抗与容积依赖性关系的曲线。其横坐标为肺容积,纵坐标为呼吸阻抗。

09.432 阻抗潮气呼吸图 resistance-time diagram

又称"Z-T 图"。阻抗随潮气呼吸变化的趋势图。主要用于脉冲振荡技术测量时的质量控制。要求呼吸波基线稳定,波幅大小均匀;阻抗波变化有规律,无口腔伪动作。

09.10 肺功能检测结果分析

09.433 健康人群低限 lower limit of normal, LLN

健康人群中,肺功能参数正常医学参考值范围的最低临界值。是判断肺功能参数异常的标准。

09.434 健康人群高限 upper limit of normal, ULN

健康人群中,肺功能参数正常医学参考值范围的最高临界值。是判断肺功能参数异常的标准。

09.435 肺功能参数正常 normal pulmonary function parameter

判断肺功能参数是否正常一般选择实测值占预计值的百分比,残气容积、功能残气量、肺总量在±20%以内为正常,其他≥80%为正常。目前较多指标使用医学参考值范围双限或低限表示,即高于或等于健康人群低限或在健康人群低限和健康人群高限之间为正常。

09.436 肺功能参数异常 abnormal pulmonary function parameter

肺功能参数实测值占预计值的百分比超过正常值范围或医学参考值范围的双限或低限。

09.437 肺功能正常 normal pulmonary function

各种肺容积、通气和换气功能参数皆在正常范围内的状态。若部分指标稍微超出正常值范围则习惯上称为肺功能基本正常。

09.438 小气道病变 small airway disease

管径小于 2 mm 气道病变的早期阶段。常见于以下情况:细支气管炎,长期大量吸烟或受大气污染,长期接触挥发性化学物质,支气管哮喘的缓解期,慢性阻塞性肺疾病高危人群等。

09.439 小气道功能障碍 small airway dysfunction

单纯小气道功能改变而常规通气功能正常或无阻塞性通气功能障碍的病理生理状态。常见于轻度小气道阻塞或早期肺气肿等疾病。

09.440 肺通气功能正常 normal pulmonary ventilatory function
简称"通气功能正常"。肺容积及各种通气功能参数位于正常值范围内的状态。若部分指标稍微超出正常值范围则习惯上称为肺通气功能基本正常。

09.441 通气功能障碍 ventilatory disorder
各种情况的呼吸系统及相关组织病变导致的肺通气功能减退的现象。分为限制性通气功能障碍、阻塞性通气功能障碍和混合性通气功能障碍。

09.442 限制性通气功能障碍 restrictive ventilatory disorder
肺的扩张和回缩受限引起的通气功能障碍。主要见于肺组织、胸腔、胸廓、心脏和纵隔疾病，也见于膈肌麻痹和大量腹水、巨大腹腔肿瘤和肥胖等疾病。其基本特点是肺活量和肺总量降低，第 1 秒用力呼气容积/用力肺活量正常或增高，肺一氧化碳弥散量下降。

09.443 阻塞性通气功能障碍 obstructive ventilatory disorder
气道开放不足或提前关闭引起的通气功能障碍。主要见于支气管及其各级分支阻塞、肺弹性功能减退，也见于上呼吸道阻塞。其肺功能特点是第 1 秒用力呼气容积/用力肺活量降低，早期肺活量多正常，常合并残气容积、功能残气量和残气容积/肺总量的升高。

09.444 混合性通气功能障碍 mixed ventilatory disorder
同时存在阻塞性通气功能障碍和限制性通气功能障碍的病理生理改变。

09.445 轻度通气功能障碍 mild ventilatory disorder
肺通气功能的减退，健康人群低限>第 1 秒用力呼气容积≥正常预计值 60%的病理生理改变。

09.446 中度通气功能障碍 moderate ventilatory disorder
肺通气功能的减退，正常预计值 60%>第 1 秒用力呼气容积≥正常预计值40%的病理生理改变。

09.447 重度通气功能障碍 severe ventilatory disorder
肺通气功能的减退，第 1 秒用力呼气容积<正常预计值 40%的病理生理改变。

09.448 气流受限 airflow limitation
又称"气流阻塞(airflow obstruction)"。气道管径在呼吸运动中同肺组织失去协调，出现开放不足或提前关闭，导致气流流动受限的病理生理改变。主要发生在外周气道，也可发生在中央气道。

09.449 呼气气流受限 expiratory flow limitation, EFL
气道管径在呼吸运动中同肺组织失去协调，出现呼气相气道内径显著缩小或提前关闭，导致呼出流量受限的病理生理改变。

09.450 可逆性气流受限 reversible airflow limitation
又称"可逆性气流阻塞"。气流受阻出现自发性阻力降低或在药物作用下出现阻力降低的病理生理改变。一般判断标准为吸入气道扩张剂后第 1 秒用力呼气容积改善率≥12%或者最大呼气流量昼夜波动率≥20%。目前多选择第 1 秒用力呼气容积改善率≥12%且其绝对值增加 200 ml 为阳性。

09.451 气道阻塞 airway obstruction
气道病变导致气道管径缩小，气体呼出或吸入障碍的病理生理改变。是发生气流受限的最常见原因。

09.452 气道陷闭 collapse of airway
一定时间和一定吸、呼气时相内出现气道的完全闭合和气流停止的病理生理改变。正常情况下，各部位气道始终处于开放状态。

09.453 大气道陷闭 collapse of large airway
大呼吸道吸气相或呼气相的塌陷和气流停止的病理生理改变。主要见于阻塞性睡眠呼吸暂停低通气综合征、复发性多软骨炎、气管支气管淀粉样变等。

09.454 小气道陷闭 collapse of small airway
呼气时胸腔负压显著降低，导致小气道塌陷和气流停止的病理生理改变。小气道缺乏软骨环的支撑，主要依靠肺组织弹力纤维环的牵拉而保持开放，受吸、呼气时相的影响较大。若出现肺结构的破坏，肺弹力纤维的支撑作用显著减弱，则吸气时胸腔负压增大，小气道开放；呼气时，胸腔负压显著降低，小气道塌陷和气流停止。

09.455 吸气气流受限 inspiratory flow limitation, IFL
气道管径在呼吸运动中同肺组织失去协调，出现开放不足，导致吸入流量受限的病理生理改变。

09.456 固定性大气道狭窄 fixed obstruction of large airway
大气道狭窄，气道阻力不随吸呼气时相的变化而变化的病理生理改变。因大气道横截面积非常小，轻微阻塞即可导致呼、吸气峰流量的显著下降，且两者相等。

09.457 胸廓内非固定性大气道阻塞 intrathoracic nonfixed obstruction of large airway
胸廓内气道阻塞，且阻塞程度随吸、呼气时相变化的病理生理改变。吸气时胸腔负压显著增大，气道扩张，阻力降低；而呼气则相反。表现为呼气峰流量显著下降，而吸气峰流量变化幅度不大。

09.458 胸廓外非固定性大气道阻塞 extrathoracic nonfixed obstruction of large airway
胸廓外气道阻塞，且阻塞程度随吸、呼气时相变化的病理生理改变。吸气时胸腔负压和气道负压增大，在阻塞部位出现气道回缩，阻力增大；而呼气则相反。表现为吸气峰流量显著下降，而呼气流量变化幅度不大。

09.459 不完全可逆性气流受限 incompletely reversible airflow limitation
又称"不完全可逆性气流阻塞"。积极治疗后，气流受阻不能改善或明显改善的病理生理改变。一般判断标准为吸入气道扩张剂后第 1 秒用力呼气容积（FEV_1）改善率<12%或者最大呼气流量昼夜波动率<20%。目前的标准多选择 FEV_1 改善率<12％且其绝对值增加小于 200 ml。

09.460 换气功能障碍 gas exchange defect
任何原因引起的肺通气/血流失调、弥散障碍或静动脉血分流的病理生理改变。严重者多伴随限制性通气功能障碍。

09.461 弥散障碍 diffusion defect, diffusion disorder
肺泡毛细血管膜面积减少或异常增厚、弥散时间缩短等引起的气体交换障碍。

09.462 一氧化碳弥散量下降 decreased diffu-

sion capacity of carbon monoxide
肺一氧化碳弥散量实测值小于其健康人群低限或其占预计值的百分比降低至正常值范围以下的病理生理改变。是判断弥散障碍或换气功能障碍的最常用标准。一氧化碳弥散量不仅反映弥散功能，也与气体分布、血流量分布及两者的比例有关。

09.463 肺过度充气 pulmonary hyperinflation
呼气末肺容积异常增加的一种状态。可以是生理性代偿，也可以是病理性改变。

09.464 肺过度通气 pulmonary hyperventilation
简称"过度通气"。静息状态下，肺泡通气量显著增大，甚至出现呼吸性碱中毒的一种病理生理改变。常见于支气管哮喘或慢性阻塞性肺疾病的急性发作期、高通气综合征、肺炎、肺水肿、急性呼吸窘迫综合征等情况。

09.465 通气代偿 compensated ventilation
通气功能障碍患者，通过代偿性呼吸增强、增快，肺泡通气量增大，使动脉血二氧化碳分压不超过正常范围高限的病理生理改变。

09.466 通气失代偿 decompensated ventilation
严重通气功能障碍患者，通气量增大不足以克服通气阻力增加，导致二氧化碳潴留，出现呼吸性酸中毒的病理生理改变。

09.467 通气不足 hypoventilation
肺泡通气量不足以维持代谢需求，导致动脉血二氧化碳分压升高的病理生理改变。

09.468 代偿性肺过度充气 compensating pulmonary hyperinflation, compensatory pulmonary hyperinflation
曾称"代偿性肺气肿"。部分肺组织失去呼吸功能，如肺萎陷、肺叶切除术后、胸廓畸形等，致使健康肺组织的呼气末容积代偿性增大的现象。

09.469 动态肺过度充气 dynamic pulmonary hyperinflation
潮气呼气末肺容积超过了由肺和胸壁的弹性回缩力所决定的功能残气量。见于气流阻塞或呼气用力增加导致的气体陷闭，故充分放松呼气肌或延长呼气时间后，气体仍能呼出。主要见于慢性阻塞性肺疾病的急性发作期。

09.470 静态肺过度充气 static pulmonary hyperinflation
充分放松呼气肌或延长呼气时间后，气体充分呼出后仍存在的肺过度充气状态。主要见于支气管哮喘、慢性阻塞性肺疾病的缓解期和慢性迁延期。可以单独存在，也可以与动态肺过度充气同时存在。

09.471 气体陷闭 air trapping
又称"空气滞留"。呼气末气体不能充分呼出，而在肺内异常潴留的病理生理改变。常在肺气肿或静态肺过度充气的基础上发生。

09.472 气体陷闭容积 air trapping volume
在常规呼气末，充分放松呼气肌或延长呼气时间后，所能继续呼出的气容积。

10. 氧和二氧化碳代谢

10.01 基 本 概 念

10.001 大气 atmosphere
由于地球引力而环绕于地球表面及其上空的气圈。不同高度大气压力、温度、风速和湿度分布不同。可分为对流层、平流层、中间层和热层，距地球最近的对流层内的主要大气成分是氮气、氧气、二氧化碳、水蒸气等，其中氧气约占 20.8%。随海拔增加，气体密度变小。

10.002 大气压[强] atmospheric pressure
由于地球周围空气本身重量而产生的压强。其大小与高度、温度及其他气候和地理条件有关。

10.003 标准大气压 standard atmospheric pressure
压强的一种计量单位。其值等于 $1.01 \times 10^5 Pa$。

10.004 气体总压 total gas pressure
在混合气体或溶解气体的液体中，气体分子运动所产生的总压力。是各成分产生的分压之和。

10.005 气体分压 partial gas pressure
在混合气体或溶解气体的液体中，每种气体分子运动单独产生的张力。各气体分压等于总压乘以它们各自的容积百分比。张力是分压的同义词，特别适用于溶解在液体(如血液)中的气体分压的描述。

10.006 张力 tension
受到拉力作用时，物体内部任一截面两侧存在的相互牵引力。

10.007 帕斯卡定律 Pascal law
又称"液体压强原理(principle of liquid pressure)"。加在密闭液体上的压强，能够大小不变地由液体向各个方向传递。液体内部各个方向都有压强，压强随液体深度的增加而增大，同种液体在同一深度各处，各个方向的压强大小相等；不同液体在同一深度产生的压强大小与液体的密度有关，密度越高，液体的压强越大。

10.008 浓度 concentration
某种物质在总量中的含量。

10.009 气体浓度 gas concentration
单位容积内的气体含量。

10.010 吸入气 inspired gas
人体经鼻腔、口腔或人工气道等吸入的，进入气道前的气体。正常情况下是环境气体，机械通气时则为设定的空氧混合气。

10.011 呼出气 expired gas
经鼻腔、口腔或人工气道等由气道呼出至外界的气体。

10.012 气道气 airway gas
外界气体吸入气道后充分湿化、温化后的气体。此时饱和水蒸气压大约为 47 mmHg，氧分压较吸入气有所降低。

10.013 肺泡气 alveolar gas
在肺泡内能够参与气体交换的气体。正常情况下，不同肺区的肺泡气成分恒定，常用呼气末气体表示。与气道气相比，二氧化碳分压升高，饱和水蒸气压恒定，氧分压及氮分压降低。

10.014　呼气末　end expiration
呼气即将结束前的阶段。其特点是呼出气流速非常慢，而成分和浓度比较恒定。

10.015　呼气末气　end-expired gas
呼气即将结束前呼出的气体。气体的成分和浓度比较恒定，可反映肺泡气的情况。

10.016　混合呼出气　mixed expired gas
一次正常呼吸呼出的全部混合均匀后的气体。包括肺泡气和传导气道内的气体，后者基本不含二氧化碳。

10.017　血气　blood gas
血液中溶解的气体成分。健康人主要有氮气、氧气和二氧化碳，不同部位的血液气体分压差别较大。

10.018　动脉血气　arterial blood gas, ABG
动脉血液中溶解的气体成分。健康人主要有氮气、氧气和二氧化碳，其中氧分压为 80~100 mmHg，二氧化碳分压 35~45 mmHg。

10.019　动脉血气分析　arterial blood gas analysis
对动脉血液中不同类型气体和酸碱物质进行分析的技术。主要测定指标有三类：氧合指标、二氧化碳指标和酸碱物质，一般所说的血气分析就是指动脉血气分析。

10.020　血气分析仪　blood gas analyzer
利用电极法等原理对血液中的气体和酸碱物质进行分析的仪器。一般直接测定血液中的酸碱度、氧分压、二氧化碳分压等三项指标，利用公式推算其他指标。现代血气分析仪也可以测定电解质浓度、碳氧血红蛋白等。

10.02　氧　代　谢

10.021　氧气　oxygen
空气的组分之一，在海平面约占 20.8%，具有无色、无臭、无味的特点，溶解度很小。氧的分子式是 O_2，分子量为 32。是机体生命活动的必需物质，可通过光合作用合成，其主要作用是进行有氧代谢，提供能量。在机体内主要以氧合血红蛋白的形式存在，物理溶解量不多，但具有重要生理意义。

10.022　氧分压　partial pressure of oxygen
混合气体或溶解状态的氧分子运动所产生的张力。用 PO_2 表示。

10.023　大气氧分压　partial pressure of oxygen in atmosphere
大气中，氧气分子运动产生的张力。大气氧分压随着海拔高度的升高而降低，海平面处大约为 159 mmHg，海拔 3000 m 处降为 130 mmHg，因此高原地区容易出现缺氧。

10.024　大气氧浓度　oxygen concentration in atmosphere
大气中氧气分子所占的体积百分比。海平面处大约为 20.8%。

10.025　平均海平面　average sea level
长时期观测某一海域一定时期内海水水位而确定的海平面平均位置。通常作为高度的基准面。

10.026　海拔高度　above sea level
某一地点高出平均海水面的垂直距离。国际单位是米(m)。

10.027　座舱高度　cabin altitude

与座舱内气压等同大气压的海拔高度。由于燃耗和大气层的因素，商务飞机一般在 9000~12 000 m 的高空飞行。在此高度的大气压和氧分压都显著降低，会导致人体的严重损害。为消除高空异常环境因素对人体的影响，现代飞机都采用了增压座舱，可使舱内压力明显恢复。商务飞机座舱高度最高不超过 2400 m，相当于海拔高度 12 000 m。

10.028　高原　plateau

从地理学的角度讲，是指海拔在 500 m 以上，顶面平缓，起伏较小，而面积又比较辽阔的高地。医学上所说的高原是指海拔在 3000 m 以上，能产生明显生物学效应（机体反应）的地区。

10.029　低氧激发试验　hypoxia challenge test

吸入低于空气氧浓度（一般用 15%的氧浓度）的混合气体 20 min，测定动脉血气或监测动脉血氧饱和度的变化，从而间接判断低氧环境肺功能状态的试验。可评估受试者能否耐受高空飞行和高原活动的能力。该试验模拟吸入气的氧分压相当于座舱高度为 2400 m 的氧分压，这也是在一般商务飞行时可能经历的最低氧分压。

10.030　体液沸腾现象　boiling phenomenon of body fluid

体液中饱和水蒸气压与环境大气压相等时，体内开始出现由液态水转化为气态水而使皮肤发生气肿的现象。在 19 200 m 的高度，大气压等于体温 37℃时体液的饱和水蒸气压（6.3 kPa），此时及以上高度将出现体液沸腾。

10.031　急性高原反应　acute high altitude response

短时间内由平原进入高原或由高原进入更高海拔地区，伴随海拔高度的迅速升高，机体在短时期发生的一系列缺氧表现。

10.032　急性低氧通气反应　acute hypoxia response of ventilation

简称"急性低氧反应（acute hypoxia response, AHR）"。急性低氧导致的通气快速增强，但持续时间较短的过程。一般大约为 2~3 min。

10.033　低氧习服　acclimatization to hypoxia

又称"高海拔习服（acclimatization to altitude）"。居住在相对低海拔的个体进入海拔相对较高的地区后，由于外界环境的变化（主要是进入低氧环境，并持续性受到低氧刺激），经过几小时到几周时间，机体内环境会经历从不平衡到平衡、最终达到内外环境的统一，机体耐受并适应所处海拔高度，以达到新的生理适应状态的过程。

10.034　低氧脱习服　hypoxic deacclimatization

又称"低氧习服脱失"。久居高原多年后，使低氧习服所造成的通气增强发生减弱的现象。

10.035　氧分压梯度分布　oxygen partial pressure graded distribution

海平面大气的氧分压最高，经气道、肺泡、肺泡周围毛细血管、肺静脉、主动脉、体循环毛细血管，到周围组织，氧分压逐渐降低的分布状态。其中大气氧分压约为 159 mmHg，细胞内线粒体中约为 2 mmHg，而肺泡氧分压是氧梯度分布的关键环节之一。

10.036　吸入气氧流量　inspired oxygen flow

自然呼吸空气的情况下，每分钟通过鼻导管、面罩等机械装置额外吸氧的流量。常用单位为 L/min。

10.037 吸入气氧浓度 fractional concentration of inspired oxygen

自然呼吸或通过鼻导管、面罩或呼吸机等机械装置吸入空气、氧气或其他混合气，氧气所占的容积百分比。用 FiO_2 表示。其范围一般为 21%~100%。

10.038 吸入气氧分压 partial pressure of inspired oxygen

吸入空气、氧气或其他混合气时，氧分子运动所产生的张力。用 PiO_2 表示。

10.039 气道氧浓度 fractional concentration of oxygen in airway

吸入气进入气道内充分湿化、温化后，氧气所占的浓度百分比。由于饱和水蒸气的影响，健康人气道内氧浓度较大气低。

10.040 气道氧分压 partial pressure of oxygen in airway

吸入气道中的氧分子运动所产生的张力。其大小主要由大气压和吸入气氧浓度决定，也受水蒸气压的影响。正常情况下气道氧分压约为 149 mmHg。

10.041 水蒸气压 water vapor pressure

水蒸气中分子运动产生的压力。水蒸气压仅与温度有关，只要不超过大气压，水蒸气压就不受大气压的影响。温度越高，水蒸气越大，且成指数关系递增。在零度时，仍有较低的水蒸气压，当温度达到水的沸点时，水蒸气压与大气压相等，在海平面时，水的沸点为 100℃，水蒸气压为 760 mmHg。

10.042 饱和蒸气压 saturated vapor pressure

在一定温度条件下，气体压力增加到一定程度时，气体系统中开始出现液体时对应的压强。

10.043 饱和水蒸气压 saturated water vapor pressure

在一定条件下，充分湿化、温化后的水蒸气压。健康人气道和肺泡内约为 47 mmHg。

10.044 正常饱和水蒸气压 normal saturated water vapor pressure

正常体温状态下的饱和水蒸气压。约为 47 mmHg。一般情况下，气道和肺泡的水蒸气压为正常饱和水蒸气压。

10.045 肺泡氧浓度 fractional concentration of alveolar oxygen

肺泡内氧分子占整个肺泡气的容积百分比。肺泡氧分压等于肺泡内气体总压乘以肺泡氧浓度。肺泡氧浓度越高，弥散入血的氧气越多，但过高的氧浓度可能引起肺损伤。

10.046 肺泡氧分压 partial pressure of oxygen in alveolar gas

肺泡内氧分子运动所产生的张力。用 P_AO_2 表示。随呼吸运动而呈周期性升高和降低，但由于功能残气量的存在，正常情况下波动范围不大，平均约为 104 mmHg。

10.047 混合呼出气氧分压 partial pressure of oxygen in mixed expired gas

混合呼出气中氧分子运动所产生的张力。用 $P_{\bar{E}}EO_2$ 表示。

10.048 混合呼出气氧浓度 fractional concentration of oxygen in mixed expired gas

混合呼出气中氧所占呼出气容积的浓度百分比。用 $F_{\bar{E}}O_2$ 表示。常用于机体代谢功能的测定。

10.049 呼气末氧浓度 fractional concentration of oxygen in end-tidal gas

在呼气终末阶段，呼出气中氧气所占的浓度

百分比。用 $FetO_2$ 表示。

10.050　呼气末氧分压　partial pressure of oxygen in end-tidal gas
在呼气终末阶段，呼出气中氧分子运动所产生的张力。用 $PetO_2$ 表示。

10.051　血氧容量　blood oxygen capacity
100 ml 血液充分与氧接触后的最大氧含量。包括物理溶解氧和与血红蛋白相结合氧两部分，一般用毫升数或毫摩尔数表示。

10.052　血红蛋白氧容量　hemoglobin oxygen capacity
1 g 血红蛋白与氧充分接触后的最大氧含量。理论上 1 g 血红蛋白最高可结合 1.39 ml 的氧，实际上由于变性血红蛋白或高铁血红蛋白等的存在，一般仅能结合 1.34 ml 的氧。

10.053　血氧含量　blood oxygen content
每 100 ml 血液中实际所携带的氧量。包括物理溶解氧和血红蛋白结合氧两部分，一般用毫升数或毫摩尔数表示。

10.054　血红蛋白氧含量　hemoglobin oxygen content
每 1 g 血红蛋白相实际结合氧的毫升数或毫摩尔数。

10.055　血氧饱和度　oxygen saturation
血液中氧含量与氧容量的比值。用 SO_2 表示。

10.056　血红蛋白氧饱和度　hemoglobin oxygen saturation
血红蛋白与氧结合的程度。即氧合血红蛋白占总血红蛋白的百分比，或血红蛋白氧含量与血红蛋白氧容量之比。一般血红蛋白氧饱和度等于血氧饱和度，若无特殊说明，两者含义相同。

10.057　溶解氧　dissolved oxygen
血液或其他液体中物理溶解的氧。由于氧的溶解度低，物理溶解的氧量非常少，故一般用血红蛋白氧容量、血红蛋白氧含量、血红蛋白氧饱和度代表血氧容量、血氧含量和血氧饱和度，特别是用血红蛋白氧饱和度代表血氧饱和度。

10.058　结合氧　combined oxygen
与体内大分子物质可逆结合的氧。如与血红蛋白、肌红蛋白结合的氧。

10.059　氧合　oxygenation
氧分子与血白蛋白分子等的物理结合，而不发生化学变化的过程或状态。

10.060　氧化　oxidation
氧与其他物质发生的化学反应。

10.061　脉氧仪　pulse oximeter
一种无创性监测脉搏和动脉血氧饱和度的仪器。根据不同组织吸收光线的波长差异，对每次随心搏进入手指和其他血管丰富组织内的搏动性血流进行监测，包括对血红蛋白进行光量和容积测定。基本方法包括两种：分光光度测定法和容积记录测定法。

10.062　无创脉搏氧饱和度法　non-invasive pulse oximetry, NPO
用脉氧仪无创性、连续性监测动脉氧饱和度，并同时显示脉搏次数的方法。已常规用于危重患者呼吸功能的监测。

10.063　经皮动脉血氧饱和度　percutaneous arterial oxygen saturation
用无创脉搏氧饱和度法测得的血氧饱和度。用 SpO_2 表示。实际是毛细血管血氧的饱和度。经皮动脉血氧饱和度与动脉血氧饱和度的相关性非常好，数值也非常接近，测定简单方便，故临床应用非常广泛。

10.064　经皮动脉血氧分压　percutaneous arterial oxygen partial pressure
通过氧电极经皮肤测定的毛细血管血氧分压。在一定范围内可反映动脉血氧分压。

10.065　氧[解]离曲线　oxygen dissociation curve
氧分压和血氧饱和度之间的关系曲线。即表示不同氧分压下血红蛋白与氧气的结合情况或者是氧合血红蛋白的解离情况。

10.066　波尔效应　Bohr effect
动脉血二氧化碳分压升高可以降低血红蛋白对氧气的亲和力的现象。1904 年，克里斯蒂安·波尔(Christian Bohr)首次对此进行描述。

10.067　2,3–二磷酸甘油酸　2, 3-diphospho-glyceric acid, 2, 3-DPG
糖酵解中间产物 1,3–二磷酸甘油酸(1,3-DPG)的一个三碳异构体。糖无氧酵解时的代谢产物。红细胞内的含量很高，约 5 mmol/L，能降低血红蛋白对氧的亲和力，使氧离曲线右移。在慢性缺氧、贫血和心功能不全的患者，红细胞内 2, 3-DPG 生成增多，使得氧合血红蛋白在组织中的释放出更多的氧。

10.068　动脉血　arterial blood
经肺微循环进行气体交换、充分氧合的血液。从肺毛细血管静脉端开始，经肺静脉、左心房、左心室到体循环动脉的血液都是动脉血。理论上健康人上述各部位动脉血的氧分压相等，但由于存在代谢活动及少量解剖分流等原因，实际数值是逐渐降低的。心脏解剖分流较大，主动脉和肺静脉氧分压差最大，随着年龄增大，该差值逐渐增大。

10.069　动脉血氧分压　partial pressure of oxygen in arterial blood, arterial partial pressure of oxygen
动脉血中物理溶解的氧所产生的张力。用 PaO_2 表示。正常为 80~100 mmHg，随年龄增大而降低，卧位时动脉血氧分压(PaO_2)=103.5–0.42×年龄（岁）；坐位时 PaO_2=104.2–0.27×年龄（岁）。但年龄大于 70 岁时，PaO_2>70 mmHg 为正常。

10.070　氧合指数　partial pressure of oxygen in arterial blood/fractional concentration of inspiratory oxygen, oxygenation index
动脉血氧分压和吸入气氧浓度的比值。用 OI 或 PaO_2/FiO_2 表示。反映肺换气功能的主要指标之一，正常值为 430~560 mmHg。氧合指数是目前国内外诊断急性肺损伤/急性呼吸窘迫综合征最常用、最主要和最简单的氧合指标，结合病史和其他指标，当氧合指数≤300 mmHg 为急性肺损伤，≤200 mmHg 为急性呼吸窘迫综合征。

10.071　动脉血氧饱和度　oxygen saturation in arterial blood, arterial oxygen saturation
动脉血中血红蛋白与氧结合的程度。用 SaO_2 表示。用氧合血红蛋白占总血红蛋白的百分比或血红蛋白氧含量与血红蛋白氧容量之比表示。正常值大约为 98％。

10.072　血氧饱和度 50%时的氧分压　partial pressure of oxygen at 50% hemoglobin saturation, oxygen half-saturation pressure of hemoglobin
血氧饱和度为 50%时的氧分压。用 P50 表示。是判断血红蛋白对氧的亲和力以及氧离曲线位置的客观指标。氧离曲线右移时较大，左移时较小。正常人 pH 值 7.40、$PaCO_2$ 40 mmHg、37℃体温下为 26.6 mmHg。

10.073　动脉血氧含量　oxygen content in arterial blood

每 100 ml 动脉血中含氧的毫升数或毫摩尔数。用 CaO_2 表示。是红细胞和血浆中含氧量的总和，包括血红蛋白结合氧和物理溶解氧两部分。反映动脉血结合氧的能力。动脉血氧含量(ml)=0.003×动脉血氧分压(mmHg)＋1.39×动脉血氧饱和度×Hb(g)。0.003 是氧的溶解系数，即每 100 ml 血液中每 1 mmHg 氧分压有 0.003 ml 物理溶解状态的氧。

10.074　动脉血氧运输量　oxygen delivery in arterial blood

单位时间里心脏通过动脉血向外周组织提供的氧量。用 DaO_2 表示。其大小是动脉血氧含量与心输出量的乘积，常用单位 L/min。

10.075　静脉血　venous blood

体循环血液到达周围组织器官后，氧分子顺压力梯度弥散出毛细血管供细胞代谢利用，导致氧分压和饱和度迅速降低的血液形式。毛细血管静脉端、静脉、右心房、右心室、肺动脉、肺毛细血管动脉端的血液皆为静脉血。由于各器官的供血量和代谢率不同，其静脉血氧饱和度的差别非常大。

10.076　静脉血氧分压　partial pressure of oxygen in venous blood

静脉血中物理溶解的氧分子所产生的张力。用 PvO_2 表示。不同组织器官的静脉血氧分压不同。

10.077　静脉血氧饱和度　oxygen saturation in venous blood

静脉血中血红蛋白与氧结合的程度。用 SvO_2 表示。即氧合血红蛋白占总血红蛋白的百分比，或血红蛋白氧含量与血红蛋白氧容量之比。不同组织器官的静脉血氧饱和度不同。

10.078　静脉血氧含量　oxygen content in venous blood

每 100 ml 静脉血中含氧量。用 CvO_2 表示。常用毫升数或毫摩尔数表示。包括物理溶解氧和与血红蛋白相结合氧两部分。不同组织器官的静脉血氧含量不同。

10.079　动脉–静脉血氧含量差　arteriovenous oxygen content difference

动脉血氧含量减去静脉血氧含量所得的差值。用 $Ca\text{-}vO_2$ 表示。常用毫升数或毫摩尔数表示。反映组织的循环功能和有氧代谢情况。不同组织器官的动脉–静脉血氧含量差不同。

10.080　混合静脉血　mixed venous blood

体循环不同部位回流充分混合后的静脉血。一般是上、下腔静脉血进入右心房，通过右心室的充分搅拌后进入肺动脉，此时静脉血已充分混合，故一般通过肺动脉导管进入主肺动脉取血作为混合静脉血。

10.081　混合静脉血氧分压　partial pressure of oxygen in mixed venous blood

混合静脉血中物理溶解的氧所产生的张力。用 $P_{\bar{V}}O_2$ 表示。健康人约为 40 mmHg。

10.082　混合静脉血氧饱和度　oxygen saturation in mixed venous blood

混合静脉血中血红蛋白与氧结合的程度。用 $S_{\bar{V}}O_2$ 表示。即氧合血红蛋白占总血红蛋白的百分比，或血红蛋白氧含量与血红蛋白氧容量之比。它反映组织的氧合程度，受摄氧量和耗氧量的影响。静息状态下大约是 75%。

10.083　混合静脉血氧含量　oxygen content in mixed venous blood

每 100 ml 混合静脉血中所携带氧量。用

$C_{\bar{v}}O_2$ 表示。常用毫升数或毫摩尔数表示。包括物理溶解氧和与血红蛋白相结合氧两部分。

10.084 动脉–混合静脉血氧含量差 arterio-mixed venous oxygen content difference
简称"动静脉血氧含量差"。动脉血氧含量减去混合静脉血氧含量所得的差值。用 $Ca\text{-}C_{\bar{v}}O_2$ 表示。常用毫升数或毫摩尔数表示，反映组织的循环功能和有氧代谢情况。

10.085 毛细血管血 capillary blood
毛细血管容纳的血液。毛细血管是气体交换的场所，气体交换的持续进行导致毛细血管不同部位的氧分压、氧饱和度有很大的差异。从毛细血管动脉端开始到静脉端，氧分压有一个很大的压力梯度。

10.086 毛细血管血氧分压 partial pressure of oxygen in capillary blood
毛细血管血中物理溶解的氧所产生的张力。用 PcO_2 表示。毛细血管是气体交换的场所，氧分压是氧交换的直接动力。气体交换的持续进行导致毛细血管内不同部位的氧分压有很大的差异。

10.087 毛细血管血氧饱和度 oxygen saturation in capillary blood
毛细血管血中血红蛋白与氧结合的程度。用 ScO_2 表示。即氧合血红蛋白占总血红蛋白的百分比，或血红蛋白氧含量与血红蛋白氧容量之比。持续的气体交换导致毛细血管内不同部位的氧饱和度有很大的差异。

10.088 毛细血管血氧含量 oxygen content in capillary blood
每 100 ml 毛细血管血中所含的氧量。用 CcO_2 表示。常用毫升数或毫摩尔数表示，包括血红蛋白结合的氧和物理溶解氧两部分。气体

交换的持续进行导致毛细血管内不同部位的氧含量有很大的差异。

10.089 肺毛细血管血氧分压 partial pressure of oxygen in pulmonary capillary blood, pulmonary capillary blood partial pressure of oxygen
肺毛细血管血中物理溶解的氧所产生的张力。肺泡周围毛细血管与肺泡进行气体交换，故动脉端氧分压等于混合静脉血氧分压，其后迅速升高，肺静脉端的氧分压在血管内最高。

10.090 肺毛细血管血氧饱和度 oxygen saturation in pulmonary capillary blood
肺毛细血管血中血红蛋白与氧结合的程度。即氧合血红蛋白占总血红蛋白的百分比，或血红蛋白氧含量与血红蛋白氧容量之比，其动脉端氧饱和度为混合静脉血氧饱和度，其后迅速升高，静脉端的血液充分氧合，氧饱和度在血管内最高。

10.091 肺毛细血管血氧含量 oxygen content in pulmonary capillary blood
每 100 ml 肺毛细血管血中所含的氧量。常用毫升数或毫摩尔数表示，包括血红蛋白结合氧和物理溶解氧两部分，其动脉端氧含量为混合静脉血氧含量，其后迅速升高，静脉端的血液充分氧合，氧含量在血管内最高。

10.092 缺氧 hypoxia
氧的供给不能满足机体的代谢需要或由于氧化过程障碍，机体不能正常地利用氧的病理状态。缺氧使机体发生代谢、功能和形态结构等方面的变化。

10.093 低氧血症 hypoxemia
动脉血氧分压低于正常值范围下限，或低于预计值 10 mmHg 的病理生理状态。与低氧

血症性呼吸衰竭和缺氧的概念不同。

10.094 低张性缺氧 hypotonic hypoxia
又称"乏氧性缺氧(hypoxic hypoxia)"。吸入气氧分压过低或外呼吸功能障碍等引起的动脉血氧分压降低导致的组织细胞缺氧类型。

10.095 呼吸性缺氧 respiratory hypoxia
肺的通气和/或换气功能障碍,引起动脉血氧分压和氧含量降低所导致的缺氧类型。是低张性缺氧的最常见形式。

10.096 大气性缺氧 atmospheric hypoxia
久居平原的人突然进入海拔 3000 m 以上的高原或高空,或处于通风不良的矿井、坑道,或吸入被惰性气体、麻醉药过度稀释的空气等,导致的吸入气氧分压过低和组织缺氧类型。是低张性缺氧的一种形式。

10.097 低压性缺氧 hypobaric hypoxia
海拔增高,大气中氧分压降低导致的组织缺氧。低氧还导致饱和水蒸气压占吸入气压的比值增大。是大气性缺氧的一种形式。

10.098 高原性缺氧 plateau hypoxia
久居平原的人突然进入海拔 3000 m 以上的高原或由高原进入更高海拔的地区,由于吸入气氧分压过低导致的缺氧类型。是大气性缺氧的一种形式。

10.099 血液性缺氧 hemic hypoxia
又称"等张性缺氧(isotonic hypoxia)"。血红蛋白数量减少或性质改变可使血氧含量降低或血红蛋白与氧分子结合力下降,从而导致的组织缺氧类型。其特点是动脉血氧含量降低,而动脉血氧分压正常。

10.100 贫血性缺氧 anemic hypoxia

贫血引起组织、细胞的缺氧。各种原因的严重贫血,因血红蛋白量减少,氧容量降低,氧含量也随之降低,由此引起组织、细胞的氧供不足,是血液性缺氧的最常见形式。

10.101 循环性缺氧 circulatory hypoxia
又称"低动力性缺氧(hypokinetic hypoxia)"。组织血流灌注量减少,使组织供氧量减少引起的缺氧类型。

10.102 缺血性缺氧 ischemic hypoxia
动脉血压降低或动脉阻塞使血液流入组织不足所致的缺氧类型。是循环性缺氧的一种形式。

10.103 淤血性缺氧 congestive hypoxia
静脉压升高或阻塞使静脉回流障碍引起的缺氧类型。是循环性缺氧的一种形式。

10.104 组织性缺氧 histogenous hypoxia
组织细胞利用氧的能力下降所引起的缺氧类型。

10.105 血红蛋白 hemoglobin, Hb
高等生物体内负责运载氧的一种蛋白质。由珠蛋白和血红素组成,包括 4 个亚基。成人主要为 HbA,由两个 α 亚基和两个 β 亚基组成。每个亚基中有一个亚铁离子(Fe^{2+})与氧分子结合,一个血红蛋白分子可结合 4 个氧分子。

10.106 氨基甲酸血红蛋白 carbaminohemo-globin, HbNHCOOH
二氧化碳与血红蛋白氨基的结合状态。是血液运输二氧化碳的一种形式。二氧化碳与血红蛋白氨基的反应无需酶的催化,且反应迅速、可逆,主要调节因素是氧合作用。

10.107 紧张型血红蛋白 tense hemoglobin

又称"T 型血红蛋白"。亚基处于钳制状态的血红蛋白。使氧不易与血红素结合，从而保障在需氧组织内可以快速地释放氧。

10.108 松弛型血红蛋白 relaxed hemoglobin
又称"R 型血红蛋白"。亚基结构呈松弛状态的血红蛋白。使氧极易与血红素结合，从而保障在肺部迅速进行氧合。

10.109 氧合血红蛋白 oxyhemoglobin, HbO_2
血红蛋白与氧的结合物。一个血红蛋白分子有 4 个氧结合位点，一个氧分子与血红蛋白结合后，其他结合位点与氧分子的结合能力迅速提高，并导致其余 3 个位点与氧的迅速结合，故氧合血红蛋白一般结合 4 个氧分子。氧合血红蛋白与二氧化碳的结合能力降低，有利于二氧化碳在肺组织的释放。

10.110 去氧血红蛋白 deoxyhemoglobin
又称"还原型血红蛋白"。不结合氧分子或解离出氧分子的血红蛋白。一个氧分子与血红蛋白解离后，其他结合位点与氧分子的结合能力迅速降低，并导致其余 3 个位点与氧的迅速解离。去氧血红蛋白与二氧化碳的结合能力增强，有利于组织二氧化碳的运输。

10.111 血红蛋白病 hemoglobinopathy
珠蛋白生成障碍贫血（地中海贫血）和异常血红蛋白引起的疾病。主要由珠蛋白合成不足或珠蛋白一级结构的氨基酸异常所致，与珠蛋白基因的异常有关，是导致血液性缺氧的原因之一。

10.112 一氧化碳血红蛋白 carboxyhemo-globin, HbCO
血红蛋白与一氧化碳的结合物。一氧化碳与血红蛋白的亲和力比氧气高约 210 倍，故一氧化碳中毒会导致严重缺氧。

10.113 一氧化碳 carbon monoxide, CO
无色、无味、无刺激性的气体，分子量为 28。大气中一氧化碳含量甚微，仅有 $0.104×10^{-6}$。当吸入气中一氧化碳含量超过 $5×10^{-4}$ 或 $30\ mg/m^3$ 时，就可使人中毒；当空气中含量超过 12.5%时，有爆炸的危险。

10.114 一氧化碳中毒 carbon monoxide poisoning
吸入一氧化碳过多或时间过长所导致的机体缺氧和一系列病理生理改变。

10.115 高铁血红蛋白 methemoglobin, MetHb
血红蛋白的氧化物。其中的 Fe^{2+} 被氧化成 Fe^{3+}。高铁血红蛋白丧失结合和携带氧的能力，同时血红蛋白中部分 Fe^{2+} 转化为 Fe^{3+} 后还可使其他含 Fe^{2+} 亚基与氧分子的亲和力增高，导致氧离曲线右移，加重缺氧。

10.116 高铁血红蛋白血症 methemoglo-binemia
亚硝酸盐等氧化剂中毒时，高铁血红蛋白含量增加的病理生理状态。一般增加至 20%~50%可导致严重缺氧。血液中不断形成极少量的高铁血红蛋白，又不断被还原剂还原为血红蛋白，使血液中高铁血红蛋白仅占 1%~2%。高铁血红蛋白血症主要见于食物中毒，也见于药物中毒或血红蛋白病。少部分是先天性因素所致。

10.117 硫化血红蛋白 sulfhemoglobin
血红蛋白的硫化物。同时其中的 Fe^{2+} 被氧化成 Fe^{3+}，故不能携带氧。诱发高铁血红蛋白的食物或药物也可使血红蛋白转化为硫化血红蛋白，其发生机制是肠内大量硫化氢形成，含氮化合物或芳香族氨基酸起触媒作用，使硫化氢作用于血红蛋白而形成。少部分是先天性因素所致。

10.118 硫化血红蛋白血症 sulfhemoglobi-nemia

硫化血红蛋白在血液中升高的病理生理状态。由于硫化血红蛋白一经形成，即不能逆转为血红蛋白，故可导致严重缺氧。

10.119 缺氧性细胞损伤 hypoxic cell damage

缺氧时，细胞的细胞膜、线粒体及溶酶体发生的一系列代谢、功能和结构的改变。

10.120 缺氧性肺血管收缩 hypoxic pulmonary vasoconstriction, HPV

缺氧、二氧化碳正常状态下的肺动脉收缩现象。其结果是血液重新分布，改善通气/血流比例失调。与体循环不同，肺循环对低氧血症敏感得多，且皆表现为血管收缩；肺血管对肺泡内低氧比血管内低氧更敏感。

10.121 氧中毒 oxygen intoxication, oxygen poisoning

机体吸入高浓度氧一定时间后，某些系统或器官的功能与结构发生的病理性变化。其发病机制可能与氧自由基损伤有关。主要表现为高浓度氧导致的急性肺损伤和新生儿(特别是早产儿)的视网膜损害。

10.122 氧自由基 oxygen free radical

在外层轨道上含有单个不配对电子的超氧阴离子自由基和羟自由基。

10.03　氧　气　疗　法

10.123 氧气疗法 oxygen therapy

简称"氧疗"。(1)各种可能增加吸入气氧浓度(FiO_2)的措施，包括机械通气供氧和高压氧等特殊氧疗。(2)通过简单的连接管道，在常压下向气道内增加氧浓度的方法。一般指后一种方法。

10.124 氧疗指证 indication of oxygen therapy

选择氧气疗法、改善组织缺氧的指证。理论上低氧血症导致的缺氧是氧疗的指证，而非低氧血症导致的缺氧则大多无效或效果有限，特殊氧疗除外。具体适应证为：①动脉血氧分压(PaO_2)<60 mmHg 的急性低氧血症；②PaO_2<55 mmHg 的慢性低氧血症，或 PaO_2 在 55~60 mmHg 伴有慢性肺动脉高压或继发性红细胞增多症或活动后 PaO_2 明显下降；③睡眠性低氧血症或睡眠呼吸暂停低通气综合征。

10.125 氧疗目标 aim of oxygen therapy

使用氧疗方法达到改善低氧血症所致的病理生理紊乱和代谢障碍的目的。氧疗后使动脉血氧分压(PaO_2)>60 mmHg，或动脉血氧饱和度大于90%即可。一般情况下继续增加吸入气氧浓度并不能增加疗效，在某些情况下反而增加副作用。

10.126 氧疗工具 oxygen therapy equipment

在低氧血症或缺氧患者中使用简单的连接管道增加吸入气氧浓度的工具。包括鼻导管、鼻塞和面罩等。

10.127 鼻导管 nasal cannula

插入鼻前庭使用的细长、顶端和侧面开孔的橡胶或塑料导管。是目前国内各级医院普遍使用的给氧工具。也可使用双侧鼻导管，同时插入双侧鼻孔前庭，依从性好，插入较浅，患者易接受。

10.128 鼻塞 nasal tampon

鼻导管顶端的球形或圆柱形结构。一般使用

较硬而光滑的硅橡胶、有机玻璃或塑料材料制作而成。使用时紧密置于鼻前庭，比使用鼻导管舒适，依从性好。采用鼻导管或鼻塞进行氧疗时的吸氧浓度与吸氧流量有关，其推算公式为：吸入气氧浓度（%）=21＋4×吸入气氧流量（L/min），其最高吸氧浓度一般不超过 40%。

10.129　吸氧面罩　oxygen mask
进行常规吸氧的面罩。与鼻导管吸氧相比，经面罩吸氧的效率高，可提供中等氧浓度，并能根据需要调整，部分或全部避免重复呼吸；但面罩属固定装置，使用时不容易咯痰与进食，故主要用于急救或需较高氧浓度的患者。

10.130　简单吸氧面罩　simple oxygen mask
无储气囊、无活瓣的开放式面罩。面罩两侧有气孔，以排出呼出气。为消除面罩无效腔所产生的重复呼吸，氧流量必须大于 4 L/min。吸氧浓度不稳定，不适用于伴有二氧化碳潴留的低氧血症患者。

10.131　可调式通气面罩　adjustable ventilation mask
又称"文丘里面罩（Venturi mask）"。通过一狭窄的管道供氧，利用氧射流产生的负压从侧口夹带空气的吸氧面罩。空气夹带量受管道狭窄程度以及侧口大小控制。管道越狭窄或侧口越大，夹带空气量就越多。氧浓度可以较精确、恒定地予以控制，但氧的消耗量较多，是目前使用较广泛的吸氧面罩。

10.132　可调式吸氧面罩　adjustable oxygen mask
通气面罩、呼气阀、氧气袋通过连接管组成的吸氧装置。面罩两侧有侧孔，关闭时，吸入气皆来源于氧气袋，吸入气氧浓度（FiO_2）可达 100%，有利于迅速改善严重低氧血症；

若打开侧孔，则吸气时有空气进入，使 FiO_2 降低；侧孔打开的数量越多，吸入空气越多，FiO_2 降低越明显，从而有助于满足不同程度的吸氧需求，减少或避免氧中毒的发生。

10.133　部分重复呼吸面罩　partial rebreathing mask
配有一个储气囊的吸氧面罩。当呼气时，部分呼出气进入储气囊，与囊内氧气混合后再重复吸入呼吸道。当氧流量较高时，可提供高浓度的氧气，同时吸入气中可保持一定浓度的二氧化碳。主要用于换气功能障碍导致的严重低氧血症患者。

10.134　非重复呼吸面罩　non-rebreathing mask
一种具有单向活瓣、可防止呼出气进入储气囊的吸氧面罩。临床上常用呼吸机的单向通气活瓣或单向阀防止呼出气进入面罩，保证较高的吸氧浓度，甚至达 100%，但阻力稍大。

10.135　雾化吸氧面罩　aerosol oxygen mask
提供大量雾化氧气的吸氧面罩。可避免其他给氧方法所引起的呼吸道干燥。

10.136　氧帐　oxygen tent
系围绕头部至全身的供氧装置。应用于小儿，能提供各种浓度的氧气，但氧气的浪费较大。不适用于成人，也不适合伴有二氧化碳潴留的低氧血症患者。

10.137　低浓度氧疗　low concentration oxygen therapy
吸入气氧浓度不超过 40% 的氧疗方法。一般要求不超过 30%，适用于轻度低氧血症，特别是伴有二氧化碳潴留的低氧血症患者。

10.138　控制性氧疗　controlled oxygen therapy
低浓度氧疗的一种特殊形式。在吸氧的初期

给予较低浓度的氧，一般为 25% 左右，然后根据病情、动脉血氧分压和动脉血二氧化碳分压水平逐步增加吸入气氧浓度至 30%（最多不超过 40%）或保持原浓度持续给氧的氧疗方法。适用于伴有二氧化碳潴留的慢性低氧血症患者，主要是慢性阻塞性肺疾病。主要目的是避免二氧化碳潴留的明显加重。

10.139　低流量氧疗 low-flow oxygen therapy
又称"低流量吸氧"。吸入气氧流量不超过 5 L/min 的氧疗方法。一般通过鼻导管或鼻塞等简易装置实现。

10.140　持续低流量氧疗 continuous low-flow oxygen therapy
又称"持续低流量吸氧""持续低流量给氧（continuous administration of low flow oxygen）"。较长时间连续、低流量吸氧的方法。适用于伴有二氧化碳潴留的慢性低氧血症患者，主要是慢性阻塞性肺疾病患者或家庭氧疗，有助于避免高碳酸血症的加重。

10.141　高流量氧疗 high-flow oxygen therapy
又称"高流量吸氧""持续低流量给氧（continuous administration of low flow oxygen）"。吸入气氧流量超过 5 L/min 的氧疗方法。此时若通过鼻导管或鼻塞等简易装置容易增强对鼻黏膜的刺激，而吸入气氧浓度也不会明显升高，故需通过面罩等方式实现。

10.142　高浓度氧疗 high concentration oxygen therapy
吸入气氧浓度在 60% 以上的氧疗方法。主要应用于重度低氧血症而无二氧化碳潴留的患者。可能会导致氧中毒，不宜长期应用。

10.143　中浓度氧疗 medium concentration oxygen therapy
吸入气氧浓度在 40%~60% 的氧疗方法。主要应用于单纯低氧血症而无二氧化碳潴留的患者，也可用于血红蛋白浓度很低或心排出量不足的患者。

10.144　气管内氧疗 transtracheal oxygen therapy
又称"气管内吸氧"。将吸氧导管通过气管切开导管或其他措施放置在气管内，给予持续低流量吸氧的方法。其用氧量仅为鼻导管的 1/4~1/2。在建立人工气道、而不需要机械通气或停机过程中常采用此种供氧方式。

10.145　无呼吸氧疗 non-breathing oxygen therapy
患者呼吸骤停或呼吸无效（潮气容积小于解剖无效腔），而又缺乏建立人工气道或维持机械通气的情况下，给予高流量氧气的氧疗方法。有助于延缓严重低氧血症的出现时间。

10.146　机械通气氧疗 oxygen therapy via mechanical ventilation
使用机械通气进行的氧疗方法。单纯机械通气的作用主要是改善通气和减少呼吸功，往往可间接起到纠正低氧血症的作用；而通过提高氧浓度则可迅速、直接地缓解低氧血症，精确调节吸入气氧浓度有利于维持动脉血氧分压的恒定。

10.147　高压氧 hyperbaric oxygen
气体压力超过 1 个大气压的纯氧。

10.148　高压氧舱 hyperbaric oxygen chamber
一种治疗严重缺氧症的设备。舱体是一个密闭圆筒，通过管道及控制系统把纯氧或净化压缩空气输入。舱外医生可通过观察窗和对讲器与患者联系。大型氧舱有 10~20 个座位。

10.149　高压氧疗 hyperbaric oxygen therapy

在密闭的高压氧舱内，使用超过一个大气压纯氧的氧疗方法。常用压力为 2~3 个标准大气压。可以大幅度提高动脉血氧分压，增加氧在血液的溶解量和氧含量，从而解除动脉血氧分压正常患者的缺氧，主要适用于一氧化碳中毒、减压病、脑水肿、某些急性中毒、脑炎和中毒性脑病等的治疗。

10.150　长程氧疗　long-term oxygen therapy
整个夜间和大部分白天时间均吸氧，至少每天 15 h、且持续时间较长的氧疗方法。

10.151　短程氧疗　short-term oxygen therapy
短时间给氧，一般为十几分钟至数小时的氧疗方法。

10.152　家庭氧疗　home oxygen therapy
在住宅内放置氧气桶、制氧机或其他供氧装置，对慢性呼吸衰竭等患者进行长期氧疗的方法。

10.04　二氧化碳代谢

10.153　二氧化碳测量仪　capnometer
根据不同物理原理测定呼出气或其他情况下二氧化碳浓度或分压的仪器。包括红外线分析仪、质谱仪、拉曼散射分析仪、声光分光镜和化学二氧化碳指示器等，而常用的二氧化碳测量仪是根据红外线吸收光谱的物理原理设计而成。

10.154　二氧化碳　carbon dioxide
一种化合物，分子式 CO_2，分子量 44，正常状态下为气体，是氧化代谢的终产物。在血液中约有 2700 ml 二氧化碳，肺泡气中约含150 ml。二氧化碳的排出量与产生量不一致时，体内各部位二氧化碳浓度需要20~30 min 后才能达到动态平衡，因此二氧化碳的排出量不能很好地反映二氧化碳的产生量。

10.155　溶解二氧化碳　dissolved carbon dioxide
全称"物理溶解二氧化碳"。体液或水中溶解的二氧化碳。是机体内二氧化碳的运输形式之一，约占总运输量的 5%，有重要意义。物理溶解二氧化碳是转化为其他二氧化碳运输形式(如碳酸氢盐)的基础；组织代谢产生的二氧化碳首先以溶解的形式存在，提高分压，再出现化学结合；在血液和肺泡气中进行气体交换的二氧化碳首先是溶解形式，以降低血液中二氧化碳的分压，结合状态的二氧化碳再分离补充。

10.156　溶解系数　solubility coefficient
在一定温度和一个大气压下，一种气体溶解在 1 ml 某种液体内的量。用来衡量气体的溶解能力。

10.157　化学结合二氧化碳　bound carbon dioxide
体液中以化学结合形式存在的所有二氧化碳的统称。不是单一的一种物质。血液中二氧化碳以物理溶解和化学结合的两种形式运输。体液中化学结合的二氧化碳主要是以碳酸氢盐和氨基甲酰血红蛋白形式存在，还有碳酸、碳酸盐等形式，约占总量的 95%，其中碳酸氢盐占 88%，氨基甲酰血红蛋白占7%。

10.158　碳酸　carbonic acid
一种弱酸，分子式 H_2CO_3，是机体内不同二氧化碳状态之间转换的关键形式。机体代谢产生的二氧化碳溶解后需首先与水分子进行化学反应产生 H_2CO_3，才能转化为碳酸氢盐进行运输。同样血液中的碳酸氢盐与氢离子结合转化为 H_2CO_3，才能分解为二氧化碳呼出体外。

10.159　碳酸氢盐　bicarbonate
碳酸氢根离子与金属阳离子结合的化合物。是机体内二氧化碳最主要的储存和运输形式。在不同部位，碳酸氢盐的形式不同，细胞外液主要是碳酸氢钠，细胞内则主要是碳酸氢钾。

10.160　碳酸盐　carbonate
碳酸根离子与金属阳离子结合的化合物。机体内二氧化碳的一种储存和运输形式，但含量非常低，一般可忽略不计。

10.161　碳酸酐酶　carbonic anhydrase, CA
催化 CO_2+H_2O、H_2CO_3、$H^++HCO_3^-$ 相互转化的辅酶。其存在使转化速度显著增快，对二氧化碳运输、酸碱缓冲、肾脏对酸碱的调节等具有重要作用。

10.162　乙酰唑胺　acetazolamide
一种碳酸酐酶抑制剂。主要用于代谢性碱中毒和眼内高压的治疗，也有一定的利尿作用。

10.163　大气二氧化碳分压　partial pressure of carbon dioxide in atmosphere
大气中二氧化碳气体分子运动产生的张力。大气中二氧化碳含量很低，其压力可忽略不计。

10.164　大气二氧化碳浓度　fractional concentration of carbon dioxide in atmosphere
大气中二氧化碳分子占气体总量的体积百分比。大气中二氧化碳浓度非常低，约占0.04%。

10.165　吸入气二氧化碳分压　partial pressure of carbon dioxide in inspired gas
吸入气中，二氧化碳分子运动所产生的张力。正常呼吸空气情况下，与大气二氧化碳分压相同，由大气压和吸入气二氧化碳浓度决定。

10.166　吸入气二氧化碳浓度　fractional concentration of carbon dioxide in inspired gas
吸入气中二氧化碳所占容积百分比。正常呼吸空气情况下，与大气二氧化碳浓度相同。

10.167　气道二氧化碳分压　partial pressure of carbon dioxide in airway
吸入气进入气道内充分湿化、温化后，二氧化碳分子运动所产生的张力。正常情况下可忽略不计。

10.168　气道二氧化碳浓度　fractional concentration of carbon dioxide in airway
吸入气进入气道内充分湿化、温化后，二氧化碳所占浓度百分比。正常情况下可忽略不计。

10.169　肺泡气二氧化碳分压　partial pressure of carbon dioxide in alveolar gas
肺泡气二氧化碳分子运动所产生的张力。用 P_ACO_2 表示。各肺区基本相同，随呼吸运动而呈周期性变化，但幅度变化不大，与动脉血也基本相同，正常情况下用呼气末二氧化碳分压表示。严重气体分布不均时，各肺区出现明显差异，可用二氧化碳波形图表示。

10.170　肺泡气二氧化碳浓度　fractional concentration of carbon dioxide in alveolar gas
肺泡气二氧化碳分子所占的容积百分比。常用呼气末二氧化碳浓度表示。

10.171　二氧化碳波形图　capnogram

连续测量和描记呼出气二氧化碳分压或浓度实时变化的图形。正常呈矩形，分四相。Ⅰ相：代表吸气停止，呼气开始，呼出的气体是来自管道内的无效腔气，二氧化碳分压为零；Ⅱ相：代表无效腔气和肺泡气的混合过程，二氧化碳水平快速升高；Ⅲ相：呼气平台，呈水平线，代表含二氧化碳气体的肺泡混合气被持续呼出，其末尾最高点为仪器显示的呼气末二氧化碳分压值；Ⅳ相：为吸气下降支。常用于了解呼吸道和通气、血流灌注等情况。

10.172　呼气末二氧化碳分压　partial pressure of end-tidal carbon dioxide

呼气末气体中二氧化碳分子运动所产生的张力。用 $PetCO_2$ 表示。常用于反映肺泡气的二氧化碳分压，正常情况下几乎与动脉血二氧化碳分压相等。其测量是无创性的，而且可以连续观察、动态显示、趋势回顾以及波形图记录，在评价肺通气、气管插管情况、呼吸道疾病、循环灌注等方面有重要价值。

10.173　呼气末二氧化碳浓度　fractional concentration of end-tidal carbon dioxide

呼气末气体中二氧化碳所占的容积百分比。用 $FetCO_2$ 表示。二氧化碳的弥散能力强，且呼气末气体为肺泡气，因此可以用呼气末二氧化碳浓度来反映动脉血二氧化碳浓度，为临床诊断和治疗提供依据。

10.174　混合呼出气二氧化碳分压　partial pressure of carbon dioxide in mixed expired gas

混合呼出气中二氧化碳分子运动产生的张力。用 $P_{\bar{E}}CO_2$ 表示。由于气道的传导部为吸入的新鲜气体，故混合呼出气内二氧化碳分压较动脉血或肺泡内低。通过与动脉血二氧化碳分压比较，可反映无效腔大小，即无效腔气量

与潮气量比值$=PaCO_2-P_{\bar{E}}CO_2/PaCO_2$。

10.175　混合呼出气二氧化碳浓度　fractional concentration of carbon dioxide in mixed expired gas

混合呼出气中二氧化碳所占的容积百分比。主要用于代谢功能的测定，可以通过混合呼出气二氧化碳浓度推算混合呼出气二氧化碳分压。混合呼出气二氧化碳浓度$=$（当时的大气压-47）$\times P_{\bar{E}}CO_2$，单位为 mmHg。

10.176　动脉血二氧化碳分压　partial pressure of carbon dioxide in arterial blood, arterial partial pressure of carbon dioxide

动脉血中物理溶解的二氧化碳产生的张力。用 $PaCO_2$ 表示。正常为 35~45 mmHg，反映通气功能的主要动脉血气指标。

10.177　动脉血气体总压　total pressure of gas in arterial blood

动脉血中各种溶解气体产生的张力之和。肺泡气与动脉血进行气体交换后，饱和水蒸气变为液态水，故其气体总压比大气和肺泡气略低。正常情况下，大约为 760 mmHg（大气压）-47 mmHg（饱和水蒸气压）$=713$ mmHg。

10.178　二氧化碳解离曲线　carbon dioxide dissociation curve

血液二氧化碳含量与二氧化碳分压之间的关系曲线。在生理范围内，二氧化碳在水中（或血浆中）有很高的溶解度，二氧化碳分压与二氧化碳含量之间大致呈线性关系。

10.179　霍尔丹效应　Haldane effect

由氧分压改变而引起二氧化碳解离曲线位移的作用。当血红蛋白由氧合状态转为氧离解状态时，二氧化碳解离曲线左移，血红蛋白携带二氧化碳的能力有所提高。

10.180　高碳酸血症　hypercapnia
动脉血二氧化碳分压高于正常水平，即 $PaCO_2 > 45$ mmHg 的病理生理状态。多见于肺泡通气量的原发性减退和代偿性代谢性碱中毒。

10.181　肺泡通气量–动脉血二氧化碳分压关系曲线　alveolar ventilation-partial pressure of carbon dioxide in arterial blood curve
肺泡通气量（V_A）与动脉血二氧化碳分压（$PaCO_2$）之间关系的曲线。呈反抛物线型。当 V_A 较高时，肺泡通气量–动脉血二氧化碳分压关系曲线较平坦，V_A 的轻度变化对 $PaCO_2$ 的影响不大；V_A 较低时，两者的关系表现为陡直的线性，轻微变化即可导致 $PaCO_2$ 的显著变化，对指导机械通气和进行病情判断有重要价值。

10.182　轻度高碳酸血症　mild hypercapnia
45 mmHg <动脉血二氧化碳分压（$PaCO_2$）< 或 60 mmHg 的病理生理状态。由于在该水平时，肺泡通气量–动脉血二氧化碳分压关系曲线表现为平坦的曲线，肺泡通气量（V_A）的轻度增加或降低对 $PaCO_2$ 的影响较小，需较大增加才能使 $PaCO_2$ 明显下降，但也相应会导致气道压力的明显升高；若适当增加，尽管 $PaCO_2$ 改善有限，但随着呼吸肌疲劳的改善，呼吸衰竭也会逐渐改善。

10.183　中度高碳酸血症　moderate hypercapnia
60 mmHg ≤动脉血二氧化碳分压（$PaCO_2$）< 80 mmHg 的病理生理状态。由于在该水平时，肺泡通气量–动脉血二氧化碳分压关系曲线表现为弯曲的曲线，肺泡通气量（V_A）轻度增大，$PaCO_2$ 即下降至平坦段，其后改善速度减慢；若 V_A 轻度降低，$PaCO_2$ 即上升至陡直段，其后升高速度迅速加快，因此该部分患者机械通气时，必须特别注意监护。

10.184　重度高碳酸血症　severe hypercapnia
$PaCO_2 \geq 80$ mmHg 的病理生理状态。在该水平时肺泡通气量–动脉血二氧化碳分压关系曲线表现为陡直的线性关系，肺泡通气量轻度增加即可显著改善高碳酸血症，使 pH 值恢复至适当范围，因此在重度患者，肺泡通气量轻微增大，动脉血二氧化碳分压即迅速降至 80 mmHg 以下，即使没有代偿，pH 值也会大于 7.1，从而维持 pH 值的相对稳定。

10.185　低碳酸血症　hypocapnia
动脉血中二氧化碳分压低于正常水平，即动脉血二氧化碳分压（$PaCO_2$）< 35 mmHg 的病理生理状态。多见于肺泡通气量的原发性增大和代偿性代谢性酸中毒。

11. 体液、电解质与酸碱平衡

11.01　体液与电解质平衡

11.001　物质的量　amount of substance
表示物质数量的基本物理量。其基本单位是摩尔（mole），单位符号是 mol。

11.002　摩尔　mole
物质的量的单位。1 mol 是指系统中所包含的基本单元数与 0.012 kg 碳–12 的原子数目相等。在使用摩尔时，应指明基本单元，可以是原子、分子、离子、电子及其他粒子，或这些粒子的特定组合。

11.003　阿伏加德罗常数　Avogadro constant
0.012 kg 碳-12 中包含的碳－12 的原子的数量。一般计算时取 $6.02×10^{23}$ 或 $6.022×10^{23}$。

11.004　当量　equivalence
一种表示液体中离子电荷数量的单位。用 Eq 表示。1 当量(Eq)=1000 毫当量（mEq）。单位液体容积所含离子电荷数用 Eq/L 或 mEq/L 表示。

11.005　渗量　osmolality
全称"渗透摩尔量"。用 Osm 表示。一种表示液体中粒子渗透压大小的单位。1Osm=1000 mOsm。

11.006　渗透压　osmotic pressure
溶液中溶质微粒对水的吸引力。其功能单位是渗量。单位液体容积所产生的渗透压大小用 Osm/L 或 mOsm/L 表示。

11.007　晶体渗透压　crystal osmotic pressure
血浆或其他液体中由晶体物质产生的渗透压。晶体物质包括电解质离子和非电解质小粒子，可自由通过毛细血管膜，是维持细胞外液容量的主要因素。

11.008　等渗　iso-osmia
渗透压与健康机体细胞外液渗透压相等的状态。健康机体细胞外液的渗透压主要是钠盐的渗透压，正常范围为280~320 mOsm /L。

11.009　等渗压　isotonicity
与健康机体细胞外液渗透压相等的液体渗透压。健康机体细胞外液的渗透压主要是钠盐的渗透压，正常范围为280～320 mOsm /L。

11.010　低渗压　hypoosmolality
低于健康机体细胞外液渗透压的液体渗透压。健康机体细胞外液的渗透压主要是钠盐的渗透压，其正常范围为280~320 mOsm /L。

11.011　高渗压　hypertonia
高于健康机体细胞外液渗透压的液体渗透压。健康机体细胞外液的渗透压主要是钠盐的渗透压，其正常范围为280~320 mOsm /L。

11.012　等渗溶液　iso-osmotic solution
渗透压与细胞外液相等的溶液。其渗透压正常变化范围为280~320 mOsm /L。

11.013　等张溶液　isotonic solution
与红细胞内液体张力相等的溶液。在等张溶液中既不会发生红细胞体积改变，也不会发生溶血，所以等张是个生物学概念。溶质分子不能自由通过细胞膜的等渗溶液就是等张溶液，如生理盐水。

11.014　胶体渗透压　colloid osmotic pressure
血浆或其他液体中由胶体物质产生的渗透压。胶体是大分子物质，不能自由通过毛细血管膜，在血液中主要是白蛋白，是维持血容量的主要因素。

11.015　体液平衡　balance of body fluid
正常情况下，机体通过胃肠道、肾脏、皮肤、呼吸道等与外界进行液体交换，但体液量和分布基本稳定的状态。

11.016　外环境　external environment
机体生存的外部环境。

11.017　内环境　internal environment
机体细胞维持正常新陈代谢所需要的适宜的理化环境。包括体液量及分布、pH 值、渗透压、离子浓度等。

11.018　细胞内液　intracellular fluid
存在于细胞内的体液。约占体液总量的 2/3。

11.019 细胞外液 extracellular fluid

机体细胞外的体液。包括血浆和组织间液。细胞外液量比较恒定，约为体重的 20%，其中血浆 5%，组织间液 15%。

11.020 血浆 blood plasma

血液内有形成分以外的部分。约占体重的 5%，是运输营养成分和代谢产物的主要载体。

11.021 组织间液 interstitial fluid

机体血管外、细胞之间的体液。约占体重的 15%，是细胞生存的主要内环境，还有重要的调节和缓冲作用。

11.022 血量 blood volume, volume of blood

血管内血液的总量。是血浆容量和血细胞量的总和。但是除红细胞外，其他细胞的数量非常少，可忽略不计。

11.023 水电解质平衡 water and electrolyte balance

机体内体液的容量和分布，电解质的浓度、比例、渗透压等皆维持在一定范围内的生理状态。

11.024 脱水 dehydration

又称"失水"。体液容量的明显减少(超过体重的 2%)，并出现一系列功能、代谢变化的病理状态。脱水不仅是水的丢失，也常包括以氯化钠为主的电解质丢失。

11.025 等渗性脱水 isotonic dehydration

又称"等渗性失水"。失水同时伴有失钠，且两者丢失的比例相同或大体相同，血浆钠浓度和渗透压皆维持在正常范围，并伴有细胞外液容量减少的脱水类型。

11.026 低渗性脱水 hypotonic dehydration

又称"低渗性失水"。失钠多于失水，血清钠浓度低于 135 mmol/L，血浆渗透压也相应小于 280 mOsm/L，细胞外液容量减少不显著的脱水类型。

11.027 高渗性脱水 hypertonic dehydration

又称"高渗性失水"。失水多于失钠，血清钠浓度高于 145 mmol/L，血浆渗透压高于 320 mOsm/L，并伴有组织间液量显著减少的脱水类型。

11.028 水过多 water intoxication

又称"水中毒"。机体入水总量超过排出总量，以致水在体内潴留，引起血液渗透压下降和循环血量增多的病理状态。正常情况下，水过多较少发生，但在抗利尿激素分泌过多或肾功能不全等情况下，机体摄入或输入的水过多，可造成水在体内蓄积，导致水过多。

11.029 水肿 edema

又称"浮肿"。过多的液体在组织间隙或体腔内聚集的一种病理状态。多由心血管功能障碍、肾功能障碍、肝功能障碍以及营养缺乏、内分泌功能失调等原因所引起。临床特点为凹陷性水肿，表现为皮肤紧张、发亮、原有的皮肤皱纹变浅、变少或消失，甚至有液体渗出，或以手指按压局部产生凹窝。严重时可出现腹水、胸水、心包积液。

11.030 积液 hydrops

俗称"积水(dropsy)"。水肿发生于体腔或室管内的病理状态。

11.031 全身性水肿 anasarca

身体各部分或大部分均可查见的水肿形式。临床常见于各种心脏、肾脏、肝脏疾病所致的水肿，也见于营养缺乏、妊娠高血压、某些内分泌障碍疾病、结缔组织病及某些药物性水肿等。

11.032 局限性水肿 localized edema
身体的某一个或几个局部呈现的水肿形式。是由于全身性疾病或局部疾病导致局部静脉、淋巴回流受阻，或炎症、毒素、神经性营养障碍等所致。

11.033 隐性水肿 occult edema
已有组织间液积聚而未出现凹陷的水肿形式。一般认为增加的组织间液含量未达到原体重的 5%时仍可能不出现凹陷性水肿，这与分布在组织间隙中的透明质酸、胶原以及其他黏多糖等凝胶体相互交织构成的网状结构有关。此种网状结构具有强大吸附力和膨胀力，施加压力也难于游离，故少量水肿可无凹陷。

11.034 凹陷性水肿 pitting edema
又称"显性水肿（apparent edema）"。组织间液积聚过多，按压时出现凹陷的水肿形式。

11.035 非凹陷性水肿 non-pitting edema
皮肤具有水肿的特征，但按压不产生明显凹陷的水肿形式。是由于组织液含蛋白量较高所致。其特点是在颜面及下肢出现水肿，常伴皮肤苍黄、干燥并有毛发脱落。临床主要见于甲状腺功能低下的患者。

11.036 轻度水肿 mild edema
仅见于眼睑、眶下软组织，或胫骨前、踝部的皮下组织的水肿。指压后可见组织轻度凹陷，体重增加不超过 5%。

11.037 中度水肿 moderate edema
全身软组织均可见的明显水肿。指压后可出现明显的或较深的组织下陷，平复缓慢，体重可增加 5%~10%。

11.038 重度水肿 severe edema
全身组织的严重水肿。低体位的皮肤紧张发亮，甚至有液体渗出，胸腔、腹腔、鞘膜腔、外阴部皆见明显水肿，体重增加 10%~15%或更多。

11.039 细胞内水肿 intracellular edema
又称"细胞水化"。当缺氧、中毒等原因导致 ATP 产生障碍时，细胞膜钠泵功能降低，钠和水进入细胞内，导致细胞内水分过多聚集、细胞肿胀的现象。为可逆性损伤，也可发展为细胞死亡。应与水肿相区别。

11.040 漏出液 transudate
由于血管内外压力失去平衡，从血管内进入到血管外的液体。其特点是水肿液的比重低于 1.018；蛋白质浓度低于 25 g/L；细胞数常少于 10×10^7 个/L。

11.041 渗出液 exudate
由于毛细血管通透性增加，从血管内渗出到血管外的液体。其特点是水肿液的比重高于 1.018；蛋白质浓度可达 30 g/L；细胞数常多于 10×10^7 个/L，可见多核白细胞。渗出液也见于淋巴系统病变，其特点是淋巴细胞比例非常高。

11.042 钠 sodium
一种碱金属化学元素，符号 Na。原子序数 11，原子量 23。钠在地壳中的含量为 2.83%，居第 6 位，主要以钠盐形式存在，如食盐（氯化钠）、智利硝石（硝酸钠）、纯碱（碳酸钠）等。

11.043 钠离子 sodium ion
钠的离子形式。其化合价为+1，符号 Na^+。是细胞外液的主要阳离子，是保持细胞外液容量、调节酸碱平衡、维持正常渗透压和细胞正常生理功能的重要因素。

11.044 可交换钠 exchangeable sodium
可参与离子交换的钠离子。约占总钠量的

74%。因为钠在体内的分布不均匀，约有44%在细胞外液，9%在细胞内液，47%在骨骼中。前两者皆以游离的钠离子存在；在骨骼中的钠，一部分以骨盐的形式存在，一部分以游离的钠离子参与交换。钠紊乱是可交换钠的紊乱。

11.045 低钠血症 hyponatremia
血清钠浓度低于正常值下限（135 mmol/L）的病理生理状态。

11.046 低容量性低钠血症 hypovolemic hyponatremia
又称"缺钠性低钠血症"。机体钠离子丢失过多，而摄入量过少引起的低钠血症类型。其基本特点是血钠低，机体可交换钠减少。

11.047 急性低容量性低钠血症 acute hypovolemic hyponatremia
简称"急性低钠血症"，又称"急性缺钠性低钠血症"。机体短时间内丢失钠离子过多引起的低钠血症类型，多伴脱水。其基本特点为细胞外液的钠含量减少，血清钠浓度降低，并出现相应的临床表现。见于各种分泌液的急性丢失、大量利尿等。

11.048 慢性低容量性低钠血症 chronic hypovolemic hyponatremia
简称"慢性低钠血症"，又称"慢性缺钠性低钠血症"。机体在较长时间内缓慢丢失钠离子过多或摄入过少而逐渐出现的低钠血症类型。其基本特点为机体可交换钠量减少，血钠浓度降低。多见于各种慢性消耗性疾病、急性疾病慢性化的过程中或长期利尿的患者。

11.049 高容量性低钠血症 hypervolemic hyponatremia
又称"稀释性低钠血症（dilutional hypo-

natremia）"。机体含钠量正常，甚至升高，而细胞外液容量增多导致的血钠浓度降低的类型。

11.050 急性高容量性低钠血症 acute hypervolemic hyponatremia
又称"急性稀释性低钠血症（acute dilutional hyponatremia）"。机体含钠量正常，甚至升高，而细胞外液容量短时间内迅速增多导致的血钠浓度迅速降低的低钠血症类型。常有明显的临床症状。多见于短时间内大量输入或摄入水，而机体来不及排出等情况。

11.051 慢性高容量性低钠血症 chronic hypervolemic hyponatremia
又称"慢性稀释性低钠血症（chronic dilutional hyponatremia）"。机体含钠量正常，甚至升高，而细胞外液容量长时间内缓慢增多导致的血钠浓度逐渐降低的低钠血症类型。因发病速度较慢，临床症状较轻。常见于慢性呼吸衰竭、慢性心功能不全或肝硬化腹水患者。

11.052 等容量性低钠血症 isovolemic hyponatremia
体液容量正常或轻度增高，体内钠含量接近正常的低钠血症类型。主要见于抗利尿激素分泌增加等情况。

11.053 转移性低钠血症 shifted hyponatremia
在低钾血症、碱中毒和高钾性周期麻痹等疾病时，钠离子大量进入细胞内导致的低钠血症类型。

11.054 假性低钠血症 pseudohyponatremia
血浆中一些固体物质增加，单位血浆中水含量减少而导致的血钠浓度降低的低钠血症类型。常见于高脂血症和高球蛋白血症。

11.055 无症状性低钠血症 asymptomatic hyponatremia
除原发疾病的表现外，仅有低钠血症，而无明显的低钠血症表现，尿钠、尿氯与尿量基本正常的低钠血症类型。主要见于正常妊娠和慢性消耗性疾病等。

11.056 高钠血症 hypernatremia
血清钠浓度高于正常值范围上限（145 mmol/L）的病理生理状态。

11.057 高容量性高钠血症 hypervolemic hypernatremia
又称"钠增多性高钠血症"。血清钠浓度升高，机体钠含量增多，伴细胞外液容量增加的病理生理状态。

11.058 急性高容量性高钠血症 acute hypervolemic hypernatremia
简称"急性高钠血症"，又称"急性钠增多性高钠血症"。短时间内血清钠浓度升高，伴机体钠含量增多和血容量升高的病理生理状态。容易出现高血压和肺水肿，主要见于短时间内含钠物质补充较多而肾脏排出较少等情况。

11.059 慢性高容量性高钠血症 chronic hypervolemic hypernatremia
简称"慢性高钠血症"，又称"慢性钠增多性高钠血症"。在较长的时间内血清钠浓度逐渐升高，伴机体钠含量增多和血容量升高的病理生理状态。因发病速度较慢，机体有一定的代偿和适应，临床症状较轻。其主要特点为细胞外液的钠、钾离子进入细胞内导致细胞内渗透压升高。

11.060 低容量性高钠血症 hypovolemic hypernatremia
又称"浓缩性高钠血症"。水钠摄入减少或丢失增多、或两者同时存在，且水的丢失量多于钠的丢失量，引起细胞外液中钠浓度升高的病理生理状态。

11.061 急性低容量性高钠血症 acute hypovolemic hypernatremia
又称"急性浓缩性高钠血症"。细胞外液容量首先减少，肾脏排出的水、钠皆减少，但钠减少速度慢于水减少速度的病理生理状态。实质是急性高渗性脱水。主要见于短时间内大量出汗、呼吸道水分丢失过多等情况。

11.062 慢性低容量性高钠血症 chronic hypovolemic hypernatremia
又称"慢性浓缩性高钠血症"。细胞外液容量逐渐减少，肾脏排出的水、钠也相应减少，但钠减少速度慢于水减少速度的病理生理状态。因发病速度较慢，机体有一定的代偿和适应，临床症状较轻。实质是慢性高渗性脱水。

11.063 正常容量性高钠血症 normovolemic hypernatremia
水钠摄入减少或丢失增多、或两者同时存在，以水丢失为主且丢失量较小而导致血钠浓度升高、血容量变化不大的病理生理状态。如水摄入减少、尿崩症、经皮肤和呼吸道丢失等。由于无明显钠丢失，故机体的总钠含量和体液量接近正常低限。

11.064 钾 potassium
一种碱金属化学元素，符号 K。原子序数 19，原子量 39。钾在地壳中的含量为 2.59%，占第 7 位，在海水中占第 6 位，在自然界中以化合物形式存在。

11.065 钾离子 kalium ion
由钾原子失去最外层的一个电子得到的+1

价阳离子。符号 K^+，是细胞内液的主要阳离子，机体内 98% 的钾存在于细胞内，对维持神经肌肉兴奋性、应激性，调节细胞内适宜的渗透压和体液的酸碱平衡有重要作用；还参与细胞内糖和蛋白质的代谢等。

11.066 低钾血症 hypokalemia
血清钾浓度低于正常值低限（3.5 mmol/L）的病理生理状态。

11.067 钾缺乏 potassium deficiency
机体钾含量减少的病理生理状态。低钾血症和钾缺乏的症状不一定一致。

11.068 缺钾性低钾血症 potassium-deficit hypokalemia
血清钾浓度低于正常，同时机体钾含量减少的病理生理状态。

11.069 急性缺钾性低钾血症 acute potassium-deficit hypokalemia
简称"急性低钾血症"。由于钾丢失增多和／或合并摄入不足导致血清钾浓度短时间内下降至正常值水平以下，同时机体钾含量减少的病理生理状态。容易出现各种类型的心律失常或肌无力症状。

11.070 慢性缺钾性低钾血症 chronic potassium-deficit hypokalemia
简称"慢性低钾血症"。由于钾丢失增多和／或摄入不足导致血清钾浓度逐渐下降至正常值水平以下，同时机体钾含量减少的病理生理状态。由于发病速度较慢，机体有一定程度的代偿和适应，故临床症状轻，以乏力、食欲不振、多尿和肾小管的隐匿性损害为主要表现。

11.071 转移性低钾血症 shifted hypokalemia

钾离子进入细胞内导致的低钾血症。主要见于周期性麻痹、各种原因的碱中毒或应用较大剂量胰岛素治疗的患者。

11.072 稀释性低钾血症 dilutional hypokalemia
血容量或细胞外液量增加所导致的低钾血症。多同时伴随有高容量性低钠血症。一般血钾浓度下降不明显，且多呈一过性。

11.073 反常性酸性尿 paradoxical acidic urine
低钾血症引起代谢性碱中毒时，肾小管上皮细胞内钾含量降低，钾－钠交换减少，促进氢－钠交换增强，导致肾小管泌氢增多，尿液呈酸性的病理生理状态。

11.074 高钾血症 hyperkalemia
血清钾浓度高于正常值上限（5.5 mmol/L）的病理生理状态。

11.075 急性高钾血症 acute hyperkalemia
广义上是指短时间内血钾浓度迅速升高而超过正常值上限；狭义上是指血钾浓度急性升高、而细胞内浓度不降低的高钾血症类型。其原因主要有钾摄入或输入过多、肾脏排泄钾减少（机体钾含量增多）和组织破坏（机体钾含量正常）。若无特别说明，一般是指后者，容易出现各种类型的心律失常和肌无力症状。

11.076 慢性高钾血症 chronic hyperkalemia
广义上是指较长时间内血钾浓度逐渐升高而超过正常值上限；狭义上是指血钾浓度逐渐升高、而细胞内浓度不降低的高钾血症类型。其原因主要有钾摄入或输入过多、肾脏排泄钾减少（机体钾含量增多）和组织破坏（机体钾含量正常）。因血钾浓度逐渐升高，机体有一定的代偿和适应，故临床表现较轻。

11.077　浓缩性高钾血症　concentrated hyperkalemia

血液浓缩（脱水）导致的血钾浓度升高的病理生理状态。多伴有高钠血症、高氯血症和高渗血症，且常为一过性。

11.078　转移性高钾血症　shifted hyperkalemia

细胞内钾离子大量转移至细胞外导致的血钾浓度升高。常见于酸中毒、低钠血症、高分解代谢状态和高钾性周期性麻痹。

11.079　急性转移性高钾血症　acute shifted hyperkalemia

细胞内的钾离子短时间内大量转移至细胞外导致的高钾血症类型。常见于急性酸中毒、高分解代谢状态和高钾性周期性麻痹。

11.080　慢性转移性高钾血症　chronic shifted hyperkalemia

细胞内的钾离子在较长时间内逐渐转移至细胞外导致的高钾血症类型。常见于慢性酸中毒、低钠血症、高分解代谢状态。

11.081　反常性碱性尿　paradoxical alkaline urine

高钾血症可致代谢性酸中毒，同时肾小管上皮细胞内钾浓度升高，氢浓度降低，使肾小管钾–钠交换增强，而氢–钠交换减少，导致肾小管泌氢减少，尿液呈碱性的病理生理状态。

11.082　氯　chlorine

一种卤族化学元素，符号 Cl，原子序数为 17，原子量 35.5。常温常压下为黄绿色气体。氯离子是自然界氯的主要存在形式，最大来源是海水。

11.083　氯离子　chloride ion

氯的 –1 价阴离子。符号 Cl^- 是机体细胞外液的最主要阴离子，是保持细胞外液容量、调节酸碱平衡、维持正常渗透压的重要物质。

11.084　低氯血症　hypochloremia

血浆氯浓度低于正常值范围下限（95 mmol/L）的病理生理状态。分两种基本情况：低钠血症或低钾血症合并低氯血症和转移性低氯血症，后者实质是碳酸氢根离子浓度增加导致血浆氯离子浓度的代偿性下降。

11.085　高氯血症　hyperchloremia

血浆氯浓度高于正常值范围上限（106 mmol/L）的病理生理状态。分两种基本情况：原发性高氯血症伴随高钠血症和转移性高氯血症，后者实质是高氯性酸中毒。

11.086　镁　magnesium

一种银白色光泽的、有延展性的金属元素，符号 Mg，原子量 24。主要通过电解含氯化镁的熔融盐或热还原氧化镁的方法制取。

11.087　镁离子　magnesium ion

镁的 +2 价阳离子。符号 Mg^{2+}，是体内含量占第 4 位的阳离子。正常成人体内镁含量约 25 g，其中 60%～65% 存在于骨、齿中，27% 分布于软组织。体液中的镁离子主要分布于细胞内，细胞外液不超过 1%，其主要生理功能是：激活人体多种酶的活性；维护骨骼生长和神经肌肉的兴奋性；维护胃肠道和激素的功能。

11.088　低镁血症　hypomagnesemia

血清镁浓度低于正常值范围下限（0.8 mmol/L）的病理生理状态。

11.089　镁缺乏　magnesium deficiency

机体镁含量降低的病理生理状态。低镁血症

和机体镁缺乏的程度不一定一致。

11.090 高镁血症 hypermagnesemia
血清镁浓度超过正常值范围上限（1.2 mmol/L）的病理生理状态。血清镁浓度并非是镁增多的可靠指标，但一般情况下，高镁血症和机体镁含量的增多程度一致。

11.091 钙 calcium
一种金属元素，银白色晶体，符号 Ca，原子量 40。钙离子是自然界中钙的主要存在形式。在动物的骨骼、贝壳、蛋壳中钙离子含量皆很高，且主要以碳酸钙的形式存在。

11.092 钙离子 calcium ion
钙原子失去了两个电子而形成的+2 价阳离子。符号 Ca^{2+}，在人体内含量很高，且绝大部分存在于骨骼和牙齿中；体液中的含量很低，但有重要的生理作用：降低毛细血管及细胞膜的通透性，降低神经–肌肉的兴奋性，参与肌肉收缩及凝血等过程；有利于心肌收缩，与有利于心肌舒张的钾离子相拮抗，维持正常的心肌收缩与舒张功能。

11.093 离子钙 ionized calcium
又称"游离钙"。机体内以游离形式存在的钙离子。是钙离子发挥作用的基本形式。

11.094 结合钙 bound calcium
与其他物质结合在一起的钙离子。钙离子在机体内以离子钙和结合钙两种形式存在，在血浆内主要是与白蛋白结合称"蛋白结合钙（protein-bound calcium）"。结合钙和离子钙可以相互转化，结合钙转化为离子钙后才能发挥生理作用。

11.095 高钙血症 hypercalcemia
血清离子钙浓度异常升高的病理生理状态。血清蛋白浓度正常时，总血钙浓度高于 2.6 mmol/L，血清游离钙高于 1.3 mmol/L 时为高钙血症。

11.096 低钙血症 hypocalcemia
血清离子钙浓度异常降低的病理生理状态。血清蛋白浓度正常时，总血钙浓度低于 2.2 mmol/L，血清游离钙浓度低于 1.1 mmol/L 时为低钙血症。

11.097 磷 phosphorus
一种化学元素，符号 P，原子序数 15，原子量 31。自然界中含磷的矿物有磷酸钙、磷灰石等，磷还存在于细胞、蛋白质、骨骼中。有白磷、红磷、黑磷三种同位素异构体。

11.098 磷酸盐 phosphate
磷在自然界的主要存在形式。人体内磷约 87.6%存在于骨骼和牙齿中，其余的大部分构成软组织成分，仅小部分存于体液中，主要有磷酸根离子（PO_4^{3-}）、磷酸二氢根离子（$H_2PO_4^-$）、磷酸氢根离子（HPO_4^{2-}），后两者是细胞内的主要阴离子，参与机体代谢和细胞内的缓冲作用；也是细胞外液参与酸碱缓冲的重要阴离子。

11.099 低磷血症 hypophosphatemia
血清磷浓度低于正常值低限的病理生理状态。具体数值为小于 0.8 mmol/L，多为磷酸盐的真正缺乏，也可以是磷的一过性向细胞内转移，而机体磷含量正常。

11.100 高磷血症 hyperphosphatemia
血清磷浓度高于正常值上限的病理生理状态。具体指成人血清磷浓度高于 1.6 mmol/L，儿童血清磷浓度高于 1.9 mmol/L。

11.02　酸碱平衡

11.101　氢离子　hydrogen ion
氢原子失去一个电子形成的+1价阳离子。

11.102　pH 值　pH value
氢离子浓度的负对数，即 pH=–lg[H$^+$]。反映血液的酸碱度，动脉血的正常值范围为 7.35~7.45。适当 pH 值水平是维持内环境稳定和正常机体代谢功能的基本要求。生命可耐受的最大 pH 值范围为 6.8~7.8。

11.103　酸碱平衡　acid-base balance
在不断变化的内外环境因素作用下，细胞外液的 pH 值始终维持在 7.4±0.5 的弱碱性范围内的生理状态。是由机体的缓冲系统、肺、肾共同调节而实现的。

11.104　酸碱　acid base
狭义上讲氢离子为酸，氢氧根离子为碱。广义上讲能产生氢离子的物质是酸，能结合氢离子的物质是碱。

11.105　酸　acid
能释放出氢离子的物质。体液中的酸性物质主要是细胞内分解代谢过程中的产物。在普通膳食条件下，正常人体内酸性物质的产量超过碱性物质，部分酸性物质直接来源于饮食。机体的酸性物质主要是碳酸。

11.106　挥发性酸　volatile acid
以分子形式溶解于液体，也可以转变为离子形式，并伴随氢离子形成，但主要是以气体分子形式存在的一类物质。碳酸是机体内的挥发性酸，主要通过机体的代谢活动产生，以二氧化碳分子形式经肺部呼出。

11.107　非挥发性酸　involatile acid
又称"固定酸(fixed acid)"。以离子形式存在的酸。主要通过机体的代谢活动产生，部分经肾脏排出，部分通过代谢活动消耗。

11.108　碱　alkali
能接受氢离子的物质。体液中的碱性物质主要通过细胞内的分解代谢产生，部分直接来自饮食。在普通膳食条件下，正常人体内碱性物质的产量低于酸性物质。

11.109　氯离子转移　chloride ion transfer
简称"氯转移"。发生在红细胞内外的氯离子移动过程，伴随碳酸氢根离子的反向转移。用于保持细胞内外的渗透平衡和细胞内外两个区域的电中性。是完成二氧化碳运输的主要步骤之一。

11.110　钠钾交换和钠氢交换　sodium-potassium exchange and sodium-hydrogen exchange
细胞内外离子分布不平衡，一般情况下 3 个钠离子转移至细胞外伴随 2 个钾离子和 1 个氢离子转移入细胞内的过程。在钾离子和氢离子变化不平衡的情况下发生氢–钠和钾–钠竞争，即钾和氢的相对比例发生变化，同时转移的总量也发生变化。

11.111　钠钾泵　sodium-potassium pump
简称"钠泵(sodium pump)"，全称"钠钾 ATP 酶(sodium-potassium dependent ATPase)"。镶嵌在细胞膜磷脂双分子层之间的一种具有 ATP 酶活性的蛋白质。其生理意义有：①建立起一种储能机制，每次动作电位之后保持膜内外钠、钾离子浓度差的正常；②钠泵活动所储备的能量也可以完成其他生理活动；③钠泵造成的细胞内高钾是某些代谢反应的基础，也可防止钠离子大量进入细胞内，避免细胞结构和功能遭到破坏。

11.112　电中性　electric neutrality
电荷为零的物体或系统。体液作为一个整体而言，其电解质的正负离子平衡，对外不表现带电的属性。

11.113　电中性定律　electric neutrality law
细胞膜内外离子浓度可以不平衡而产生电位差，但两个区域内的正负电荷数一般是相等的，从而保持电中性。

11.114　酸碱对　acid-base pair
酸碱的关系可表示为：酸＝氢离子＋碱，因此一种酸皆对应一种碱，反之亦然。

11.115　缓冲作用　buffer action
酸碱对缓冲较大量酸性或碱性物质的能力。表现为：由于酸碱对的存在，体液中进入较大量的酸性或碱性物质后，pH 值的变化范围较小。

11.116　缓冲对　buffer pair
又称"缓冲系[统](buffer system)"。具有缓冲作用的酸碱组合。大体分为可变缓冲对和不变缓冲对，前者起主要作用。

11.117　可变缓冲对　alterable buffer pair
总含量在缓冲作用发生后出现变化的酸碱物质组合。

11.118　不变缓冲对　fixed buffer pair
总含量在缓冲作用发生后不出现变化的酸碱物质组合。

11.119　血液缓冲系统　buffer system of blood
血液中具有缓冲作用的酸碱组合。在血浆中，HCO_3^- / H_2CO_3 是主要的缓冲对；在红细胞内，HbO_2^- / $HHbO_2$ 和 Hb^-/HHb 是主要的缓冲对。

11.120　血液缓冲作用　buffer action of blood
血液缓冲酸性和碱性物质的能力。血液能迅速发挥其缓冲作用，是防御酸碱紊乱的第一道防线，其中红细胞内碳酸酐酶的存在使 HCO_3^- 和 H_2CO_3 相互之间的转化速度加快约 13 000 倍。红细胞内的缓冲作用要比红细胞外强 3~6 倍，血液对 H_2CO_3 的缓冲作用绝大部分（约 92%）直接或间接通过红细胞实现。

11.121　细胞外液缓冲系统　buffer system of extracellular fluid
血液和组织间液具有缓冲作用的酸碱组合。除血红蛋白缓冲对和血浆蛋白缓冲对外，组织间液的缓冲对和血浆的其他缓冲对相似。

11.122　细胞外液缓冲作用　buffer action of extracellular fluid
血液和组织间液缓冲酸性和碱性物质的能力。由于毛细血管对电解质离子具有全通透性，组织间液可以放大血液的缓冲作用，故血气分析中不仅有血液碱剩余的概念，也有细胞外液碱剩余的概念。

11.123　体细胞缓冲系统　buffer system of somatic cell
在体细胞内具有缓冲作用的酸碱组合。在细胞内，钾离子是主要阳离子，磷酸根离子和蛋白阴离子是主要阴离子，约占阴离子总量的 70%，K_2HPO_4/KH_2PO_4 是最主要的缓冲对。

11.124　体细胞缓冲作用　buffer action of somatic cell
体细胞缓冲酸性和碱性物质的能力。由于体细胞数量众多，有丰富的线粒体及强大的有氧代谢作用，可迅速调节 K_2HPO_4/KH_2PO_4 的比例；细胞器上的质子泵可将 H^+ 泵入细胞器，故细胞内的缓冲作用迅速、强大，一般 15 min 后达 60%，3 h 后达峰值。

11.125 脑脊液缓冲作用 buffer action of cerebrospinal fluid

脑脊液缓冲酸性和碱性物质的能力。脑脊液缺乏足够的缓冲物质,也缺乏细胞和相应的代谢活动,本身缓冲作用有限;脑脊液和血液之间存在血–脑脊液屏障,H^+和HCO_3^-出入脑脊液的速度缓慢,但二氧化碳可迅速进出,故血液中出现原发性代谢紊乱时,脑脊液酸碱度的改变缓慢且有限,而原发性呼吸紊乱则可导致脑脊液酸碱度的显著变化。

11.126 骨骼缓冲作用 buffer action of skeleton

骨骼缓冲酸性和碱性物质的能力。在持续时间较长的代谢性酸中毒中参与调节作用,此时钙盐分解增多,有利于对H^+的缓冲,这也是慢性酸中毒患者发生骨质疏松的原因之一。

11.127 实际碳酸氢盐 actual bicarbonate, AB

在实际动脉血二氧化碳分压和氧饱和度条件下,血浆中的HCO_3^-浓度。正常值为22~27 mmol/L,平均值为24 mmol/L。受呼吸和代谢因素的双重影响。

11.128 标准碳酸氢盐 standard bicarbonate, SB

血液在37℃、血红蛋白充分氧合、二氧化碳分压40 mmHg条件下,测得血浆HCO_3^-浓度。正常值与实际碳酸氢盐相同。由于排除了呼吸的影响,是反映代谢性酸碱平衡的指标。

11.129 血浆二氧化碳总量 total plasma carbon dioxide content, TCO_2

存在于血浆中的一切形式的二氧化碳的总含量。包括物理溶解的二氧化碳、与血浆蛋白质氨基结合的CO_2、HCO_3^-、CO_3^{2-}和H_2CO_3。其中H_2CO_3量仅为溶解状态二氧化碳量的1/800,CO_3^{2-}的含量也可以忽略不计。HCO_3^-是血浆中二氧化碳运输的主要形式,占总运输量的95%,血浆二氧化碳总量的正常值为23~31 mmol/L,平均27 mmol/L。

11.130 缓冲碱 buffer base, BB

血液中具有缓冲能力的负离子总含量。

11.131 实际缓冲碱 actual buffer base, ABB

在实际动脉血二氧化碳分压和氧饱和度条件下,测得的血浆缓冲碱的浓度。正常范围为46~54 mmol/L,由碳酸盐缓冲碱和非碳酸盐缓冲碱组成。

11.132 碳酸盐缓冲碱 bicarbonate buffer base

碳酸氢根离子的别称。是细胞外液中最主要的缓冲碱。

11.133 非碳酸盐缓冲碱 buffer base except bicarbonate

细胞外液中,碳酸氢根离子以外的具有缓冲酸作用的阴离子的总和。

11.134 标准缓冲碱 standard buffer base, SBB

在37℃、血红蛋白充分氧合、二氧化碳分压40 mmHg条件下,所测得的血浆缓冲碱浓度。常用实际缓冲碱与正常缓冲碱浓度的差值来表示人体碱储备的情况。

11.135 碱剩余 base excess, BE

将1 L全血的pH值滴定至7.40所需的酸或碱的数量。

11.136 实际碱剩余 actual base excess, ABE

又称"实际碱过剩"。在实际动脉血二氧化碳分压和氧饱和度条件下,将1 L全血的pH值滴定到7.40所需的酸或碱的数量。正常值为±3 mmol/L,其意义与实际碳酸氢盐相似,但反映血液酸碱物质总的缓冲能力，故可能更有价值。

11.137　标准碱剩余　standard base excess, SBE
又称"标准碱过剩"。在 37℃、血红蛋白充分氧合、二氧化碳分压 40 mmHg 条件下，将 1 L 全血的 pH 值滴定到 7.40 所需的酸或碱的数量。用酸滴定表示碱剩余，用正值表示；用碱滴定表示酸剩余，用负值表示。是反映代谢性酸碱平衡的指标，正常值为 ±3 mmol/L。

11.138　全血碱剩余　blood base excess, BEb
血浆和血红蛋白两部分标准碱剩余的总和。一般通过同时测定 pH 值与另一个指标（如 HCO_3^- 或 $PaCO_2$）后在酸碱失衡代偿带图上读出全血碱剩余值。

11.139　细胞外液碱剩余　extracellular fluid base excess, BEecf
忽略了血红蛋白浓度影响、按细胞外液总量换算的碱剩余。因为血浆和组织间液不断进行交换，组织间液对血液的缓冲能力迅速进行放大，因此理论上细胞外液较血液能更可靠地反映机体的缓冲能力。从细胞外液角度讲，碱剩余值受血红蛋白浓度的影响更小，常规用血红蛋白 50～60 g/L 进行固定校正。

11.03　酸碱平衡失调

11.140　酸碱平衡失调　acid-base imbalance
简称"酸碱失衡"，又称"酸碱[平衡]紊乱"。酸碱物质量的变化或分布异常的一种病理生理状态。通常指血浆的变化。

11.141　酸血症　acidemia
血浆 pH 值低于正常范围下限或氢离子浓度高于正常范围上限的一种病理生理状态。

11.142　碱血症　alkalemia
血浆 pH 值高于正常范围上限或氢离子浓度低于正常范围下限的一种病理生理状态。

11.143　酸中毒　acidosis
碱性物质原发性减少或酸性物质原发性增多的一种病理生理状态。pH 值可以异常（未代偿或代偿不充分）或正常（充分代偿）。

11.144　碱中毒　alkalosis
碱性物质原发性增多或酸性物质原发性减少的一种病理生理状态。pH 值可以异常（未代偿或代偿不充分）或正常（充分代偿）。

11.145　代偿性酸中毒　compensatory acidosis
酸中毒发生后，代偿机制充分发挥作用的一种病理生理状态。此时轻度或中度酸中毒患者的 pH 值恢复正常，重度患者不能恢复正常。

11.146　代偿性碱中毒　compensatory alkalosis
碱中毒发生后，代偿机制充分发挥作用的一种病理生理状态。此时轻度或中度碱中毒患者的 pH 值恢复正常，重度患者不能恢复正常。

11.147　失代偿性酸中毒　decompensated acidosis
酸中毒发生后，代偿机制未发挥或未充分发挥作用的一种病理生理状态。pH 值降低。

11.148　失代偿性碱中毒　decompensated alkalosis
碱中毒发生后，代偿机制未发挥或未充分发挥作用的一种病理生理状态。pH 值升高。

11.149 呼吸性酸中毒 respiratory acidosis
动脉血液二氧化碳分压原发性升高，伴随或不伴随 pH 值降低的一种病理生理状态。可发生于肺通气、换气功能障碍的任何环节，或数个环节同时发生障碍，或外界环境二氧化碳浓度明显升高，但主要发生于通气功能障碍。多伴随低氧血症。

11.150 急性呼吸性酸中毒 acute respiratory acidosis
动脉血二氧化碳分压原发性急性升高的一种病理生理状态，伴随 pH 值的降低，标准碳酸氢盐、标准碱剩余在正常范围。发病急，多有明显的临床表现和低氧血症。

11.151 慢性呼吸性酸中毒 chronic respiratory acidosis
动脉血二氧化碳分压原发性慢性升高的一种病理生理状态。pH 值降低不明显或在正常范围，标准碳酸氢盐、标准碱剩余升高。多有明显的基础疾病，以慢性阻塞性肺疾病最多见。除原发病的表现外，呼吸性酸中毒本身导致的临床症状不明显或比较轻，同时伴随低氧血症。

11.152 肺性脑病 pulmonary encephalopathy
呼吸衰竭引起的脑功能障碍。是呼吸性酸中毒和低氧血症的常见表现。

11.153 呼吸性碱中毒 respiratory alkalosis
原发性肺过度通气，致动脉血二氧化碳分压低于正常值的一种病理生理状态。根据发病的急缓，pH 值可以升高或正常。病因可分为医源性与非医源性，前者多见于机械通气调节不当，后者多见于肺组织病变、高热、全身急性病变、神经中枢异常、术后、精神–神经因素异常患者。

11.154 急性呼吸性碱中毒 acute respiratory alkalosis
急性原发性肺过度通气，致动脉血二氧化碳分压低于正常值的一种病理生理状态。pH 值升高，标准碳酸氢盐、标准碱剩余在正常范围。因发病急，多有呼吸性碱中毒导致的临床表现。

11.155 慢性呼吸性碱中毒 chronic respiratory alkalosis
慢性原发性肺过度通气，致动脉血二氧化碳分压低于正常值的一种病理生理状态。pH 值升高幅度有限或在正常范围高限，标准碳酸氢盐、标准碱剩余降低。由于机体代偿系统充分发挥作用，故临床症状不明显，主要表现为原发病的症状。

11.156 代谢性酸中毒 metabolic acidosis
原发性固定酸增多（酸性物质产生过多或排出减少）或碱离子（主要是碳酸氢根离子）减少导致的酸中毒类型。

11.157 乳酸 lactic acid
机体葡萄糖代谢的一种中间产物，由丙酮酸还原而成。正常情况下多产生于骨骼、肌肉、肺、脑、白细胞和红细胞，通过肝脏代谢、肾脏分泌排泄。当缺氧或丙酮酸未及时氧化时即可产生过多的乳酸。动脉血乳酸的正常值为 1.0~1.5 mmol/L。

11.158 高乳酸血症 hyperlactacidemia
动脉血乳酸浓度轻、中度升高（2.0~5.0 mmol/L），而无代谢性酸中毒的一种病理生理状态。

11.159 乳酸酸中毒 lactic acidosis
动脉血乳酸浓度明显升高，并伴有代谢性酸中毒的一种病理生理状态。

11.160 乳酸清除率 clearance of lactic acid

初始动脉血乳酸浓度和观察点动脉血乳酸浓度的差值与初始动脉血乳酸浓度的比值。

11.161 代谢性碱中毒 metabolic alkalosis
各种原因引起的血浆碳酸氢根离子浓度原发性升高的一种病理生理状态。血浆 pH 值升高或正常，在呼吸功能正常的情况下常伴随动脉血二氧化碳分压的代偿性升高。

11.162 高氯性酸中毒 hyperchloric acidosis
原发性碳酸氢根离子浓度降低导致的酸中毒类型。伴随氯离子浓度的继发性升高。

11.163 未测定阳离子 undetermined cation, UC
细胞外液中，钠、钾以外的其他含量极少的阳离子的总称。

11.164 未测定阴离子 undetermined anion, UA
细胞外液中，氯离子、碳酸氢根离子以外的其他含量极少的阴离子的总称。

11.165 阴离子隙 anion gap, AG
血浆中未测定的阴离子（UA）与未测定的阳离子（UC）之间的浓度差。AG=UA−UC=（Na^++K^+）−（Cl^-+HCO_3^-）。正常情况下阴离子隙为 6~12 mEq/L，一般认为阴离子隙大于 16 mEq/L 为高阴离子隙性酸中毒。

11.166 高阴离子隙性代谢性酸中毒 high anion gap metabolic acidosis
酸性阴离子浓度的原发性增多导致的酸中毒类型。伴随碳酸氢根离子浓度的继发性降低。

11.167 低钾性碱中毒 hypokalemic alkalosis
血钾浓度降低导致的细胞外液碱中毒状态。在低钾血症患者，体细胞内外氢–钠交换增强，钾–钠交换量下降，导致细胞外液碱中毒与细胞内液酸中毒，细胞内钠浓度增高；这一过程也发生在肾脏，使氢和钠排出增多，导致细胞外液碱中毒进一步加重。

11.168 高钾性酸中毒 hyperkalemic acidosis
血钾浓度升高导致的细胞外液酸中毒状态。在高钾血症患者，体细胞内外氢–钠交换减弱，钾–钠交换增强，导致细胞外酸中毒与细胞内液碱中毒，细胞内钠浓度降低；这一过程也发生在肾脏，使氢和钠排出减少，导致细胞外液酸中毒进一步加重。

11.169 低氯性碱中毒 hypochloremic alkalosis
氯离子浓度原发性下降，碳酸氢根离子代偿性增加，且两者的变化幅度相似的病理生理状态。在低氯的情况下，红细胞内的碳酸氢根离子转移至红细胞外增多，导致细胞内酸中毒。

11.170 双重酸碱失衡 dual acid-base disorders
两种酸碱失衡同时或先后出现的病理生理状态。包括呼酸型（呼酸＋代酸，呼酸＋代碱）、呼碱型（呼碱＋代酸，呼碱＋代碱）和代酸型（代酸＋代碱）。

11.171 三重酸碱失衡 triple acid-base disorders, TABD
呼吸酸碱失衡与两种类型的代谢性酸碱失衡先后或同时出现的一种病理生理状态。包括呼酸型（呼酸＋代酸＋代碱）和呼碱型（呼碱＋代酸＋代碱）两种基本类型。

11.172 双重代谢性酸碱失衡 dual metabolic acid-base disorders
同时存在代谢性酸中毒和代谢性碱中毒的病理生理状态。如低氯性碱中毒可合并高阴离子隙型代谢性酸中毒。

11.173 呼吸性合并代谢性酸碱失衡 respiratory and metabolic acid-base disorders
同时存在呼吸性和代谢性酸碱失衡的病理生理状态。一种情况是通气功能和代谢功能同时或先后发生异常；另一种情况是某种异常发生后机体逐渐代偿，随着原发性异常的较快或迅速改善，继发性改变来不及恢复而发生的复合型酸碱失衡。

11.174 呼吸性酸中毒合并代谢性碱中毒 respiratory acidosis and metabolic alkalosis
呼吸性酸中毒、代谢性碱中毒先后或同时发生的一种病理生理状态。在慢性呼吸性酸中毒治疗过程中，由于二氧化碳排出过快，补充碱性药物过量；应用糖皮质激素、利尿剂致排钾增加，细胞外钾向细胞内移动，产生低钾血症；呕吐或利尿剂使用，使血氯降低；肾血流量不足，肾小球滤过率下降，碳酸氢根离子重吸收增多等，产生代谢性碱中毒。

11.175 呼吸性酸中毒合并代谢性酸中毒 respiratory acidosis and metabolic acidosis

呼吸性酸中毒、代谢性酸中毒先后或同时发生的一种病理生理状态。多见于呼吸性酸中毒患者，由于低氧血症、血容量不足、心排血量减少和周围循环障碍，体内固定酸增加，肾功能障碍影响酸性代谢产物的排出，并发代谢性酸中毒。

11.176 呼吸性碱中毒合并代谢性碱中毒 respiratory alkalosis and metabolic alkalosis
呼吸性碱中毒、代谢性碱中毒先后或同时发生的一种病理生理状态。慢性呼吸性酸中毒患者通过肾脏代偿，机体碳酸氢根离子的绝对量增加；若病情迅速好转或机械通气应用不当，在短期内排出过多二氧化碳，使动脉血二氧化碳分压低于 35 mmHg 而出现双重异常。

11.177 高碳酸血症后碱中毒 posthypercapnic alkalosis
慢性呼吸性酸中毒患者通过肾脏代偿，机体碳酸氢根离子的绝对量增加；若病情迅速好转或机械通气应用不当，在短期内排出过多二氧化碳，而碳酸氢根离子排出缓慢增加，从而产生的代谢性碱中毒。

12. 机 械 通 气

12.01 呼 吸 机

12.001 呼吸机 ventilator
一种能代替、控制或改变人的正常生理呼吸，增加肺通气量，改善呼吸功能，减少呼吸功消耗的装置。其基本工作原理是建立气道口与肺泡间的压力差。根据呼吸机的设计特点，加压方式分为呼吸道直接加压和胸腔外加压。

12.002 正压呼吸机 positive pressure ventilator
在呼吸道开口处直接加压，吸气时气体被正压压入肺泡，呼气时气体随肺脏的被动回缩而排出体外的呼吸机。是呼吸机的基本类型。

12.003 电动呼吸机 electrical ventilator
通过电动机械装置(如皮囊、气缸)将空气直接送入呼吸机内气路，而氧气通过连接管路进入，与空气混合，提供一定的氧浓度，氧气和空气皆不参与驱动的呼吸机类型。目前该类型已非常少见。

12.004　气动呼吸机　pneumatic ventilator

由空气压缩机提供高压空气，由氧气瓶或中心供氧室等提供高压氧气，高压氧气和空气混合后进入呼吸机内气路，不需其他动力，单靠气源驱动的呼吸机类型。除野外场合外，目前该类型已很少应用。

12.005　简易呼吸器　simple respirator

又称"手控呼吸器(manual respirator)"。由气囊、连接管路和单向阀组成，通过氧气连接管提供氧气、依靠人工驱动的简易通气装置。用手挤压气囊产生正压、完成吸气；手松开后，气道压力迅速降为零，肺被动回缩产生呼气。新型简易呼吸器也可加用呼气末正压，更容易满足临床需求。

12.006　电控电动呼吸机　electronically-controlled electrically-powered ventilator

由电动机械装置提供动力和气源，通气过程则通过微电子装置调控的呼吸机类型。是现代最常见的呼吸机类型之一。

12.007　电控气动呼吸机　electronically-controlled pneumatic-driven ventilator

由空气压缩机提供压缩空气，由氧气瓶或中心供氧室等提供高压氧气，高压氧气和空气按要求降低至适当压力水平，并在气室内混合至设定的氧浓度水平进入呼吸机内气路；通气过程则通过微电子装置调控完成的呼吸机类型。是常见的现代呼吸机类型之一，主要见于大型多功能呼吸机。

12.008　定容呼吸机　volume-controlled ventilator

仅有定容型模式，潮气量恒定，气道压力随

通气阻力而变化的呼吸机类型。现已基本淘汰。

12.009　定压呼吸机　pressure-controlled ventilator

仅有定压型通气模式，气道压力恒定，潮气量随通气阻力而变化的呼吸机类型。主要见于双水平气道正压呼吸机、简易急救呼吸机。

12.010　多功能呼吸机　versatile ventilator

有定压型和定容型模式，有控制和自主通气模式等多种功能同时存在的呼吸机类型。现代呼吸机多为多功能呼吸机。

12.011　呼吸机连接管　connecting tube of ventilator

简称"连接管(connecting tube)"，又称"气路(gas path)"。呼吸机和人工气道或面罩等连接装置之间的气体通道。保障呼吸机送气入肺和气体由肺排出体外。一般是由低顺应性材料制作而成的螺纹管，有单气路和双气路两种基本类型。

12.012　单气路　single gas path

可通过一条气路完成通气的呼吸机连接管。中间可连接接水器等装置，需在通气管路的近段安装单向阀、单向活瓣或漏气孔等装置，以保障气体呼出体外，而不反流入送气管路。主要见于双水平气道正压呼吸机、简易急救呼吸机。

12.013　双气路　double gas path

吸气和呼气分别通过两条气路完成的呼吸机连接管。由三部分组成：①Y形管：通过人工气道或面罩等连接装置将被通气者与吸气管和呼气管分别连接；②呼气管：呼出气通过该管路，经呼气阀呼出体外；③吸气管：吸气期，呼吸机送出气体，通过该管路进入 Y 形管和气管。

12.014　吸气管　inspiration tube
连接管为单气路或双气路时，接受呼吸机送出气体的管道部分。

12.015　呼气管　expiration tube
连接管为双气路时，将肺泡呼出气排出体外的管道部分。

12.016　人工气道接头　joint of artificial airway
气路与人工气道之间的连接装置。为一短细管。

12.017　连接管近端　proximal end of the connecting tube
简称"近端（proximal end）"。呼吸机连接管通过人工气道或面罩等连接装置与被通气者连接的部分。

12.018　连接管远端　distal end of the connecting tube
呼吸机连接管靠近呼吸机送气结构或呼气口的部分。

12.019　呼气端　expiratory branch
呼吸机连接管靠近呼吸机呼气口的部分。

12.020　吸气端　inspiratory branch
呼吸机连接管靠近呼吸机送气口的部分。

12.021　湿化器　humidifier
呼吸机吸气管路上的湿化装置。可同时起湿化、温化气体的作用。

12.022　雾化湿化器　nebulizing humidifier
利用压缩气源做动力进行喷雾的湿化装置。雾化生理盐水可增加湿化的效果，雾化某些药物可起治疗作用。

12.023　湿热交换器　heat and moisture exchanger, HME
又称"人工鼻（artificial nose）"。仿生骆驼鼻子制作而成的辅助呼吸装置。其内部有化学吸附剂，被通气者呼气时，将进入其中的相当于体温、饱和湿度的气体凝结，释放出以蒸汽状态保存的热量；吸气时，外部气体进入其中得到湿化和温化，再进入肺内。主要用于人工气道患者。

12.024　接水器　water trap
机械通气时放在最低位置，接收气路内凝结的水分或分泌物的连接装置。位于呼吸机吸气管的两条管路或呼气管的两条管路中间，防止水分滞留连接管内引起阻塞或反流入人工气道内引起污染。

12.025　空氧混合器　air-oxygen mixer
完成空气和氧气混合、并能输出恒定氧浓度的调节装置。有机械式和电子控制式两种基本类型。

12.026　氧气瓶　oxygen cylinder
俗称"氧气筒"。一种特制的用来储存高压氧的圆柱形钢瓶，需减压后应用。

12.027　中心供氧　central oxygen supply
医院或其他特殊部门建立的制氧室以液态或高压气态形式储存氧气，通过特制的连接管路，以一定的压力输送到各个部门，需要时插入氧气接头即可应用的供氧方式。主要目的是取代大部分氧气瓶，从而显著提高应用效率。

12.028　制氧机　oxygenator, electronic oxygen concentrator
应用分子筛将空气中的氧气分离出来，制成

高浓度氧的仪器。主要用于家庭氧疗。

12.029 液[态]氧 liquid oxygen
加压、降温至一定水平后将氧气变成液态而储存的一种形式。其容积显著缩小，储存和运输更为方便。

12.030 空气压缩泵 air compressor pump
现代大型多功能呼吸机的供气装置。在电动机械装置的作用下，空气被压缩，压力升高至合适水平，驱动呼吸机工作。

12.031 呼吸机减压装置 decompressor of respirator
又称"呼吸机减压器"，曾称"减压表"。将氧气瓶或中心供氧装置中压力非常高的氧气降压至工作压力水平的医疗设备。

12.032 过滤网 trap valve
简称"滤网"。一种网状过滤装置，是呼吸机的常备净化装置。安装在呼吸机的空气入口处，空气需经过该装置过滤、净化后，才能进入空气压缩泵或呼吸机。一般需要24~48 h检查一次，并定时更换，避免滤网被灰尘堵塞，影响呼吸机的运转。

12.033 过滤器 filter
对呼吸机的输出气流进行滤过、吸附的装置。可改善吸入气的质量，减少肺感染的发生率。需注意应用不当，可能增加吸气阻力、降低触发敏感性。

12.034 单回路呼吸机 single-circuit ventilator
直接驱动的呼吸机，即根据预设通气模式和通气参数的要求，直接将气体送入患者气道完成通气的呼吸机类型。

12.035 双回路呼吸机 double-circuit ventilator
高压氧气、空气或空氧混合气进入主机内气路后，压力太高，需通过减压装置减压，降至工作压力后，才能按通气要求送气的呼吸机类型。

12.036 直接驱动 direct drive
根据预设通气模式和通气参数的要求，直接将气体送入患者气道，完成通气的驱动方式。是早期呼吸机、双水平气道正压呼吸机、简易急救呼吸机的主要驱动方式。

12.037 间接驱动 indirect drive
高压氧气、空气或空氧混合气进入主机内气路后，压力太高，需通过减压装置减压，降至工作压力后，才能按通气要求送气的驱动方式。是现代呼吸机的主要驱动方式。

12.038 呼吸机自检 self-check of ventilator
电源、气源、主机接通后，呼吸机自动监测能否正常工作的过程。

12.039 呼吸机传感器 transducer of ventilator
呼吸机的信号感受装置，有呼吸参数传感器和温度传感器等。常用的参数传感装置有压力、流量传感器，用于感受自主呼吸和监测通气参数等变化，温度传感器可反映连接管内气体的温度。

12.040 呼气阀 exhalation valve
位于呼吸机的呼气口，控制和调节气体呼出的装置。传统呼吸机多采用气动机械阀，现代新型呼吸机多采用电磁阀或电子阀，阻力显著减小，并可能具有伺服阀的功能。

12.041 阈阻力器 threshold resistor
可根据预设要求，产生可精确定量的、稳定压力的一种呼气阀类型。犹如呼气管放入水封瓶进行呼气，符合公式：压力=K×阻力×面积（K 为常数）。现代呼吸机的呼气阀非常接近阈阻力器，可用于产生持续气道正压/呼气末正压。

12.042　气流阻力器　flow resistor
呼气末压力随流量大小变化的一种呼气阀类型。呼气初期，气流量大，阻力大，压力也大；随着呼气的逐渐结束，气流量减小，阻力逐渐降低，压力也相应减小，因此其压力并不是真正意义上恒定的持续气道正压/呼气末正压。是早期呼气阀产生持续气道正压/呼气末正压的基本方式。

12.043　漏气孔　pore of gas leak, hole of gas leak
吸气时漏气量少，呼气时漏气迅速增多，从而保障吸气时气体进入肺内，而呼气时气体由肺内呼出体外的一种类似简易呼气阀的装置。是双水平气道正压呼吸机的常用呼气装置。

12.044　吸气阀　air suction valve
控制呼吸机送气进入连接管的医疗装置。传统为机械阀，现多为电子阀或电磁阀。

12.045　按需阀　demand valve
根据调节要求，在吸气期或呼气期完全开放或完全关闭的一种吸气阀或呼气阀形式。其典型特点是送气时呼气阀关闭，吸气阀开放，气体由呼吸机进入肺。屏气时，呼气阀和吸气阀皆关闭，保持一定的气道压力，形成平台压。呼气时，呼气阀开放，吸气阀关闭，气体从呼气口排出，而不至于反流入吸气管。

12.046　伺服阀　servo valve
具有一定调节功能的吸气阀和呼气阀。即吸气阀和呼气阀在整个呼吸过程中皆保持一定程度的开放状态，送气时呼气阀开放程度非常小，吸气阀充分开放，气道压力升高，气体进入肺脏。屏气时，呼气阀和吸气阀皆维持较小的开放水平，两者流量相等，保持恒定的气道压力。呼气时，呼气阀迅速开大，吸气阀仍维持较小的开放水平，气体呼出体外。

12.047　按需阀送气　demand valve air feed
呼吸机工作时，吸气阀开放，呼气阀关闭，产生一定潮气量并送入肺内的送气方式。按需阀的密闭性好，潮气量精确，但由于阀门的开放需克服一定阻力，会延迟触发时间，降低同步性。

12.048　持续气流送气　continuous flow air feed
呼吸机持续运转，气路中持续存在较高流量的气流，吸气时部分气流按预设要求送入肺内的送气方式。曾是呼吸机的基本送气方式之一。持续气流送气的阻力要低得多，但氧气浪费大，容易发生触发不良，现基本淘汰。

12.049　伺服阀送气　servo valve air feed
通过伺服阀完成通气过程的送气方式。现代呼吸机的送气方式之一，兼有按需阀和持续气流送气的特点，从而更好地保障通气量和人机同步。

12.050　持续气流　continuous flow
又称"偏差气流（bias flow）""偏流（flow by）"。在呼吸机开机后持续存在，但仅在主机工作气流停止后起作用的一种辅助气流。有助于改善呼吸机的触发和同步功能。

12.051　呼吸机主机　host machine of ventilator
呼吸机的调节系统，主要包括通气模式选择、通气参数调节、监测和报警装置四部分。通气模式和通气参数是主体，监测装置主要观察呼吸参数的变化，合理设置报警系统可提高呼吸机工作的安全性。

12.052　通气模式　ventilation mode
呼吸机完成机械通气的特定方式。包括指令型和自主型、定容型和定压型等多种模式。

12.053　通气参数　ventilation parameter
呼吸机在一定通气模式下进行机械通气的各种变量。大体分为自变量和因变量两类。通气模式和参数是机械通气的主体。

12.054　吸气过程　inspiratory process
吸气信号被呼吸机传感器和调节装置接受，触发吸气装置，主机即通过活塞、气缸、涡轮等装置的运动送出气体，直至开始呼气的阶段。吸气过程的完成有压力限制、流量限制、容积限制、时间限制、自主限制5种基本形式。

12.055　呼气过程　expiratory process
呼吸机吸呼气转换开始至下一次吸气开始的阶段。

12.056　自变量　independent variable
机械通气时设定的通气参数。除公共参数外大体分两类：压力或容积，两者一般不能同时设定，在压力确定的情况下容积变化，反之亦然。间歇指令通气是"例外"，因为两次机械通气之间是不受呼吸机支配的自主呼吸，可加用任何形式的自主通气模式，某些新型通气模式也有类似特性。

12.057　因变量　dependent variable
机械通气时，随通气阻力而变化的通气参数。是机械通气时监测的重点。

12.058　公共参数　common parameter

事先调节好，不随通气模式变化的参数类型。因为无论通气模式如何调节，有些参数皆发挥作用，包括触发灵敏度、呼气末气道正压和吸入气氧浓度等。

12.059　控制变量　control variable
预先设置的压力、容积或流量参数。机械通气时压力、容积及流量三个变量中一个预先设置为控制变量，则另两个随通气条件而变化。早期喷射性呼吸机也常把时间作为控制变量。

12.060　时相变量　phase variable
用来启动、维持和结束每个呼吸时相的参数形式。即呼吸机中与呼吸周期有关的一系列变量，包括压力、容积、流量和时间等变量形式。

12.061　触发变量　trigger variable
达阈值后，触发呼吸机送气的参数。包括流量、压力、容积、时间等变量。呼吸机可以被患者的呼吸信号触发，也可以通过呼吸机本身发出的信号触发。

12.062　限制变量　limited variable
流量、压力、容积或时间等用于规范呼吸机吸气过程时的变量。其特点是阈值不能被超越，并保持恒定。

12.063　转换变量　cycling variable, switching variable, switch-over variable
又称"切换变量"。流量、容积、压力、时间等达一定阈值后，使呼吸机从吸气转换为呼气时的变量。在某些呼吸机，也可进行人工切换。

12.064　基线变量　baseline variable
呼气时的控制参数。尽管压力、容积或流量都能作为基线变量，但压力是最常见的基线变量，如可设置基线压力超过大气压。

12.065 触发 trigger
因触动而引起某种反应的现象。

12.066 吸气触发 inspiratory trigger
按设定要求完成呼吸机送气的信号触发。有定时触发和自主触发两种基本形式。

12.067 定时触发 timing trigger
由呼吸机的定时器按预设要求完成的信号触发。是控制通气的吸气触发方式。

12.068 自主触发 autonomous trigger
自主呼吸引起的气道压力下降或气体流动被连接管或呼吸机内的压力或流量传感器等感知，导致呼吸机送气的信号触发。是辅助通气模式或自主通气模式的吸气触发方式。

12.069 流量触发 flow trigger
呼吸机通过流量传感器感知吸气的信号触发方式。当流量或吸气阀与呼气阀两端的流量差达到一定的流量当量（如 2 L/min）时，启动一次呼吸。

12.070 压力触发 pressure trigger
呼吸机通过压力传感器感知吸气的信号触发方式。将被通气者吸气产生的负压转换为电子信号，并在适当的信号强度下打开吸气阀，启动一次呼吸。

12.071 容积触发 volume trigger
呼吸机通过流量或容积传感器感知吸气容积大小的信号触发方式。当吸气容积达到预设水平时，呼吸机启动一次呼吸。

12.072 触发灵敏度 trigger sensitivity
触发呼吸机送气的参数临界值。每达到或超过该数值，呼吸机就会启动一次呼吸。越接近基线水平，触发灵敏度越高，越容易触发，但也容易假触发，反之则不容易触发，因此

触发灵敏度必须维持在适当水平。

12.073 假触发 false trigger
非自主呼吸因素、非呼吸机控制因素导致的触发。感知吸气触发的传感器一般在连接管路的近端、吸气端、呼气端附近，感受连接管路上压力或流量等信号的变化，因此自主呼吸或呼吸机控制以外的气路抖动或其他因素导致的压力或流量变化也可触发呼吸机送气，是人机对抗的常见原因。

12.074 自动跟踪 autotrack
不同条件下，呼吸触发和吸呼气转换的要求不同，呼吸机自动监测呼吸信号（如流量、容积、形态）变化，并自动调整触发和转换水平，进行吸气和呼气的过程。

12.075 容积限制 volume-limited
呼吸机达到设定的潮气量，吸气停止的送气方式。曾是呼吸机完成吸气过程的最常用的方式之一，现较少用。

12.076 压力限制 pressure-limited
呼吸机达到设定的通气压力，吸气停止的送气方式。曾是呼吸机完成吸气过程的最常用的方式之一。

12.077 流量限制 flow-limited
呼吸机达到设定的流量形态和大小，吸气停止的送气方式。是呼吸机完成吸气过程的最常用的方式之一。

12.078 时间限制 time-limited
呼吸机达到设定的吸气时间，吸气停止的送气方式。是呼吸机完成吸气过程的最常用的方式之一。

12.079 自主限制 spontaneous-limited
被通气者的自主吸气要求决定呼吸机吸气

时程的送气方式。是现代新型通气模式机完成吸气过程的方式之一。

12.080 吸呼气转换 inspiratory-expiratory cycling, inspiratory-expiratory switch-over

又称"吸呼气切换"。吸气过程中，当某变量达到预设值，并被呼吸机感受后即出现吸气终止，转入呼气的转换方式。有4种基本形式：容积转换、压力转换、时间转换、流量转换。时间转换和流量转换是目前最基本的转换方式。

12.081 压力转换 pressure cycling

又称"压力切换"。呼吸机输出压力达到预设值后，呼气开始的转换方式。

12.082 时间转换 time cycling

又称"时间切换"。呼吸机吸气时间达到预设值后，呼气开始的转换方式。

12.083 流量转换 flow cycling

又称"流量切换"。呼吸机的吸气流量降低到预设的临界值后，呼气开始的转换方式。与吸气时间和潮气量无关。

12.084 容积转换 volume cycling

又称"容积切换"。呼吸机输出潮气量达预设值后，呼气开始的转换方式。

12.085 复合转换 combined cycling

又称"复合切换"。以某种转换方式为主，加用其他辅助性或保护性转换措施，超过一定限度即发生呼气的转换方式。如双相气道正压通气。

12.086 自主转换 spontaneous cycling

又称"自主切换"。按被通气者的自主呼吸节律要求，使呼吸机从吸气转换为呼气的转换方式。

12.087 容积限制容积转换 volume-limited volume cycling

又称"容积限制容积切换"。呼吸机按预设潮气量送气后，吸气结束，转换为呼气的转换方式。曾是定容型通气模式的基本工作方式，现很少应用。

12.088 容积限制时间转换 volume-limited time cycling

又称"容积限制时间切换"。呼吸机按预设潮气量送气结束，进入屏气阶段，达吸气时间后转换为呼气的转换方式。是定容型通气模式的基本转换方式。

12.089 流量限制时间转换 flow-limited time cycling

又称"流量限制时间切换"。呼吸机按一定的流量形态和流量大小送气结束，进入屏气阶段，达预设吸气时间后转换为呼气的转换方式。潮气量=预设平均流量×预设送气时间，是定容型通气模式的最常见转换方式。

12.090 压力限制压力转换 pressure-limited pressure cycling

又称"压力限制压力切换"。呼吸机按预设的压力水平送气，并在此压力水平转换为呼气的转换方式。曾是定压型通气模式的基本转换方式。

12.091 压力限制时间转换 pressure-limited time cycling

又称"压力限制时间切换"。呼吸机按预设的压力水平送气至结束，进入屏气阶段，达到预设的吸气时间后转换为呼气的转换方式。是目前定压型通气模式的基本转换方式。

12.092 压力限制流量转换 pressure-limited

flow cycling
又称"压力限制流量切换"。呼吸机按预设的压力水平送气,但只有吸气流量达预设要求后才转换为呼气的转换方式。是压力支持通气及其衍生模式的基本转换方式。

12.093　通气压力　ventilation pressure
气道最高压力与最低压力之差。在传统呼吸机的定压型通气模式,通气压力为预设压力,在双相气道正压模式或双水平气道正压呼吸机,通气压力为预设高压与低压之差。

12.094　压力坡度　pressure gradient
呼吸机送气压力开始上升至预设值或从峰压水平开始下降至基线值的时间。传统呼吸机的这两部分时间皆接近于零,即呼吸机送气,压力迅速上升至预设值或降至呼气末气道正压或零水平,部分现代呼吸机可以调节压力的上升或下降的时间,一般以秒或百分比表示。

12.095　吸气压力坡度　inspiratory pressure slope
呼吸机送气压力上升的时间。较陡直时,流量高、潮气量大,反之则流量低、潮气量小。

12.096　呼气压力坡度　expiratory pressure slope
呼气时气道峰压下降至呼气末气道正压或零的时间。较陡直时,压力下降快,反之则下降慢,主要用于阻塞性睡眠呼吸暂停综合征的治疗。

12.097　呼吸波形　respiratory waveform
自主呼吸或机械通气时,气流的变化形态。一般指吸气波形,主要有方波、递减波、正弦波。

12.098　方波　square wave
定容型通气模式的基本流量波形。其特点是整个送气过程中流量恒定,故吸气时间短、气道峰压高、平均气道压低,更适合循环功能障碍或低血压的患者。

12.099　递减波　decelerating wave
流量在吸气开始时迅速上升至最大值,随后呈线性或指数下降至峰流量的一定比例或零,送气结束。是定压型通气模式的基本波形,也是定容型模式的常用波形。快速自主呼吸的流量波形也接近递减波。

12.100　递增波　accelerating wave
与递减波相反,吸气开始时流量很低或为零,然后呈线性或指数上升至最大值后送气结束。也是定容型模式的一种流量形态,因不符合机械通气时的呼吸生理特点,不宜应用。

12.101　正弦波　sine wave
健康人平静呼吸时接近物理模型中正弦形态的流量波形。吸气流量逐渐增加至最大流量,随后逐渐减少,也是定容型模式的一种流量形态,因不符合机械通气时的呼吸生理特点,不宜应用。

12.102　吸气流量　inspiratory flow
吸气时间内,被通气者自主吸入或呼吸机输送气体的速率。

12.103　吸气峰流量　peak inspiratory flow
吸气时间内,被通气者自主吸气或呼吸机输送气体的最大速率。

12.104　平均吸气流量　mean inspiratory flow
送气过程中,吸气流量的平均值。其大小为吸气潮气量与送气时间的比值,方波的平均吸气流量等于峰流量。

12.105　压缩容积指数　compressible volume factor

由于呼吸机连接管的顺应性和气体的可压缩性，机械通气高压导致的实际吸入或呼出的气体容积减少的数量。即实际数值与压力为零时容积的差值。其绝对值一般为 $2\sim3$ ml/cmH$_2$O。具体应用时应考虑容积参数的准确性。

12.106　有效顺应性　effective compliance

控制通气时，排出压缩容积指数后测定的顺应性。用 Ceff 表示。一般指呼气顺应性。是呼吸系统的弹性扩张或回缩能力的真实反映。

12.107　机械通气监测　monitoring of mechanical ventilation

机械通气过程中，呼吸机的监测装置对通气参数、气源和连接管路是否脱落等的监测。

12.108　压力监测　pressure monitoring

机械通气过程中对压力变化的监测。一般监测气道压力。压力传感器多在连接管的近端、呼气端或吸气端。在 Y 形管附近可较准确反应气道压力的变化，在呼气端则容易低估，在吸气端则容易高估，但总体差别不大。可以是瞬间监测，也可以动态监测，可以是数值监测，也可以是图形监测。

12.109　流量监测　flow monitoring

机械通气过程中对吸、呼气流量形态和大小的监测。监测装置多连接在 Y 形管与人工气道之间或呼气端，前者可准确反映患者吸入气和呼出气的变化，但无效腔增大，移动性也较大，易损坏，后者无效腔小，不易损坏，但准确度可能受影响。流量监测器可因水蒸气或气道分泌物阻塞而损坏，应经常更换和清洗。

12.110　容积监测　volume monitoring

机械通气过程中对吸、呼气潮气量大小和形态的监测。容积是流量对时间的积分，现代呼吸机多应用计算机对流量积分测定潮气量，而静息每分钟通气量则是潮气量与呼吸频率的乘积。

12.111　波形[图]监测　waveform monitoring

机械通气过程中对压力、流量、潮气量的形态及其相互之间关系的监测。与数据监测相比，波形图监测能提供更多、更直观的信息。机械通气的波形图大体分为两个层次。一是压力、流量、潮气量的形态及其与时间的关系曲线；二是压力、流量、潮气量相互之间的关系曲线。前者的关系比较简单，最常用，后者比较复杂，判断比较困难。

12.112　压力波形　pressure waveform

机械通气过程中，气道压力随时间变化的图形。横坐标是时间，纵坐标是压力。是机械通气监测的基本波形图，可反映自主呼吸触发能力、通气模式、通气参数、通气阻力等情况的变化。

12.113　流量波形　flow waveform

机械通气过程中，呼吸流量随时间变化的图形。横坐标是时间，纵坐标是吸呼气流量，是机械通气监测的基本波形图，可反映自主呼吸能力、气道阻力、内源性呼气末正压、漏气等情况的变化。

12.114　容积波形　volume waveform

机械通气过程中，潮气量随时间变化的图形。横坐标是时间，纵坐标是潮气量。是机械通气监测的基本波形图，可反映屏气、气道阻力、漏气等情况的变化。

12.115　压力–容积波形　pressure-volume waveform

机械通气过程中，压力与潮气量关系变化的

图形。横坐标是压力，纵坐标是潮气量。是机械通气监测的常用波形图，可反映动态顺应性、自主呼吸能力、漏气、内源性呼气末正压等情况的变化。

12.116　流量–容积波形　flow-volume waveform

机械通气过程中，流量与潮气量关系变化的图形。横坐标是潮气量，纵坐标是流量。是机械通气监测的常用波形图，可反映气道阻力、漏气、内源性呼气末正压等情况的变化。

12.117　呼气安全阀　expiratory security valve

防止气道压力过度升高的保护装置。气道压力超过一定数值，安全阀开放，气流迅速排出。

12.118　最大安全压　maximum safety pressure

呼气安全阀设置的最大压力。用 Ps_{max} 表示。一般设置在 $55\sim60$ cmH$_2$O，超过该压力时，安全阀开放，气体迅速排出，使呼吸机输出的最高压力一般不超过该数值。

12.119　工作压力　working pressure

呼吸机通气时允许产生的最大压力。在传统呼吸机实际是最大安全压，在双水平气道正压呼吸机则是能够预设的最大压力。

12.120　吸气安全阀　inspiratory safety valve

在呼吸机停止工作的情况下，阀门打开，大气进入连接管，供被通气者进行自主呼吸，避免窒息的保护装置。简易呼吸器和早期单气路呼吸机的呼气阀结构有吸气安全阀的作用，即操作者停止按压或呼吸机停止工作的情况下，患者可通过呼气孔自由呼吸空气。

12.121　报警　alarm

机械通气过程中，超过预设的要求及安全范围而发出的警示信号。一般包括声、光两种

信号。根据可能危及生命的程度分为一类报警、二类报警和三类报警。

12.122　一类报警　type Ⅰ alarm

可能会立即危及生命，需迅速处理的报警类型。报警特点是持续性报警，报警指示器闪亮，并发出较响亮的声音，报警声不能人工消除，常见问题有断电或供电不足、窒息、气源压力不足、气源压力过度、呼气阀和计时器失灵等。

12.123　二类报警　type Ⅱ alarm

具有潜在危及生命，需较快处理的报警类型。报警特点为间断、柔和的声光报警，可人工消除报警声音，常见原因是各种通气参数，如压力、潮气量、通气量、频率、氧浓度等超出预设范围，也见于备用蓄电池电压不足、管路漏气、空氧混合器失灵、气路部分阻塞、湿化温度过高或过低、呼气末正压过大或过小、自动切换或其他预防性措施超过预设值等。

12.124　三类报警　type Ⅲ alarm

一般不会危及生命的报警类型。仅有光报警，如中枢驱动能力变化、呼吸动力变化、内源性呼气末正压大于 5 cmH$_2$O。大部分呼吸机无三类报警设置。

12.125　低压报警　low pressure alarm

气道峰压低于设定的最低报警水平而发生的二类报警。

12.126　高压报警　high pressure alarm

气道峰压超过设定的最高报警水平而发生的二类报警。

12.127　低潮气量报警　low tidal volume alarm

实际潮气量低于设定的最低报警水平而发

生的二类报警。

符，偏差在 5%以上而发生的二类报警。

12.128 高潮气量报警 high tidal volume alarm
实际潮气量高于设定的最高报警水平而发生的二类报警。

12.134 气源报警 gas supply alarm
呼吸机没有足够的氧气或空气供应，或供应量过大而发生的一类报警。工作压力表指针读数为零或接近于零，或在吸气时摆动大，摆动幅度超过 20 cmH₂O 时将出现气源报警。

12.129 低通气量报警 low minute volume ventilation alarm
实际静息每分钟通气量低于设定的最低报警水平而发生的二类报警。

12.135 窒息报警 apnea alarm
在一定时间内（一般为 20 s），呼吸机没有监测到呼吸而发生的一类报警。此时既没有自主呼吸，也没有机械通气。

12.130 高通气量报警 high minute volume ventilation alarm
实际通气量高于设定的最高报警水平而发生的二类报警。

12.136 电源报警 power alarm
电路未接通或后备电池电量不足而发生的一类报警。

12.131 低呼吸频率报警 low respiratory rate alarm
实际呼吸频率低于设定的最低报警水平而发生的二类报警。

12.137 自检报警 self-check alarm
若呼吸机某一部分出现问题或上次自检没有通过而发生的一类报警。开机后呼吸机会提示需要进行自检。

12.132 高呼吸频率报警 high respiratory rate alarm
实际呼吸频率高于设定的最高报警水平而发生的二类报警。

12.138 吸呼气时间比报警 inspiratory to expiratory ratio in/out alarm, I: E in/out alarm
简称"吸呼比报警"。当控制通气时设置的吸气时间大于或等于整个呼吸周期的 50%时而发生的一类报警。提示出现反比通气。较多呼吸机不设置该报警。

12.133 吸氧浓度报警 fraction of inspired oxygen alarm, FiO₂ alarm
呼吸机氧电池监测的氧浓度值与设定值不

12.02 机械通气模式

12.139 闭环通气 closed loop ventilation
呼吸机模拟操作者实施机械通气的全过程并及时自动调整呼吸机参数的一种通气模式。即通过获取被通气者的通气需要和其他相关资料，自动监测各项指标，分析监测结果。

12.140 双重控制模式 dual control mode
呼吸机建立自动反馈功能，在患者的呼吸阻力和呼吸用力不断变化的情况下，对通气压力和容积进行双重控制来达到预定的目标潮气量，从而使通气支持水平能适应患者的呼吸能力和通气需要的一种通气模式。

12.141　后备通气　backup ventilation
当患者自主呼吸间隔超过设定值或静息每分钟通气量降低至一定水平时，呼吸机即按预设的通气模式和参数自动提供通气支持的一种通气模式。是呼吸机的安全保障设置。

12.142　定容[型]模式　volume-controlled mode
潮气量需直接或间接设定，气道压力随通气阻力的变化而变化的一种通气模式。是一类需设定潮气量的通气模式的总称。

12.143　定压[型]模式　pressure-controlled mode
吸气压力需直接设定，潮气量随通气阻力变化的一种通气模式。是一类需设定通气压力的通气模式的总称。

12.144　持续指令通气　continuous mandatory ventilation, CMV
不管自主呼吸次数多少和强弱，呼吸机皆在预设的吸气时间内，按预设的潮气量或压力对每次呼吸给予通气辅助的一种通气类型。包括各种定容型和定压型辅助或控制通气。

12.145　同步持续指令通气　synchronized continuous mandatory ventilation, SCMV
可以通过自主呼吸触发的持续指令通气模式。包括容积辅助通气、压力辅助通气、容积辅助/控制通气、压力辅助/控制通气及其衍生通气模式。

12.146　定压型持续指令通气　pressure-controlled continuous mandatory ventilation, P-CMV
按压力控制或压力辅助完成的持续指令通气及其衍生通气模式。

12.147　定压型同步持续指令通气　pressure-controlled synchronized continuous mandatory ventilation, P-SCMV
可以通过自主呼吸触发的定压型持续指令通气。包括压力辅助通气、压力辅助/控制通气及其衍生通气模式。

12.148　控制通气　control ventilation, CV
通气量及通气方式全部由呼吸机决定的一种通气模式。与自主呼吸无关，分容积控制通气和压力控制通气。

12.149　容积控制通气　volume control ventilation, volume-controlled ventilation, VCV
呼吸机控制通气过程，潮气量、呼吸频率、吸气时间完全由呼吸机决定，与自主呼吸无关的通气模式。气道压力随通气阻力变化。

12.150　压力控制通气　pressure control ventilation, pressure-controlled ventilation, PCV
呼吸机控制通气过程，通气压力、呼吸频率、吸气时间完全由呼吸机决定，与自主呼吸无关的通气模式。压力为梯形波或方波，流量为递减波，潮气量随通气阻力变化。

12.151　辅助通气　assist ventilation, AV
潮气量（或压力）、吸气时间由呼吸机决定，但自主呼吸触发呼吸机送气，呼吸频率和吸呼气时间比随自主呼吸变化的通气模式。可理解为控制通气模式与自主吸气触发同步化，分为容积辅助通气和压力辅助通气。

12.152　容积辅助通气　volume assist ventilation, VAV
潮气量、吸气时间由呼吸机决定，但自主呼吸触发呼吸机送气，呼吸频率和吸呼气时间比随自主呼吸变化的通气模式。可理解为容积控制通气与自主吸气触发同步化。

12.153　压力辅助通气 pressure assist ventilation, PAV

通气压力、吸气时间由呼吸机决定，但自主呼吸触发呼吸机送气，呼吸频率和吸呼气时间比随自主呼吸变化的通气模式。可理解为压力控制通气与自主吸气触发同步化。

12.154　辅助–控制通气 assist-control ventilation, A/CV, A/C

自主呼吸能力超过预设呼吸频率为辅助通气，低于预设呼吸频率则为控制通气的通气模式。是辅助通气和控制通气两种通气模式的结合。预设呼吸频率属最低安全保障设置，目的是当患者自主呼吸能力突然减弱或停止的情况下维持相对安全的最低通气量水平，分容积辅助/控制通气和压力辅助/控制通气。

12.155　容积辅助–控制通气 volume assist-control ventilation, V-A/CV, V-A/C

当患者自主呼吸频率低于预设频率或患者吸气努力不能触发呼吸机送气时为容积控制通气，当患者的吸气能触发呼吸机时为容积辅助通气的通气模式。是容积辅助通气和容积控制通气两种通气模式的结合，预设呼吸频率属最低安全保障设置，目的是当患者自主呼吸能力突然减弱或停止的情况下维持相对安全的最低通气量水平。

12.156　压力辅助–控制通气 pressure assist-control ventilation, P-A/CV, P-A/C

当患者自主呼吸频率低于预设频率或患者吸气努力不能触发呼吸机送气时为压力控制通气，当患者的吸气能触发呼吸机时为压力辅助通气的通气模式。是压力辅助通气和压力控制通气两种通气模式的结合，预设呼吸频率属最低安全保障设置，目的是当患者自主呼吸能力突然减弱或停止的情况下维持相对安全的最低通气量水平。

12.157　间歇指令通气 intermittent mandatory ventilation, IMV

曾称"间歇强制通气"。呼吸机按预设要求间断发挥指令通气作用的通气模式。其压力变化相当于间断间歇正压通气，每两次机械通气之间可以出现自主呼吸，此时呼吸机只提供气量，在自主呼吸期间可加用各种"自主性通气模式"，最常用压力支持通气。也分容积控制间歇指令通气和压力控制间歇指令通气。

12.158　容积控制间歇指令通气 volume-controlled intermittent mandatory ventilation, V-IMV

又称"定容型间歇指令通气"。呼吸机按预设呼吸频率送气，每个吸气过程由预设潮气量、吸气时间完成的通气模式。两次呼吸机送气之间可以出现不受呼吸机影响的自主呼吸。

12.159　压力控制间歇指令通气 pressure-controlled intermittent mandatory ventilation, P-IMV

又称"定压型间歇指令通气"。呼吸机按预设呼吸频率送气，每个吸气过程由预设通气压力、吸气时间完成的通气模式。其两次呼吸机送气之间可以出现不受呼吸机影响的自主呼吸。

12.160　同步间歇指令通气 synchronized intermittent mandatory ventilation, SIMV

呼吸机皆设定一定的触发窗，一般为呼吸周期时间的后 25%。在这段时间内，自主吸气动作可触发呼吸机送气，若无自主呼吸，在下一呼吸周期开始时，呼吸机按间歇指令通气的设置要求自动送气的通气模式。同步间歇指令通气分为定容型和定压型同步间歇指令通气。

12.161　容积控制同步间歇指令通气　volume-controlled synchronized intermittent mandatory ventilation, V-SIMV
又称"定容型同步间歇指令通气"。呼吸机按预设呼吸频率送气，但由自主呼吸触发，每个吸气过程由预设潮气量、吸气时间完成的通气模式。两次呼吸机送气之间可以出现不受呼吸机影响的自主呼吸。

12.162　压力控制同步间歇指令通气　pressure-controlled synchronized intermittent mandatory ventilation, P-SIMV
又称"定压型同步间歇指令通气"。呼吸机按预设呼吸频率送气，但由自主呼吸触发，每个吸气过程由预设压力、吸气时间完成的通气模式。两次呼吸机送气之间可以出现不受呼吸机影响的自主呼吸。

12.163　压力支持通气　pressure support ventilation, PSV
自主呼吸触发和维持吸气过程，并间接影响吸呼气的转换，呼吸机给予一定的压力辅助的通气模式。压力为方波，流量为递减波，流量转换。吸气流量、潮气量、呼吸频率受自主呼吸能力和通气压力的双重影响，是目前最常用的通气模式之一。

12.164　同步间歇指令通气加压力支持通气　synchronized intermittent mandatory ventilation plus pressure support ventilation, SIMV +PSV
呼吸机按预设要求进行同步间歇指令通气，在两次指令通气之间，若有自主呼吸出现，则按压力支持通气完成的通气模式。

12.165　容积控制同步间歇指令通气加压力支持通气　volume-controlled synchronized intermittent mandatory ventilation plus pressure support ventilation, V-SIMV+PSV
呼吸机按预设要求进行容积控制同步间歇指令通气，在两次指令通气之间，若有自主呼吸出现，则按压力支持通气完成的通气模式。

12.166　压力控制同步间歇指令通气加压力支持通气　pressure-controlled synchronized intermittent mandatory ventilation plus pressure support ventilation, P-SIMV+PSV
又称"定压型同步间歇指令通气加压力支持通气"。呼吸机按预设要求进行压力控制同步间歇指令通气，在两次指令通气之间，若有自主呼吸出现，则按压力支持通气完成的通气模式。

12.167　叹气样通气　sigh ventilation
相当于自然呼吸中的叹气样呼吸的通气模式。不是独立的通气模式，而是按一定频率间隔插入常规通气模式中，其潮气量增加 $0.5\sim1.5$ 倍，其作用是扩张陷闭肺泡，多在容积辅助/控制通气或容积控制间歇指令通气模式中设置。

12.168　指令分钟通气　mandatory minute ventilation, MMV
曾称"强制每分通气"。呼吸机按预设静息每分钟通气量要求完成的通气模式。若自主吸气量低于预设值，不足部分由呼吸机提供；若无自主呼吸，则实际静息每分钟通气量等于预设静息每分钟通气量；若自主呼吸气量已大于或等于预设值，呼吸机则停止呼吸辅助。其通气辅助可用各种正压通气的形式提供，现多用压力支持通气。

12.169　反比通气　inverse ratio ventilation, IRV
吸气时间与呼气时间之比≥1 的通气模式。与常规通气和自然呼吸时不同，不符合呼生理，常需镇静剂、肌肉松弛剂抑制自主呼吸。

12.170 定容型反比通气 volume-controlled inverse ratio ventilation, V-IRV

容积控制通气或容积控制间歇指令通气按反比完成的通气模式。常需较大量的镇静剂、肌肉松弛剂抑制自主呼吸，一般不宜应用。

12.171 定压型反比通气 pressure-controlled inverse ratio ventilation, P-IRV

压力控制通气或压力控制间歇指令通气按反比完成的通气模式。主要特点是压力为方波，气道压力恒定，流量为递减波，气体分布均匀，有自主呼吸时，容易配合患者通气，对镇静剂、肌肉松弛剂的需求量较小。曾较多用于急性呼吸窘迫综合征的治疗，现已很少用。

12.172 气道压力释放通气 airway pressure release ventilation, APRV

周期性释放气道压力，肺组织从高容积降至低容积产生潮气量的通气模式。实质是持续气道正压或呼气末气道正压的周期性降低。若无自主呼吸，通气方式完全同压力控制通气或定压型反比通气。若在两个水平上皆存在一定的自主呼吸，则为压力控制通气加双水平气道正压。如果压力释放与自然呼吸同步，则为同步气道压力释放通气。若压力释放按指令间歇进行，则为间歇指令压力释放通气。

12.173 压力限制通气 pressure-limited ventilation, PLV

吸气峰压达预设值后，呼吸机自动减慢送气流量，在吸气时间内将预设的剩余潮气量缓慢输送完毕的通气模式。本质是容积控制通气，故其主要特点同容积辅助/控制通气，但其压力相对恒定。

12.174 压力调节容积控制通气 pressure-regulated volume control ventilation, PRVCV

首先预设潮气量和最高压力上限，采用压力控制通气，用尽可能小的压力获得预设潮气量的通气模式。实际通气压力在呼气末气道正压和最高压力上限之间变化，实质是压力控制通气的调节由计算机自动调节完成，故在原有压力控制通气的特点上，又兼有定容型模式的特点。

12.175 容积支持通气 volume support ventilation, VSV

首先预设潮气量和最高压力上限，采用压力支持（PS）通气，由计算机自动测定胸肺顺应性和气道阻力，自动调整 PS 水平，以保证潮气量相对稳定的通气模式。用于有一定自主呼吸能力的患者。随着自主呼吸能力的增强，PS 自动降低，直至转换为自然呼吸；若呼吸能力减弱，呼吸暂停时间超过一定数值（一般为 20 s），自动转换为压力调节容积控制通气。

12.176 压力放大 pressure augment, PA

又称"容积保障压力支持通气（volume-assured pressure support ventilation, VAPSV）"。呼吸机首先按压力支持通气（PSV）方式送气，通气过程中流量下降，到达一定程度转换为呼气，若转换时的流量仍高于预设值，而潮气量已达或超过预设值，则为单纯 PSV；若流量下降至预设水平，而潮气量尚未达预设值，则由容积辅助通气（VAV）补充，按预设流量送气，直至达到预设潮气量的通气模式。其特点为预设支持压力、流量和潮气量，能保障最小潮气量，实质是 VAV 和 PSV 的复合模式。

12.177 成比例辅助通气 proportional assist ventilation, PAV

被通气者主动控制呼吸机，而呼吸机对其呼吸能力进行不同比例放大的通气模式。例如：成比例通气(PAV) 1∶1 指吸气气道压的1/2 由呼吸肌收缩产生，1/2 由呼吸机给予，患者通过改变自主呼吸的用力程度改变呼吸机提供的通气量，而两者的呼吸功比例维持 1∶1 不变，即呼吸机放大自主呼吸能力 1 倍，PAV 1∶3 则是放大自主呼吸能力 3 倍。理论上成比例通气较压力支持通气有更好的同步性和生理学效应，但实际上并非如此，可以出现辅助通气不足或过度，甚至通气失控，故需进一步完善。

12.178　神经调节辅助通气　neurally adjusted ventilatory assist, NAVA

完全模拟自主呼吸，选择膈肌电活动(Edi)作为调节呼吸机通气的信号，以 Edi 的开始上升点、开始下降点分别作为吸气触发和吸呼气转换的标准，以 Edi 的发放频率为呼吸机的送气频率，按照 Edi 大小的一定比例给予通气辅助的通气模式。故理论上"完全"符合呼吸生理特点，有最好的同步性和生理学效应，但尚不成熟，需进一步完善。

12.179　通气失控　ventilation runaway

自主吸气末，通气压力超过气道阻力和弹性阻力之和，吸气气流量和通气量将持续至呼气期，气道压力继续升高，在下一吸气周期，流量、通气量和气道压力将进一步升高的现象。见于成比例通气和神经调节辅助通气的辅助比例设置不当，尤其是见于前者设置过大时。

12.180　适应性支持通气　adaptive support ventilation, ASV

给予适当初始设置后能自动检测和调节的智能型定压通气模式。首先根据被通气者的胸肺顺应性、气道阻力和呼吸功，设置合适的初始通气参数。通气过程中，呼吸机自动测定上述阻力和呼吸功的变化，并自动调节通气参数。若病情加重，逐渐改为压力辅助或控制通气为主，病情好转，则逐渐转为压力支持通气为主，直至停机。是闭环通气模式的一种。

12.181　双相气道正压　bi-level positive air-way pressure, biphasic positive airway pressure, BiPAP

一种特殊的定压型通气模式。同时设置吸气相和呼气相，分别给予不同水平的气道正压，在吸气相和呼气相之间定时切换，吸气相时间、呼气相时间、吸气相压力、呼气相压力皆可自由调节，互不影响，通气压力是吸气相压力和呼气相压力之差，允许患者在两种水平上进行自主呼吸。实质是压力控制通气和持续气道正压的结合。

12.182　自动气流　autoflow

按照设置的潮气量和患者当时的通气能力在一定范围内自动调节吸气流量的通气模式。不是独立的通气模式，但可对常规通气模式进一步完善。可加用于各种定容型通气模式，从而改善人机协调性，降低气道压力。

12.183　流量适应容积控制通气　flow-adapted volume control ventilation

在定容型通气模式(包括持续指令通气或间歇指令通气)的基础上具有流量调节功能(实质是自动气流)的通气模式。是传统定容型通气模式的进一步完善。在呼吸机送气的过程中，能感知患者的吸气用力，自动调节气流，并迅速输送与患者需要相适应的吸气流量。

12.184　自动导管补偿　automatic tube compensation, ATC

人工气道内径细，气流阻力表现为流量依赖性，因此气道阻力和内径变化表现为一定的非线性关系，现代呼吸机根据流量和管径大小连续计算克服导管阻力所需的压力，自动增加压力支持水平，改善人机关系的过程。

12.03 机械通气压力

12.185 呼气末正压 positive end-expiratory pressure, PEEP, end-expiratory positive pressure

机械通气时呼气末气道压大于零的状态。通常呼气末正压在整个呼吸周期皆存在，并影响整个吸气过程（升高峰压和平台压）和整个呼气过程（升高呼气初期和中期的压力，使呼气末期的压力维持在预设水平）。新型呼吸机逐渐发展为该压力在吸气期及呼气早期为零或接近零，呼气中晚期达预设水平。

12.186 总呼气末正压 total PEEP, PEEPtot

呼气末关闭呼气阀显示的气道压力或吸气前食道压力的下降幅度。用于反映呼气末肺泡压力的大小，是呼气末正压（PEEP）和内源性呼气末气道正压（PEEPi）的综合反映，一般小于两者之和。PEEPi 和 PEEP 皆容易低估呼气末肺泡的实际压力，特别是存在气道阻塞时。

12.187 内源性呼气末正压 intrinsic positive end-expiratory pressure, intrinsic PEEP, PEEPi

曾称"自动 PEEP""内生 PEEP""隐性 PEEP"。呼气结束，气道压力降为零后，肺泡内压不能降为零的病理生理状态。主要产生机制是呼气阻力显著增大或呼气时间显著缩短。常见于如支气管哮喘、慢性阻塞性肺疾病、人工气道过细、呼吸频数等情况。

12.188 胸廓外持续负压 continuous negative external pressure, CNEP

负压呼吸机在整个呼吸周期中只提供一恒定的压力，通气过程完全由自主呼吸完成。实质是以零压为基线的自主呼吸基线下移，其基本特性和作用相当于持续气道正压。

12.189 持续气道正压 continuous positive airway pressure

呼吸机在整个呼吸周期中提供的恒定压力。通气过程完全由自主呼吸完成。实质是以零压为基线的自主呼吸基线上移，其基本特性和作用相当于呼气末正压。

12.190 自动持续气道正压 auto-continuous positive airway pressure

在计算机调节下，现代持续气道正压呼吸机能够根据实际需要情况自动调节的持续气道正压。从而既能保障治疗效果，又能降低呼吸阻力，显著改善患者依从性。主要用于阻塞性睡眠呼吸暂停低通气综合征患者的治疗。因为在阻塞型睡眠呼吸暂停低通气综合征患者，入睡前上气道充分开放，不需要持续气道正压；在不同睡眠时相和不同阶段，气道塌陷程度不同，对持续气道正压的需求也不同。

12.191 持续气道正压呼吸机 continuous positive airway pressure ventilator

简称"CPAP 呼吸机"。根据设定需求输出一定水平的压力，不提供呼吸支持的一种简易呼吸机。主要用于治疗阻塞性睡眠呼吸暂停低通气综合征和轻度肺水肿等疾病。

12.192 自动持续气道正压呼吸机 auto-continuous positive airway pressure ventilator

简称"自动 CPAP 呼吸机"。持续气道正压呼吸机的一种形式。能够在计算机调节下根据实际需求情况自动调节持续气道正压大小。主要用于阻塞性睡眠呼吸暂停低通气综合征患者的治疗。

12.193 双相气道正压通气呼吸机 bi-level positive airway pressure ventilator

又称"BiPAP 呼吸机""无创呼吸机"。采用双水平气道正压方式工作的呼吸机。具有漏气补偿功能，是目前无创正压通气应用最多的呼吸机类型。其通气模式包括压力支持通气＋呼气末正压和压力控制通气＋呼气末正压两种基本类型。

12.194 吸气相 inspiratory phase

呼吸机设定的完成吸气过程的时相。是双水平正压或双相气道正压的特有概念。

12.195 呼气相 expiratory phase

呼吸机设定的完成呼气过程的时相。是双水平正压或双相气道正压的特有概念。

12.196 吸气相压力 inspiratory positive airway pressure, IPAP

设定的作用于整个吸气阶段的压力。是双水平正压或双相气道正压的特有概念，在一定限度内，允许被通气者在该压力水平随意呼吸。按设定要求通气时，实质就是吸气压力；自主呼吸发生时相当于持续气道正压，从而既能保障通气压力和通气量，也有助于避免发生人机对抗。

12.197 呼气相压力 expiratory positive airway pressure, EPAP

设定的整个呼气阶段的压力。是双水平正压或双相气道正压的特有概念。但在一定限度内，允许被通气者在该水平随意呼吸，其作用相当于持续气道正压/呼气末正压。

12.198 吸气相时间 inspiratory phase time

完成吸气相压力的时间。用 Ti 表示。若无额外自主呼吸发生即为吸气时间，是双水平正压或双相气道正压的特有概念，与吸气相压力组成完整的吸气相概念。

12.199 呼气相时间 expiratory phase time

完成呼气相压力的时间。用 Te 表示。若无额外自主呼吸发生即为呼气时间，是双水平正压或双相气道正压的特有概念，与呼气相压力组成完整的呼气相概念。

12.200 吸气末正压 positive end-inspiratory pressure, PEIP, end-inspiratory positive pressure

吸气达峰压后，维持肺泡充盈的压力。此时气流可能消失，也可能存在（主要见于压力支持通气及其衍生模式）。在无人机对抗的情况下，是通气过程中肺泡承受的最大压力。

12.201 平台压 plateau pressure

吸气末气流终止时的气道压力。用 Pplat 表示。其作用是克服胸、肺弹性阻力，使肺处于扩张状态，故可以反映胸肺顺应性。

12.202 最大平台压 maximum plateau pressure

气道或肺泡病变的不均匀性和重力作用导致气道峰压在克服气道阻力后，平台压在肺泡内分布不一致，此时测定的平台压实质是吸气期肺泡的平均压力。时间常数短的肺区平台压最高，故名。用 $Pplat_{max}$ 表示。过高容易导致肺泡充气量增多和无效腔样通气。

12.203 最低平台压 minimal plateau pressure

气道或肺泡病变的不均匀性和重力作用导致气道峰压在克服气道阻力后，平台压在肺泡内分布不一致，此时测定的平台压实质是吸气期肺泡的平均压力,时间常数长的肺区平台压最低,故名。用 Pplatmin 表示。过低容易导致通气量不足和分流样效应。

pressure

气道峰压与平台压的差值。是消耗于肺阻力的压力,可反映肺阻力的大小。

12.204 气道峰压 peak airway pressure
整个吸气过程中气道的最高压力。用 Ppeak 表示。在送气末测得,在潮气量恒定条件下,可反映整体通气阻力的大小。

12.206 平均气道压 mean airway pressure
整个通气周期的平均气道压力。用 Pmean 表示。受气道峰压、通气时间、呼气末正压、吸气流量、压力波形、呼气回路阻力、呼吸系统顺应性等影响,其大小实质是一个呼吸周期中压力曲线下的面积,过高会对循环功能产生不良影响。

12.205 气道峰压与平台压差 difference between peak airway pressure and plateau

12.04 呼吸形式和其他通气参数

12.207 呼吸形式 breath type
机械通气或自然呼吸条件下,潮气量、呼吸频率、吸呼气时间比的变化方式。如深慢呼吸、深快呼吸、浅快呼吸等。

12.208 自然呼吸 general breathing
无呼吸机等额外机械辅助和限制的情况下,机体自己完成的呼吸动作。

12.209 自主呼吸 spontaneous breathing
在与呼吸机连接的情况下,机体自主完成的呼吸动作。呼吸机仅提供气源和通畅的气路。

12.210 人工呼吸 artificial breathing, artificial respiration
在自主呼吸能力显著减弱或消失的情况下,由操作者对患者进行的强制性呼吸支持。

12.211 呼吸周期 respiratory cycle, total cycle time
一次吸气开始到下一次吸气开始的时间。用 Ttot 表示。在多数情况下由吸气时间和呼气时间组成,在双水平正压或双相气道正压通气条件下由吸气相时间和呼气相时间组成。

12.212 吸气时间 inspiratory time
呼吸机接受吸气触发机制,开始吸气到呼气装置开放、开始呼气前的时间。用 Ti 表示。

12.213 呼气时间 expiratory time
呼吸机呼气装置开放、开始呼气到下一次开始吸气前的时间。用 Te 表示。

12.214 吸呼气时间比 inspiratory to expiratory ratio, I/E ratio
简称"吸呼比"。吸气时间与呼气时间的比值。

12.215 实际吸呼气时间比 actual I/E ratio
简称"实际吸呼比"。实际吸气时间与实际呼气时间的比值。在指令或间歇指令通气模式下,若无自主呼吸存在,与预设值一致,反之则多数情况下与预设值不一致。

12.216 预设吸呼气时间比 preset I/E ratio
简称"预设吸呼比"。在指令或间歇指令通气模式下,预设的吸气时间与呼气时间的比值。

12.217 吸气时间分数 fractional inspiratory

time

吸气时间占呼吸周期时间的比值。用 Ti/Ttot 表示。正常成人约为 0.3，一般不超过 0.35，若延长至 0.4~0.5，则可能出现呼吸肌疲劳。

12.218　预设吸气时间分数　preset fractional inspiratory time

在指令性或间歇指令性通气模式下，预设吸气时间占预设呼吸周期时间的比值。

12.219　实际吸气时间分数　actual fractional inspiratory time

在指令性或间歇指令性通气模式下，实际吸气时间占预设呼吸周期时间的比值。若无自主呼吸存在，与预设值一致，反之则不一致。

12.220　送气时间　insufflation time

呼吸机接受吸气触发机制开始吸气到吸气阀关闭、吸气气流终止的时间。

12.221　屏气时间　breath holding time

吸气气流终止到呼气前的时间。控制通气的送气时间和屏气时间之和为吸气时间，若有自主呼吸触发时，则两者与同步时间之和为吸气时间。

12.222　吸气末屏气　end-inspiratory hold

正压通气时，吸气流量停止，呼气阀未打开的状态。此时无呼吸气流产生，有助于吸入气在肺内均匀分布。其压力为平台压，其时间为屏气时间，多通过设置呼吸机参数直接设定，也可通过人工操作完成。

12.223　呼气末屏气　end-expiratory hold

呼气压力降至零或呼气末正压水平，并在下一次吸气前呼气阀关闭的状态。主要用于内源性呼气末气道正压或呼气末肺泡内压的测定。

12.224　预设潮气容积　preset tidal volume

又称"预设潮气量"。定容型通气模式时，在主机上设定的潮气量。

12.225　直接设置潮气容积　direct preset tidal volume

又称"直接设置潮气量"。在定容型通气模式，直接设置的潮气量大小。又分两种类型：一种是容积限制、容积转换，即达预设潮气量后转化为呼气；一种是时间转换，由于存在吸气末屏气，潮气量达预设值并不马上转换为呼气，而是维持一定时间，达预设吸气时间后转换为呼气。

12.226　间接设置潮气容积　indirect preset tidal volume

又称"间接设置潮气量"。预先设置吸气流量形态、流量大小以及送气时间和屏气时间，从而间接设置潮气量的大小。潮气量是平均流量和送气时间的乘积。特点是流量限制（流量的形态和大小恒定）、时间转换，比如预设值分别为：I 1 s（其中送气时间 0.8 s，屏气时间 0.2 s），流量为方波，大小为 500 ml/s，则潮气量为 500×0.8=400 ml。

12.227　输出潮气容积　efferent tidal volume

又称"输出潮气量"。进入吸气管的潮气量大小。在定容型模式是预设潮气量。

12.228　监测潮气容积　monitoring tidal volume

又称"监测潮气量"。呼吸机监测到的潮气量大小。由于连接管路的顺应性和气体的可压缩性，监测的吸气潮气量常比预设潮气量或输出潮气量小，其大小等于预设值与压缩容积指数的差值。现代呼吸机多能自动校正上述影响，故设定值、输出值、实测值可基本相同。

12.229 吸气潮气容积 inspiratory tidal volume

又称"吸气潮气量"。自主呼吸或机械通气时，每次自主吸入或呼吸机输入的气体容积。用 VTi 表示。

12.230 呼气潮气容积 expiratory tidal volume

又称"呼气潮气量"。自主呼吸或机械通气时，每次自主呼出或通过呼吸机气路呼出的气体容积。用 VTe 表示。由于呼出气是肺内充分湿化、温化的气体，故一般比吸气潮气量大。

12.231 实际呼吸频率 actual breathing frequency

呼吸机实际监测到的呼吸频率。包括由患者自主呼吸完成和呼吸机按预设要求完成的每分钟呼吸次数。

12.232 预设呼吸频率 preset respiratory rate

为保证呼吸机完成必要的通气量，根据患者情况，按通气模式要求设定的呼吸频率。

12.233 机械通气频率 mechanical ventilation frequency

呼吸机按预设吸气要求进行通气的次数。即按吸气指令要求完成的呼吸频率，如控制通气模式和同步间歇指令通气模式的预设呼吸频率，辅助通气模式和辅助/控制通气模式的实际呼吸频率。

12.234 自主呼吸频率 spontaneous respiratory frequency

机械通气时，自主呼吸或主要由自主呼吸完成呼吸次数。如持续气道正压、压力支持通气（PSV）的呼吸频率，同步间歇指令通气（SIMV）或 SIMV＋PSV 中，除预设呼吸频率以外由自主呼吸完成的呼吸次数。

12.235 总呼吸频率 total respiratory frequency

每分钟呼吸机按指令要求送气的次数与自主呼吸完成的呼吸次数之和。主要描述同步间歇指令通气（SIMV）、同步间歇指令通气（SIMV）＋压力支持通气（PSV）及其衍生模式完成的全部呼吸频率。

12.236 呼吸指数 respiratory index, spiroindex

呼吸频率（次/分）与潮气容积（L）的比值。用 f/VT 表示。是指导启动机械通气和撤机的参考指标之一。

12.237 同步 synchrony

（1）自主呼吸动作和呼吸气流同时发生、维持及终止，且强度匹配的现象。（2）机械通气时，呼吸机送气气流、呼气气流和胸肺的扩展、回缩协调，且强度匹配的现象。

12.238 人机同步 patient-ventilator synchrony

机械通气时，呼吸机送气气流、呼气气流和胸肺的扩展、回缩同步，且强度匹配的现象。一般指有自主呼吸触发情况下人机协调。包括呼吸周期的各个阶段，如吸气触发、送气、屏气、吸呼气转换、呼气等过程。

12.239 人机对抗 patient-ventilator asynchrony

又称"人机同步不良"。在自主呼吸存在时，呼吸机送气气流、呼气气流和胸肺的扩展、回缩与自主呼吸不一致，或强度不匹配，导致被通气者出现明显不适反应的现象。呼吸周期的各个阶段出现问题都可导致人机对抗。

12.240 同步时间 synchronic time

被通气者吸气动作开始至呼吸机送气开始的时间。包括阻力时间、触发时间、延迟时间。同步时间越短，同步性越好。

12.241　阻力时间　resistant time
自主吸气动作开始，克服呼吸系统及连接装置（主要是人工气道或面罩）的阻力而消耗的时间。

12.242　触发时间　triggering time
自主吸气动作克服触发设置阻力，引起传感器的感应，并达到触发水平的时间。

12.243　延迟时间　delay time
从达到呼吸机触发水平到呼吸机送气所消耗的时间。包括信号的传导、加工、输出和阀门的开放等过程，主要反映呼吸机的同步性能，该时间越短，呼吸机的同步性越好。

12.244　吸气触发同步　inspiratory trigger
　　　　synchrony
患者吸气触发和呼吸机送气一致的现象。不同步是绝对的，同步是相对的。只要被通气者呼吸触发平稳，无明显的对抗征象，就认

为达到吸气触发同步。

12.245　吸气过程同步　inspiratory synchrony
吸气潮气容积、吸气流量的形态、流量大小符合被通气者的通气需求以及气流能够在适当时间内进入肺泡的现象。

12.246　吸呼气转换同步　synchrony of inspiratory expiratory phase transition
吸呼气转换基本符合被通气者需求的转换方式的现象。常用的转换方式有压力转换、时间转换和流量转换。前两种方式不考虑被通气者自主吸气的终止与否，达预设要求即终止吸气，容易导致人机同步不良，而流量转换则取决于自主吸气的变化，同步性更好。

12.247　呼气过程同步　expiratory synchrony
健康人自然呼吸时，吸气主动，呼气被动，呼气肌应处于良好的舒张状态。与自然呼吸一样，良好的机械通气，吸气主动，呼气完全被动的状态。

12.05　机械通气连接

12.248　机械通气连接　connection of mechanical ventilation
各种呼吸机与被通气者的连接方式。主要包括胸廓外和呼吸道直接连接两种基本方式，前者为负压通气，后者为正压通气。

12.249　正压通气　positive pressure ventilation, positive airway pressure
用呼吸机提供高于大气压的通气压力进行机械通气。改变了机体的正常生理状况，负效应较大，需进行有针对性的监测。

12.250　间歇正压通气　intermittent positive pressure ventilation, IPPV

吸气期正压，呼气期压力降为零，从而引起肺泡的周期性扩张和回缩，产生吸气和呼气的通气方式。是机械通气的直接动力，是多种定容型和定压型机械通气模式的基本通气压力变化。

12.251　持续气道负压通气　continuous negative airway pressure
在间歇负压通气过程中，给予呼气末胸廓外负压的通气。即间歇负压通气（INPV）＋呼气末负压（NEEP）的通气方式。

12.252　持续气道正压通气　continuous positive airway pressure, CPAP

在间歇正压通气过程中，给予呼气末正压的通气方式。即间歇正压通气＋呼气末正压的组合。

12.253　正压通气连接　connection of positive pressure ventilation

正压呼吸机与被通气者的连接方式。主要包括经罩(如鼻罩、面罩)和经人工气道两种基本方式。

12.254　人工气道　artificial airway

将导管安放在手术切开后的气管或经上呼吸道插入气管所建立的气体通道。不仅用于机械通气，特殊情况下也用于单纯气道分泌物的引流，主要有气管插管和气管切开两种基本方式。

12.255　人工气道机械通气　mechanical ventilation via artifical airway

又称"有创机械通气(invasive mechanical ventilation)"。借助于人工气道连接呼吸机进行的机械通气方式。

12.256　气管切开　incision of trachea

颈段气管开放，并放入气管导管的一种状态或手术过程。其主要作用是解除喉源性呼吸困难、呼吸道分泌物潴留和进行机械通气。

12.257　气管切开术　tracheotomy

切开颈段气管，放入特制气管导管的一种操作技术。

12.258　环甲膜切开术　cricothyroidotomy

将环甲膜切开后插入通气管缓解阻塞的方法。是一种暂时性的急救方法，用于来不及做气管切开、又需紧急抢救的喉阻塞患者。

12.259　环甲膜穿刺　thyrocricoid puncture

急性上气道阻塞，在来不及做气管切开、又

需紧急抢救的患者，可经环甲膜刺入粗针头，缓解阻塞的方法。是一种暂时性的急救方法。

12.260　微气管造口术　mini-tracheostomy

通过在环甲膜上刺出约 1 cm 长的开口，然后置入气管套管的方法。主要用于处理痰潴留和阻塞性肺不张。

12.261　经皮扩张气管造口术　percutaneous dilational tracheostomy, PDT

利用成套一次性器材，通过套管针穿刺气管导入特制导引钢丝，再在钢丝导引下扩张开颈前组织、经气管前壁置入气管套管的技术。是一种床边操作的开放气道技术，具有创伤小、并发症少和操作简便等特点。

12.262　经气管切开机械通气　mechanical ventilation via incision of trachea

经气管切开导管连接呼吸机进行的机械通气方式。主要用于需较长时间机械通气治疗的患者。

12.263　气管插管　tracheal cannula

将特制的气管导管，通过口腔或鼻腔插入气管内的一种状态或操作过程。主要用于机械通气、氧疗和清除呼吸道分泌物。气管插管也是实施全身麻醉的一项常用措施。

12.264　气管插管术　endotracheal intubation

将特制的气管导管，通过口腔或鼻腔插入气管内的一种操作技术。

12.265　经气管插管机械通气　mechanical ventilation via tracheal cannula

简称"气管插管机械通气"。经气管插管导管连接呼吸机进行的机械通气方式。

12.266　经口气管插管　orotracheal cannula

将特制的气管导管，通过口腔插入气管内的一种状态或操作过程。主要用于急救、急性呼吸衰竭或全身麻醉后的机械通气治疗。

12.267　经口气管插管术 orotracheal intubation
将特制的气管导管，通过口腔插入气管内的一种操作技术。

12.268　经口气管插管机械通气 mechanical ventilation via orotracheal cannula
通过经口气管插管导管连接呼吸机进行的机械通气方式。主要用于急救、短时间机械通气和全身麻醉后的机械通气，也常作为气管切开机械通气的过渡阶段。

12.269　经鼻气管插管 nasotracheal cannula
将特制的气管导管，通过鼻腔插入气管内的一种状态或操作过程。主要用于呼吸衰竭患者的机械通气治疗。

12.270　经鼻气管插管术 nasotracheal intubation
将特制的气管导管，通过鼻腔插入气管内的一种操作技术。

12.271　经鼻气管插管机械通气 mechanical ventilation via nasotracheal cannula
经鼻腔气管插管导管连接呼吸机进行的机械通气方式。主要用于慢性呼吸衰竭患者。

12.272　逆行气管插管 retrograde endotracheal intubation
相对常规气管插管而言，先行环甲膜穿刺，将导丝经环甲膜送入气管，通过喉部，到达口咽部，由口腔或鼻腔引出，再将气管导管沿导丝插入气管的方法。用于难度较大的气管插管。

12.273　纤支镜引导气管插管 fiberoptic bronchoscopy guided endotracheal intubation
在纤维支气管镜引导下进行气管插管的操作方法。

12.274　咽喉镜引导气管插管 laryngopharyngoscopy guided endotracheal intubation
用咽喉镜显示会厌和声门，并将气管插管导管放入气管内的方法。是最常用的经口气管插管方法。

12.275　盲法气管插管 blind endotracheal intubation
在不借助咽喉镜或纤维支气管镜显示会厌和声门的情况下，根据上气道的解剖特点和吸呼气流的特点，操作者直接将气管插管导管放入气管内的操作方法。主要用于经鼻气管插管。

12.276　咽喉镜 laryngopharyngoscope
一种根据口腔和口咽部的解剖特点制作而成的辅助气管插管的设备。由光源部分和电池部分组成。有多种大小不同的型号，需结合患者的情况选择。

12.277　操作弯钳 curved forceps
一种按上呼吸道的走行特点设计的金属钳。协助进行气管插管。

12.278　导管 tube, catheter
一种物理器械，在医疗上是指具有适当硬度、弹性与扭力的圆柱形空腔结构。临床常用来建立通路，如气管插管导管。

12.279　食管–气管联合导气管 esophageal-tracheal combitube, ETC
又称"食管–气管联合通气道"。包括食管腔和气管腔两部分，具有食管阻塞式导气管和常规气管插管联合功能的双腔导管。

12.280 口咽导气管 oropharyngeal airway
又称"口咽通气道"。一种用于经口咽通气的简易通气导管。通常由橡胶或塑料制成，也可用金属或其他弹性材料制成，主要包括：翼缘、牙垫部分和咽弯曲部分。

12.281 鼻咽导气管 nasopharyngeal airway
又称"鼻咽通气管"。用于解除从鼻至下咽段呼吸道梗阻的导气管类型。由于其对咽喉部的刺激性较口咽导气管小，因而清醒、半清醒和浅麻醉患者更易耐受。鼻咽通气道常由塑料或硅胶制成，其外形类似于近端带有翼缘的短鼻气管导管，其鼻端有一翼缘或可移去的圆盘，以防止其意外进入鼻腔内。

12.282 气管导管 tracheal tube, tracheal catheter
放置于气管内进行机械通气或呼吸道引流的导管。分气管插管导管和气管切开导管两种基本类型。

12.283 气管插管导管 tracheal intubation catheter
用于气管插管的导管。远端开口呈45°，带有可充气的气囊，气囊充气后阻塞导管与气管壁之间的间隙，保障机械通气的密闭性。根据材料可分为橡胶导管、塑料导管和硅胶管等。

12.284 橡胶气管导管 rubber tracheal catheter
简称"橡胶导管"。用医用橡胶制作的气管导管类型。质地硬，操作方便，可塑性差，易损伤气道，组织相容性差，易刺激黏膜充血、水肿、坏死，适合短期经口插管，但总体上逐渐淘汰。

12.285 塑料气管导管 plastic tracheal catheter
简称"塑料导管"。用医用塑料制作的气管导管类型。组织相容性好，受热软化后比较容易通过弯曲的上呼吸道，可用于经口插管和经鼻插管。

12.286 硅胶气管导管 silica gel tracheal catheter
简称"硅胶导管"。用医用硅胶制作的气管导管类型。较塑料导管的组织相容性更好，可用于经口插管和经鼻插管。硅胶导管可高压消毒，但价格较高。

12.287 张口器 mouth prop
又称"牙垫"。一种结合气管导管的特点制作而成的硬质固定装置。用于固定气管导管，防止其上下移动或被患者咬瘪，其中心是圆柱形通道；用于吸引口腔分泌物。

12.288 气管导管气囊 cuff of tracheal catheter, balloon of tracheal catheter
位于气管导管远端、与导管紧密贴附的囊性结构。一般为非常薄的塑料气囊，通过细管与大气相通，充气后膨胀，随着充气量的增多而呈圆柱形、椭圆形或球形增大，起封闭气道作用。

12.289 高压低容气囊 low-volume high-pressure cuff
弹性回缩力大的导管气囊。一般为乳胶气囊，密封气道的充气压力很高，常超过100~150 mmHg，容易发生气道的压迫性损伤，已基本淘汰。

12.290 低压高容气囊 high-volume low-pressure cuff
弹性回缩力小的导管气囊。一般为塑料气囊，密闭气道所需的充气压力非常低，一般小于 25 mmHg，目前最常用。

12.291 无压高容气囊 high-volume zero-pressure cuff
又称"泡沫塑料气囊 (foam plastic cuff)"。一种含泡沫塑料的气囊。气囊通过细管与空气相通，泡沫塑料自动扩张充气，阻塞导管和气管壁的空隙。理论上气囊内压与大气压相等，即为零压，但实际上由于连接气囊的细管阻力很高，呼吸机的吸呼气转换时间又较短，故机械通气条件下，气囊仍有较低的内压，为 10~15 mmHg。

12.292 气管导管指示气囊 indicating balloon of tracheal catheter
简称"指示气囊 (indicating balloon)"。一种通过细管连接气管导管气囊的囊性结构。间接显示导管气囊内压力的大小。

12.293 套管 cannula
一种与细导管或套管针匹配的导管。操作时，套管针起固定作用，便于操作，操作完成后，拔除套管针，固定导管即可进行相应的治疗。

12.294 气管切开套管 tracheostomy cannula
又称"气管切开导管"。通过气管切开放置于气管内的通气导管。因导管内有与之匹配的细导管或套管针，故名。主要有金属套管和塑料套管两类。用于机械通气或呼吸道分泌物、积血等的引流。

12.295 金属套管 metal cannula
又称"金属导管 (metal catheter)"。金属材质的气管切开套管。由内外套管构成，插管时内套管内需放置套管针，用于呼吸道分泌物的引流。部分外套管可附有带单向活瓣的指示气囊，气囊充气后阻塞导管与气管间的间隙，外面通过固定带固定于颈部；拔除内套

管后，与呼吸机连接可进行机械通气。国内所用套管多为银制，部分为铜制。

12.296 内套管 inner cannula
套管的内部导管。气管切开套管的内套管主要用于气道分泌物的引流，需经常更换。

12.297 外套管 external cannula
套管的外层导管。气管切开套管的外套管主要起固定作用，部分带有气囊，可用于机械通气。

12.298 塑料套管 plastic cannula
塑料材质的气管切开套管。气囊也有组织相容性好的低压高容气囊和自动充气的"无压高容"气囊之分。插管时需放置套管针，操作完成后，拔除套管针，固定导管，主要用于机械通气。

12.299 气管导管大小 size of tracheal catheter
气管导管内径（单位 mm）的大小。用"号"表示，绝大多数情况下成人气管导管大小与导管的外径及长度无关。不同个体需要不同粗细的导管，数字用于描述气管导管内径的大小。

12.300 6 号导管 size 6 catheter
内径为 6 mm 的气管导管。因导管太细，应尽量避免用于成人机械通气。

12.301 6.5 号导管 size 6.5 catheter
内径为 6.5 mm 的气管导管。因导管内径小，应尽量避免较长时间的用于成人机械通气。

12.302 7 号导管 size 7 catheter
内径为 7 mm 的气管导管。因导管内径小，应尽量避免较长时间用于成人机械通气。

12.303　7.5 号导管　size 7.5 catheter

内径为 7.5 mm 的气管导管。是成年女性最常用的导管类型之一。

12.304　8 号导管　size 8 catheter

内径为 8 mm 的气管导管。是成年女性最常用的导管类型之一。

12.305　8.5 号导管　size 8.5 catheter

内径为 8.5 mm 的气管导管。是成年男性最常用的导管类型之一。

12.306　9 号导管　size 9 catheter

内径为 9 mm 的气管导管。是成年男性较常用的导管类型之一。

12.307　最小闭合容积　minimal occlusive volume, MOV

机械通气时为防止吸气时导管周围漏气所需注入气囊内的最小气体容积。这部分气体注入气管插管或气管切开导管气囊后能刚好密闭气道，抽出少量气体后就会发生漏气；而补充少量气体，就不再漏气。

12.308　最小漏气技术　minimal leak technique, MLT

机械通气时气管插管或气管切开导管气囊内注入最小闭合容积数量的气体后，可使吸气时气囊周围不漏气，但气道压力升高时可有少量漏气的技术。该技术的实施可保持正常通气和防止气囊压力过高对气道壁的损伤。

12.309　带侧孔气管切开套管　tracheostomy cannula with lateral aperture

外套管有一侧孔的气管切开套管。取出内套管后，气流可通过声带呼出而发声，停机时或撤离呼吸机后，堵塞套管外口，患者可通过导管周围气道呼吸。

12.310　单向阀气管切开套管　tracheostomy cannula with check valve

无气囊的圆柱形气管切开套管。其内端紧贴气管内壁，外端为单向阀，吸气时气流通过单向阀进入气管，呼气时气流经声带呼出上呼吸道，可发出声音。

12.311　气管切开纽扣　tracheostomy button

简称"气管扣"。柱形气管切开套管和气管形成的可关闭和开放的治疗装置。柱形的气管切开套管，插入气管切开窦道，其内端紧贴气道内壁，气流可通过套管进入上呼吸道，当套管帽封住套管外口时，即可发出声音。平时闭塞套管，病情加重时拔去套管帽，可吸痰或调换成带气囊的导管进行机械通气治疗，避免再度气管切开。

12.312　窦道　sinus tract

由体表通向深部组织的病理性盲管。仅有一个开口通向体表。

12.313　气管切开窦道　sinus tract of incision of trachea

气管切开置管后形成的由体表通向气管的病理性盲管。一般在切开数天后形成，此时更换导管比较容易。

12.314　面罩　face mask

能把鼻子和嘴包住，然后用固定带或面罩架固定的一种吸氧或通气装置。用于氧疗、机械通气或卫生防御。

12.315　通气面罩　ventilating mask

可用固定带或面罩架固定在面部，覆盖鼻子和嘴，进行无创机械通气的一类医疗装置。一般不用于单纯吸氧，其设计要求比吸氧面罩高得多，常用口鼻面罩和全面罩两种。

12.316　口鼻面罩　oronasal mask

可用固定带或面罩架固定在面部，仅覆盖鼻子和嘴，进行无创机械通气的通气面罩。

12.317 全面罩 full face mask

可用固定带或面罩架固定在面部，覆盖鼻、嘴、下巴，进行无创机械通气的通气面罩。

12.318 鼻罩 nasal mask

能把患者的鼻子严密包裹，然后用带子固定，主要用于无创正压通气的一种医疗装置。

12.319 喉罩 laryngeal mask airway, LMA

一种特殊类型的通气管。在其通气导管的前端衔接一个用硅胶制成的扁长凹形套囊，其大小恰好能盖住喉头。被普遍用于全麻术中呼吸道的管理，可以保留自主呼吸，也可经此行正压通气和气道管理。

12.320 无创机械通气 non-invasive mechanical ventilation, NIV

不经人工气道进行的机械通气方式。包括无创正压通气和负压通气。

12.321 无创正压通气 non-invasive positive ventilation, NIPV

无需建立人工气道的正压通气方式。常通过鼻或面罩连接，也有少部分通过鼻塞、鼻咽管或喉罩连接。

12.322 经面罩无创正压通气 non-invasive positive ventilation via face mask

又称"经面罩机械通气"。经面罩包绕面部，并连接呼吸机进行的正压通气方式。主要用于住院患者或用鼻罩容易口腔漏气的患者。

12.323 经鼻罩无创正压通气 non-invasive positive ventilation via nasal mask

又称"经鼻罩机械通气"。经鼻罩包绕鼻部，并连接呼吸机进行的正压通气方式。主要用于阻塞性睡眠呼吸暂停低通气综合征、轻症呼吸衰竭的治疗和家庭治疗，更适合于口腔闭合良好、不容易漏气的患者。

12.324 无创持续气道正压 non-invasive continuous positive airway pressure

通过鼻罩、面罩等连接持续气道正压机进行的机械通气方式。主要用于阻塞性睡眠呼吸暂停综合征的治疗。

12.325 负压通气 negative pressure ventilation, NPV

利用负压呼吸机的筒状或壳状外壳围绕胸腹部，通过负压周期性扩大而进行的机械通气方式。其特点是吸气期胸腔负压增大，扩张胸廓和横膈，使肺泡压力低于大气压而产生吸气，外壳的被动回缩及外壳内正压产生呼气。

12.326 间歇负压通气 intermittent negative pressure ventilation, INPV

吸气期胸廓外负压增大，产生吸气，呼气期压力恢复至零，产生呼气的压力变化形式，是负压通气的基本作用机制。

12.06 机械通气负效应

12.327 机械通气相关性肺损伤 ventilation-associated lung injury, VALI

又称"呼吸机相关性肺损伤"。机械通气对正常肺组织的损伤或使病变肺组织的损伤进一步加重的现象。是机械通气引起的跨肺压、剪应力增大，以及继发性生物学变化，氧中毒等共同作用的结果。包括肺泡外气体、弥漫性肺损伤和弥漫性肺纤维化、系统性气栓塞四种基本类型。

12.328　肺泡外气体　extra-alveolar air
包括肺泡及胸膜破裂导致的气胸和单纯肺泡破裂导致的大疱以及间质、纵隔气肿等现象。气体可蔓延至其他部位形成各种气肿，如皮下、心包、腹膜后，甚至气腹。气胸多需紧急处理。

12.329　弥漫性肺损伤　diffuse lung injury
肺泡上皮和周围微血管的广泛损伤。但无气体外漏。

12.330　弥漫性肺间质纤维化　diffuse interstitial pulmonary fibrosis
肺泡上皮和周围微血管损伤伴有纤维组织及细胞增生的慢性损伤。

12.331　法向力　normal force
垂直于接触面、与运动方向一致的力。肺组织的跨肺压实质就是法向力。

12.332　剪[切]应力　shear stress, shear force
又称"切应力"。沿接触面、与运动方向垂直的力。其大小与加速度呈线性关系。平静呼吸运动时，正常肺泡的剪应力非常小，可以忽略不计，肺泡陷闭或呼吸显著增快时，剪应力显著增大，是导致肺损伤加重的重要因素。

12.333　肺气压伤　lung barotrauma
机械通气时气道压力过高导致的肺泡损伤和气体外漏。现代研究证实肺泡或气道压力升高主要通过跨肺压增大引起肺损伤，压力本身不一定发挥作用。

12.334　肺容积伤　lung volutrauma
肺泡容积显著增大导致的肺损伤。现代研究认为肺容积增大主要通过跨肺压增大引起肺损伤，容积增大本身不一定发挥作用。

12.335　肺剪[切]应力伤　shear stress induced lung injury
又称"肺切应力伤"。肺泡加速扩张和回缩、周期性开放和塌陷，以及顺应性不同的肺组织相对运动等产生高剪应力，从而引起的肺损伤。是机械通气相关肺损伤的一种形式，主要见于各种急性肺组织病变、不适当的机械通气等情况。

12.336　肺萎陷伤　lung atelectrauma
肺泡周期性开放和塌陷导致高剪应力，从而引起的肺损伤。实质是剪应力伤的一种形式。

12.337　肺扩张力损伤　over-distention induced lung injury
跨肺压过大导致的肺实质过度扩张发生的肺损伤。主要见于肺泡容积过度增大和短时间内肺泡快速扩张，是机械通气相关肺损伤的主要形式之一。

12.338　肺生物伤　pulmonary biotrauma
机械或生物因素激活炎症反应导致的肺泡上皮和毛细血管损伤。表现为弥漫性或局限性肺损伤，慢性期也可表现为肺间质纤维化。现代理论认为高氧浓度可以导致肺生物伤，而机械通气导致的炎症反应是跨肺压和剪应力变化的结果，是其作用的一个环节。

12.339　系统性气栓塞　systemic air embolism
在机械通气、潜水或其他原因引起剪应力和扩张力增大的作用下，肺泡毛细血管膜和周围血管鞘损伤，肺泡溢出的气体直接进入肺静脉，通过体循环栓塞心、脑等器官，表现为心肌梗死或脑梗死等疾病。

12.340　声门下分泌物引流　subglottic secretion drainage, SSD
使用一种特殊的气管导管（气囊上方有开孔和可供吸引的导管），引流气囊上方积聚黏液的方法。有助于减少吸入，降低呼吸机相关肺炎的发生率。

12.341　机械通气相关性膈肌功能障碍 ventilation-induced diaphragmatic dysfunction, VIDD

又称"呼吸机相关性膈肌功能障碍"。长时间或过度机械通气引起的膈肌功能障碍。包括膈肌肌力和肌张力的降低，以及膈肌萎缩等改变。

12.342　呼吸机依赖 ventilator dependency

长时间机械通气导致患者不容易或不能脱离呼吸机的情况。包括两方面的原因：呼吸肌功能下降、脱离呼吸机的困难加大；心理依赖，患者对呼吸机的需求情况与其实际肺功能情况不一致。绝大部分呼吸机依赖同时存在上述两种情况。

12.343　机械通气相关性肺水肿 mechanical ventilation-associated pulmonary edema

机械通气压力、潮气量或通气量、吸气流量波形或流量大小、人工气道或连接接头阻力增大等导致呼吸增强、增快，胸腔负压增大诱发的负压性水肿。

12.344　心室间相互作用 ventricles interaction

右心室容积变化对左心室的影响及一个心室射血量的变化对另一心室的影响。包括两方面的含义：①心室间的直接作用，通过左右心室顺应性的不同和共同的室间隔发挥作用，一般是指右心室容积变化对左心室的影响；②一个心室射血量的变化对另一心室的影响。机械通气容易通过心室间相互作用影响左心功能。

12.345　机械通气相关性酸碱失衡 mechanical ventilation-associated acid-base disorders

机械通气量不足或过大导致动脉血二氧化碳分压过高或过低，引起 pH 值变化及相应酸碱失衡的现象。最常见呼吸性碱中毒、呼吸性酸中毒、代谢性碱中毒等类型。与常规酸碱失衡的处理不同，需通过迅速改变通气量调节酸碱失衡。

12.346　机械通气相关性电解质紊乱 mechanical ventilation-associated electrolyte disturbance

机械通气量不足或过大导致动脉血二氧化碳分压和 pH 值等不适当变化，并诱发或加重相应电解质紊乱的现象。与常规电解质紊乱的处理不同，需迅速通过调节通气量纠正电解质紊乱。

12.07　机械通气策略

12.347　常规机械通气 conventional mechanical ventilation, CMV

采用常规潮气量，零水平或低水平呼气末正压，以动脉血二氧化碳分压正常为基本目的，不考虑通气压力和呼吸形式的一种机械通气方法。

12.348　定压通气 pressure target ventilation, PTV

为减轻通气压力对肺组织的损伤，强调高压不超过压力-容积曲线的高位拐点，低压等于或略高于低位拐点的通气方法。

12.349　允许性高碳酸血症 permissive hypercapnia, PHC

在严重气流阻塞性疾病或肺组织疾病，为防止发生气压伤，采用的定压通气策略。在部分患者必然导致小潮气量，使静息每分钟通气量减少，动脉血二氧化碳分压升高。一般认为 pH 值 >7.20 是可以接受的允许性高碳酸血症。

12.350 肺开放策略 open lung strategy
使用足够高的压力及适当的呼气末正压打开肺并使其保持开放的策略。可通过传统正压通气或高频通气等方式实现。具体包括两个阶段，首先在短时间内用较高的压力使肺泡充分开放，然后用较低的压力维持肺泡的开放，从而既可以充分改善气体交换，又可以避免高压力对循环功能的持续抑制和气压伤的发生。用于急性呼吸窘迫综合征早期阶段的治疗。

12.351 肺复张方法 recruitment maneuver
在限定时间内，通过维持高于常规潮气量的容积，使尽可能多的肺单位产生最大的生理膨胀，以尽可能实现所有肺单位完全复张的方法。应用于肺开放策略。

12.352 肺保护性通气策略 lung protective ventilation strategy
在机械通气改善低氧血症的同时，尽可能避免机械通气导致的肺损伤和对循环功能的抑制，并可能最终降低急性呼吸窘迫综合征等危重患者病死率的通气策略。定压通气和允许性高碳酸血症是最常用的肺保护性通气策略方式。

12.353 控制性肺膨胀 sustained inflation, SI
一种有限制地促使不张的肺泡复张和增加肺容积的方法。由叹息发展而来，一般是对气道施加高压力并持续较长时间，是实施肺开放策略的一种方法。

12.354 常规潮气量 normal tidal volume
又称"常规潮气容积"。8~12 ml/kg 的潮气容积。相当于健康人自然呼吸时的潮气量。

12.355 大潮气量 high tidal volume
又称"大潮气容积"。大于 12 ml/kg 的潮气量。一般为 12~15 ml/kg。

12.356 小潮气量 low tidal volume
又称"小潮气容积"。小于 8 ml/kg 的潮气量。一般为 6~8 ml/kg。

12.357 常规潮气量机械通气 normal tidal volume ventilation
又称"常规潮气容积机械通气"。用常规潮气量进行的机械通气方式。是一般呼吸衰竭或心肺复苏等情况下的常用通气方式。

12.358 大潮气量机械通气 high tidal volume ventilation
又称"大潮气容积机械通气"。用大潮气量进行的机械通气方式。主要用于气道、肺组织基本正常或轻度异常的患者，常见于外科手术、肺外疾病、麻醉或药物中毒导致的呼吸衰竭。

12.359 小潮气量机械通气 low tidal volume ventilation
又称"小潮气容积机械通气"。用小潮气量进行的机械通气方式。主要用于重症急性呼吸窘迫综合征或支气管哮喘，也常用于重症慢性阻塞性肺疾病治疗的早期阶段。

12.360 最佳呼气末正压 optimal positive end-expiratory pressure, optimal PEEP
等于或稍高于压力-容积曲线低位拐点的呼气末正压(PEEP)。是急性呼吸窘迫综合征治疗中的概念。一般认为最佳 PEEP 可有效开放萎陷肺泡，最大幅度地改善氧合，大幅度减轻剪应力损伤，并常伴随肺循环阻力的降低。其经验数值为 8~12 cmH$_2$O 或 10~15 cmH$_2$O。大体相当于中等水平 PEEP。

12.361 低水平呼气末正压 low level end-expiratory pressure, low level PEEP

不超过 5 cmH$_2$O 的呼气末正压。有一定扩张气道、防止肺泡萎陷的作用，且对正常循环功能基本无影响。

12.362 中等水平呼气末正压 moderate level positive end-expiratory pressure, moderate level PEEP

6~15 cmH$_2$O 的呼气末正压。常用于治疗急性呼吸窘迫综合征，其他急性肺组织病变，如肺水肿也常应用，但不同情况下可能对循环功能的影响不同。

12.363 高水平呼气末正压 high level positive end-expiratory pressure, high level PEEP

超过 15 cmH$_2$O 的呼气末正压。常对循环功能产生显著影响，并明显增加机械通气相关性肺损伤的机会，主要用于急性呼吸窘迫综合征肺开放策略的实施。

12.364 撤机 weaning

逐渐减少呼吸支持的时间和强度，同时恢复患者的自主呼吸，直至患者完全脱离呼吸机的过程。

12.365 撤机方法 weaning method

实施撤机的方法。常用的有直接停机法、T管撤机法、同步间歇指令通气撤机法、压力支持通气撤机法、同步间歇指令通气加压力支持通气撤机法、间断停机法和自呼吸试验撤机法等。一些较新型的通气方式，如容积支持通气、适应性支持通气等也可用于撤机过程。

12.366 直接停机法 direct discontinuing ventilatory support

不经过任何器械或撤机措施直接完成整个撤机的过程。主要用于手术后和急性呼吸衰竭的撤机。

12.367 T管撤机法 T tube weaning

气管插管或气管切开患者经T形塑料管呼吸湿化、温化的气体（空气或空氧混合气），呼吸稳定后撤机的方法。许多呼吸机有相当于持续气流的功能，如流量触发，此时关闭主机气流，大幅度开大流量触发气流，患者通过原通气管路进行自主呼吸也相当于进行T管撤机。

12.368 同步间歇指令通气撤机法 synchronized intermittent mandatory ventilation weaning, SIMV weaning

应用同步间歇指令通气（SIMV）模式逐渐减少辅助机械通气的次数和逐渐增加患者自主呼吸的撤机方法。是经常使用的撤机方法之一。由于 SIMV 时指令性辅助呼吸与自主呼吸相互交替，有益于逐渐完成撤机过程。一般认为 SIMV 的呼吸频率降至 4 次/min，患者能稳定呼吸 4~6 h 可以撤机。

12.369 压力支持通气撤机法 pressure support ventilation weaning, PSV weaning

应用压力支持通气（PSV）模式，逐渐降低通气压力过渡至自主呼吸的撤机方法。理论上支持压力能对抗气管插管或气管切开导管以及呼吸管路所增加的呼吸阻力，使患者更为舒适，有益于撤机成功。一般认为 PSV 的压力降至 5 cmH$_2$O，患者能稳定呼吸 4~6 h 可以撤机。

12.370 同步间歇指令通气加压力支持通气撤机法 SIMV plus PSV weaning

应用同步间歇指令通气（SIMV）加压力支持通气（PSV）模式，随着患者自主呼吸能力的增强，逐渐降低 SIMV 的频率，直至单纯应用

PSV，然后再降低支持压力，逐渐过渡至自主呼吸的撤机方法。主要用于有一定呼吸肌疲劳的患者，代替单纯 SIMV 或 PSV 模式撤机。

12.371　间断停机法　intermittent discontinuing of ventilatory support

停机时撤离呼吸机、气囊放气，进行自主呼吸，一定时间后恢复机械通气，然后逐渐延长停机时间、反复进行自主呼吸锻炼，直至完全过渡至自主呼吸的撤机方法。一般认为停机后，患者能稳定呼吸 2 h 可以撤机。

12.372　有创无创序贯通气　sequential invasive non-invasive mechanical ventilation

简称"序贯通气（sequential mechanical ventilation）"。对重症慢性呼吸衰竭急性加重的患者，先建立气管插管进行机械通气，待病情改善而又不具备撤机条件情况下，提前拔管改用无创正压通气，并逐渐撤机的过程。一般用于慢性阻塞性肺疾病的撤机。

12.373　自主呼吸试验　spontaneous breathing trial, SBT

机械通气患者通过 T 管自主呼吸或在低水平通气支持条件下自主呼吸，经过短时间 0.5~2 h 的动态观察，评价患者完全耐受自主呼吸的能力，预测撤机成功可能性的试验。是目前比较推崇的撤机方式。

12.374　气囊漏气试验　cuff leak trial

机械通气时，把气管插管的气囊放气以检查有无气体泄漏的试验。可以用来评估上气道的开放程度和判断撤机的成功率，通常以≤110 ml 作为气囊漏气试验阳性，提示上呼吸道存在阻塞。

12.08　非常规机械通气

12.375　频率　frequency

单位时间内运动或振动等的次数。每分钟呼吸的次数称呼吸频率。

12.376　常频　normal frequency

自主呼吸或常规机械通气时 7~59 次/分的呼吸频率。若≤6 次/分为呼吸过慢。

12.377　高频　high frequency

运动或振动的频率≥60 次/分。机械通气时，指呼吸频率 ≥60 次/分，常用单位为赫兹（Hz）。1 Hz=60 次/分。

12.378　赫兹　Hertz, Hz

表示频率的单位。命名取自德国物理学家海因里希·鲁道夫·赫兹。每分钟周期性振动或运动 60 次为 1 Hz。

12.379　振幅　amplitude, AMP

物体振动时离开平衡位置的最大距离。在数值上等于最大位移的大小。高频通气时则指通过调节振动量而得到的回路内压的幅度，能在一定程度上反映肺内气体的振动情况。

12.380　高频通气　high frequency ventilation, HFV

通气频率高于正常呼吸频率的 4 倍以上（≥ 60 次/分），而潮气量接近或低于解剖无效腔量的机械通气方式。主要分为高频正压通气、高频喷射通气和高频振荡通气。

12.381　高频呼吸机　high frequency ventilator

每次输出的气体容积可以低于常规潮气量低限，而工作频率高于正常呼吸能力的上限的一种特殊类型呼吸机。

12.382　高频正压通气　high frequency positive pressure ventilation, HFPPV

使用常规正压呼吸机进行的高频通气。其潮气量接近解剖无效腔量（150 ml），呼吸频率达常规 4 倍以上，如成人 60~120 次/分（1~2 Hz），婴幼儿更高，本质上与常规正压通气相似。

12.383　高频喷射通气　high frequency jet ventilation, HFJV

根据高速喷射气流所产生的卷吸原理，通过小口径导管，将氧气或空氧混合气从高压气源中有控制地、间断地、高速地向气道喷射，并将周围的空气带入气道内的通气方式。吸气主动而呼气被动。

12.384　高频喷射呼吸机　high frequency jet ventilator

根据高速喷射气流所产生的卷吸原理，通过小口径导管，将氧气或空氧混合气从高压气源中有控制地、间断地、高速地向气道喷射，并能将周围的空气带入气道内的呼吸机。一般呼吸频率为 1~5 Hz，潮气量为 50~300 ml。

12.385　气管内喷射　intratracheal jet

通气导管放置在气管内进行高频喷射的通气方式。

12.386　高频振荡通气　high frequency oscillation ventilation, HFOV

利用活塞泵或其他机械装置的往返活动以推动气体振荡，将气体送入和"吹"出气道的一种通气方式。通气频率为 5~50 Hz，潮气量为解剖无效腔量的 20%~80%，为 30~100 ml。吸气和呼气都是主动的。

12.387　高频振荡呼吸机　high frequency oscillation ventilator

利用活塞泵或其他机械装置的往返活动以推动气体振荡，能将气体送入和"吹"出气道的一种呼吸机。其特点是通过计算机调节出多种压力波形，频率为 5~50 Hz，潮气量约为解剖无效腔量的 20%~80%，为 30~100 ml。

12.388　高频胸壁振荡　high frequency chest wall oscillation, HFCWO

使用高频胸壁震荡呼吸机进行高频通气的方法。使用时将呼吸机的密闭气囊包绕下胸部，呼气时充入气体，以保持对胸壁一定的压力，同时在气囊中叠加 5~50 Hz 的活塞泵振动，通过胸壁传导，促成肺内气体振荡，也可能继发横膈振荡。一般在有自主呼吸时进行，短期、间断和反复使用。

12.389　高频胸壁振荡呼吸机　high frequency chest wall oscillation ventilator

能以两个血压计袖套式的密闭气囊包绕胸部，并与空气压缩机及振荡器相连而组成的呼吸机。其气囊有可变的排气孔道，气囊中能叠加 5~50 Hz 的活塞泵振动。

12.390　振动量　stroke volume, SV

高频振荡通气（HFOV）时，每次振荡引起的气体容积变化。一般小儿使用初期设定值为 3~5 ml/kg，然后根据患者胸廓起伏程度和动脉血气结果调节，有条件者可选择无创性经皮二氧化碳分压和氧分压监测。由于 HFOV 为开放回路，活塞泵的往返运动会产生漏气，故一般振动量大于潮气量。

12.391　往返活塞泵式高频振荡通气　piston pump HFOV

一种应用正弦波，通过往返活塞泵使气流在气道内往返运动的通气方法。吸气及呼气均是主动的，吸气时将气体送入肺内，呼气时将气体"吹"出气道。

12.392　高频气流阻断式高频振荡通气　high

frequency flow interrupter HFOV
使用高压连续气流或喷射气流作为振荡源，并可经常阻断高频气流的通气方法。

12.393 气管内吹气 intratracheal gas insufflation, TGI
通过放置于气管或主支气管内的细导管连续或定时（吸气或呼气时相）向气管内吹入新鲜气体的通气方法。可以达到通气或辅助通气与减少无效腔的作用。根据纠正低氧血症的需求，吹入气可以是氧气、空氧混合气或空气。

12.394 气管内吹氧 intratracheal insufflation of oxygen, TRIO
通过导管连续吹入高流量氧气的方法。不仅可维持足够的氧合，减少无效腔，也可产生一定的通气作用。用于呼吸停止患者的急救。

12.395 连续气流通气 constant flow ventilation, CFV
将两根吹气导管经气管切开导管的气囊两侧放入左、右主支气管，进行持续吹气，而呼出气则经人工气道，由呼气阀呼出的通气方法。

12.396 直接肺泡通气 direct alveolar ventilation
各种机械通气，包括高频通气在容积运动和整体对流时，可通过气体的直接流动进入肺泡的通气方法。

12.397 容积运动 bulk flow
气体以一定的容积形式向气道内流动。是常规正压通气的送气方式，也是高频通气时，输出气体进入大气道的主要方式，大气道附近的肺泡也可通过容积运动完成通气。

12.398 整体对流 bulk convection

气体在管道内流动时，中央部分或管壁一侧部分的气体将运动至起始点前面，而管壁附近部分或另一侧部分将同步退至起始点之后，即新鲜气体向远端气道运动，而呼出气向气道近端运动。这种连续的、重复的往返对流运动可以完成气体在气道内的运动的方法。是实现高频通气的机制之一。

12.399 对流扩散 convective dispersion
又称"对流流动（convective streaming）"。由于吸气与呼气气流的流向和性状不同，气体在管道内会产生一双向性的对流，由此产生气体流动的现象。是实现高频通气的机制之一。在高频振荡通气的一个振动周期中占有重要的地位，因为呼气通过"抽吸"主动完成，呼气不仅有被动气流，也主动产生气流。

12.400 泰勒扩散 Taylor dispersion
气体在管道内的扩散速率由分子扩散系数决定，但在气体流动时，气流的中心部分向前流动并同时向周围扩散，导致气体的扩散容积比单纯的分子扩散要大得多的现象。

12.401 摆动性对流搅拌作用 mixing high-frequency pendelluft
肺内不同肺区之间的气体流动方式，是实现高频通气的机制之一。由于不同肺区时间常数有一定的差异，而高频通气的呼气、吸气时间极短，故相邻的两个肺单位之间，存在着气体"摆动样"的运动形式，从而导致气道内的气体进入肺泡。

12.402 体外膜氧合器 extracorporeal membrane oxygenator, ECMO
又称"体外膜肺"。一种通过使用膜型人工肺进行氧和二氧化碳交换的设备。可以完全或部分取代肺功能，可短期操作，也可以长期使用。治疗过程是从机体静脉引出部分缺氧的血液，通过膜型人工肺进行氧合及排出二氧化碳后，再将血液泵回机体，其主要功能是使肺处于"休息"状态的情况下，提供氧合作用及排除二氧化碳。

12.403 体外二氧化碳去除 extracorporeal carbon dioxide removal, ECCO$_2$R

一种静脉–静脉旁路的体外膜肺。其主要功能是清除二氧化碳，而氧合主要由肺组织完成。

12.404 血管内氧合器 intravascular oxygenerator, IVOX

一种细长的、能置于血管内进行氧合和二氧化碳排除的装置。多采用中空的聚丙烯多孔纤维制作而成，长度 10~50 cm，直径为 2~18 mm。置入腔静脉后，静脉血流经该装置，利用气体压力梯度进行交换，在一定程度上促进氧合和二氧化碳排除。与体外膜氧合器相比，具有简便、易用、对血液成分损伤小、患者热量损失少等特点，但效率较低。

12.405 液体通气 liquid ventilation, LV

将具有气体交换功能的全氟碳液体经气管注入肺后进行通气的方式。

12.406 全液体通气 total liquid ventilation, TLV

全氟碳的注入量等于肺总量的液体通气方式。

12.407 部分液体通气 partial liquid ventilation, PLV

全氟碳的注入量等于功能残气量的液体通气方式。

12.408 氟碳化合物 fluorocarbon, perfluorocarbons, PFCs

又称"全氟碳"。碳氢化合物中的氢原子被氟、氟氯、氟溴或氟碘取代后形成的一类有机惰性化合物。具有低黏度、高比重、低表面张力和高气体溶解度等特性，对氧气、二氧化碳的溶解和释放时间分别为血红蛋白结合和释放时间的 1/3 和 1/7，不透射线，几乎不被人体吸收。在 37℃和 1 个大气压时，全氟溴烷（C$_8$F$_{17}$Br）中氧化和二氧化碳的溶解度分别为 530 ml/L 和 2100 ml/L。

12.409 分侧肺通气 independent lung ventilation, ILV

在单侧肺病变或两肺病理改变严重不均时，用两台呼吸机分别对两侧肺进行独立通气的方式。可对两侧肺提供不同的通气条件，以改善通气/血流比值，提高氧合。但需进行双腔气管插管，且双机协调使用难度较大。

12.410 俯卧位通气 prone ventilation

患者俯卧位进行的机械通气。是一种治疗急性呼吸窘迫综合征的辅助措施，其机制利用重力作用，增加前胸部的血流量和背部的通气量，改善气体交换。

12.411 侧卧位通气 lateral position ventilation

右侧或左侧卧位条件下进行的机械通气。也用于急性呼吸窘迫综合征的治疗，但效果不肯定。

12.412 氦–氧混合气通气 heliox mixture ventilation

使用一定比例的氦–氧混合气取代常规的氮–氧混合气进行机械通气的方法。由于氦气密度比氮气低得多，氦–氧混合气密度明显降低，可减少湍流，降低气道阻力，改善气体分布，减少呼吸做功，氦气也促进氧气的弥散。但随着氧浓度的提高，以上作用减弱，故一般仅适合需要低浓度氧的机械通气患者，主要用于严重支气管哮喘的治疗。

12.413 氦气 helium, He

一种结构稳定、低质量的惰性气体，原子量为 2。在常压下不溶于水，不溶于组织，与生物膜及其他常用气体不发生化学反应。氦与氧混合后的气体密度远低于空气，可明显降低湍流发生的机会和强度，临床上常用于测定功能残气量和进行特殊情况下的机械通气。

12.414 一氧化氮吸入疗法 inhaled nitric oxide therapy

一氧化氮吸入选择性扩张肺内通气良好区域的肺血管，显著降低肺动脉压，减少肺内分流，改善通气血流比例失调，减少肺水肿形成的治疗方法。主要用于常规治疗无效的低氧血症。

12.415 一氧化氮 nitric oxide, NO

一种非常活跃的自由基。半衰期 3~5 s，具有广泛的生物学效应，如调节肺血管张力，调节肺内免疫和炎症反应，维持气道平滑肌张力。吸入一氧化氮，经肺血管进入血液后迅速与氧合血红蛋白结合形成高铁血红蛋白等物质而失活。一氧化氮的主要代谢产物均水解成 NO_2^- 和 NO_3^-，最终通过肾脏由尿液排出体外。

12.416 表面活性物质吸入疗法 inhaled surfactant therapy

通过补充肺泡表面活性物质而治疗急性呼吸窘迫综合征的一种方法。肺泡表面活性物质能降低肺泡表面张力，减轻肺炎症反应，阻止氧自由基对细胞膜的氧化损伤。但该方法尚待解决的问题较多，需进一步完善。

12.417 负压呼吸机 negative pressure ventilator

通过胸廓外加压、完成负压通气的呼吸机。

12.418 铁肺 iron lung

又称"箱式通气机(tank ventilator)"。负压通气机的最早形式，由巨大圆筒状金属箱体和气体驱动装置组成。将被通气者的整个躯体置于密闭箱内，头部置于箱外，箱内压力呈周期性变化，作用于胸腹部而实现通气作用。铁肺具有通气效果可靠、可用于胸廓畸形患者等优点，但体积庞大、笨重，而且可能影响血液循环，临床应用受到限制。

12.419 便携肺 portable lung, portalung

在铁肺的基础上改进而成的简易负压呼吸机，由特制的圆筒状箱体和气体驱动装置组成。将被通气者的整个躯体置于密闭箱内，头部置于箱外，容器内压力呈周期性变化，作用于胸腹部而实现通气作用。其体积较铁肺明显减小，便于搬动，但仍保留了负压作用面积大、通气效果可靠的优点。

12.420 胸甲型呼吸机 chest cuirass, cuirass respirator, chest shell

又称"胸甲式肺"。由胸甲和驱动装置组成的负压呼吸机。早期胸甲较坚硬，目前为较松软的塑料制成。将胸甲密闭包绕患者胸部，驱动装置抽出胸甲内气体，形成负压，胸廓扩张，产生吸气，反之则产生呼气。该装置体积明显减小，装取方便，但通气效率降低。应用过程中可由于局部压迫产生皮肤损伤及肋骨酸痛。

12.421 夹克式呼吸机 jacket ventilator, Nu-Mo suit ventilator

又称"包裹式呼吸机(wrap ventilator)""雨披式呼吸机(poncho ventilator, rain coat ventilator)""气体包绕式呼吸机(pneumowrap ventilator)"。由硬塑料或金属胸件支撑不透气的尼龙布而制成的一种轻便型负压呼吸机。其负压作用于胸部和腹部而实现通气。通气效果介于铁肺和胸甲型呼吸机之间，可适用于各种环境，也适合胸廓畸形患者，但有患者穿脱困难，呼气相不能加用正压等缺点。

12.422 呼气末负压 negative end-expiratory pressure, NEEP

负压通气时，呼气末胸廓外仍存在负压的一种状态。与呼气末正压的作用类似。

12.423 咳痰机 cough assistant machine

一种类似呼吸机用于排除痰液的设备。可模拟人的咳嗽过程，先经气道给予特定大小的正压，产生足够大的气容积变化，特定的曲线气流充分进入小气道，松动各级支气管堵塞的分泌物，然后快速转换成一定大小的负压，产生高速呼出气流排除痰液。负压气流产生的峰值咳嗽流量一般可达 5~10 L/s。

13. 呼吸相关危重症

13.001 加强监护病房 intensive care unit, ICU

又称"重症监护室"。危重症医学的实践基地，由受到专业训练的医护人员，利用先进的监护设备和急救措施对各种重症患者及并发症进行全面监护和治疗的单位。

13.002 专科加强监护病房 specialty intensive care unit

又称"专科重症监护室"。各专科将本专科的重症患者集中管理和加强监护的病房。其日常工作是由对本专科问题从理论到实践都有较强处理能力的专科医生负责，专科加强监护病房的不足在于专科之外的诊治处理能力不完备，常需要其他科室协助完成。

13.003 综合性加强监护病房 general intensive care unit

又称"综合性重症监护室"。跨专科、以处理多学科危重症患者为主要工作内容的加强监护病房。综合性加强监护病房的工作由经过专业培训并具备相关资格的危重症医生负责。

13.01 感染和创伤

13.004 血流感染 bloodstream infection

由病原微生物侵入血流所引起的血液感染。包括了既往的败血症、脓毒血症和菌血症等概念。典型表现为：骤发寒战、高热、心动过速、气急、皮疹、肝脾肿大和精神、神志改变，严重者可引起休克、弥散性血管内凝血和多脏器功能障碍。若病原微生物仅短暂入血，则无明显的上述症状。发病率呈逐年升高趋势。

13.005 导管相关性血流感染 catheter-related bloodstream infection, CRBSI

留置血管内装置的患者出现的菌血症。至少有 1 次外周静脉血培养阳性，同时伴有感染的临床表现，如发热、寒颤、低血压，且除导管外无明显的其他血流感染源。

13.006 输注液相关血流感染 infusion-related bloodstream infection

输入被污染的液体引起的感染。从剩余的输注液和经皮穿刺静脉分别取样进行血培养，如获得同一种类病原菌，而无其他感染来源，可确诊输注液相关血流感染。

13.007 肠源性感染 gut-derived infection

在创伤或危重症患者的肠黏膜屏障功能受

损或衰竭时，肠内致病菌经肠道移位而发生的感染。肠道是人体内最大的"储菌所"和"内毒素库"。健康状况下，肠道有完整、严密的防御屏障。

13.008 导管定植 catheter colonization
导管顶部、皮下导管部分或导管腔的定量或半定量培养有微生物显著生长的现象。

13.009 菌血症 bacteremia
血液中存在病原菌的一种病理状态。它不是一种临床诊断，与既往所谓菌血症的概念不同。

13.010 静脉炎 phlebitis
由化学性（如静脉注射药物）、机械性（如静脉插管术后）或感染性刺激引起的静脉炎症。根据其严重程度可分为 3 级：Ⅰ级，导管穿刺点周围或沿穿刺静脉通路发红，可伴有疼痛和肿胀；Ⅱ级，除以上表现外，有沿静脉的暗纹出现，但没有可触及的静脉条索；Ⅲ级，除以上表现外，穿刺部位有可触及的静脉条索。

13.011 出口部位感染 exit-site infection
分为临床出口部位感染和微生物学出口部位感染。前者是指出口部位 2 cm 内的红斑、硬结和/或压痛，可能伴有其他感染症状，例如发热、出口部位溢脓，可伴发血流感染；后者是指导管出口部位的渗出物中培养出微生物，可没有局部感染或伴发血流感染。

13.012 隧道感染 tunnel infection
来自导管出口部位 2 cm 内，沿皮下隧道导管路径的触痛、红斑和硬结，可没有或伴发血流感染。

13.013 袋感染 pocket infection
完全植入体内的装置袋的感染性积液。常有袋上方部位的触痛、红斑或硬结，可有袋的自发破裂或引流，可有表面皮肤的坏死，可没有或伴发血流感染。

13.014 细菌生物膜 bacterial biofilm
附着于有生命体或物体表面、大分子包裹的有组织的细菌群体。除细菌外，水分达 97%，有细菌分泌的大分子多聚物、吸附的营养物质、代谢产物及细菌裂解产物等。其形成有一个动态过程，包括细菌起始黏附、生物膜发展和成熟等阶段。与游离细菌相比，生物膜细菌的耐药性可明显提高。

13.015 全身炎症反应综合征 systemic inflammatory response syndrome, SIRS
机体对各种不同严重损伤所产生的全身性炎性反应。这些损伤可以是感染性或非感染性的。若出现两种或以上的下列表现则认为全身炎症反应综合征存在：体温>38℃或<36℃；心率>90 次/分；呼吸频率>20 次/分，或动脉血二氧化碳分压（$PaCO_2$）< 32 mmHg；白细胞>12 000/mm^3，或<4000/mm^3，或幼稚型白细胞>10%。

13.016 代偿性抗炎症反应综合征 compensatory anti-inflammatory response syndrome, CARS
在全身炎症反应综合征的发展过程中，由于抗炎反应亢进（抗炎>促炎），使抗炎介质过量产生并大量入血，造成机体免疫功能抑制的综合征。

13.017 脓毒症 sepsis
由细菌等病原微生物侵入机体引起的全身炎症反应综合征。除全身炎症反应综合征和原发感染病灶的表现外，重症患者还常有器官灌注不足的表现。大体包括既往的败血症和脓毒血症。

13.018 重度脓毒症 severe sepsis

脓毒症伴有与之有关的器官功能障碍、组织灌注不良或低血压。

13.019　脓毒症休克　septic shock
又称"感染性休克"，曾称"中毒性休克"。侵入血液循环的病原微生物及其毒素激活宿主的细胞和体液免疫系统，产生各种细胞因子和炎症介质，引起全身炎症反应综合征，并进一步作用于机体各个器官、系统，造成组织细胞破坏，代谢紊乱，功能障碍，甚至多器官功能障碍，导致以休克为突出表现的危重综合征。

13.020　低血容量性休克　hypovolemic shock
各种原因引起的全血、血浆、体液和其中的电解质成分丢失，导致循环衰竭，不能维持正常的组织供氧和其他营养物质供给的病理生理综合征。

13.021　变应性休克　anaphylactic shock, allergic shock
又称"过敏性休克"。已致敏的机体接触相应的过敏物质后，肥大细胞和嗜碱性粒细胞迅速释放大量的组胺、缓激肽、血小板活化因子等炎性介质，导致全身毛细血管扩张和通透性增加，血浆外渗，有效血容量下降的急性、危及生命的病理生理综合征。

13.022　多器官功能障碍综合征　multiple organ dysfunction syndrome, MODS
又称"多脏器功能障碍综合征""多器官功能不全综合征"，曾称"多脏器功能衰竭（multiple organ failure, MOF）"。机体遭受严重创伤、休克、感染及外科大手术等急性损害 24 h 后，同时或序贯出现两个或两个以上的系统或器官功能障碍或衰竭，不能维持体内环境稳定的临床综合征。

13.023　高乳酸时间　lactime

血乳酸>2 mmol/L 所持续的时间。

13.024　功能性血流动力学监测　functional hemodynamic monitoring
应用血流动力学监测的各项指标，结合患者的生理状态，提示机体现有和储备血流的动力学情况，指导治疗的监测方法。要求根据不同患者的基础状态、不同疾病、不同疾病的发展阶段与不同的治疗方案，全面统一地评判各种监测指标的价值和局限。

13.025　应激性溃疡　stress ulcer
机体在各类严重创伤、危重疾病等严重应激状态下，发生的急性消化道糜烂、溃疡。可导致消化道出血、穿孔，并使原有病变恶化。

13.026　应激性高血糖　stress hyperglycemia
在严重创伤、脑血管意外、急性心肌梗死、感染性休克等强烈刺激因素作用下，因人体处于应激状态，体内胰高血糖素、肾上腺素、去甲肾上腺素等激素分泌增加，拮抗胰岛素而出现的血糖升高现象。当应激因素消除后，血糖可恢复正常。

13.027　相对肾上腺皮质功能不全　relative adrenal insufficiency
处于严重应激状态的患者血皮质醇水平升高，但仍不能满足机体的应激需要的现象。是肾上腺皮质功能代偿不足的表现。

13.028　毛细血管渗漏综合征　capillary leak syndrome
突发的、可逆性毛细血管高渗透性，血浆迅速从血管渗透到组织间隙，引起进行性全身性水肿、低蛋白血症，血压、中心静脉压均降低，体重增加，血液浓缩，严重时可发生多器官功能障碍的临床综合征。

13.029 急性生理学和慢性健康状况评价
acute physiology and chronic health
evaluation, APACHE

目前最权威、应用最广泛的疾病严重度评价
模型。历经急性生理学和慢性健康状况评价
Ⅰ-Ⅳ四个阶段。整个系统大体分为急性生
理学评分(acute physiology score, APS)、慢
性健康评价(chronic health score, CPS)及年
龄三个方面。

13.030 急性生理学和慢性健康状况评价Ⅰ
acute physiology and chronic health
evaluation Ⅰ, APACHE Ⅰ

1981年由克瑙斯(Knaus)等提出,包括反映
急性疾病严重程度的急性生理学评分(APS)
和患前情况的慢性健康评价(CPS)两部分的
评价模型。前者包括34项生理参数,均为
入住加强监护病房后36 h内最差值,每项参
数的分值0~4分,各项分值之和为APS。CPS
包括A、B、C、D 4个等级,分别由轻到重
反映患者入住加强监护病房前3~6个月的健
康状况。APS与CPS组合在一起即为急性生
理学和慢性健康状况评价Ⅰ的总分值,其范
围为0~A至128~D。

13.031 急性生理学和慢性健康状况评价Ⅱ
acute physiology and chronic health
evaluation Ⅱ, APACHE Ⅱ

1985年由克瑙斯(Knaus)等将急性生理学和
慢性健康状况评价Ⅰ改进而成的评价模型。
包括急性生理学评分(APS)、年龄、慢性健
康状况评价(CPS)三部分。急性生理学评分
包括体温、平均动脉压、心率、呼吸频率、
动脉血氧分压、pH值、血清中钠和钾的浓
度、肌酐浓度、血细胞比容、白细胞计数及
格拉斯哥昏迷量表等12项参数,每项为0~4
分。各项参数均为入住加强监护病房后第一

个24 h内的最差值。年龄分值0~6分,CPS
0~5分,总分为0~71分。是目前临床应用最
广泛、最权威的评分方法。

13.032 急性生理学和长期健康状况评价Ⅲ
acute physiology and chronic health
evaluation Ⅲ, APACHE Ⅲ

1991年由克瑙斯(Knaus)等提出,包括急性
生理学评分(APS)、年龄、慢性健康评价
(CPS)三部分的评价模型。急性生理学评分
包括17项参数:心率、平均动脉压、体温、
呼吸频率、动脉血氧分压、血细胞比容、白
细胞计数、肌酐、24 h尿量、尿素氮、血清
钠和钾的浓度、白蛋白、总胆红素、血糖 pH
值及神经学评分 0~252分,年龄评分 0~24
分,慢性健康状况评价评分 0~23分,总分
0~299分。

13.033 急性生理学和慢性健康状况评价Ⅳ
acute physiology and chronic health
evaluation Ⅳ, APACHE Ⅳ

2006年提出的、条目扩展至116个的评价模
型。包括恢复了格拉斯哥昏迷量表,并在血
气分析中加入了吸入氧浓度及二氧化碳分
压等指标。急性生理学和慢性健康状况评价
Ⅳ拥有良好区分度与拟合优度,病死率及加
强监护病房停留时间的实际值与预计值亦
无显著差异。

13.034 简明急性生理学评分 simplified
acute physiology score, SAPS

1984年勒加尔(Le Gall)以急性生理学和慢
性健康状况评价Ⅱ为基础,去掉长期健康状
况评价部分后改进的评价模型。由生理学评
分、年龄、机械通气三部分组成,其中前者
简化至12项,以入院后第一个24 h最差值
计,称为简明生理学评分Ⅰ。1993年通过进

一步改进公布了简明生理学评分Ⅱ。2005年迈特尼茨(Metnitz)等提出简明生理学评分Ⅲ，其参数与急性生理学和慢性健康状况评价Ⅳ类似，但数目只有20个，且均在进入加强监护病房(ICU)1 h内采集，故可以在ICU治疗干预前进行评价，其区分度良好而拟合优度欠佳。

13.035　病死概率模型　mortality probability model, MPM

根据入院情况直接预测病死率的模型。其变量及权重均通过逻辑斯谛回归模型得出，并可在入院即刻、24 h、48 h等时段来计算病死率。1988年莱梅肖(Lemeshow)提出病死概率模型Ⅰ，包含少数几个变量，不受治疗影响且区分度和拟合度尚理想；1991年病死概率模型Ⅱ诞生，沿袭了病死概率模型Ⅰ的特点并将变量扩展至15个。2007年提出病死概率模型Ⅲ，增加了入院前时间，并首次将"无复苏意愿"作为评价参数，参数均在入院后1 h内采集。该系统具有良好的区分度及拟合优度。

13.036　多器官功能障碍评分　multiple organ dysfunction score

又称"多器官功能不全评分"。1995年马歇尔(Marshall)提出的评分模型。在众多生理学变量中选取了氧合指数、血清肌酐、血清胆红素、血小板计数、格拉斯哥昏迷量表、压力调整心率等六项指标作为反映重要系统的变量，其中首次提出用压力调整心率评估循环功能。

13.037　器官功能障碍逻辑性评分　logistic organ dysfunction score, LODS

1996年勒加尔(Le Gall)等提出的评分模型。由心血管、血液、肝脏、神经、肾脏及肺共6个器官系统评分组成，每个系统损害严重程度分为三级，分别赋予1、3、5分。器官

功能正常则评分为0。可分别用于评价每个系统以及总体器官功能障碍情况。此模型的变量及权重均是由逻辑斯谛回归筛选而得。

13.038　格拉斯哥昏迷量表　Glasgow coma scale, GCS

1974年由蒂斯代尔(Teasdale)和詹妮特(Jennett)制定的、对意识障碍进行评估的一种方法。其项目有睁眼反应(1~4分)、运动反应(1~5分)和语言反应(1~6分)。量表最高分是15分，最低分是3分。分数越高，意识状态越好，低于3分者为深昏迷，3~6分提示患者预后差。

13.039　脓毒症相关性器官功能衰竭评价　sepsis-related organ failure assessment, SOFA

1994年10月欧洲危重症医学会在法国巴黎的专题学术会议上提出的描述危重症患者一系列并发症的方法。其内容包括：将器官功能障碍或衰竭评价系统所包含的器官数量限定为6个，分别是呼吸系统(PaO_2/FiO_2)、血液系统(血小板)、肝脏(胆红素)、心血管系统(低血压)、神经系统(GCS评分)和肾脏(肌酐或尿量)；每一个器官的分值均为0(正常)至4分(最差)；每日记录一次最差值。

13.040　细胞损伤评分　cellular injury score, CIS

1989年平泽(Hirasawa)等首先提出的一种针对多脏器功能障碍综合征严重程度的评分方法。由三个不同的细胞代谢变量组成，分别为动脉血酮体比、血浆渗透压差及血乳酸浓度，每个变量分值0~3分，总分9分。分值越大，表明细胞功能受损的程度越重，器官功能损害越严重。

13.041 动脉血酮体比 arterial ketone body ratio

动脉血中乙酰乙酸与 β-羟丁酸的比值。

13.042 血浆渗透压间隙 plasma osmolality gap

又称"血浆渗透压差"。血浆渗透压的测量值与计算值之间的差值。表示常规方法不能测出的、由损伤细胞渗出的溶质量。

13.043 临床肺部感染评分 clinical pulmonary infection score, CPIS

1991 年皮金(Pugin)等提出的用于评价呼吸机相关肺炎患者病情及预后的评分方法。其内容较繁琐，临床应用受到一定限制。2003 年卡洛斯(Carlos)等对其进行改良，简化为包含 5 项参数：体温、白细胞计数、气管分泌物、氧合指数、胸片，总分 0~10 分。

13.03 营 养 疗 法

13.044 肠外营养 parenteral nutrition, PN

基于对机体各种物质代谢的研究成果，采用与普通静脉输液不同的营养制剂，包括高渗葡萄糖、脂肪乳剂、复方氨基酸溶液、多种维生素和微量元素的复合液等，经中心静脉导管（有时可经周围静脉）输入体内的综合技术。

13.045 部分肠外营养 partial parenteral nutrition, PPN

又称"低热量肠外营养"。根据患者经肠营养不足的具体需要，经周围静脉补充水解蛋白、氨基酸、葡萄糖及电解质，需要时还可经另一周围静脉补充脂肪乳剂及维生素的技术。由于此种方法只能提供部分营养素需要，一般常用于无严重低蛋白血症、基础营养状况尚可的患者。常用的营养液有复方氨基酸、5%~10% 葡萄糖电解质溶液和10%~20%的脂肪乳剂。

13.046 完全肠外营养 total parenteral nutrition, TPN

又称"人工胃肠(artificial gastrointestinal)"。通过消化道以外的途径，从静脉供给患者所需的全部营养物质的技术。在不进食的情况下，使机体得到正常的生长发育，维持良好的营养状态、正氮平衡、伤口愈合和体重增加。主要用于不能从胃肠道吸收营养、大剂量化疗、放疗与骨髓移植、中度或重度急性胰腺炎、胃肠功能障碍引起的营养不良、重度分解代谢的患者。

13.047 肠内营养 enteral nutrition, EN

经胃肠途径提供能量及营养素以满足人体需要的技术。包括口服、鼻饲和造瘘三种方式。

13.048 允许性低摄入 permissive underfeeding

短期的较低剂量营养素补充有助于减缓重症患者的代谢负荷，减少代谢并发症和对器官功能的损害。应激反应早期，合并有全身炎症反应的急性重症患者，每日能量供给在20~25 kcal/kg 被认为是能够接受并可实现的能量供给目标。

13.049 非蛋白呼吸商 non-protein respiratory quotient

从总二氧化碳产生量和总氧耗量中减去相应蛋白质部分所消耗的氧量和二氧化碳产生量而计算出的二氧化碳产生量与氧耗量之比。

13.050 全营养混合液 total nutrient admixture, TNA

每天所需的营养物质，包括碳水化合物、脂肪、氨基酸、水、电解质、微量元素和维生素，在无菌条件下混合配置的营养液。置入聚合材料制成的输液袋内，以外周或中心静脉导管直接输入机体。

13.051　瘦体重　lean body mass, LBM
又称"去脂体重"。全身除脂肪组织以外的骨骼、肌肉、内脏器官以及神经、血管等成分的重量。

13.052　外周中心静脉导管　peripherally in-serted central venous catheter, PICC
一种经外周静脉（通常是肘窝静脉）插入、开口于上腔静脉的导管。主要适应于缺乏稳定外周静脉通道，需要反复输入刺激性药物（如化疗药）或高渗黏稠的液体，以及需要使用压力泵或加压输液、反复输入血液制品、每日多次采血、需要长期输液治疗的患者。PICC 的实施为患者提供了一条便捷、安全、无痛性、可长期应用的静脉通路。

13.053　中心静脉导管　central venous cathe-ter, CVC
放置于大静脉中的一种血管内导管。主要用于测量中心静脉压，大量而快速的静脉输液，长期肠外营养或长期药物注射。对周边小静脉较具刺激性的药物，也可从中心静脉导管注入。

13.054　经皮内镜下胃造口术　percutaneous endoscopic gastrostomy, PEG
在纤维胃镜引导下行经皮胃造口，将营养管置入胃腔的手术。优点是不接触鼻咽腔，减少了鼻咽损伤与呼吸道感染等并发症，可长期留置营养管，适用于昏迷、食道梗阻等长时间不能进食，但胃排空良好的重症患者。

13.055　经皮内镜下空肠造口术　percutaneous endoscopic jejunostomy, PEJ
在内镜引导下行经皮胃造口，将营养管置入空肠上段的手术。优点是减少鼻咽损伤及上呼吸道感染等并发症，减少反流与误吸的风险，可在喂养的同时行胃十二指肠减压。尤其适合于合并有误吸风险、胃动力障碍、十二指肠郁滞等情况的重症患者。

13.056　蛋白质能量营养不良　protein-energy malnutrition
长期缺乏能量和/或蛋白质导致的营养缺乏症。主要见于三岁以下的婴幼儿，临床特征为体重下降、皮下脂肪减少和皮下水肿，伴有各器官不同程度功能紊乱和性格、行为、心理等改变。临床上常见三种类型：能量供应不足为主的消瘦型；蛋白质供应不足为主的水肿型和介于两者之间的消瘦–水肿型。

13.057　要素饮食　elemental diet
由人工配制的、符合机体生理需要的各种营养素组成的无渣饮食。营养素含量齐全、比例适当、营养价值高，可不需消化或很少消化即能直接吸收。

13.058　脂解激素　lipolytic hormone
能促进脂肪动员的激素。如胰高血糖素、去甲肾上腺素、肾上腺皮质激素、甲状腺素等。

13.059　代谢支持　metabolic support
在严重分解代谢状态下，一方面提供患者适量的营养底物，防止因营养物严重不足导致代谢障碍，另一方面也要避免因过量的营养供给而加重器官结构和功能损伤的支持手段。

13.060　代谢调理　metabolic intervention
在营养治疗的同时，应用某些药物或生物制剂来抑制应激状态下机体分解激素或细胞因子的产生，调节体内物质代谢过程，减少组织蛋白质分解，使机体物质代谢向有利于康复方向发展的方法。

13.061　氮平衡　nitrogen balance
同一时期内机体摄入氮量和排出氮量基本相等，处于动态平衡的状态。是判断机体代谢情况和营养支持的重要指标。

13.062　静息能量消耗　resting energy expendi-
ture, REE
餐后 2 h 以上，常温安静平卧或安坐 30 min以上所测得的人体能量消耗。

13.063　基础代谢率　basal metabolic rate, BMR
又称"基础能量消耗(basal energy expenditure, BEE)"。人体在清醒而平静的状态，不受肌肉活动、环境温度、食物及精神紧张等因素影响时的能量代谢率。

13.04　血液净化和综合治疗

13.064　血液净化　blood purification
利用半透膜原理，通过体外循环技术清除血液内代谢产物、内源性抗体、过量药物或毒物等，以维持体液、电解质和酸碱平衡的一种治疗技术。

13.065　血液透析　hemodialysis, HD
根据膜平衡原理，将患者血液通过半透膜与透析液相接触，清除体内有害物质，调节水、电解质及酸碱平衡的一种治疗技术。

13.066　单纯超滤　isolated ultrafiltration
利用对流原理，采用容积控制或压力控制，通过滤器的半透膜等渗截留血液中细胞成分和蛋白质等分子量相对较高的物质，而将水和电解质等小分子物质清除出体外的过程。单纯超滤治疗的目的是清除患者体内过多的水分，脱水超滤率可达 1~2 L/h，患者耐受良好。

13.067　血液灌流　hemoperfusion
一种应用固态吸附型灌流器，体外吸附患者体内某些外源性或内源性毒素后，将净化血液输回体内的一种治疗技术。

13.068　血浆置换　plasma exchange
一种将患者的血液引入血浆分离器，使血浆与红细胞分离，弃去分离出的全部血浆或血浆中的病理蛋白部分，同时补充等量的胶体溶液及电解质溶液等，然后和分离出来的红细胞一起输回体内的血液净化技术。

13.069　免疫吸附　immunoadsorption
应用高度特异性的抗原、抗体或有特定物理化学亲和力的物质(配基)，与吸附材料结合制成吸附剂，以体外循环方式选择性吸附体内相应致病因子的技术。

13.070　血液滤过　hemofiltration, HF
模拟正常人肾小球的滤过功能，以对流和弥散方式工作，同时做相应的体液超滤，给患者不断补充与正常人相似的电解质置换液，清除血液中过多的水分、代谢产物和毒素的治疗技术。更接近正常人的肾小球滤过功能，有利于血流动力学的稳定。

13.071　连续性血液净化　continuous blood purification, CBP
所有连续、缓慢清除水分和溶质的治疗技术的总称。是通过弥散、对流、渗透、超滤和吸附等原理的有机结合，衍生出不同的治疗模式，可以清除血液内中、小分子物质以及与蛋白质结合的大分子毒素等，调节免疫功能，改善多器官系统的功能状态。

13.072　连续性动–静脉血液滤过　continuous arterio-venous hemofiltration, CAVH

利用动、静脉之间的压力差作为体外循环的动力，以对流和弥散方式清除中、小分子代谢产物和毒素，补充合适的电解质溶液，以超滤方式清除体内过多水分的治疗技术。一般连续24 h缓慢工作，对血流动力学的影响较小，可在床旁进行。主要适应证：急性肾功能衰竭，常规方法难以纠正的水、电解质、酸碱失衡。

13.073　连续性静脉–静脉血液滤过　continuous veno-venous hemofiltration, CVVH

采用静脉–静脉血管通路，应用血泵驱动血液循环，以对流和弥散方式清除中、小分子代谢产物和毒素，补充合适的电解质溶液，以超滤方式清除体内过多水分的治疗技术。一般连续24 h缓慢工作。主要特点：应用血泵，便于血流量控制，操作步骤标准化；对血流动力学影响小，优于连续性动-静脉血液滤过；避免动脉穿刺带来的各种并发症。

13.074　连续性动–静脉血液透析滤过　continuous arterio-venous hemodiafiltration, CAVHDF

在连续性动–静脉血液滤过（CAVH）及血液透析两者结合的基础上发展而来的血液透析滤过技术。其机制包括对流及弥散，弥补了CAVH对小分子物质清除不足的缺点，对大、中、小分子均有清除作用，溶质清除率增加40%左右。

13.075　连续性静脉–静脉血液透析　continuous veno-venous hemodialysis, CVVHD

采用静脉–静脉血管通路，血泵驱动血液流动的一种血液透析技术。一般连续24 h缓慢工作。血流量50~200 ml/min；采用低通量透析器，透析液流量10~30 ml/min；超滤率1~5 ml/min。

13.076　连续性动–静脉血液透析　continuous arterio-venous hemodialysis, CAVHD

利用患者自身的动静脉压力差驱动血液流动的一种血液透析技术。血流量50~100 ml/min；采用低通量透析器，透析液流量10~20 ml/min；超滤率1~3 ml/min，尿素弥散消除率14~16 ml/min，对流消除率2~5 ml/min。

13.077　缓慢连续性超滤　slow continuous ultrafiltration, SCUF

主要以对流的方式清除溶质，并清除体内过多液体的一种血液透析技术。操作过程中不补充置换液，也不使用透析液。对溶质的清除不理想，不能有效清除肌酐、尿素氮等小分子毒素，对于肾衰竭患者，需辅以其他治疗方式。但因缓慢连续性超滤治疗模式简单方便，有血泵即可进行，所以在临床上得到应用和发展。

13.078　改善组织供氧　improving tissue oxygen supply

针对组织缺氧的原因和具体环节，通过改善动脉血氧运输量、微循环和内环境等措施提高器官组织供氧量、改善机体代谢的治疗措施。是重症脓毒症和其他危重症患者的主要治疗目的之一。

13.079　液体复苏　fluid resuscitation

临床补液的一种方式。其基本要点是短时间内大量补液，一般指在6 h内输液、输血量大于常规治疗，以纠正低血容量，保障有效的心输出量和器官的血流灌注，6~72 h的输液、输血量少于常规治疗，维持疗效。在补液无效的情况下，应用以去甲肾上腺素为主的血管活性药物等治疗手段。

13.080　拯救脓毒症运动　surviving sepsis campaign, SSC

又称"巴塞罗那宣言"。由美国危重病学会（SCCM）、欧洲危重病协会（ESICM）和国际脓毒症论坛（ISF）于 2002 年 10 月在西班牙巴塞罗那第十五届 ESICM 年会上共同发起的倡议。该宣言作为拯救脓毒症运动第一阶段的标志，以进一步认识脓毒症为主题，呼吁全球医务工作者和医学专业组织、政府、慈善机构甚至公众对该行动进行支持，力图在 5 年内将病死率减少 25%；第二阶段制订以循证医学为基础的治疗指南，旨在进一步提高全球对脓毒症的认识并努力改善预后；第三阶段将致力于治疗指南的临床推广和疗效评估，以期最终降低病死率。

13.081　脓毒症集束化治疗策略　sepsis bundle strategy

早期目标性血流动力学支持治疗是严重感染及感染性休克治疗指南的关键性内容，同时联合其他有效治疗手段而形成的一个联合治疗套餐。

13.082　脓毒症复苏集束化策略　sepsis resuscitation bundle strategy

在诊断严重脓毒症的 6 h 内完成复苏目标的综合诊治策略。包括早期血清乳酸测定，抗菌药物使用前留取病原学标本，急诊在 3 h 内、加强监护病房在 1 h 内开始经验性抗菌药物治疗。若有低血压或血乳酸> 4 mmol/L，立即给予大量液体补充进行液体复苏；若不能纠正，加用血管活性药物，维持平均动脉压（MAP）≥65 mmHg；若持续低血压或血乳酸>4 mmol/L，要求液体复苏使中心静脉压≥8 mmHg、中心静脉血氧饱和度≥70%等。

13.083　早期目标指导治疗　early goal-directed therapy, EGDT

2001 年由里弗斯（Rivers）等提出、以脓毒性休克发病 6 h 内达到复苏目标的治疗策略。要求识别休克早期改变，及早纠正血流动力学异常和全身性组织缺氧，防止发生更严重的炎症反应和急性心血管功能衰竭。接受早期目标指导治疗的患者在 6 h 内输血、输液量及多巴酚丁胺使用量均大于常规治疗，在 6~72 h 则均少于常规治疗。

英 汉 索 引

A

AAI　变[态反]应性气道炎症　08.076

AB　实际碳酸氢盐　11.127

ABB　实际缓冲碱　11.131

ABE　实际碱剩余，* 实际碱过剩　11.136

abdominal breathing　腹式呼吸　06.076

ABG　动脉血气　10.018

abnormal breath sound　异常呼吸音　06.095

abnormal bronchial breath sound　异常支气管呼吸音　06.097

abnormal bronchovesicular breath sound　异常支气管肺泡呼吸音　06.098

abnormal pulmonary function parameter　肺功能参数异常　09.435

abnormal vesicular breath sound　异常肺泡呼吸音　06.096

above sea level　海拔高度　10.026

ABPA　变[态反]应性支气管肺曲霉病　08.143

absolute humidity　绝对湿度　05.023

absolute temperature　* 绝对温度　09.093

AC　变应性咳嗽　08.039

A/C　辅助-控制通气　12.154

accelerating wave　递增波　12.100

acclimatization to altitude　* 高海拔习服　10.033

acclimatization to hypoxia　低氧习服　10.033

acetazolamide　乙酰唑胺　10.162

acid　酸　11.105

acid base　酸碱　11.104

acid-base balance　酸碱平衡　11.103

acid-base imbalance　酸碱平衡失调，* 酸碱失衡，* 酸碱[平衡]紊乱　11.140

acid-base pair　酸碱对　11.114

acidemia　酸血症　11.141

acidosis　酸中毒　11.143

acid rain　酸雨　05.052

acid-sensitive K$^+$ channel　酸敏感钾离子通道　04.058

acinetobacter pneumonia　不动杆菌肺炎　08.121

ACM　肺泡毛细血管膜　02.158

active expiratory phase　* 主动呼气相　04.030

active smoking　主动吸烟　05.077

actual base excess　实际碱剩余，* 实际碱过剩　11.136

actual bicarbonate　实际碳酸氢盐　11.127

actual breathing frequency　实际呼吸频率　12.231

actual buffer base　实际缓冲碱　11.131

actual fractional inspiratory time　实际吸气时间分数　12.219

actual I/E ratio　实际吸呼气时间比，* 实际吸呼比　12.215

actual sunshine time　实照时间　05.019

acute bronchiolitis　急性细支气管炎　08.047

acute bronchitis　急性支气管炎　08.045

acute cor pulmonale　急性肺源性心脏病　08.270

acute cough　急性咳嗽　08.033

acute dilutional hyponatremia　* 急性稀释性低钠血症　11.050

acute empyema　急性脓胸　08.308

acute eosinophilic pneumonia　急性嗜酸性粒细胞性肺炎　08.214

acute epiglottitis　急性会厌炎　08.009

acute exacerbation of asthma　哮喘急性发作期　08.067

acute exacerbation of chronic obstructive pulmonary disease　慢性阻塞性肺疾病急性加重期　08.061

acute exacerbation of chronic respiratory failure　慢性呼吸衰竭急性加重　08.412

acute hematogenous disseminated pulmonary tuberculosis　急性血行播散型肺结核　08.167

acute high altitude response　急性高原反应　10.031

acute hyperkalemia　急性高钾血症　11.075

acute hypervolemic hypernatremia　急性高容量性高钠血症，* 急性高钠血症，* 急性钠增多性高钠血症　11.058

air pollution index　空气污染指数　05.067

air pollution source　大气污染源　05.027

air quality index　空气质量指数　05.068

air suction valve　吸气阀　12.044

air temperature　气温　05.014

airtight helium dilution method　密闭式氦稀释法　09.057

airtight helium dilution-rebreathing method　密闭式氦稀释法–重复呼吸法　09.059

airtight helium dilution-single breath method　密闭式氦稀释法–单次呼吸法　09.058

airtight nitrogen dilution　密闭式氮稀释法　09.054

airtight nitrogen dilution-rebreathing method　密闭式氮稀释法–重复呼吸法　09.056

airtight nitrogen dilution-single breath method　密闭式氮稀释法–单次呼吸法　09.055

air trapping　气体陷闭，*空气滞留　09.471

air trapping volume　气体陷闭容积　09.472

air velocity index　气速指数　09.168

airway　*气道　02.001

airway compliance　气道顺应性　09.295

airway conductance　气道传导率，*气导　09.237

airway elastance　气道弹性阻力　09.234

airway gas　气道气　10.012

airway hyperresponsiveness　气道高反应性　09.170

airway inertial resistance　气道惯性阻力　09.250

airway obstruction　气道阻塞　09.451

airway opening pressure　气道[内]压　09.260

airway pressure release ventilation　气道压力释放通气　12.172

airway resistance　气道阻力　09.236

airway resistance at expiratory phase　呼气相气道阻力，*呼气阻力　09.241

airway resistance at inspiratory phase　吸气相气道阻力，*吸气阻力　09.240

airway responsiveness　气道反应性　09.169

alarm　报警　12.121

ALI　急性肺损伤　08.423

alkalemia　碱血症　11.142

alkali　碱　11.108

alkalosis　碱中毒　11.144

allergic airway inflammation　变[态反]应性气道炎症　08.076

allergic bronchopulmonary aspergillosis　变[态反]应性支气管肺曲霉病　08.143

allergic granulomatous angiitis　变应性肉芽肿性血管炎　08.217

allergic rhinitis　变应性鼻炎，*过敏性鼻炎　08.022

allergic shock　变应性休克，*过敏性休克　13.021

almitrine　阿米三嗪　07.101

almitrine bismesylate　阿米脱林双甲酰酯，*二甲磺酸阿米三嗪　07.100

alterable buffer pair　可变缓冲对　11.117

alveolar-artery oxygen partial pressure gradient　肺泡–动脉血氧分压差　09.225

alveolar-artery oxygen partial pressure gradient when breathing air　吸空气时肺泡–动脉血氧分压差　09.226

alveolar-artery oxygen partial pressure gradient when breathing oxygen　吸纯氧时肺泡–动脉血氧分压差　09.227

alveolar capillary　肺泡毛细血管　03.016

alveolar capillary membrane　肺泡毛细血管膜　02.158

alveolar corner capillary　肺泡交界毛细血管　03.017

alveolar dead space　肺泡无效腔　09.123

alveolar duct　肺泡管　02.101

alveolar epithelium　肺泡上皮　02.163

alveolar gas　肺泡气　10.013

alveolar hemorrhage syndrome　肺泡出血综合征　08.222

alveolar hypoventilation syndrome　肺泡低通气综合征，*肺泡通气不足综合征　08.384

alveolar macrophage　肺泡巨噬细胞　02.169

alveolar pore　肺泡孔　02.160

alveolar pressure　肺泡[内]压　09.259

alveolar sac　肺泡囊　02.102

alveolar septum　肺泡隔　02.159

alveolar ventilation　肺泡通气量　09.120

alveolar ventilation-partial pressure of carbon dioxide in arterial blood curve　肺泡通气量–动脉血二氧化碳分压关系曲线　10.181

ambient temperature and pressure, dry　干燥环境条件　09.088

ambient temperature and pressure, saturated　水蒸气饱和环境条件　09.089

amine precursor uptake and decarboxylation cell　*胺前体摄取和脱羧细胞，*APUD细胞　02.117

amniotic fluid embolism　羊水栓塞　08.266

amount of substance 物质的量 11.001

AMP 振幅 12.379

amphorophony 空瓮音 06.089

amplitude 振幅 12.378

amyloidosis 淀粉样变 08.401

anaerobic metabolism 无氧代谢 09.379

anaerobic threshold 无氧阈 09.362

anaphylactic rhinitis 变应性鼻炎，*过敏性鼻炎 08.022

anaphylactic shock 变应性休克，*过敏性休克 13.021

anasarca 全身性水肿 11.031

anatomical dead space 解剖无效腔 09.122

anatomical shunt 解剖分流 09.218

anemic hypoxia 贫血性缺氧 10.100

angiofollicular lymph node hyperplasia 巨大淋巴结增生症 08.356

angulus inferior scapulae 肩胛下角 02.019

anion gap 阴离子隙 11.165

annual sunshine percentage 年日照百分率 05.021

annual sunshine time 年日照时数 05.020

anterior axillary line 腋前线 02.025

anterior basal segment 前底段，*前基底段 02.151

anterior mediastinal lymph node 纵隔前淋巴结 02.180

anterior mediastinum 前纵隔 02.233

anterior midline 前正中线 02.020

anterior segment 前段 02.143

anteromedial basal segment 前内侧底段，*前内基底段 02.152

α_1-antitrypsin deficiency α_1抗胰蛋白酶缺乏症 08.091

aortic body 主动脉体 04.051

APACHE 急性生理学和慢性健康状况评价 13.029

APACHE I 急性生理学和慢性健康状况评价 I 13.030

APACHE II 急性生理学和慢性健康状况评价 II 13.031

APACHE III 急性生理学和长期健康状况评价 III 13.032

APACHE IV 急性生理学和慢性健康状况评价 IV 13.033

APAH 相关因素所致肺动脉高压 08.277

APC 氩等离子体凝固术 07.044

apex of lung 肺尖 02.135

API 空气污染指数 05.067

apical segment 尖段 02.140

apicoposterior segment 尖后段 02.142

apnea 呼吸暂停 06.037

apnea alarm 窒息报警 12.135

apnea-hypopnea index *呼吸暂停低通气指数 08.377

apneusis 长吸[式]呼吸 04.004

apneustic center 长吸中枢 04.005

apparent edema *显性水肿 11.034

APRV 气道压力释放通气 12.172

APUD cell *胺前体摄取和脱羧细胞，*APUD 细胞 02.117

AQI 空气质量指数 05.068

AR 气道反应性 09.169

ARDS 急性呼吸窘迫综合征 08.424

area dependency of airflow resistance 气流阻力呈面积依赖性 09.242

argentaffin cell 亲银细胞 02.121

argon-plasma coagulation 氩等离子体凝固术 07.044

arterial blood 动脉血 10.068

arterial blood gas 动脉血气 10.018

arterial blood gas analysis 动脉血气分析 10.019

arterial ketone body ratio 动脉血酮体比 13.041

arterial partial pressure of carbon dioxide 动脉血二氧化碳分压 10.176

arterial partial pressure of oxygen 动脉血氧分压 10.069

arterial oxygen saturation 动脉血氧饱和度 10.071

arteriole 微动脉 03.013

arterio-mixed venous oxygen content difference 动脉－混合静脉血氧含量差，*动静脉血氧含量差 10.084

arterio-venous oxygen content difference 动脉－静脉血氧含量差 10.079

artery 动脉 03.001

artificial airway 人工气道 12.254

artificial breathing 人工呼吸 12.210

artificial gastrointestinal *人工胃肠 13.046

artificial nose *人工鼻 12.023

artificial pneumothorax 人工气胸 08.320

artificial respiration 人工呼吸 12.210

arytenoid 杓肌 02.080

arytenoid cartilage 杓状软骨 02.065

asbestosis 石棉沉着病，＊石棉肺 08.180

aspergilloma 肺曲霉球 08.142

asphyxiating gas 窒息性气体 05.064

aspiration lung abscess 吸入性肺脓肿 08.161

aspiration pneumonia 吸入性肺炎 08.138

aspirin asthma triad ＊阿司匹林哮喘三联征 08.085

aspirin-induced asthma 阿司匹林哮喘 08.085

assist-control ventilation 辅助–控制通气 12.154

assist ventilation 辅助通气 12.151

associated pulmonary arterial hypertention 相关因素所致肺动脉高压 08.277

asthma ＊哮喘 08.065

ASV 适应性支持通气 12.180

asymptomatic hyponatremia 无症状性低钠血症 11.055

asynchronous oscillation 非同步振荡 09.398

AT 无氧阈 09.362

ATC 自动导管补偿 12.184

atelectasis 肺不张 08.405

atmosphere 大气 10.001

atmospheric hypoxia 大气性缺氧 10.096

atmospheric pressure 大气压［强］ 10.002

atopic cough 变应性咳嗽 08.039

ATPD 干燥环境条件 09.088

ATPS 水蒸气饱和环境条件 09.089

atrophic rhinitis 萎缩性鼻炎 08.019

atypical pathogen 非典型病原体 05.012

atypical pneumonia 非典型病原体肺炎，＊非典型肺炎 08.131

augmenting expiratory neurons 增强型呼气神经元 04.021

augmenting inspiratory neurons 增强型吸气神经元 04.017

auto-continuous positive airway pressure 自动持续气道正压 12.190

auto-continuous positive airway pressure ventilator 自动持续气道正压呼吸机，＊自动 CPAP 呼吸机 12.192

autoflow 自动气流 12.182

automatic tube compensation 自动导管补偿 12.184

automobile exhaust gas 汽车尾气 05.053

autonomous trigger 自主触发 12.068

autotrack 自动跟踪 12.074

AV 辅助通气 12.151

average annual temperature 年平均温度 05.017

average diurnal temperature 日平均温度 05.015

average monthly temperature 月平均温度 05.016

average sea level 平均海平面 10.025

Avogadro constant 阿伏加德罗常数 11.003

axillary fossa 腋窝 02.029

axon reflex 轴突反射 04.080

B

BAC 细支气管肺泡癌 08.230

Bacillus Calmette-Guérin 卡介苗 08.177

backup ventilation 后备通气 12.141

bacteremia 菌血症 13.009

bacterial biofilm 细菌生物膜 13.014

bacterial pneumonia 细菌性肺炎 08.115

bacterium 细菌 05.003

bagassosis 蔗尘肺 08.185

BAL 支气管肺泡灌洗［术］ 07.021

balance of body fluid 体液平衡 11.015

BALF 支气管肺泡灌洗液 07.022

balloon of tracheal catheter 气管导管气囊 12.288

BALT 支气管相关淋巴样组织 02.119

barrel chest 桶状胸 06.062

basal cell 基细胞 02.115

basal energy expenditure ＊基础能量消耗 13.063

basal metabolic rate 基础代谢率 13.063

base excess 碱剩余 11.135

baseline variable 基线变量 12.064

base of lung 肺底 02.136

basic respiratory center 基本呼吸中枢 04.002

BB 缓冲碱 11.130

BCG 卡介苗 08.177

BE 碱剩余 11.135

beading of ribs 肋骨串珠，＊佝偻病串珠，＊串珠肋 06.064

BEb 全血碱剩余 11.138

BEE ＊基础能量消耗 13.063

BEecf 细胞外液碱剩余 11.139

behavioral respiratory regulation ＊行为性呼吸调节 04.064

Bernoulli equation 伯努利方程 09.026

BG 支气管中心性肉芽肿病 08.219

bias flow * 偏差气流 12.050

bicarbonate 碳酸氢盐 10.159

bicarbonate buffer base 碳酸盐缓冲碱 11.132

bifurcation of trachea 气管杈 02.091

bi-level positive airway pressure 双相气道正压 12.181

bi-level positive airway pressure ventilator 双相气道正压通气呼吸机，* BiPAP 呼吸机，* 无创呼吸机 12.193

Biot breathing * 比奥呼吸 06.083

BiPAP 双相气道正压 12.181

biphasic positive airway pressure 双相气道正压 12.181

bird fanciers' lung 饲鸟者肺 08.186

blast injury 冲击伤，* 爆震伤 08.334

blind endotracheal intubation 盲法气管插管 12.275

blood base excess 全血碱剩余 11.138

blood capillary 毛细血管 03.012

blood flow 血流量 03.046

blood gas 血气 10.017

blood gas analysis 血气分析 01.020

blood gas analyzer 血气分析仪 10.020

blood oxygen capacity 血氧容量 10.051

blood oxygen content 血氧含量 10.053

blood plasma 血浆 11.020

blood pressure 血压 03.023

blood pressure of blood vessel 血管血压 03.021

blood purification 血液净化 13.064

bloodstream infection 血流感染 13.004

blood volume 血容积，* 血容量 03.048，血量 11.022

bloody sputum 血性痰 06.014

blunt injury 钝性伤 08.333

blunt trauma 钝性伤 08.333

BLVR * 支气管镜下肺减容术 07.047

BMR 基础代谢率 13.063

BO 闭塞性细支气管炎 08.204

BODE 多因素分级系统，* BODE 指数 08.063

body fluid 体液 01.021

body mass index, obstruction, dyspnea, exercise 多因素分级系统，* BODE 指数 08.063

body plethysmograph 体积描记仪，* 体描仪 09.046

body plethysmography 体积描记法，* 体描法 09.050

body temperature and pressure, saturated 生理条件 09.090

Bohr effect 波尔效应 10.066

boiling phenomenon of body fluid 体液沸腾现象 10.030

BOOP * 闭塞性细支气管炎伴机化性肺炎 08.198

Borg scale 博格评分 06.042

Bötzinger complex 包钦格复合体 04.011

bound calcium 结合钙 11.094

bound carbon dioxide 化学结合二氧化碳 10.157

Boyle law * 玻意耳定律 09.014

Boyle-Mariotte law 玻意耳–马里奥特定律 09.014

BR 呼吸储备 09.365

bradypnea 呼吸过慢，* 呼吸过缓，* 呼吸缓慢，* 呼吸减慢 06.041

brassy cough 金属音调咳嗽 06.005

breath 呼吸 09.114

breath by breath method 一口气接一口气法 09.078

breath holding time 屏气时间 12.221

breathing movement 呼吸运动 06.071

breathing reflex 呼吸反射 04.072

breathing reserve 呼吸储备 09.365

breathing support technique 呼吸支持技术 07.095

breath sound 呼吸音 06.090

breath type 呼吸形式 12.207

brittle asthma 脆性哮喘 08.081

bronchial artery 支气管动脉 03.008

bronchial asthma 支气管哮喘 08.065

bronchial breath sound 支气管呼吸音 06.092

bronchial C-fiber 支气管 C 纤维 04.048

bronchial chondroma 支气管软骨瘤 08.248

bronchial circulation 支气管循环 01.012

bronchial gland 支气管腺 02.112

bronchial leiomyoma 支气管平滑肌瘤 08.247

bronchial papilloma 支气管乳头状瘤 08.245

bronchial provocation test 支气管激发试验 09.171

bronchial thermoplasty 支气管热成形术 07.048

bronchial tree 支气管树 02.103

bronchial vein 支气管静脉 03.009

bronchiectasis 支气管扩张[症] 08.087

bronchiole 细支气管 02.098

bronchiolitis obliterans 闭塞性细支气管炎 08.204

bronchiolitis obliterans with organizing pneumonia * 闭塞性细支气管炎伴机化性肺炎 08.198

bronchioloalveolar carcinoma 细支气管肺泡癌 08.230

bronchitis 支气管炎 08.042

bronchoalveolar lavage 支气管肺泡灌洗[术] 07.021

bronchoalveolar lavage fluid 支气管肺泡灌洗液 07.022

bronchocentric granulomatosis 支气管中心性肉芽肿病 08.219

bronchodilator test 支气管扩张试验 09.182

bronchogenic cyst 支气管囊肿 08.349

broncholithiasis 支气管结石症 08.103

bronchomediastinal trunk 支气管纵隔干 02.188

bronchophony 支气管语音 06.112

bronchopneumonia 支气管肺炎 08.113

bronchopulmonary hilar lymph node 支气管肺门淋巴结，*肺门淋巴结 02.183

bronchopulmonary mycosis 支气管肺真菌病 08.140

bronchopulmonary segment 支气管肺段 02.139

bronchoscopic lung volume reduction *支气管镜下肺减容术 07.047

bronchoscopy 支气管镜检查术 07.013

bronchovesicular breath sound 支气管肺泡呼吸音 06.094

bronchus-associated lymphoid tissue 支气管相关淋巴样组织 02.119

brush cell 刷细胞 02.116

BT 支气管热成形术 07.048

Bt.C 包钦格复合体 04.011

BTPS 生理条件 09.090

bubble sound *水泡音 06.102

bucking 呛咳 06.020

buffer action 缓冲作用 11.115

buffer action of blood 血液缓冲作用 11.120

buffer action of cerebrospinal fluid 脑脊液缓冲作用 11.125

buffer action of extracellular fluid 细胞外液缓冲作用 11.122

buffer action of skeleton 骨骼缓冲作用 11.126

buffer action of somatic cell 体细胞缓冲作用 11.124

buffer base 缓冲碱 11.130

buffer base except bicarbonate 非碳酸盐缓冲碱 11.133

buffer pair 缓冲对 11.116

buffer system *缓冲系[统] 11.116

buffer system of blood 血液缓冲系统 11.119

buffer system of extracellular fluid 细胞外液缓冲系统 11.121

buffer system of somatic cell 体细胞缓冲系统 11.123

bulbospinal respiratory neuron 延髓脊髓性呼吸神经元 04.031

bulk convection 整体对流 12.398

bulk flow 容积运动 12.397

bullae 肺大疱 08.058

bullae of lung 肺大疱 08.058

C

CA 碳酸酐酶 10.161

cabin altitude 座舱高度 10.027

calcium 钙 11.091

calcium ion 钙离子 11.092

calculated value of maximal voluntary ventilation 最大通气量计算值 09.165

calibration 定标 09.083

cannula 套管 12.293

CAP 社区获得性肺炎 08.106

capillary blood 毛细血管血 10.085

capillary hydrostatic pressure 毛细血管静水压 03.030

capillary leak syndrome 毛细血管渗漏综合征 13.028

capillary pressure *毛细血管压 03.030

capnogram 二氧化碳波形图 10.171

capnometer 二氧化碳测量仪 10.153

carbaminohemoglobin 氨基甲酸血红蛋白 10.106

carbonate 碳酸盐 10.160

carbon dioxide 二氧化碳 10.154

carbon dioxide diffusion of lung 二氧化碳肺内弥散，*二氧化碳弥散 09.200

carbon dioxide discharge 二氧化碳排出量 09.367

carbon dioxide dissociation curve 二氧化碳解离曲线 10.178

carbon dioxide output 二氧化碳产生量 09.366

carbonic acid 碳酸 10.158

carbonic anhydrase 碳酸酐酶 10.161

carbon monoxide 一氧化碳 10.113

carbon monoxide poisoning 一氧化碳中毒 10.114

carboxyhemoglobin 一氧化碳血红蛋白 10.112

cardiac basal segment 内侧底段，＊内基底段 02.150

cardiac cyanosis 心源性发绀 06.046

cardiac dyspnea 心源性呼吸困难 06.029

cardiac output 心排血量，＊心输出量 03.037

cardiogenic limitation 心源性限制 09.392

cardiogenic pulmonary edema 心源性肺水肿 08.258

cardiopulmonary exercise test 运动心肺功能测试，＊心肺运动试验 09.075

cardiovascular system 心血管系统 01.010

carina of trachea 气管隆嵴 02.092

carotid body 颈动脉体 04.052

carotid sinus 颈动脉窦 04.050

CARS 代偿性抗炎症反应综合征 13.016

cartilaginous airway 软骨性气道 02.008

Castleman's disease ＊卡斯尔曼病 08.356

catamenial pneumothorax 月经性气胸 08.322

catheter 导管 12.278

catheter colonization 导管定植 13.008

catheter-related bloodstream infection 导管相关性血流感染 13.005

CAVH 连续性动–静脉血液滤过 13.072

CAVHD 连续性动–静脉血液透析 13.076

CAVHDF 连续性动–静脉血液透析滤过 13.074

CBP 连续性血液净化 13.071

CC 闭合容量 09.185

cellular injury score 细胞损伤评分 13.040

central alveolar hypoventilation syndrome 中枢性肺泡低通气综合征 08.385

central bronchogenic carcinoma 中央型肺癌 08.224

central chemoreceptor 中枢化学感受器 04.040

central cyanosis 中心性发绀 06.044

central fatigue 中枢性疲劳 09.343

central inspiratory activity generator 中枢吸气活动发生器 04.037

central neurotransmitter 中枢神经递质 04.055

central oxygen supply 中心供氧 12.027

central resistance 中心阻力 09.416

central sleep apnea syndrome 中枢型睡眠呼吸暂停综合征 08.373

central vein 中心静脉 03.038

central venous catheter 中心静脉导管 13.053

central venous pressure 中心静脉压 03.039

central venous transmural pressure 中心静脉跨壁压 03.040

centriacinar emphysema 腺泡中央型肺气肿，＊小叶中央型肺气肿 08.055

CEP 慢性嗜酸性粒细胞性肺炎 08.215

CF 囊性纤维化 08.391

C-fiber C 纤维 04.046

CFV 连续气流通气 12.395

channel of Lambert 兰伯特通道 02.161

channel of Martin 马丁通道 02.162

Charles law 查理定律 09.015

chemical asphyxiating gas 化学窒息性气体 05.066

chemical pulmonary edema 化学性肺水肿 08.261

chemical regulation of respiration 呼吸的化学性调节 04.053

chemoreceptor 化学感受器 04.039

chemotherapy 化学疗法，＊化疗 07.056

chest computed tomography 胸部 CT 检查 07.004

chest cuirass 胸甲型呼吸机，＊胸甲式肺 12.420

chest deformity 胸廓畸形 06.060

chest magnetic resonance imaging 胸部磁共振成像 07.006

chest pain 胸痛 06.023

chest shell 胸甲型呼吸机，＊胸甲式肺 12.420

chest ultrasound 胸部超声检查 07.007

chest wall compliance 胸廓顺应性 09.293

chest wall elastance 胸廓弹性阻力 09.233

chest wall inertial resistance 胸廓惯性阻力 09.252

chest wall viscous resistance 胸廓黏性阻力 09.246

chest X-ray 胸部 X 线检查 07.001

Cheyne-Stokes breathing syndrome 陈–施呼吸综合征 08.383

Cheyne-Stokes respiration ＊陈–施呼吸 06.081

chlamydia 衣原体 05.009

Chlamydia pneumoniae pneumonia 肺炎衣原体肺炎 08.132

chloride ion 氯离子 11.083

chloride ion transfer 氯离子转移，＊氯转移 11.109

chlorine 氯 11.082

cholesterol pleurisy 胆固醇性胸膜炎 08.313

chronic bronchitis 慢性支气管炎 08.049

chronic cor pulmonale 慢性肺源性心脏病 08.271

chronic cough 慢性咳嗽 08.035

chronic dilutional hyponatremia　*慢性稀释性低钠血症　11.051

chronic empyema　慢性脓胸　08.309

chronic eosinophilic pneumonia　慢性嗜酸性粒细胞性肺炎　08.215

chronic hematogenous disseminated pulmonary tuberculosis　慢性血行播散型肺结核　08.169

chronic hyperkalemia　慢性高钾血症　11.076

chronic hypertrophic rhinitis　慢性肥厚性鼻炎　08.017

chronic hypervolemic hypernatremia　慢性高容量性高钠血症，*慢性高钠血症，*慢性钠增多性高钠血症　11.059

chronic hypervolemic hyponatremia　慢性高容量性低钠血症　11.051

chronic hypovolemic hypernatremia　慢性低容量性高钠血症，*慢性浓缩性高钠血症　11.062

chronic hypovolemic hyponatremia　慢性低容量性低钠血症，*慢性低钠血症，*慢性缺钠性低钠血症　11.048

chronic laryngitis　慢性喉炎　08.030

chronic mediastinitis　慢性纵隔炎　08.345

chronic mountain sickness　慢性高山病　08.428

chronic nasopharyngitis　慢性鼻咽炎　08.026

chronic obstructive emphysema　慢性阻塞性肺气肿　08.054

chronic obstructive pulmonary disease　慢性阻塞性肺疾病，*慢阻肺　08.059

chronic persistent of asthma　哮喘慢性持续期　08.068

chronic pharyngitis　慢性咽炎　08.027

chronic pharyngolaryngitis　慢性咽喉炎　08.031

chronic potassium-deficit hypokalemia　慢性缺钾性低钾血症，*慢性低钾血症　11.070

chronic pulmonary heart disease　慢性肺源性心脏病　08.271

chronic respiratory acidosis　慢性呼吸性酸中毒　11.151

chronic respiratory alkalosis　慢性呼吸性碱中毒　11.155

chronic respiratory failure　慢性呼吸衰竭　08.411

chronic rhinitis　慢性鼻炎　08.015

chronic shifted hyperkalemia　慢性转移性高钾血症　11.080

chronic simple rhinitis　慢性单纯性鼻炎　08.016

chronic sinusitis　慢性鼻窦炎　08.028

Churg-Strauss syndrome　*许尔-斯特劳斯综合征　08.217

chylothorax　乳糜胸　08.314

cigarette smoke　卷烟烟雾　05.072

cigarette smoking index　吸烟指数　05.079

cigarette tar　烟焦油　05.071

ciliated cell　纤毛细胞　02.113

circulatory hypoxia　循环性缺氧　10.101

CIS　细胞损伤评分　13.040

Clara cell　克拉拉细胞　02.120

classification of asthma　哮喘分级　08.070

clavicle　锁骨　02.194

clearance of lactic acid　乳酸清除率　11.160

clinical pulmonary infection score　临床肺部感染评分　13.043

clinical remission of asthma　哮喘临床缓解期　08.069

closed injury　闭合伤　08.336

closed loop ventilation　闭环通气　12.139

closed model method　*封闭模式法　09.079

closed pneumothorax　闭合性气胸　08.323

closed thoracic drainage　胸腔闭式引流　07.081

closing capacity　闭合容量　09.185

closing volume　闭合容积，*闭合气量　09.186

closing volume curve　闭合容积曲线　09.183

CMV　持续指令通气　12.144，常规机械通气　12.347

CNEP　胸廓外持续负压　12.188

CNPV　持续负压通气　12.151

CO　心排血量，*心输出量　03.037，一氧化碳　10.113

coal worker's pneumoconiosis　煤工尘肺　08.179

coarse crackle　粗湿啰音，*大水泡音　06.103

coarse moist rale　粗湿啰音，*大水泡音　06.103

CO diffusion capacity test　一氧化碳弥散量测定　09.066

CO diffusion capacity test-rebreathing method　一氧化碳弥散量测定-重复呼吸法　09.069

CO diffusion capacity test-single breath method　一氧化碳弥散量测定-单次呼吸法，*一口气法　09.067

CO diffusion capacity test-steady state method　一氧化碳弥散量测定-恒定状态法　09.068

cogwheel breath sound　断续性呼吸音，*齿轮呼吸音　06.099

cogwheel breathing sound　断续性呼吸音，*齿轮呼吸

音 06.099

coin sign 硬币征 06.117

collapse of airway 气道陷闭 09.452

collapse of large airway 大气道陷闭 09.453

collapse of small airway 小气道陷闭 09.454

colloid osmotic pressure 胶体渗透压 11.014

combined cycling 复合转换，*复合切换 12.085

combined oxygen 结合氧 10.058

common cold 普通感冒 08.002

common parameter 公共参数 12.058

community-acquired pneumonia 社区获得性肺炎 08.106

compensated ventilation 通气代偿 09.465

compensating pulmonary hyperinflation 代偿性肺过度充气，*代偿性肺气肿 09.468

compensatory acidosis 代偿性酸中毒 11.145

compensatory alkalosis 代偿性碱中毒 11.146

compensatory anti-inflammatory response syndrome 代偿性抗炎症反应综合征 13.016

compensatory pulmonary hyperinflation 代偿性肺过度充气，*代偿性肺气肿 09.468

complete control of asthma 哮喘完全控制 08.071

compliance 顺应性 09.290

complicated parapneumonic effusion 复杂肺炎旁胸腔积液 08.302

compressibility 可压缩性 09.006

compressible volume factor 压缩容积指数 12.105

compressive atelectasis 压迫性肺不张 08.408

computed tomographic pulmonary angiography CT 肺动脉造影 07.011

computed tomography 计算机体层摄影 07.003

concentrated hyperkalemia 浓缩性高钾血症 11.077

concentration 浓度 10.008

conducting airway 传导气道 02.004

congenital aplasia of lung 先天性肺发育不全 08.394

congenital diaphragmatic hernia 先天性膈疝 08.362

congenital hypoplasia of lung 先天性肺发育不全 08.394

congenital pulmonary arteriovenous malformation 先天性肺动静脉畸形 08.289

congestive hypoxia 淤血性缺氧 10.103

congestive peripheral cyanosis 淤血性周围性发绀 06.048

connecting tube *连接管 12.011

connecting tube of ventilator 呼吸机连接管 12.011

connection of mechanical ventilation 机械通气连接 12.248

connection of positive pressure ventilation 正压通气连接 12.253

constant exercise 恒量运动 09.385

constant flow ventilation 连续气流通气 12.395

continuity equation 连续性方程 09.025

continuous administration of low flow oxygen *持续低流量给氧 10.140

continuous arterio-venous hemodiafiltration 连续性动–静脉血液透析滤过 13.074

continuous arterio-venous hemodialysis 连续性动–静脉血液透析 13.076

continuous arterio-venous hemofiltration 连续性动–静脉血液滤过 13.072

continuous blood purification 连续性血液净化 13.071

continuous flow 持续气流 12.050

continuous flow air feed 持续气流送气 12.048

continuous low-flow oxygen therapy 持续低流量氧疗，*持续低流量吸氧 10.140

continuous mandatory ventilation 持续指令通气 12.144

continuous negative external pressure 胸廓外持续负压 12.188

continuous negative airway pressure 持续气道负压通气 12.151

continuous oscillation 连续性振荡 09.415

continuous positive airway pressure 持续气道正压 12.189，持续气道正压通气 12.252

continuous positive airway pressure ventilator 持续气道正压呼吸机，*CPAP 呼吸机 12.191

continuous veno-venous hemodialysis 连续性静脉–静脉血液透析 13.075

continuous veno-venous hemofiltration 连续性静脉–静脉血液滤过 13.073

contraction 收缩 09.331

controlled oxygen therapy 控制性氧疗 10.138

control of outgoing flow method *控制呼出流量法 09.063

control variable 控制变量 12.059

control ventilation 控制通气 12.148

conus elasticus 弹性圆锥 02.071

convective dispersion 对流扩散 12.399

convective streaming　*对流流动　12.399

conventional mechanical ventilation　常规机械通气　12.347

COP　肺毛细血管临界开放压　03.057,隐源性机化性肺炎　08.198

COPD　慢性阻塞性肺疾病,*慢阻肺　08.059

cor pulmonale　肺源性心脏病,*肺心病　08.269

costal pleura　肋胸膜　02.219

costochondritis　肋软骨炎　08.342

costodiaphragmatic recess　肋膈隐窝　02.225

costomediastinal recess　肋纵隔隐窝　02.226

costophrenic groove　肋膈沟　06.065

cough　咳嗽　06.001

cough assistant machine　咳痰机　12.423

cough provocative test　咳嗽激发试验,*咳嗽敏感性试验　08.040

cough reflex　咳嗽反射　04.082

cough variant asthma　咳嗽变异性哮喘　08.082

CPAP　持续气道正压通气　12.252

CPET　运动心肺功能测试,*心肺运动试验　09.075

CPIS　临床肺部感染评分　13.043

crackle　06.102　湿啰音

CRBSI　导管相关性血流感染　13.005

crepitus　捻发音,*捻发性啰音　06.107

cricoarytenoid joint　环杓关节　02.069

cricoid cartilage　环状软骨　02.063

cricothyroid　环甲肌　02.076

cricothyroid joint　环甲关节　02.068

cricothyroid membrane　*环甲膜　02.071

cricothyroidotomy　环甲膜切开术　12.258

cricotracheal ligament　环状软骨气管韧带　02.067

critical care medicine　危重症医学　01.022

croup syndrome　*哮吼综合征　08.008

cryotherapy　冷冻疗法　07.045

cryptococcal antigen latex agglutination test　隐球菌抗原乳胶凝集试验　07.038

cryptogenic organizing pneumonia　隐源性机化性肺炎　08.198

crystal osmotic pressure　晶体渗透压　11.007

CSAS　中枢型睡眠呼吸暂停综合征　08.373

CSS　陈-施呼吸综合征　08.383,*许尔-斯特劳斯综合征　08.217

CT　计算机体层摄影　07.003

CTEPH　慢性血栓栓塞性肺动脉高压　08.285

CTPA　CT肺动脉造影　07.011

cuff leak trial　气囊漏气试验　12.374

cuff of tracheal catheter　气管导管气囊　12.288

cuirass respirator　胸甲型呼吸机,*胸甲式肺　12.420

cupula of pleura　胸膜顶　02.222

curved forceps　操作弯钳　12.277

CV　闭合容积,*闭合气量　09.186,控制通气　12.148

CVA　咳嗽变异性哮喘　08.082

CVC　中心静脉导管　13.053

CVP　中心静脉压　03.039

CVVH　连续性静脉-静脉血液滤过　13.073

CVVHD　连续性静脉-静脉血液透析　13.075

cyanosis　发绀,*紫绀　06.043

cycling variable　转换变量,*切换变量　12.063

cylindrical bronchiectasis　柱型支气管扩张　08.088

cyst　囊肿　08.347

cystic adenoid carcinoma of bronchus　支气管腺样囊性癌　08.243

cystic bronchiectasis　囊状支气管扩张　08.090

cystic fibrosis　囊性纤维化　08.391

cytomegalovirus pneumonia　巨细胞病毒肺炎　08.129

D

Dagalas bag method　道格拉斯气袋法　09.076

Dalton law　道尔顿定律　09.018

dead space　无效腔,*死腔　09.121

dead space effect　无效腔效应,*死腔效应　09.214

dead space ventilation　无效腔通气量　09.126

decelerating wave　递减波　12.099

decompensated acidosis　失代偿性酸中毒　11.147

decompensated alkalosis　失代偿性碱中毒　11.148

decompensated ventilation　通气失代偿　09.466

decompression sickness　减压病　08.425

decompressor of respirator　呼吸机减压装置,*呼吸机减压器,*减压表　12.031

decreased diffusion capacity of carbon monoxide　一氧化碳弥散量下降　09.462

deep branch　*深支　03.009

dehydration　脱水,*失水　11.024

delay time　延迟时间　12.243

demand valve　按需阀　12.045

demand valve air feed　按需阀送气　12.047

deoxyhemoglobin　去氧血红蛋白，*还原型血红蛋白　10.110

dependent variable　因变量　12.057

desensitization therapy　*脱敏疗法　08.074

desquamative interstitial pneumonia　脱屑性间质性肺炎　08.201

dew point　露点　05.025

β-D-glucan test　β-D-葡聚糖试验，*G 试验　07.037

diagnostics of respiratory disease　呼吸疾病诊断学　01.003

diagnostic surgery　诊断性手术　07.065

diagnostic thoracentesis　诊断性胸腔穿刺术　07.032

diaphragm　膈肌　02.201，横膈　02.229

diaphragmatic electromyogram　膈肌肌电图　09.354

diaphragmatic fatigue　*膈肌疲劳　09.341

diaphragmatic hernia　膈疝　08.361

diaphragmatic muscle endurance time　膈肌耐受时间，*膈肌限制时间　09.353

diaphragmatic paralysis　膈肌麻痹　08.359

diaphragmatic pleura　膈胸膜　02.221

diaphragmatic respiration　腹式呼吸　06.076

diaphragmatic tension-time index　膈肌张力时间指数　09.352

difference between peak airway pressure and plateau pressure　气道峰压与平台压差　12.205

difference between resistance 5 and resistance 20　阻抗 5 与阻抗 20 的差　09.423

difficult-to-control asthma　难治性哮喘　08.080

diffuse empyema　全脓胸　08.311

diffuse interstitial pulmonary fibrosis　弥漫性肺间质纤维化　12.330

diffuse lung injury　弥漫性肺损伤　12.329

diffuse malignant pleural mesothelioma　弥漫性恶性胸膜间皮瘤　08.330

diffuse panbronchiolitis　弥漫性泛细支气管炎　08.098

diffuse parenchymal lung disease　弥漫性实质性肺疾病　08.188

diffusing capacity　*肺弥散量　09.204

diffusion capacity for carbon monoxide per liter of alveolar volume　每升肺泡容积的一氧化碳弥散量，*比弥散量，*一氧化碳比弥散量　09.208

diffusion capacity of carbon dioxide of lung　肺二氧化碳弥散量，*二氧化碳弥散量　09.205

diffusion capacity of carbon monoxide of lung　肺一氧化碳弥散量，*一氧化碳弥散量　09.207

diffusion capacity of oxygen of lung　肺氧弥散量，*氧弥散量　09.206

diffusion capacity of lung　肺弥散量　09.204

diffusion coefficient　弥散系数　09.209

diffusion defect　弥散障碍　09.461

diffusion disorder　弥散障碍　09.461

diffusion limitation　扩散限制　09.201

diffusion of lung　肺弥散　09.195

dilutional hypokalemia　稀释性低钾血症　11.072

dilutional hyponatremia　*稀释性低钠血症　11.049

DIP　脱屑性间质性肺炎　08.201

2, 3-diphosphoglyceric acid　2,3-二磷酸甘油酸　10.067

direct alveolar ventilation　直接肺泡通气　12.396

direct discontinuing ventilatory support　直接停机法　12.366

direct drive　直接驱动　12.036

directly measured lung volume　直接测定肺容量　09.110

direct preset tidal volume　直接设置潮气量，*直接设置潮气容积　12.225

disease of pleura　胸膜疾病　08.293

dissolved carbon dioxide　溶解二氧化碳，*物理溶解二氧化碳　10.155

dissolved oxygen　溶解氧　10.057

distal end of the connecting tube　连接管远端　12.018

distilled water provocation test　蒸馏水激发试验　09.180

distribution effect　分布效应　09.210

dorsal respiratory group　背侧呼吸组　04.007

dorsomedian line　后正中线　02.021

dose of the bronchoconstrictor trigger which causes a fall of 20% in FEV$_1$　第 1 秒用力呼气容积下降 20%激发剂量　09.174

double-circuit ventilator　双回路呼吸机　12.035

double gas path　双气路　12.013

double inspiration　双吸气　06.036

downstream airway　下游气道　09.272

doxapram　多沙普仑，*吗乙苯吡酮　07.099

DPB　弥漫性泛细支气管炎　08.098

2, 3-DPG　2,3–二磷酸甘油酸　10.067

DPI　干粉吸入器　07.090

DPLD　弥漫性实质性肺疾病　08.188

DPLD-associated with connective tissue disease　结缔组织病性弥漫性实质性肺疾病　08.191

DPLD-associated with granulomatous disease　肉芽肿所致弥漫性实质性肺疾病　08.193

DPLD of known cause　已知原因的弥漫性实质性肺疾病　08.189

drainage　引流　07.074

drainage of alveolus　肺泡引流　07.078

drainage of respiratory system　呼吸系统引流　07.079

drainage of trachea　气管引流　07.077

DRG　背侧呼吸组　04.007

driving pressure　驱动压　09.263

dropsy　＊积水　11.030

drug-induced asthma　药物性哮喘　08.084

drug-induced DPLD　药物性弥漫性实质性肺疾病　08.190

dry cough　干性咳嗽，＊干咳　06.003

dry powder inhaler　干粉吸入器　07.090

dry rale　干啰音　06.108

dry rolling seal spirometer　干式肺量计　09.041

dual acid-base disorders　双重酸碱失衡　11.170

dual control mode　双重控制模式　12.140

dual metabolic acid-base disorders　双重代谢性酸碱失衡　11.172

dullness　浊音　06.054

dust　粉尘　05.056

dust cell　尘细胞　02.170

duststorm　尘暴　05.043

dynamic chest wall compliance　动态胸廓顺应性　09.309

dynamic compliance　动态顺应性　09.303

dynamic compliance of respiratory system　动态呼吸系统顺应性　09.307

dynamic lung compliance　动态肺顺应性　09.308

dynamic lung compliance at certain respiratory frequency　特定呼吸频率顺应性　09.316

dynamic lung compliance at 20 times per minute of respiratory frequency　动态顺应性20　09.304

dynamic lung compliance at 40 times per minute of respiratory frequency　动态顺应性40　09.305

dynamic lung compliance at 60 times per minute of respiratory frequency　动态顺应性60　09.306

dynamic pulmonary hyperinflation　动态肺过度充气　09.468

dynamic respiratory loop　动态呼吸环　09.393

dyspnea　呼吸困难　06.026

dyspnea index　呼吸困难指数　09.391

dyspneoneurosis　神经性呼吸困难，＊精神神经性呼吸困难　06.035

E

EAA　外源性变应性肺泡炎，＊外因性变应性肺泡炎　08.183

early goal-directed therapy　早期目标指导治疗　13.083

early inspiratory neuron　早期吸气神经元　04.016

EB　嗜酸性粒细胞性支气管炎　08.097

EBUS　经支气管镜腔内超声　07.023

ECCO₂R　体外二氧化碳去除　12.403

ECMO　体外膜氧合器，＊体外膜肺　12.401

edema　水肿，＊浮肿　11.029

EELV　呼气末肺容量　09.105

effective compliance　有效顺应性　12.106

effective cough　有效咳嗽　06.021

efferent tidal volume　输出潮气容积，＊输出潮气量　12.227

effort-dependent part　用力依赖部分　09.154

EFL　呼气气流受限　09.449

EGDT　早期目标指导治疗　13.083

egophony　羊鸣音　06.114

elastance　弹性阻力　09.230

elastic cone　弹性圆锥　02.071

elastic fibrous layer　弹性纤维层　02.110

elasticity　弹性　09.229

elastic ventilator　电动呼吸机　12.003

electric neutrality　电中性　11.112

electric neutrality law　电中性定律　11.113

electronically-controlled electrically-powered ventilator　电控电动呼吸机　12.006

electronically-controlled pneumatic-driven ventilator　电控气动呼吸机　12.007

electronic bronchoscope　电子支气管镜　07.015

electronic oxygen concentrator　制氧机　12.028

electrophrenic respiration　膈神经电刺激呼吸　09.355

elemental diet　要素饮食　13.057

ELVR　内镜下肺减容术　07.047

emphysema　肺气肿　08.050

empyema　*脓胸　08.307

EN　肠内营养　13.047

encapsulated pleural effusion　包裹性胸腔积液　08.297

end expiration　呼气末　10.014

end-expiratory hold　呼气末屏气　12.223

end-expiratory lung volume　呼气末肺容量　09.105

end-expiratory positive pressure　呼气末正压　12.185

end-expired gas　呼气末气　10.015

end-inspiratory hold　吸气末屏气　12.222

end-inspiratory positive pressure　吸气末正压　12.200

end-inspiratory volume　吸气末肺容量　09.099

endobronchial brachytherapy　腔内近程放疗　07.052

endobronchial therapy　经支气管镜腔内介入治疗　07.039

endobronchial tuberculosis　支气管内膜结核, *支气管结核　08.171

endobronchial ultrasonography　经支气管镜腔内超声　07.023

endoscopic lung volume reduction　内镜下肺减容术　07.047

endothoracic fascia　胸内筋膜　02.207

endotracheal intubation　气管插管术　12.264

endotracheal stent implantation　气道内支架植入术　07.053

enteral nutrition　肠内营养　13.047

enterogenous cyanosis　肠源性发绀, *肠源性青紫症　06.051

enterogenous cyst　肠源性囊肿　08.350

environmental calibration　环境定标　09.084

environmental tobacco smoke　环境烟草烟雾　05.073

eosinophilic bronchitis　嗜酸性粒细胞性支气管炎　08.097

eosinophilic granulomatosis　嗜酸性肉芽肿　08.211

eosinophilic nonallergic rhinitis　嗜酸细胞增多性非变应性鼻炎　08.024

EPAP　呼气相压力　12.197

epigastric angle　腹上角　02.017

epiglottic cartilage　会厌软骨　02.064

EPP　等压点　09.269

EPSC　兴奋性突触后电流　04.061

EPSP　兴奋性突触后电位　04.059

equal pressure point　等压点　09.269

equivalence　当量　11.004

ergometer　功率计　09.387

ergometric bicycle　自行车功率计　09.388

ERV　补呼气量, *补呼气容积　09.097

esophageal hiatal hernia　食管裂孔疝　08.365

esophageal pressure　食管内压　09.258

esophageal-tracheal combitube　食管–气管联合导管, *食管–气管联合通气道　12.278

ETC　食管–气管联合导气管, *食管–气管联合通气道　12.278

ethmoidal cellules　*筛小房　02.054

ethmoidal sinus　筛窦　02.054

etiology　病因　01.017

ETS　环境烟草烟雾　05.073

eventration of diaphragm　膈肌膨出　08.360

exchangeable sodium　可交换钠　11.044

excitation-contraction coupling　兴奋–收缩偶联　09.325

excitatory lung reflex　兴奋性肺反射　04.081

excitatory postsynaptic current　兴奋性突触后电流　04.061

excitatory postsynaptic potential　兴奋性突触后电位　04.059

exercise-induced asthma　运动性哮喘　08.083

exercise load　运动负荷　09.386

exercise test apparatus　运动试验仪　09.074

exercising provocation test　运动激发试验　09.178

exhalation valve　呼气阀　12.040

exit-site infection　出口部位感染　13.011

expectoration　咳痰　06.002

expiration　呼气　09.117

expiration tube　呼气管　12.015

expiratory branch　呼气端　12.019

expiratory dyspnea　呼气性呼吸困难　06.031

expiratory flow limitation　呼气气流受限　09.449

expiratory flow-volume curve　呼气流量–容积曲线　09.130

expiratory muscle　呼气肌　02.200

expiratory neuron　呼气神经元　04.019

expiratory phase　呼气相　12.195

expiratory phase Ⅰ　第一呼气相　04.029

expiratory phase Ⅱ　第二呼气相　04.030

expiratory phase intermittent shunt　呼气相间歇性分流　09.224

expiratory phase time　呼气相时间　12.199

expiratory positive airway pressure　呼气相压力　12.197

expiratory pressure slope　呼气压力坡度　12.096

expiratory process　呼气过程　12.055

expiratory reserve volume　补呼气量，*补呼气容积　09.097

expiratory security valve　呼气安全阀　12.117

expiratory synchrony　呼气过程同步　12.247

expiratory tidal volume　呼气潮气容积，*呼气潮气量　12.230

expiratory time　呼气时间　12.213

expired gas　呼出气　10.011

external cannula　外套管　12.297

external environment　外环境　11.016

external nose　外鼻　02.039

external respiration　外呼吸　09.115

extra-alveolar air　肺泡外气体　12.328

extra-alveolar capillary　肺泡外毛细血管　03.018

extracellular fluid　细胞外液　11.019

extracellular fluid base excess　细胞外液碱剩余　11.139

extracorporeal carbon dioxide removal　体外二氧化碳去除　12.403

extracorporeal membrane oxygenator　体外膜氧合器，*体外膜肺　12.402

extrathoracic nonfixed obstruction of large airway　胸廓外非固定性大气道阻塞　09.458

extrinsic allergic alveolitis　外源性变应性肺泡炎，*外因性变应性肺泡炎　08.183

exudate　渗出液　11.041

F

face mask　面罩　12.314

false trigger　假触发　12.073

familial bronchial dilation　*家族性支气管扩张症　08.094

familial pulmonary arterial hypertention　家族性肺动脉高压　08.276

farmer's lung　农民肺　08.184

fast alveoli　快肺泡　09.311

fast Fourier transformation　快速傅里叶转换　09.073

fat embolism syndrome　脂肪栓塞综合征　08.265

FDC　频率依赖性动态顺应性　09.314

feedback　反馈　04.073

feedback regulation　反馈调节　04.074

feed forward regulation　前馈调节　04.075

FEF_{25}　用力呼出 25% 肺活量的呼气流量，*75%用力肺活量呼气流量　09.142

FEF_{50}　用力呼出 50% 肺活量的呼气流量，*50%用力肺活量呼气流量　09.143

FEF_{75}　用力呼出 75% 肺活量的呼气流量，*25%用力肺活量呼气流量　09.144

$FEF_{25\%\sim75\%}$　*用力呼气中期流量　09.136

FES　脂肪栓塞综合征　08.265

$FEV_{0.5}$　0.5 秒用力呼气容积　09.158

FEV_1　第 1 秒用力呼气容积，*一秒量　09.159

FEV_2　2 秒用力呼气容积　09.160

FEV_3　3 秒用力呼气容积　09.161

FEV_6　6 秒用力呼气容积　09.162

FFT　快速傅里叶转换　09.073

fiberoptic bronchoscopy guided endotracheal intubation　纤支镜引导气管插管　12.273

fibrinous pleurisy　纤维蛋白性胸膜炎，*干性胸膜炎　08.305

fibroma of lung　肺纤维瘤　08.250

fibrothorax　纤维胸　08.316

filter　过滤器　12.033

fine crackle　细湿啰音，*小水泡音　06.105

fine moist rale　细湿啰音，*小水泡音　06.105

FiO_2 alarm　吸氧浓度报警　12.133

fissure of glottis　声门裂　02.089

FIVC　用力吸气肺活量　09.140

fixed acid　*固定酸　11.107

fixed buffer pair　不变缓冲对　11.118

fixed obstruction of large airway　固定性大气道狭窄　09.456

flail chest　连枷胸　08.337

flat chest　扁平胸　06.061

flatness　实音　06.056

flexible bronchoscope　纤维支气管镜，*纤支镜

混合呼出气氧浓度　10.048

fractional inspiratory time　吸气时间分数　12.217

fractional vital capacity　分次肺活量　09.102

fraction of inspired oxygen alarm　吸氧浓度报警　12.133

FRC　功能残气量　09.104

FRC/TLC　功能残气量肺总量百分比　09.109

free rib　浮肋　02.192

frequency　频率　12.375

frequency dependence of dynamic compliance　频率依赖性动态顺应性　09.314

frictional resistance　*摩擦阻力　09.235

frontal sinus　额窦　02.053

full face mask　全面罩　12.317

functional hemodynamic monitoring　功能性血流动力学监测　13.024

functional residual capacity　功能残气量　09.104

functional shunt　功能性分流　09.222

function residual capacity measurement apparatus　功能残气量测定仪　09.053

fungus　真菌　05.004

funnel chest　漏斗胸　06.067

FVC　用力肺活量　09.135

F-V curve　流量–容积曲线，*流量–容积环　09.127

G

galactomannan antigen test　半乳甘露聚糖抗原试验，*GM 试验　07.036

gas　气体　09.003

gas concentration　气体浓度　10.009

gas diffusion　气体弥散　09.194

gas diffusion rate　气体弥散速率　09.203

gaseous phase diffusion　气相弥散　09.196

gas exchange defect　换气功能障碍　09.460

gas path　*气路　12.011

gas supply alarm　气源报警　12.134

gastroesophageal reflux cough　胃食管反流性咳嗽　08.036

Gay-Lussac law　盖吕萨克定律　09.016

GCS　格拉斯哥昏迷量表　13.038

general breathing　自然呼吸　12.208

general intensive care unit　综合性加强监护病房，*综合性重症监护室　13.003

geographic environment　地理环境　05.013

GERC　胃食管反流性咳嗽　08.036

giant cell interstitial pneumonia　巨细胞间质性肺炎　08.192

Gibson membrane　*吉布森膜　02.208

GINA　全球哮喘防治创议　08.075

GIP　巨细胞间质性肺炎　08.192

Glasgow coma scale　格拉斯哥昏迷量表　13.038

global initiative for asthma　全球哮喘防治创议　08.075

global initiative for chronic obstructive lung disease　慢性阻塞性肺疾病全球创议　08.060

GM test　半乳甘露聚糖抗原试验，*GM 试验　07.036

goblet cell　杯状细胞　02.114

GOLD　慢性阻塞性肺疾病全球创议　08.060

Goodpasture syndrome　肺出血肾炎综合征　08.221

gravity dependence of air distribution　气体分布的重力依赖性　09.192

gravity dependence of blood distribution　血流分布的重力依赖性　09.193

gravity dependence of thoracic negative pressure　胸腔负压的重力依赖性　09.191

greenhouse effect　温室效应　05.054

greenhouse gas　温室气体　05.055

gut-derived infection　肠源性感染　13.007

H

Haemophilus influenzae pneumonia　流感嗜血杆菌肺炎　08.117

Haldane effect　霍尔丹效应　10.179

hamartoma of lung　肺错构瘤　08.253

HAP　医院获得性肺炎　08.108

Harrison's groove　*哈里森沟　06.065

haze　霾　05.047

Hb　血红蛋白　10.105

HbCO　一氧化碳血红蛋白　10.112

HbNHCOOH　氨基甲酸血红蛋白　10.106

HbO$_2$　氧合血红蛋白　10.109

HD　血液透析　13.065

He　氦气　12.413

healthcare-associated pneumonia　*健康护理相关肺炎　08.110

heart failure cell　心衰细胞，*心力衰竭细胞　02.171

heat and moisture exchanger　湿热交换器　12.023

heavy smoking　重度吸烟　05.082

heliox mixture ventilation　氦–氧混合气通气　12.412

helium　氦气　12.413

hematic phase diffusion　血相弥散　09.198

hematogenous disseminated pulmonary tuberculosis　血行播散型肺结核　08.166

hematogenous lung abscess　血源性肺脓肿　08.163

hemic hypoxia　血液性缺氧　10.099

hemodialysis　血液透析　13.065

hemodynamics　血流动力学　01.016

hemofiltration　血液滤过　13.070

hemoglobin　血红蛋白　10.105

hemoglobinopathy　血红蛋白病　10.111

hemoglobin oxygen capacity　血红蛋白氧容量　10.052

hemoglobin oxygen content　血红蛋白氧含量　10.054

hemoglobin oxygen saturation　血红蛋白氧饱和度　10.056

hemoperfusion　血液灌流　13.067

hemopneumothorax　血气胸　08.326

hemoptysis　咯血　06.015

hemothorax　血胸　08.315

hepatopulmonary syndrome　肝肺综合征　08.291

hereditary hemorrhagic telangiectasia　遗传性出血性毛细血管扩张症　08.288

Hering-Breuer reflex　*黑伯反射　04.084

herpes simplex virus pneumonia　单纯疱疹病毒肺炎　08.128

Hertz　赫兹　12.378

HF　血液滤过　13.070

HFCWO　高频胸壁振荡　12.388

HFF　高频疲劳　09.345

HFJV　高频喷射通气　12.383

HFOV　高频振荡通气　12.386

HFPPV　高频正压通气　12.382

HFV　高频通气　12.380

HHT　遗传性出血性毛细血管扩张症　08.288

hiatal hernia　食管裂孔疝　08.365

hiatus hernia　食管裂孔疝　08.365

high-altitude pulmonary edema　高原肺水肿　08.260

high anion gap metabolic acidosis　高阴离子隙性代谢性酸中毒　11.166

high concentration oxygen therapy　高浓度氧疗　10.142

high-flow oxygen therapy　高流量氧疗，*高流量吸氧　10.141

high frequency　高频　12.377

high frequency chest wall oscillation　高频胸壁振荡　12.388

high frequency chest wall oscillation ventilator　高频胸壁振荡呼吸机　12.389

high frequency electricity　高频电[流]　07.042

high frequency electrotherapy　高频电疗法　07.043

high frequency fatigue　高频疲劳　09.345

high frequency flow interrupter HFOV　高频气流阻断式高频振荡通气　12.392

high frequency jet ventilation　高频喷射通气　12.383

high frequency jet ventilator　高频喷射呼吸机　12.384

high frequency oscillation ventilation　高频振荡通气　12.386

high frequency oscillation ventilator　高频振荡呼吸机　12.387

high frequency oscillatory wave　高频振荡波　09.410

high frequency positive pressure ventilation　高频正压通气　12.382

high frequency ventilation　高频通气　12.380

high frequency ventilator　高频呼吸机　12.381

high level PEEP　高水平呼气末正压　12.363

high level positive end-expiratory pressure　高水平呼气末正压　12.363

highly pathogenic avian influenza A infection in human　人感染高致病性禽流感　08.012

high minute volume ventilation alarm　高通气量报警　12.130

high pressure alarm　高压报警　12.126

high-pressure nervous syndrome　高压神经综合征　08.426

high respiratory rate alarm　高呼吸频率报警　12.132

high tidal volume　*大潮气量，大潮气容积　12.355

high tidal volume alarm　高潮气量报警　12.128

high tidal volume ventilation　*大潮气量机械通气，大

潮气容积机械通气 12.358

high-volume low-pressure cuff 低压高容气囊 12.290

high-volume zero-pressure cuff 无压高容气囊 12.291

hilum of lung 肺门 02.133

histiocytosis X * 组织细胞增多症 X 08.210

histogenous hypoxia 组织性缺氧 10.104

histoplasmosis 组织胞浆菌病 08.149

HME 湿热交换器 12.023

hold breath test 屏气试验 06.118

hole of gas leak 漏气孔 12.043

home oxygen therapy 家庭氧疗 10.152

Hoover sign 胡佛征 06.119

horizontal fissure of right lung 〔右肺〕水平裂 02.138

Horner syndrome 霍纳综合征 08.234

hospital-acquired pneumonia 医院获得性肺炎 08.108

host machine of ventilator 呼吸机主机 12.051

HPS 肝肺综合征 08.291

HPV 缺氧性肺血管收缩 10.120

HRRmax 最大心率储备 09.394

humidification therapy 湿化疗法,* 湿化治疗 07.085

humidifier 湿化器 12.021

humidity 湿度 05.022

hydrogen ion 氢离子 11.101

hydromechanics 流体力学 01.015

hydrops 积液 11.030

hyperbaric oxygen 高压氧 10.147

hyperbaric oxygen chamber 高压氧舱 10.148

hyperbaric oxygen therapy 高压氧疗 10.149

hypercalcemia 高钙血症 11.095

hypercapnia 高碳酸血症 10.180

hypercapnic respiratory failure 高碳酸血症型呼吸衰竭 08.417

hypercapnic ventilatory response 高二氧化碳通气应答,* 高碳酸血症通气反应试验 04.067

hyperchloremia 高氯血症 11.085

hyperchloric acidosis 高氯性酸中毒 11.162

hyperkalemia 高钾血症 11.074

hyperkalemic acidosis 高钾性酸中毒 11.168

hyperlactacidemia 高乳酸血症 11.158

hypermagnesemia 高镁血症 11.090

hypernatremia 高钠血症 11.056

hyperphosphatemia 高磷血症 11.100

hyperpnea 呼吸过度,* 呼吸增强,* 呼吸深快 06.038

hyperresonance 过清音 06.057

hypersensitivity pneumonitis * 过敏性肺炎 08.183

hypertonia 高渗压 11.011

hypertonic dehydration 高渗性脱水,* 高渗性失水 11.027

hypertonic saline provocation test 高渗盐水激发试验 09.181

hyperventilation syndrome 高通气综合征 08.381

hypervolemic hypernatremia 高容量性高钠血症,* 钠增多性高钠血症 11.057

hypervolemic hyponatremia 高容量性低钠血症 11.049

hypobaric hypoxia 低压性缺氧 10.097

hypocalcemia 低钙血症 11.096

hypocapnia 低碳酸血症 10.185

hypochloremia 低氯血症 11.084

hypochloremic alkalosis 低氯性碱中毒 11.169

hypokalemia 低钾血症 11.066

hypokalemic alkalosis 低钾性碱中毒 11.167

hypokinetic hypoxia * 动力性缺氧 10.101

hypomagnesemia 低镁血症 11.088

hyponatremia 低钠血症 11.045

hypoosmolality 低渗压 11.010

hypophosphatemia 低磷血症 11.099

hypopnea * 低通气 08.376

hyposensitization therapy * 减敏疗法 08.074

hypostatic atelectasis 坠积性肺不张 08.409

hypotonic dehydration 低渗性脱水,* 低渗性失水 11.026

hypotonic hypoxia 低张性缺氧 10.094

hypoventilation 通气不足 09.467

hypovolemic hypernatremia 低容量性高钠血症,* 浓缩性高钠血症 11.060

hypovolemic hyponatremia 低容量性低钠血症,* 缺钠性低钠血症 11.046

hypovolemic shock 低血容量性休克 13.020

hypoxemia 低氧血症 10.093

hypoxemic respiratory failure 低氧血症型呼吸衰竭 08.416

hypoxia 缺氧 10.092

hypoxia challenge test 低氧激发试验 10.029

hypoxic cell damage 缺氧性细胞损伤 10.119

hypoxic deacclimatization 低氧脱习服,* 低氧习服脱

失 10.034

hypoxic hypoxia ＊乏氧性缺氧 10.094

hypoxic pulmonary vasoconstriction 缺氧性肺血管收缩 10.120

hypoxic ventilatory response 低氧通气应答，＊低氧通气反应试验 04.066

hysteresis 滞后现象 09.298

Hz 赫兹 12.378

I

IAR 速发相哮喘反应 08.077

iatrogenic pneumothorax 医源性气胸 08.321

IC 深吸气量 09.100

ICU 加强监护病房，＊重症监护室 13.001

ideal fluid 理想流体 09.009

ideal gas 理想气体 09.008

ideal gas equation 理想气体方程 09.017

ideal gas law 理想气体定律 09.013

ideal liquid 理想液体 09.010

idiopathic interstitial pneumonia 特发性间质性肺炎 08.194

idiopathic pulmonary arterial hypertention 特发性动脉型肺动脉高压 08.275

idiopathic pulmonary fibrosis 特发性肺纤维化 08.196

idiopathic pulmonary hemosiderosis 特发性肺含铁血黄素沉着症 08.207

idiopathic pulmonary hypertension 特发性肺动脉高压 08.273

I：E in/out alarm 吸呼气时间比报警，＊吸呼比报警 12.138

I/E ratio 吸呼气时间比，＊吸呼比 12.214

IFL 吸气气流受限 09.455

IGRA γ干扰素释放试验 08.174

IIP 特发性间质性肺炎 08.194

ILD ＊间质性肺疾病 08.188

ILV 分侧肺通气 12.409

immediate asthmatic reaction 速发相哮喘反应 08.077

immotile ciliary syndrome ＊纤毛不动综合征 08.092

immunoadsorption 免疫吸附 13.069

immunocompromised host pneumonia 免疫低下宿主肺炎 08.111

immunotherapy 免疫治疗 07.072

impedance 呼吸总阻抗 09.418

improving tissue oxygen supply 改善组织供氧 13.078

impulse 脉冲 09.402

impulse oscillometer 脉冲振荡仪 09.071

impulse oscillometry system 脉冲振荡技术 09.072

impulse signal 脉冲信号 09.403

IMV 间歇指令通气，＊间歇强制通气 12.157

incision of trachea 气管切开 12.256

incompletely reversible airflow limitation 不完全可逆性气流受限，＊不完全可逆性气流阻塞 09.459

incremental exercise 增量运动 09.382

independent lung ventilation 分侧肺通气 12.409

independent variable 自变量 12.056

indicating balloon ＊指示气囊 12.292

indicating balloon of tracheal catheter 气管导管指示气囊 12.292

indication of oxygen therapy 氧疗指证 10.124

indirect drive 间接驱动 12.037

indirectly measured lung volume 间接测定肺容量 09.111

indirect preset tidal volume 间接设置潮气量，＊间接设置潮气容积 12.226

indoor pollution 室内污染 05.048

industrial dust 生产性粉尘 05.057

industry pollution source 工业污染源 05.032

ineffective cough 无效咳嗽 06.022

inertia 惯性 09.248

inertial resistance 惯性阻力 09.249

inferior lingular segment 下舌段 02.145

inferior mediastinum 下纵隔 02.232

influenza 流行性感冒，＊流感 08.011

influenza A (H₁N₁) flu 甲型 H_1N_1 流感 08.013

influenza virus pneumonia 流感病毒肺炎 08.125

infraclavicular fossa 锁骨下窝 02.033

infraglottic cavity 声门下腔 02.088

infrapulmonary effusion 肺下积液 08.299

infrascapular line ＊肩胛下角线 02.028

infrascapular region 肩胛下区 02.035

infrasternal angle ＊胸骨下角 02.017

infusion-related bloodstream infection 输注液相关血流感染 13.006

inhalable dust 可吸入性粉尘 05.062

inhalable particle 可吸入颗粒物 05.040

inhalation injury 吸入性损伤 08.048

inhalation therapy 吸入疗法 07.087

inhaled nitric oxide therapy 一氧化氮吸入疗法 12.414

inhaled surfactant therapy 表面活性物质吸入疗法 12.416

inhibitory breathing 抑制性呼吸 06.084

inhibitory postsynaptic current 抑制性突触后电流 04.062

inhibitory postsynaptic potential 抑制性突触后电位 04.060

initial length of muscle 肌肉初长度 09.324

injury 损伤 08.421

inner cannula 内套管 12.296

inorganic dust 无机粉尘 05.058

INPV 间歇负压通气 12.326

inspiration 吸气 09.116

inspiration tube 吸气管 12.014

inspiratory branch 吸气端 12.020

inspiratory capacity 深吸气量 09.100

inspiratory crackle 爆裂音 06.106

inspiratory dyspnea 吸气性呼吸困难 06.030

inspiratory-expiratory cycling 吸呼气转换,＊吸呼气切换 12.080

inspiratory-expiratory switch-over 吸呼气转换,＊吸呼气切换 12.080

inspiratory flow 吸气流量 12.102

inspiratory flow limitation 吸气气流受限 09.455

inspiratory muscle 吸气肌 02.199

inspiratory neuron 吸气神经元 04.015

α-inspiratory neuron α吸气神经元 04.032

β-inspiratory neuron β吸气神经元 04.033

inspiratory off-switch mechanism 吸气切断机制 04.038

inspiratory phase 吸气相 04.028, 12.194

inspiratory phase time 吸气相时间 12.198

inspiratory positive airway pressure 吸气相压力 12.196

inspiratory pressure slope 吸气压力坡度 12.095

inspiratory process 吸气过程 12.054

inspiratory reserve volume 补吸气量,＊补吸气容积 09.096

inspiratory safety valve 吸气安全阀 12.120

inspiratory synchrony 吸气过程同步 12.245

inspiratory tidal volume 吸气潮气容积,＊吸气潮气量 12.229

inspiratory time 吸气时间 12.212

inspiratory to expiratory ratio 吸呼气时间比,＊吸呼比 12.214

inspiratory to expiratory ratio in/out alarm 吸呼气时间比报警,＊吸呼比报警 12.138

inspiratory trigger 吸气触发 12.066

inspiratory trigger synchrony 吸气触发同步 12.244

inspiratory vital capacity 吸气肺活量 09.103

inspiratory wheeze 吸气喘鸣,＊喘鸣 06.111

inspired gas 吸入气 10.010

inspired oxygen flow 吸入气氧流量 10.036

insufflation time 送气时间 12.220

integrated-flow body plethysmograph 流量型体积描记仪,＊流量型体描仪 09.049

intensive care unit 加强监护病房,＊重症监护室 13.001

intercostal artery 肋间动脉 02.213

intercostales externi 肋间外肌 02.202

intercostales interni 肋间内肌 02.203

intercostales intimi 肋间最内肌 02.204

intercostal lymph node 肋间淋巴结 02.178

intercostal motor unit 肋间运动单位 09.329

intercostal nerve 肋间神经 02.210

intercostal space 肋间隙 02.030

intercostal vein 肋间静脉 02.214

interferon-gamma release assay γ干扰素释放试验 08.174

interlobar effusion 叶间积液 08.298

intermediate bronchus 中间段支气管 02.148

intermediate cavity of larynx 喉中间腔 02.087

intermittent discontinuing of ventilatory support 间断停机法 12.371

intermittent mandatory ventilation 间歇指令通气,＊间歇强制通气 12.157

intermittent negative pressure ventilation 间歇负压通气 12.326

intermittent positive pressure ventilation 间歇正压通气 12.250

intermittent shunt　间歇性分流　09.223

internal environment　内环境　11.017

internal respiration　内呼吸　09.118

internal thoracic artery　胸廓内动脉　02.215

international system of units　国际单位制　09.034

interscapular region　肩胛间区　02.037

interstitial fluid　组织间液　11.021

interstitial lung disease　*间质性肺疾病　08.188

interstitial pneumonia　间质性肺炎　08.114

interstitial pulmonary emphysema　间质性肺气肿　08.051

interventional pulmonary technique　肺脏介入技术　07.012

interventional treatment　介入治疗　07.061

intrabreath diagram　频谱微分均值图　09.430

intrabreath loop　动态呼吸环　09.393

intrabreath with trace gas CH₄　内呼吸法　09.063

intracellular edema　细胞内水肿，*细胞水化　11.039

intracellular fluid　细胞内液　11.018

intrapleural negative pressure　胸[膜]腔负压　09.257

intrapleural pressure　胸[膜]腔内压，*胸内压　09.256

intrapulmonary blood vessel pressure　肺血管内压　03.025

intrapulmonary pressure　肺泡[内]压　09.259

intrathoracic nonfixed obstruction of large airway　胸廓内非固定性大气道阻塞　09.457

intratracheal gas insufflation　气管内吹气　12.393

intratracheal insufflation of oxygen　气管内吹氧　12.394

intratracheal jet　气管内喷射　12.385

intravascular oxygenerator　血管内氧合器　12.404

intrinsic PEEP　内源性呼气末正压，*自动PEEP，*内生PEEP，*隐性PEEP　12.187

intrinsic positive end-expiratory pressure　内源性呼气末正压，*自动PEEP，*内生PEEP，*隐性PEEP　12.187

invasive mechanical ventilation　*有创机械通气　12.255

invasive pulmonary aspergillosis　侵袭性肺曲霉病　08.144

inverse ratio ventilation　反比通气　12.169

involatile acid　非挥发性酸　11.107

ionized calcium　离子钙，*游离钙　11.093

IOS　脉冲振荡技术　09.072

IP　可吸入颗粒物　05.040

IPAH　特发性动脉型肺动脉高压　08.275

IPAP　吸气相压力　12.196

IPF　特发性肺纤维化　08.196

IPPV　间歇正压通气　12.250

IPSC　抑制性突触后电流　04.062

IPSP　抑制性突触后电位　04.060

iron lung　铁肺　12.418

IRV　补吸气量，*补吸气容积　09.096，反比通气　12.169

ischemic hypoxia　缺血性缺氧　10.102

ischemic peripheral cyanosis　缺血性周围性发绀　06.049

isocapnic hyperventilation provocation test　等二氧化碳过度通气激发试验　09.179

isochronous oscillation　同步振荡　09.397

isolated ultrafiltration　单纯超滤　13.066

isometric contraction　等长收缩　09.335

iso-osmia　等渗　11.008

iso-osmotic solution　等渗溶液　11.012

isopressure point　等压点　09.269

isopressure point in airway　气道等压点　09.270

isotonic contraction　等张收缩　09.334

isotonic dehydration　等渗性脱水，*等渗性失水　11.025

isotonic hypoxia　*等张性缺氧　10.099

isotonicity　等渗压　11.009

isotonic solution　等张溶液　11.013

isovolemic hyponatremia　等容量性低钠血症　11.052

isovolume pressure-low curve　等容积压力–流量曲线　09.156

IVC　吸气肺活量　09.103

IVOX　血管内氧合器　12.403

J

jacket ventilator　夹克式呼吸机　12.421

jet nebulizer　射流雾化器　07.092

joint of artificial airway　人工气道接头　12.016

jugular notch　颈静脉切迹　02.013

juxtapulmonary capillary receptor　肺毛细血管旁感受器　04.049

K

kalium ion 钾离子 11.065

Kartagener syndrome 卡塔格内综合征 08.094

Kelvin temperature * 开尔文温度 09.093

Klebsiella pneumoniae pneumonia 肺炎克雷伯菌肺炎 08.120

Kohn pore * 科恩孔 02.160

Kussmaul respiration * 库斯莫尔呼吸 06.080

Kussmaul respiration in acidosis 酸中毒大呼吸 06.080

kyphosis 脊柱后凸 06.069

L

lactic acid 乳酸 11.157

lactic acidosis 乳酸酸中毒 11.159

lactime 高乳酸时间 13.023

lamellar body * 板层小体 02.168

laminar flow 层流 09.029

Langerhans cell histiocytosis 朗格汉斯细胞组织细胞增生症 08.210

LAR 迟发相哮喘反应 08.078

large airway 大气道 02.007

large cell carcinoma 大细胞癌 08.231

laryngeal cavity 喉腔 02.081

laryngeal mask airway 喉罩 12.319

laryngeal muscle 喉肌 02.075

laryngeal vestibule 喉前庭 02.086

laryngitis 喉炎 08.029

laryngopharyngoscope 咽喉镜 12.276

laryngopharyngoscopy guided endotracheal intubation 咽喉镜引导气管插管 12.274

laryngopharynx 喉咽 02.060

larynx 喉 02.061

laser therapy 激光疗法 07.040

late asthmatic reaction 迟发相哮喘反应 08.078

late inspiratory neuron 后期吸气神经元 04.018

lateral basal segment 外侧底段, * 外基底段 02.153

lateral cricoarytenoid 环杓侧肌 02.078

lateral position pulmonary function 侧位肺功能 09.037

lateral position ventilation 侧卧位通气 12.411

lateral segment 外侧段 02.146

law of partial pressure * 分压定律 09.018

LBM 瘦体重, * 去脂体重 13.051

lean body mass 瘦体重, * 去脂体重 13.051

left atrial end-diastolic pressure 左房舒张末压, * 左房压 03.035

left lung 左肺 02.124

left main bronchus 左主支气管 02.094

left pulmonary artery 左肺动脉 03.004

left ventricular transmural pressure 左心室跨壁压 03.041

legionella 军团菌 05.011

legionnaires pneumonia 军团菌肺炎 08.134

LFF 低频疲劳 09.346

limited-flow index 流量受限指数 09.133

limited variable 限制变量 12.062

LIP 淋巴细胞性间质性肺炎 08.202, 低[位]拐点 09.279

lipolytic hormone 脂解激素 13.058

lipoma of bronchus and lung 支气管及肺脂肪瘤 08.249

liquid 液体 09.004

liquid oxygen 液[态]氧 12.029

liquid ventilation 液体通气 12.405

Little area 利特尔区 02.047

LLN 健康人群低限 09.433

LMA 喉罩 12.319

load 负荷 09.332

lobar bronchi 肺叶支气管 02.096

lobar pneumonia 大叶性肺炎 08.112

lobeline 洛贝林 07.098

lobe of lung 肺叶 02.125

lobular pneumonia * 小叶性肺炎 08.113

local air pollution source 局部大气污染源 05.034

local chemotherapy 局部化疗 07.060

localized edema 局限性水肿 11.032

localized empyema 局限性脓胸, * 包裹性脓胸 08.310

localized pleural mesothelioma　局限性胸膜间皮瘤　08.329

LODS　器官功能障碍逻辑性评分　13.037

Loeffler's syndrome　*莱夫勒综合征　08.213

logistic organ dysfunction score　器官功能障碍逻辑性评分　13.037

long-term oxygen therapy　长程氧疗　10.150

lordosis　脊柱前凸　06.070

Louis angle　*路易斯角　02.016

low concentration oxygen therapy　低浓度氧疗　10.137

lower flat part　低位平坦段　09.278

lower inflection point　低[位]拐点　09.279

lower limit of normal　健康人群低限　09.433

lower lobe　下叶　02.127

lower lobe of left lung　左肺下叶　02.129

lower lobe of right lung　右肺下叶　02.131

lower respiratory tract　下呼吸道　02.003

low-flow oxygen therapy　低流量氧疗，*低流量吸氧　10.139

low frequency fatigue　低频疲劳　09.346

low frequency oscillatory wave　低频振荡波　09.409

low level PEEP　低水平呼气末正压　12.361

low level positive end-expiratory pressure　低水平呼气末正压　12.361

low minute volume ventilation alarm　低通气量报警　12.129

low pressure alarm　低压报警　12.125

low respiratory rate alarm　低呼吸频率报警　12.131

low tidal volume　*小潮气量，小潮气容积　12.356

low tidal volume alarm　低潮气量报警　12.127

low tidal volume ventilation　*小潮气量机械通气，小潮气容积机械通气　12.359

low-volume high-pressure cuff　高压低容气囊　12.289

lung　肺　02.010

lung abscess　肺脓肿　08.160

lung atelectrauma　肺萎陷伤　12.336

lung barotrauma　肺气压伤　12.333

lung cancer　肺癌　08.223

lung carcinoid　肺类癌　08.240

lung carcinoma　肺癌　08.223

lung compliance　肺顺应性　09.291

lung consolidation　肺实变　08.105

lung elastance　肺弹性阻力　09.232

lung failure　肺衰竭　08.414

lung function zone　肺功能区　09.187

lung inertial resistance　肺惯性阻力　09.251

lung injury　肺损伤　08.422

lung mesenchymal cavity　肺间质腔　02.174

lung mesenchyme　肺间质　02.173

lung parenchyma　肺实质　02.172

lung perfusion imaging　肺灌注显像　07.009

lung protective ventilation strategy　肺保护性通气策略　12.352

lung resistance　肺阻力　09.245

lung sarcoma　肺肉瘤　08.239

lung tissue viscous resistance　肺组织黏性阻力　09.244

lung transplantation　肺移植　07.094

lung vein-arterial shunt　肺内静动脉血分流，*肺内分流　09.217

lung ventilation imaging　肺通气显像　07.010

lung volume　肺容量　09.094

lung volume reduction　肺减容术　07.046

lung volutrauma　肺容积伤　12.334

lung zone　肺区　03.051

LV　液体通气　12.405

LVR　肺减容术　07.046

lymphatic capillary　淋巴管　02.186

lymphatic system　淋巴系统　01.008

lymphatic vessel　毛细淋巴管　02.187

lymph node　淋巴结　02.175

lymphocytic interstitial pneumonia　淋巴细胞性间质性肺炎　08.202

M

macro-PAVM　巨大型肺动静脉畸形　08.287

magnesium　镁　11.086

magnesium deficiency　镁缺乏　11.089

magnesium ion　镁离子　11.087

magnetic resonance imaging　磁共振成像　07.005

main bronchus　主支气管　02.093

mainstream smoke　主流烟雾　05.074

malignant pleural effusion　恶性胸腔积液　08.303

mandatory minute ventilation　指令分钟通气,＊强制每分通气　12.168

man-made air pollution source　人为大气污染源　05.029

manual respirator　＊手控呼吸器　12.005

manubrium sterni　胸骨柄　02.014

mass flow rate conservation law　＊质量流量守恒定律　09.025

massive hemoptysis　大量咯血　06.018

maternal smoking　妊娠期吸烟　05.076

maxillary sinus　上颌窦　02.056

maximal carbon dioxide discharge　最大二氧化碳排出量　09.369

maximal carbon dioxide output　最大二氧化碳产生量　09.368

maximal exercise　极量运动　09.380

maximal expiratory flow　最大呼气流量　09.137

maximal expiratory flow-volume curve　最大呼气流量–容积曲线　09.131

maximal expiratory flow-volume curve with heliox mixture　氦氧流量–容积曲线　09.132

maximal expiratory pressure　最大呼气压　09.348

maximal expiratory ventilation　最大运动通气量　09.364

maximal flow-volume curve　最大流量–容积曲线　09.129

maximal heart rate reserve　最大心率储备　09.394

maximal inspiratory flow-volume curve　最大吸气流量–容积曲线　09.134

maximal inspiratory pressure　最大吸气压　09.347

maximal mid-expiratory flow　最大呼气中期流量　09.136

maximal oxygen consumption　最大氧耗量　09.358

maximal oxygen consumption per kg body weight　最大每千克体重氧耗量　09.361

maximal oxygen uptake　＊最大摄氧量　09.358

maximal oxygen uptake per kg body weight　＊最大千克体重摄氧量　09.361

maximal voluntary ventilation　最大自主通气量,＊最大通气量　09.164

maximum plateau pressure　最大平台压　12.202

maximum safety pressure　最大安全压　12.118

maximum transdiaphragmatic pressure　最大跨膈压　09.351

MDI　定量吸入器　07.089

mean airway pressure　平均气道压　12.206

mean inspiratory flow　平均吸气流量　12.104

mean pulmonary artery pressure　肺动脉平均压,＊平均肺动脉压　03.029

measles pneumonia　麻疹病毒肺炎　08.126

measured value　实测值　09.086

mechanical ventilation　机械通气　01.019

mechanical ventilation-associated acid-base disorders　机械通气相关性酸碱失衡　12.345

mechanical ventilation-associated electrolyte disturbance　机械通气相关性电解质紊乱　12.346

mechanical ventilation-associated pulmonary edema　机械通气相关性肺水肿　12.343

mechanical ventilation frequency　机械通气频率　12.233

mechanical ventilation via artifical airway　人工气道机械通气　12.255

mechanical ventilation via incision of trachea　经气管切开机械通气　12.266

mechanical ventilation via nasotracheal cannula　经鼻气管插管机械通气　12.271

mechanical ventilation via orotracheal cannula　经口气管插管机械通气　12.268

mechanical ventilation via tracheal cannula　经气管插管机械通气,＊气管插管机械通气　12.265

mechanics of breathing　呼吸力学　09.228

mechanoreceptor　机械性感受器　04.042

medial basal segment　内侧底段,＊内基底段　02.150

medial segment　内侧段　02.147

median cricothyroid ligament　环甲正中韧带　02.074

mediastinal cyst　纵隔囊肿　08.348

mediastinal emphysema　纵隔气肿　08.052

mediastinal pleura　纵隔胸膜　02.220

mediastinal teratoma　纵隔畸胎瘤　08.358

mediastinitis　纵隔炎　08.343

mediastinoscope　纵隔镜　07.027

mediastinoscopy　纵隔镜检查术　07.028

mediastinum　纵隔　02.230

medium concentration oxygen therapy　中浓度氧疗　10.143

medium crackle　中湿啰音,＊中水泡音　06.104

medium moist rale　中湿啰音,＊中水泡音　06.104

MEF　最大呼气流量　09.137

MEF$_{50}$/MIF$_{50}$ 用力呼出 50%肺活量的呼气流量与吸气流量比 09.141

MEFV 最大呼气流量–容积曲线 09.131

membrane phase diffusion 膜[相]弥散 09.197

membranous airway 膜性气道 02.009

membranous wall of trachea 气管膜壁 02.109

meningitic breathing 间停呼吸 06.083

MEP 最大呼气压 09.348

mEPSC 微小突触后电流 04.063

mesothelioma of pleura 胸膜间皮瘤 08.328

MET 代谢当量 09.363

metabolic acidosis 代谢性酸中毒 11.156

metabolic alkalosis 代谢性碱中毒 11.161

metabolic equivalent 代谢当量 09.363

metabolic intervention 代谢调理 13.060

metabolic support 代谢支持 13.059

metal cannula 金属套管 12.295

metal catheter * 金属导管 12.295

metastatic tumor of lung 肺转移性肿瘤 08.242

metered dose inhaler 定量吸入器 07.089

MetHb 高铁血红蛋白 10.115

methemoglobin 高铁血红蛋白 10.115

methemoglobinemia 高铁血红蛋白血症 10.116

MFV 最大流量–容积曲线 09.129

microcirculation 微循环 03.010

microorganism 微生物 05.001

micro-PAVM 微小型肺动静脉畸形 08.290

microscopic polyangitis 显微镜下多血管炎 08.220

microwave 微波 07.049

microwave therapy 微波疗法 07.050

midaxillary line 腋中线 02.027

midclavicular line 锁骨中线 02.023

middle lobe of right lung 右肺中叶,* 中叶 02.132

middle mediastinum 中纵隔 02.234

midspinal line * 脊柱中线 02.021

midsternal line * 胸骨中线 02.020

MIFV 最大吸气流量–容积曲线 09.134

mild edema 轻度水肿 11.036

mild hemoptysis 小量咯血 06.016

mild hypercapnia 轻度高碳酸血症 10.182

mild smoking 轻度吸烟 05.080

mild ventilatory disorder 轻度通气功能障碍 09.445

miliary tuberculosis * 粟粒型肺结核 08.166

miniature mixed room method 微型混合室法 09.080

miniature postsynatic current 微小突触后电流 04.063

minimal leak technique 最小漏气技术 12.308

minimal occlusive volume 最小闭合容积 12.307

minimal plateau pressure 最低平台压 12.203

mini-tracheostomy 微气管造口术 12.260

minute ventilation at rest 静息每分钟通气量,* 每分钟通气量 09.119

6 minute walking test 六分钟步行试验 08.064

MIP 最大吸气压 09.347

mixed cyanosis 混合性发绀 06.050

mixed dust 混合性粉尘 05.060

mixed dyspnea 混合性呼吸困难 06.032

mixed expired gas 混合呼出气 10.016

mixed flow 混合流 09.031

mixed sleep apnea 混合性睡眠呼吸暂停 08.380

mixed venous blood 混合静脉血 10.080

mixed ventilatory disorder 混合性通气功能障碍 09.444

mixing-bag method 混合室法,* 混合气袋法 09.077

mixing breath sound * 混合呼吸音 06.094

mixing high-frequency pendelluft 摆动性对流搅拌作用 12.401

MLT 最小漏气技术 12.308

MMEF 最大呼气中期流量 09.136

MMF 最大呼气中期流量 09.136

MMV 指令分钟通气,* 强制每分钟通气 12.168

mobile pollution source 流动污染源 05.031

moderate edema 中度水肿 11.037

moderate hemoptysis 中等量咯血 06.017

moderate hypercapnia 中度高碳酸血症 10.183

moderate level PEEP 中等水平呼气末正压 12.361

moderate level positive end-expiratory pressure 中等水平呼气末正压 12.361

moderate smoking 中度吸烟 05.081

moderate ventilatory disorder 中度通气功能障碍 09.446

MODS 多器官功能障碍综合征,* 多器官功能不全综合征,* 多脏器功能障碍综合征 13.022

moist rale 湿啰音 06.102

mole 摩尔 11.002

Monges's disease * 蒙赫病 08.428

monitoring of mechanical ventilation 机械通气监测 12.107

monitoring tidal volume　监测潮气容积，*监测潮气量，　12.228

monocular spirometer　*单筒肺量计　09.039

mortality probability model　病死概率模型　13.035

motor unit　运动单位　09.326

Mounier-Kuhn syndrome　*莫　昆二氏综合征　08.095

mouth occlusion pressure at 0.1 s after onset of inspiratory effort　0.1 秒口腔闭合压　09.349

mouth prop　张口器，*牙垫　12.287

MOV　最小闭合容积　12.307

MPA　显微镜下多血管炎　08.220

MPM　病死概率模型　13.035

MRI　磁共振成像　07.005

MSA　混合性睡眠呼吸暂停　08.380

MTB　结核分枝杆菌，*结核［杆］菌　05.006

mucociliary apparatus　黏液纤毛装置，*黏液纤毛转运系统　02.118

muco-epidermoidal carcinoma of bronchus　支气管黏液表皮样癌　08.244

mucopurulent sputum　黏液脓性痰　06.013

mucosal fold　黏膜皱襞　02.104

mucous sputum　黏液性痰　06.011

multi-frequency oscillation　多频振荡　09.414

multimodality therapy　综合治疗　07.070

multiple organ dysfunction score　多器官功能障碍评分，*多器官功能不全评分　13.036

multiple organ dysfunction syndrome　多器官功能障碍综合征，*多器官功能不全综合征，*多脏器功能障碍综合征　13.022

multiple organ failure　*多脏器功能衰竭　13.022

muscle endurance　肌耐力　09.339

muscle load　肌肉负荷　09.333

muscle of abdomen　腹肌　02.205

muscle spindle　肌梭　04.078

muscle strength　肌力　09.336

muscle tissue　肌肉组织　02.195

muscle tone　肌张力　09.337

muscular process　*肌突　02.065

MV　机械通气　01.019

MVV　最大自主通气量，*最大通气量　09.164

6 MWT　六分钟步行试验　08.064

mycobacteria　分枝杆菌，*抗酸杆菌　05.005

Mycobacterium tuberculosis　结核分枝杆菌，*结核［杆］菌　05.006

mycoplasma　支原体　05.008

Mycoplasmal pneumoniae pneumonia　肺炎支原体肺炎　08.135

myofibril　肌原纤维　09.321

myofilament　肌丝　09.322

myxoma of lung　肺黏液瘤　08.251

N

NARES　*非变应性鼻炎伴嗜酸细胞增多综合征　08.024

nasal ala　鼻翼　02.040

nasal cannula　鼻导管　10.127

nasal cavity　鼻腔　02.042

nasal cavity proper　固有鼻腔　02.045

nasal concha　鼻甲　02.048

nasal limen　鼻阈　02.044

nasal mask　鼻罩　12.318

nasal meatus　鼻道　02.049

nasal septum　鼻中隔　02.046

nasal tampon　鼻塞　10.128

nasal vestibule　鼻前庭　02.043

nasolabial sulcus　鼻唇沟　02.041

nasopharyngeal airway　鼻咽导气管，*鼻咽通气管　12.281

nasopharynx　鼻咽　02.058

nasotracheal cannula　经鼻气管插管　12.269

nasotracheal intubation　经鼻气管插管术　12.270

natural air pollution source　天然大气污染源　05.028

NAVA　神经调节辅助通气　12.178

NCPG　*非嗜铬性副神经节细胞瘤　08.252

nebulization therapy　雾化疗法，*雾化治疗　07.086

nebulizing humidifier　雾化湿化器　12.022

necrotizing granulomatous vasculitis　坏死性肉芽肿性血管炎　08.209

necrotizing pneumonia　*坏死性肺炎　08.160

necrotizing sarcoid granulomatosis　坏死性结节病样肉芽肿病　08.218

NEEP　呼气末负压　12.422

negative end-expiratory pressure　呼气末负压　12.422

negative expiratory pressure　呼气负压技术　09.070

negative pressure pulmonary edema　负压性肺水肿 08.262

negative pressure ventilation　负压通气　12.325

negative pressure ventilator　负压呼吸机　12.417

neodymium:yttrium aluminum garnet laser therapy　掺钕钇铝石榴石激光疗法，* Nd^{+3}:YAG 激光疗法 07.041

neodymium glass-yttrium aluminum garnet laser therapy　掺钕钇铝石榴石激光疗法，* Nd^{+3}:YAG 激光疗法 07.041

NEP　呼气负压技术　09.070

nerve reflex　神经反射　04.071

nerve reflex rhinitis　* 神经反射性鼻炎　08.023

network hypothesis　网络模式学说　04.036

network theory　网络模式学说　04.036

neurally adjusted ventilatory assist　神经调节辅助通气 12.178

neurenteric cyst　神经肠源性囊肿　08.351

neuroendocrine cell　神经内分泌细胞　02.117

neuroendocrine system　* 神经内分泌系统　02.117

neuroepithelial body　神经上皮小体　02.122

neuromodulator　神经调质　04.056

neuroregulation　神经调节　04.070

neurotransmitter　神经递质　04.054

new open model method　* 新开放模式法　09.081

NGV　坏死性肉芽肿性血管炎　08.209

nicotine　烟碱，* 尼古丁　05.070

nicotine replacement therapy　烟碱替代疗法，* 尼古丁替代疗法　07.102

night sweating　盗汗　06.025

nikethamide　尼可刹米　07.097

NIPV　无创正压通气　12.321

nitric oxide　一氧化氮　12.415

nitrogen balance　氮平衡　13.061

nitrogen oxide　氮氧化物　05.049

NIV　无创机械通气　12.320

NO　一氧化氮　12.415

nodular lymphoid hyperplasia　* 结节性淋巴组织样增生　08.255

nonallergic rhinitis with eosinophilia syndrome　* 非变应性鼻炎伴嗜酸细胞增多综合征　08.024

non-breathing oxygen therapy　无呼吸氧疗　10.145

non-cardiogenic pulmonary edema　非心源性肺水肿 08.259

non-chromaffin paraganglioma　* 非嗜铬性副神经节细胞瘤　08.252

non-effort-dependent part　非用力依赖部分　09.155

non-frequency dependence of dynamic compliance　非频率依赖性动态顺应性　09.313

non-inhalable dust　非吸入性粉尘　05.061

non-invasive continuous positive airway pressure　无创持续气道正压　12.324

non-invasive mechanical ventilation　无创机械通气 12.320

non-invasive positive ventilation　无创正压通气　12.321

non-invasive positive ventilation via face mask　经面罩无创正压通气，* 经面罩机械通气　12.322

non-invasive positive ventilation via nasal mask　经鼻罩无创正压通气，* 经鼻罩机械通气　12.323

non-invasive pulse oximetry　无创脉搏氧饱和度法 10.062

non-mixed room method　无混合室法　09.081

non-pitting edema　非凹陷性水肿　11.035

nonproductive cough　干性咳嗽，* 干咳　06.003

non-protein respiratory quotient　非蛋白呼吸商 13.049

non-rebreathing mask　非重复呼吸面罩　10.134

non-small cell lung carcinoma　非小细胞肺癌　08.227

nonspecific bronchial provocation test　非特异性支气管激发试验　09.173

nonspecific interstitial pneumonia　非特异性间质性肺炎　08.197

normal breath sound　正常呼吸音　06.091

normal force　法向力　12.331

normal frequency　常频　12.376

normal pulmonary function　肺功能正常　09.437

normal pulmonary function parameter　肺功能参数正常　09.435

normal pulmonary ventilatory function　肺通气功能正常，* 通气功能正常　09.440

normal respiration　正常呼吸　06.072

normal saturated water vapor pressure　正常饱和水蒸气压　10.044

normal tidal volume　* 常规潮气量，常规潮气容积 12.354

normal tidal volume ventilation　* 常规潮气量机械通气，常规潮气容积机械通气　12.357

normal zone　正常区　09.190

normovolemic hypernatremia　正常容量性高钠血症　11.063

nose　鼻　02.038

nosocomial pneumonia　医院获得性肺炎　08.108

NO$_x$　氮氧化物　05.049

NP　医院获得性肺炎　08.108

NPO　无创脉搏氧饱和度法　10.062

NPV　负压通气　12.325

NRT　烟碱替代疗法，* 尼古丁替代疗法　07.102

NSCLC　非小细胞肺癌　08.227

NSG　坏死性结节病样肉芽肿病　08.218

NSIP　非特异性间质性肺炎　08.197

nucleus ambiguus　疑核　04.013

Nu-Mo suit ventilator　夹克式呼吸机　12.421

nursing home-acquired pneumonia　护理院获得性肺炎　08.110

O

obesity hypoventilation syndrome　肥胖低通气综合征，* 肥胖通气低下综合征　08.379

oblique arytenoid　* 杓斜肌　02.080

oblique fissure of lung　[肺]斜裂　02.137

obstructive sleep apnea hypopnea syndrome　阻塞型睡眠呼吸暂停低通气综合征　08.372

obstructive tracheobronchial aspergillosis　阻塞性气管支气管曲霉病　08.145

obstructive ventilatory disorder　阻塞性通气功能障碍　09.443

occult edema　隐性水肿　11.033

occupational asthma　职业性哮喘　08.086

old tuberculin　旧结核菌素　08.175

olfactory region　嗅区　02.050

OP　机化性肺炎　08.203

open access method　* 开放通路测定法　09.045

open helium dilution method　开放式氦稀释法　09.060

open helium dilution method-rebreathing method　开放式氦稀释法–重复呼吸法　09.061

open helium dilution method-single breath method　开放式氦稀释法–单次呼吸法　09.062

open injury　开放伤　08.335

open lung strategy　肺开放策略　12.350

open model method　* 开放模式法　09.080

open pneumothorax　* 开放性气胸　08.324

operation　手术治疗　07.062

optimal PEEP　最佳呼气末正压　12.360

optimal positive end-expiratory pressure　最佳呼气末正压　12.360

organic dust　有机粉尘　05.059

organizing pneumonia　机化性肺炎　08.203

oronasal mask　口鼻面罩　12.316

oropharyngeal airway　口咽导气管，* 口咽通气道　12.280

oropharynx　口咽　02.059

orotracheal cannula　经口气管插管　12.266

orotracheal intubation　经口气管插管术　12.267

orthopnea　端坐呼吸　06.052

OSAHS　阻塞型睡眠呼吸暂停低通气综合征　08.372

OSAS　阻塞型睡眠呼吸暂停低通气综合征　08.372

oscillation　振荡　09.396

oscillation frequency　振荡频率　09.407

oscillator　振荡器　09.400

osmiophilic lamellar body　嗜锇[性]板层小体　02.168

osmolality　渗量，* 渗透摩尔量　11.005

osmotic pressure　渗透压　11.006

OT　旧结核菌素　08.175

over-distention induced lung injury　肺扩张力损伤　12.337

overlap syndrome　重叠综合征　08.374

oxidation　氧化　10.060

oxygen　氧气　10.021

oxygenation　氧合　10.059

oxygenation index　氧合指数　10.070

oxygen concentration in atmosphere　大气氧浓度　10.024

oxygen consumption　氧耗量　09.357

oxygen consumption per kg body weight　每千克体重氧耗量　09.360

oxygen content in arterial blood　动脉血氧含量　10.073

oxygen content in capillary blood　毛细血管血氧含量　10.088

oxygen content in mixed venous blood　混合静脉血氧

含量 10.083

oxygen content in pulmonary capillary blood 肺毛细血
管血氧含量 10.091

oxygen content in venous blood 静脉血氧含量 10.078

oxygen cylinder 氧气瓶，*氧气筒 12.026

oxygen delivery in arterial blood 动脉血氧运输量 10.074

oxygen diffusion of lung 氧肺内弥散，*氧弥散 09.199

oxygen dissociation curve 氧[解]离曲线 10.065

oxygenerator 制氧机 12.028

oxygen free radical 氧自由基 10.122

oxygen half-saturation pressure of hemoglobin 血氧饱
和度50%时的氧分压 10.072

oxygen intoxication 氧中毒 10.121

oxygen mask 吸氧面罩 10.129

oxygen partial pressure graded distribution 氧分压梯度
分布 10.035

oxygen poisoning 氧中毒 10.121

oxygen pulse 每搏氧耗量，*氧脉搏 09.359

oxygen saturation 血氧饱和度 10.055

oxygen saturation in arterial blood 动脉血氧饱和度 10.071

oxygen saturation in capillary blood 毛细血管血氧饱
和度 10.087

oxygen saturation in mixed venous blood 混合静脉血
氧饱和度 10.082

oxygen saturation in pulmonary capillary blood 肺毛细
血管血氧饱和度 10.090

oxygen saturation in venous blood 静脉血氧饱和度 10.077

oxygen tent 氧帐 10.136

oxygen therapy 氧气疗法，*氧疗 10.123

oxygen therapy equipment 氧疗工具 10.126

oxygen therapy via mechanical ventilation 机械通气氧
疗 10.146

oxygen uptake 摄氧量 09.356

oxygen uptake per kg body weight *千克体重摄氧量 09.360

oxyhemoglobin 氧合血红蛋白 10.109

ozena *臭鼻症 08.019

ozone 臭氧 05.038

P

PA 压力放大 12.176

P-A/C 压力辅助–控制通气 12.156

pacemaker hypothesis 起搏细胞学说，*起步细胞学说 04.034

pacemaker neuron 起搏神经元 04.035

pacemaker neuron hypothesis 起搏细胞学说，*起步细
胞学说 04.034

P-A/CV 压力辅助–控制通气 12.156

PAH 动脉型肺动脉高压 08.274

palliative chemotherapy 姑息性化疗 07.059

palliative radiotherapy 姑息性放疗 07.069

palliative surgery 姑息性手术 07.064

PAM 肺泡微结石症 08.393

panacinar emphysema 全腺泡型肺气肿，*全小叶型肺
气肿 08.056

Pancoast tumor 肺上沟瘤 08.233

PAP 肺动脉压 03.026，肺泡蛋白沉积症，*肺泡蛋
白沉着症 08.208

papilloma 乳头状瘤 08.246

paradoxical acidic urine 反常性酸性尿 11.073

paradoxical alkaline urine 反常性碱性尿 11.081

paradoxical respiration 反常呼吸 06.078

paradoxical thoracoabdominal motion 胸腹矛盾呼吸 06.077

paragonimiasis 肺吸虫病，*肺并殖吸虫病 08.155

paranasal sinus 鼻旁窦，*副鼻窦 02.052

paraneoplastic syndrome 副肿瘤综合征，*副癌综合征 08.235

parapneumonic effusion 肺炎旁胸腔积液 08.300

paraseptal emphysema *隔旁肺气肿 08.057

parasite 寄生虫 05.010

parasitic disease of lung 肺寄生虫病 08.154

parasternal diaphragmatic hernia 胸骨旁膈疝，*前膈
疝，*胸骨后疝 08.363

parasternal line 胸骨旁线 02.024

parasternal lymph node 胸骨旁淋巴结 02.177

paratracheal lymph node 气管旁淋巴结 02.185

parenteral nutrition 肠外营养 13.044

parietal lymph node 胸壁淋巴结 02.176

parietal pleura 壁胸膜 02.218

paroxysmal nocturnal dyspnea　夜间阵发性呼吸困难
　06.033

partial control of asthma　哮喘部分控制　08.072

partial gas pressure　气体分压　10.005

partial liquid ventilation　部分液体通气　12.407

partial parenteral nutrition　部分肠外营养，* 低热量肠
　外营养　13.045

partial pressure of carbon dioxide in airway　气道二氧
　化碳分压　10.167

partial pressure of carbon dioxide in alveolar gas　肺泡
　气二氧化碳分压　10.169

partial pressure of carbon dioxide in arterial blood　动脉
　血二氧化碳分压　10.176

partial pressure of carbon dioxide in atmosphere　大气
　二氧化碳分压　10.163

partial pressure of carbon dioxide in inspired gas　吸入
　气二氧化碳分压　10.165

partial pressure of carbon dioxide in mixed expired gas
　混合呼出气二氧化碳分压　10.174

partial pressure of end-tidal carbon dioxide　呼气末二
　氧化碳分压　10.172

partial pressure of inspired oxygen　吸入气氧分压
　10.038

partial pressure of oxygen　氧分压　10.022

partial pressure of oxygen at 50% hemoglobin saturation
　血氧饱和度50%时氧分压　10.072

partial pressure of oxygen in airway　气道氧分压
　10.040

partial pressure of oxygen in alveolar gas　肺泡氧分压
　10.046

partial pressure of oxygen in arterial blood　动脉血氧分
　压　10.069

partial pressure of oxygen in arterial blood/fractional
　concentration of inspiratory oxygen　氧合指数
　10.070

partial pressure of oxygen in atmosphere　大气氧分压
　10.023

partial pressure of oxygen in capillary blood　毛细血管
　血氧分压　10.086

partial pressure of oxygen in end-tidal gas　呼气末氧分
　压　10.050

partial pressure of oxygen in mixed expired gas　混合呼
　出气氧分压　10.047

partial pressure of oxygen in mixed venous blood　混合
　静脉血氧分压　10.081

partial pressure of oxygen in pulmonary capillary blood
　肺毛细血管氧分压　10.089

partial pressure of oxygen in venous blood　静脉血氧分
　压　10.076

partial rebreathing mask　部分重复呼吸面罩　10.133

particulate matter 10　可吸入颗粒物　05.040

particulate matter 2.5　细颗粒物　05.041

partition coefficient　分配系数　09.211

Pascal law　帕斯卡定律　10.007

passive expiratory phase　* 被动呼气相　04.029

passive smoking　被动吸烟　05.078

pathogenic microorganism　病原微生物　05.002

pathological shunt　病理性分流　09.221

patient-ventilator asynchrony　人机对抗，* 人机同步不
　良　12.239

patient-ventilator synchrony　人机同步　12.238

PAV　压力辅助通气　12.153，成比例辅助通气
　12.177

PAVM　肺动静脉畸形　08.286

PAWP　肺动脉楔压　03.043

PBC　前包钦格复合体　04.012

PCD　原发性纤毛运动不良症　08.092

PCEF　最大咳嗽流量，* 咳嗽峰流量　09.138

$PC_{20}FEV_1$　1秒用力呼气容积下降20%激发浓度
　09.176

PCH　肺毛细血管瘤　08.280

P-CMV　定压型持续指令通气　12.146

PCP　肺孢子菌肺炎，* 肺孢子虫病，* 卡氏肺囊虫肺
　炎　08.153

PC_{35}-sGAW　气流传导比值下降35%激发浓度
　09.177

PCV　压力控制通气　12.150

PCWP　* 肺毛细血管楔压　03.043

PD_{35}-sGAW　气流传导比值下降35%激发剂量
　09.175

PDT　光动力学疗法　07.051，经皮扩张气管造口术
　12.261

PE　肺栓塞　08.263

peak airway pressure　气道峰压　12.204

peak cough expiratory flow　最大咳嗽流量，* 咳嗽峰
　流量　09.138

peak expiratory flow　* 呼气流量峰值，* [呼气]峰流
　量　09.137

peak inspiratory flow 最大吸气流量 09.139，吸气峰流量 12.103

peak tidal expiratory flow 潮气呼气峰流量 09.145

pectoriloquy 胸语音 06.113

pectus carinatum 鸡胸 06.066

pectus excavatum 漏斗胸 06.067

PEEP 呼气末正压 12.185

PEEPi 内源性呼气末正压，* 自动 PEEP，* 内生 PEEP，* 隐性 PEEP 12.187

PEEPtot 总呼气末正压 12.186

PEF * 呼气流量峰值，* [呼气]峰流量 09.137

PEG 经皮内镜下胃造口术 13.054

PEH 肺上皮样血管内皮瘤 08.256

PEIP 吸气末正压 12.200

PEJ 经皮内镜下空肠造口术 13.055

penetrating wound 穿入伤 08.332

percentage of reserve of ventilation 通气储量百分比 09.167

percutaneous arterial oxygen partial pressure 经皮动脉血氧分压 10.064

percutaneous arterial oxygen saturation 经皮动脉血氧饱和度 10.063

percutaneous dilational tracheostomy 经皮扩张气管造口术 12.261

percutaneous endoscopic gastrostomy 经皮内镜下胃造口术 13.054

percutaneous endoscopic jejunostomy 经皮内镜下空肠造口术 13.055

percutaneous lung biopsy 经皮穿刺肺活检术 07.024

percutaneous microwave coagulation therapy 经皮微波凝固疗法 07.054

perfluorocarbons 氟碳化合物，* 全氟碳 12.408

perfusion limitation 灌流限制 09.202

periacinar emphysema 腺泡周围型肺气肿 08.057

pericardial cyst 心包囊肿 08.353

peripheral chemoreceptor 外周化学感受器 04.041

peripheral cyanosis 周围性发绀 06.047

peripheral fatigue 外周性疲劳 09.344

peripheral lung carcinoma 周围型肺癌 08.225

peripherally inserted central venous catheter 外周中心静脉导管 13.052

peripheral resistance 外周阻力 09.417

permissive hypercapnia 允许性高碳酸血症 12.349

permissive underfeeding 允许性低摄入 13.048

persistent pulmonary hypertension of the newborn 新生儿持续性肺动脉高压 08.281

PET 正电子发射体层成像 07.008

25/PF 25%潮气量呼气流量与潮气呼气峰流量比，* 25%潮气容积呼气流量与潮气呼气峰流量比 09.149

PFCs 氟碳化合物，* 全氟碳 12.408

PH 肺动脉高压 08.272

pharyngitis 咽炎 08.025

pharynx 咽 02.057

Ⅲ-phase slope of nitrogen concentration 氮浓度Ⅲ相斜率 09.184

phase-spanning neuron 跨时相神经元 04.023

phase variable 时相变量 12.060

PHC 允许性高碳酸血症 12.349

phlebitis 静脉炎 13.010

phosphate 磷酸盐 11.098

phosphorus 磷 11.097

photochemical smog 光化学烟雾 05.051

photodynamic therapy 光动力学疗法 07.051

phrenic motor unit 膈运动单位 09.328

phrenic nerve 膈神经 02.212

phrenicomediastinal recess 膈纵隔隐窝 02.227

phrenicopleural fascia 膈胸膜筋膜 02.209

pH value pH 值 11.102

physiological dead space 生理无效腔 09.124

physiological shunt 生理分流 09.219

PICC 外周中心静脉导管 13.052

Pickwichian syndrome * 匹克威克综合征 08.379

PIF 最大吸气流量 09.139

pigeon chest 鸡胸 06.066

P-IMV 压力控制间歇指令通气，* 定压型间歇指令通气 12.159

pink frothy sputum 粉红色泡沫样痰 06.006

P-IRV 定压型反比通气 12.171

piston pump HFOV 往返活塞泵式高频振荡通气 12.391

pitting edema 凹陷性水肿 11.034

PLAM 肺淋巴管平滑肌瘤病 08.212

plasma exchange 血浆置换 13.068

plasma osmolality gap 血浆渗透压间隙，* 血浆渗透压差 13.042

plastic cannula 塑料套管 12.298

plastic tracheal catheter 塑料气管导管，* 塑料导管

12.285

plateau 高原 10.028

plateau hypoxia 高原性缺氧 10.098

plateau pressure 平台压 12.201

plephysmograph 体积描记仪，＊体描仪 09.046

pleura 胸膜 02.216

pleural biopsy 胸膜活检术 07.030

pleural cavity 胸［膜］腔 02.223

pleural effusion 胸腔积液 08.294

pleural effusion due to connective tissue disease 结缔组织病胸膜炎 08.312

pleural exudate 胸腔渗出液 08.296

pleural friction fremitus 胸膜摩擦感 06.088

pleural friction rub 胸膜摩擦音 06.116

pleural mesothelioma 胸膜间皮瘤 08.328

pleural recess 胸膜隐窝 02.224

pleural transudate 胸腔漏出液 08.295

pleurisy 胸膜炎 08.304

pleuritic rub 胸膜摩擦音 06.116

pleuritis 胸膜炎 08.304

pleurodesis 胸膜粘连术，＊胸膜固定术 07.084

PLV 压力限制通气 12.173，部分液体通气 12.407

PM10 可吸入颗粒物 05.040

PM2.5 细颗粒物 05.041

PMCT 经皮微波凝固疗法 07.054

PN 肠外营养 13.044

PNDS ＊鼻后滴漏综合征 08.032

pneumatic ventilator 气动呼吸机 12.004

pneumoconiosis 肺尘埃沉着病，＊尘肺 08.178

Pneumocystis carinii pneumonia 肺孢子菌肺炎，＊肺孢子虫病，＊卡氏肺囊虫肺炎 08.153

pneumonia 肺炎 08.104

pneumonia induced by physicochemical factor 理化因素所致肺炎 08.137

pneumopericardium 心包气肿 08.346

pneumotaxic center 呼吸调整中枢，＊呼吸调节中枢 04.003

pneumothorax 气胸 08.317

pneumothorax apparatus 人工气胸仪，＊气胸箱 07.073

pneumowrap ventilator ＊气体包绕式呼吸机 12.421

pocket infection 袋感染 13.013

Poiseuille equation 泊肃叶方程 09.032

polypnea 呼吸过速，＊呼吸急速，＊呼吸加快 06.040

polysomnography 多导睡眠图 08.378

poncho ventilator ＊雨披式呼吸机 12.421

pontine respiratory group 脑桥呼吸组 04.010

pore of gas leak 漏气孔 12.043

portable lung 便携肺 12.419

portalung 便携肺 12.419

positive airway pressure 正压通气 12.249

positive end-expiratory pressure 呼气末正压 12.185

positive end-inspiratory pressure 吸气末正压 12.200

positive pressure ventilation 正压通气 12.249

positive pressure ventilator 正压呼吸机 12.002

positron emission tomography 正电子发射体层成像 07.008

posterior axillary line 腋后线 02.026

posterior basal segment 后底段，＊后基底段 02.154

posterior cricoarytenoid 环杓后肌 02.077

posterior mediastinal lymph node 纵隔后淋巴结 02.181

posterior mediastinum 后纵隔 02.235

posterior segment 后段 02.141

posthypercapnic alkalosis 高碳酸血症后碱中毒 11.177

postinfectious cough 感冒后咳嗽 08.038

post-inspiratory neuron 吸气后神经元 04.020

post-inspiratory phase ＊吸气后相 04.029

post-nasal drip syndrome ＊鼻后滴漏综合征 08.032

postural drainage 体位引流 07.075

potassium 钾 11.064

potassium deficiency 钾缺乏 11.067

potassium-deficit hypokalemia 缺钾性低钾血症 11.068

power 功率 09.318

power alarm 电源报警 12.136

PPD 纯蛋白衍化物 08.176

PPHN 新生儿持续性肺动脉高压 08.281

PPN 部分肠外营养，＊低热量肠外营养 13.045

pre-Bötzinger complex 前包钦格复合体 04.012

predicted value 预计值 09.087

pre-inspiratory neuron 吸气前神经元 04.022

preset fractional inspiratory time 预设吸气时间分数 12.218

preset I/E ratio 预设吸呼气时间比，＊预设吸呼比 12.216

preset respiratory rate 预设呼吸频率 12.232

preset tidal volume　预设潮气量，* 预设潮气容积 12.224

pressure　压力　03.019，压强　03.020

pressure assist-control ventilation　压力辅助–控制通气 12.156

pressure assist ventilation　压力辅助通气　12.153

pressure augment　压力放大　12.176

pressure-controlled continuous mandatory ventilation　定压型持续指令通气　12.146

pressure-controlled intermittent mandatory ventilation　压力控制间歇指令通气，* 定压型间歇指令通气 12.159

pressure-controlled inverse ratio ventilation　定压型反比通气　12.171

pressure-controlled mode　定压[型]模式　12.143

pressure-controlled synchronized continuous mandatory ventilation　定压型同步持续指令通气　12.147

pressure-controlled synchronized intermittent mandatory ventilation　压力控制同步间歇指令通气，* 定压型同步间歇指令通气　12.162

pressure-controlled synchronized intermittent mandatory ventilation plus pressure support ventilation　压力控制同步间歇指令通气加压力支持通气，* 定压型同步间歇指令通气加压力支持通气　12.166

pressure-controlled ventilation　压力控制通气　12.150

pressure-controlled ventilator　定压呼吸机　12.009

pressure control ventilation　压力控制通气　12.150

pressure-corrected variable-volume body plethysmograph　* 压力校正流量型体积描记仪　09.049

pressure cycling　压力转换，* 压力切换　12.081

pressure gradient　压力坡度　12.094

pressure-limited　压力限制　12.076

pressure-limited flow cycling　压力限制流量转换，* 压力限制流量切换　12.092

pressure-limited pressure cycling　压力限制压力转换，* 压力限制压力切换　12.090

pressure-limited time cycling　压力限制时间转换，* 压力限制时间切换　12.091

pressure-limited ventilation　压力限制通气　12.173

pressure monitoring　压力监测　12.108

pressure of lower inflection point　低[位]拐点压力 09.280

pressure of upper inflection point　高[位]拐点压力 09.283

pressure outside pulmonary blood vessel　肺血管外压力　03.032

pressure pneumothorax　* 高压性气胸　08.325

pressure-regulated volume control ventilation　压力调节容积控制通气　12.174

pressure support ventilation　压力支持通气　12.163

pressure support ventilation weaning　压力支持通气撤机法　12.369

pressure target ventilation　定压通气　12.348

pressure trigger　压力触发　12.070

pressure-volume curve of chest wall　胸廓压力–容积曲线　09.275

pressure-volume curve of lung　肺压力–容积曲线 09.274

pressure-volume curve of respiratory system　呼吸系统压力–容积曲线　09.273

pressure-volume waveform　压力–容积波形　12.115

pressure waveform　压力波形　12.112

PRG　脑桥呼吸组　04.010

primary alveolar hypoventilation syndrome　原发性肺泡低通气综合征　08.386

primary bronchial amyloidosis　原发性支气管淀粉样变　08.403

primary bronchogenic lung carcinoma　* 原发性支气管肺癌　08.223

primary bronchopulmonary amyloidosis　原发性支气管肺淀粉样变　08.402

primary ciliary dyskinesia　原发性纤毛运动不良症 08.092

primary pollutant　初级污染物　05.036

primary pulmonary histoplasmosis　原发性肺组织胞浆菌病　08.150

primary pulmonary tuberculosis　原发性肺结核 08.165

primary respiratory center　初级呼吸中枢　04.006

principle of liquid pressure　* 液体压强原理　10.007

productive cough　湿性咳嗽　06.004

profuse pink frothy sputum　大量粉红色泡沫样痰 06.007

profuse water-like sputum　大量稀水样痰　06.010

profuse white frothy sputum　大量白色泡沫样痰 06.009

promotor respiratory neuron　* 前呼吸运动神经元 04.031

prone ventilation 俯卧位通气 12.410

proportional assist ventilation 成比例辅助通气 12.177

propriobulbar respiratory neuron ＊延髓本体呼吸神经元 04.026

proprioceptive reflex of respiratory muscle 呼吸肌本体感受性反射 04.077

proprioceptor 本体感受器 04.045

protected specimen brush 防污染样本毛刷 07.035

protein-bound calcium ＊蛋白结合钙 11.094

protein-energy malnutrition 蛋白质能量营养不良 13.056

provocative concentration of PAF causing a 35% fall in sGaw 气流传导比值下降35％激发浓度 09.177

provocative concentration of the bronchoconstrictor trigger needed to cause a 20% fall in FEV$_1$ 第1秒用力呼气容积下降20％激发浓度 09.176

provocative dose of PAF causing a 35% fall in sGaw 气流传导比值下降35％激发剂量 09.175

proximal end ＊近端 12.017

proximal end of the connecting tube 连接管近端 12.017

PRVCV 压力调节容积控制通气 12.174

PS 肺泡表面活性物质 09.288

PSB 防污染样本毛刷 07.035

P-SCMV 定压型同步持续指令通气 12.147

pseudohyponatremia 假性低钠血症 11.054

Pseudomonas aeruginosa pneumonia 铜绿假单胞菌肺炎 08.118

PSG 多导睡眠图 08.378

P-SIMV 压力控制同步间歇指令通气，＊定压型同步间歇指令通气 12.162

P-SIMV+PSV 压力控制同步间歇指令通气加压力支持通气，＊定压型同步间歇指令通气加压力支持通气 12.166

psittacosis pneumonia 鹦鹉热肺炎 08.133

PSV 压力支持通气 12.163

PSV weaning 压力支持通气撤机法 12.368

psychogenic cough 心因性咳嗽，＊心理性咳嗽 08.037

PTE 肺血栓栓塞症 08.264

PTEF 潮气呼气峰流量 09.145

PTV 定压通气 12.348

pulmonary abscess 肺脓肿 08.160

pulmonary actectasis 肺不张 08.405

pulmonary actinomycosis 肺放线菌病 08.152

pulmonary agenesis 肺缺如 08.395

pulmonary alveolar microlithiasis 肺泡微结石症 08.393

pulmonary alveolar proteinosis 肺泡蛋白沉积症，＊肺泡蛋白沉着症 08.208

pulmonary alveoli 肺泡 02.156

pulmonary amebiasis 肺阿米巴病 08.156

pulmonary amyloidosis 肺淀粉样变 08.404

pulmonary ancylostomiasis 肺钩虫病 08.159

pulmonary aplasia 肺发育不全 08.396

pulmonary arterial hypertention 动脉型肺动脉高压 08.274

pulmonary arterial hypertention associated with significant/substantial venous or capillary involvement 广泛肺静脉或毛细血管受累疾病相关性肺动脉高压 08.278

pulmonary arterial wedge pressure 肺动脉楔压 03.043

pulmonary arteriovenous fistula ＊肺动静脉瘘 08.286

pulmonary arteriovenous malformation 肺动静脉畸形 08.286

pulmonary artery 肺动脉 03.002

pulmonary artery aneurysm 肺动脉瘤 08.292

pulmonary artery diastolic pressure 肺动脉舒张压 03.028

pulmonary artery pressure 肺动脉压 03.026

pulmonary artery systolic pressure 肺动脉收缩压 03.027

pulmonary aspergillosis 肺曲霉病 08.141

pulmonary biotrauma 肺生物伤 12.338

pulmonary blood flow 肺血流量 03.047

pulmonary blood pressure 肺循环压力 03.024

pulmonary blood volume 肺血容积，＊肺血容量 03.049

pulmonary candidiasis 肺念珠菌病 08.146

pulmonary capillary 肺毛细血管 03.015

pulmonary capillary blood partial pressure of oxygen 肺毛细血管血氧分压 10.089

pulmonary capillary critical opening pressure 肺毛细血管临界开放压 03.057

pulmonary capillary hemangiomatosis 肺毛细血管瘤

relaxation pressure 松弛压 09.296

relaxed hemoglobin 松弛型血红蛋白,＊R 型血红蛋白 10.108

reserve of ventilation 通气储量 09.166

residual volume 残气量,＊残气容积 09.098

resistance 阻抗 09.419

resistance 5 阻抗 5 09.420

resistance 20 阻抗 20 09.421

resistance 30 阻抗 30 09.422

resistance-time diagram 阻抗潮气呼吸图,＊Z-T 图 09.432

resistance-volume diagram 阻抗容积图,＊Z-V 图 09.431

resistant time 阻力时间 12.241

resonance 清音 06.053,共振 09.411

resonance frequency 共振频率 09.412

resorption atelectasis 吸收性肺不张 08.406

respiration 呼吸 09.114

respiratory acidosis 呼吸性酸中毒 11.149

respiratory acidosis and metabolic acidosis 呼吸性酸中毒合并代谢性酸中毒 11.175

respiratory acidosis and metabolic alkalosis 呼吸性酸中毒合并代谢性碱中毒 11.174

respiratory airway 呼吸气道 02.005

respiratory alkalosis 呼吸性碱中毒 11.153

respiratory alkalosis and metabolic alkalosis 呼吸性碱中毒合并代谢性碱中毒 11.176

respiratory and metabolic acid-base disorders 呼吸性合并代谢性酸碱失衡 11.173

respiratory bronchiole 呼吸性细支气管 02.100

respiratory bronchiolitis with interstitial lung disease 呼吸性细支气管炎伴间质性肺疾病 08.200

respiratory center 呼吸中枢 04.001

respiratory cycle 呼吸周期 12.211

respiratory disease 呼吸系统疾病,＊呼吸[疾]病 01.005

respiratory dust 呼吸性粉尘 05.063

respiratory dynamic resistance 呼吸系统动态阻力,＊总动态阻力 09.255

respiratory elastance 呼吸系统弹性阻力 09.231

respiratory exchange ratio 呼吸气体交换率 09.375

respiratory failure 呼吸衰竭,＊呼衰 08.410

respiratory failure with high lung volume 高肺容积呼吸衰竭 08.419

respiratory failure with low lung volume 低肺容积呼吸衰竭 08.420

respiratory failure with normal lung volume 正常肺容积呼吸衰竭 08.418

respiratory frequency 呼吸频率 06.073

respiratory hypoxia 呼吸性缺氧 10.095

respiratory index 呼吸指数 12.236

respiratory inductance plethysmograph 呼吸感应性体表描记仪,＊容积替代型体描仪 09.051

respiratory inertial resistance 呼吸系统惯性阻力,＊总惯性阻力 09.253

respiratory interneuron 呼吸中间神经元 04.026

respiratory mechanics 呼吸力学 09.228

respiratory medicine 呼吸病学 01.001

respiratory motoneuron 呼吸运动神经元 04.027

respiratory muscle 呼吸肌 02.197

respiratory muscle endurance 呼吸肌耐力 09.340

respiratory muscle fatigue 呼吸肌疲劳 09.341

respiratory muscle strength 呼吸肌力 09.338

respiratory muscle weakness 呼吸肌无力 09.342

respiratory neuron 呼吸神经元 04.014

respiratory organ 呼吸器官 01.007

respiratory quotient 呼吸商 09.370

respiratory quotient of carbohydrate 碳水化合物呼吸商,＊糖类呼吸商 09.371

respiratory quotient of fat 脂肪呼吸商 09.373

respiratory quotient of mixed food 混合呼吸商 09.374

respiratory quotient of protein 蛋白质呼吸商 09.372

respiratory region 呼吸区 02.051

respiratory-related neuron ＊呼吸相关神经元 04.014

respiratory resistance ＊呼吸阻力 09.247

respiratory rhythm 呼吸节律 06.074

respiratory static resistance 呼吸系统静态阻力,＊总静态阻力 09.254

respiratory stimulant 呼吸兴奋剂 07.096

respiratory syncytial virus pneumonia 呼吸道合胞病毒肺炎 08.124

respiratory system 呼吸系统 01.006

respiratory system compliance 呼吸系统顺应性,＊总顺应性 09.294

respiratory tract 呼吸道 02.001

respiratory viscous resistance 呼吸系统黏性阻力 09.247

respiratory wave 呼吸波 09.406

respiratory waveform　呼吸波形　12.097

resting energy expenditure　静息能量消耗　13.062

resting pulmonary vascular resistance　静息肺血管阻力，*基础肺血管阻力　03.045

resting pulmonary vasomotor tone　静息肺血管张力　03.060

resting vasomotor tone　静息血管张力　03.059

restrictive ventilatory disorder　限制性通气功能障碍　09.442

retrograde endotracheal intubation　逆行气管插管　12.272

reversible airflow limitation　可逆性气流受限，*可逆性气流阻塞　09.450

Reynolds number　雷诺数　09.028

rhinitis　鼻炎　08.014

rhinitis caseosa　干酪性鼻炎　08.021

rhinitis medicamentosa　药物性鼻炎　08.018

rhinitis sicca　干燥性鼻炎　08.020

rhonchi　干啰音　06.108

rib　肋骨　02.191

rickettsial pneumonia　立克次体肺炎　08.136

right atrial end-diastolic pressure　右房舒张末压，*右房压　03.036

right lung　右肺　02.123

right lymphatic duct　右淋巴导管　02.190

right main bronchus　右主支气管　02.095

right pulmonary artery　右肺动脉　03.005

right ventricular transmural pressure　右心室跨壁压　03.042

rigid body　钢体　09.002

rigid bronchoscope　硬质支气管镜，*通气支气管镜　07.017

rima vestibule　前庭裂　02.084

root of lung　肺根　02.134

RQ　呼吸商　09.370

rubber tracheal catheter　橡胶气管导管，*橡胶导管　12.284

rusty sputum　铁锈色痰　06.019

RV　残气量，*残气容积　09.098

RV/TLC　残总气量百分比　09.108

S

S I 　尖段　02.140

S II 　后段　02.141

S I +S II 　尖后段　02.142

SIII　前段　02.143

SIV　上舌段　02.144，外侧段　02.146

S V　下舌段　02.145，内侧段　02.147

SVI　上段，*背段　02.149，

SVII　内侧底段，*内基底段　02.150

SVIII　前底段，*前基底段　02.151

SVIII+SVII　前内侧底段，*前内基底段　02.152

SIX　外侧底段，*外基底段　02.153

S X 　后底段，*后基底段　02.154

SAHS　睡眠呼吸暂停低通气综合征　08.371

sand duststorm　沙尘暴　05.044

sandstorm　沙暴　05.042

SAPS　简明急性生理学评分　13.034

SAR　慢适应感受器　04.044

sarcoidosis　结节病　08.205

sarcomere　肌节　09.323

SARS　严重急性呼吸综合征，*萨斯，*传染性非典型肺炎　08.130

saturated vapor pressure　饱和蒸气压　10.042

saturated water vapor pressure　饱和水蒸气压　10.043

SB　一氧化碳弥散量测定–单次呼吸法，*一口气法　09.067，标准碳酸氢盐　11.128

SBB　标准缓冲碱　11.134

SBD　睡眠呼吸障碍　08.369

SBE　标准碱剩余，*标准碱过剩　11.137

SBT　自主呼吸试验　12.373

scapula　肩胛骨　02.018

scapular line　肩胛线　02.028

scapular region　肩胛区　02.036

SCLC　小细胞肺癌　08.226

SCMV　同步持续指令通气　12.145

scoliosis　脊柱侧凸　06.068

SCUF　缓慢连续性超滤　13.077

secondary lung abscess　继发性肺脓肿　08.162

secondary pollutant　次级污染物　05.037

secondary pulmonary tuberculosis　继发性肺结核　08.170

segmental bronchi　肺段支气管　02.097

self-check alarm　自检报警　12.137

self-check of ventilator 呼吸机自检 12.038

separate pulmonary function 分侧肺功能 09.036

sepsis 脓毒症 13.017

sepsis bundle strategy 脓毒症集束化治疗策略 13.081

sepsis-related organ failure assessment 脓毒症相关性器官功能衰竭评价 13.039

sepsis resuscitation bundle strategy 脓毒症复苏集束化策略 13.082

septic shock 脓毒症休克，* 感染性休克，* 中毒性休克 13.019

sequential invasive non-invasive mechanical ventilation 有创无创序贯通气 12.372

sequential mechanical ventilation * 序贯通气 12.372

serofibrinous pleurisy 浆液纤维蛋白性胸膜炎 08.306

servo valve 伺服阀 12.046

servo valve air feed 伺服阀送气 12.049

severe acute respiratory syndrome 严重急性呼吸综合征，* 萨斯，* 传染性非典型肺炎 08.130

severe community-acquired pneumonia 重症社区获得性肺炎 08.107

severe edema 重度水肿 11.038

severe hypercapnia 重度高碳酸血症 10.184

severe sepsis 重度脓毒症 13.018

severe smoking 重度吸烟 05.082

severe ventilatory disorder 重度通气功能障碍 09.446

shallow breathing 浅呼吸 06.039

shear force 剪[切]应力，* 切应力 12.332

shear stress 剪[切]应力，* 切应力 12.332

shear stress induced lung injury 肺剪[切]应力伤，* 肺切应力伤 12.335

shifted hyperkalemia 转移性高钾血症 11.078

shifted hypokalemia 转移性低钾血症 11.071

shifted hyponatremia 转移性低钠血症 11.053

shortness of breath 气短，* 气急 06.027

short-term oxygen therapy 短程氧疗 10.151

SHS 睡眠低通气综合征，* 睡眠相关通气不足综合征 08.370

shunt effect 分流样效应 09.215

SI 国际单位制 09.034，控制性肺膨胀 12.353

sibilant rhonchi 高调干啰音，* 哨笛音 06.109

siderosis 肺铁末沉着病，* 铁尘肺 08.182

sidestream smoke 侧流烟雾 05.075

sighing breathing 叹息样呼吸 06.082

sigh ventilation 叹气样通气 12.167

silent zone 安静区，* 气道安静区 9.315

silica gel tracheal catheter 硅胶气管导管，* 硅胶导管 12.286

silicosis 硅沉着病，* 硅肺病，* 矽肺 08.181

simple asphyxiating gas 单纯窒息性气体 05.065

simple oxygen mask 简单吸氧面罩 10.130

simple pneumothorax * 单纯性气胸 08.323

simple respirator 简易呼吸器 12.005

simple spirometer 简易肺量计 09.043

simplified acute physiology score 简明急性生理学评分 13.034

SIMV 同步间歇指令通气 12.160

SIMV+PSV 同步间歇指令通气加压力支持通气 12.164

SIMV plus PSV weaning 同步间歇指令通气加压力支持通气撤机法 12.370

SIMV weaning 同步间歇指令通气撤机法 12.368

sine wave 正弦波 12.101

single-circuit ventilator 单回路呼吸机 12.034

single frequency oscillation 单频振荡 09.413

single gas path 单气路 12.012

sinus tract 窦道 12.312

sinus tract of incision of trachea 气管切开窦道 12.313

SIRS 全身炎症反应综合征 13.015

SIT 特异性免疫疗法 08.074

size 6 catheter 6 号导管 12.300

size 6.5 catheter 6.5 号导管 12.301

size 7 catheter 7 号导管 12.302

size 7.5 catheter 7.5 号导管 12.303

size 8 catheter 8 号导管 12.304

size 8.5 catheter 8.5 号导管 12.305

size 9 catheter 9 号导管 12.306

size of tracheal catheter 气管导管大小 12.299

skeletal muscle 骨骼肌 02.196

skeletal muscle cell 骨骼肌细胞 09.320

skeletal muscle fiber * 骨骼肌纤维 09.320

sleep 睡眠 08.367

sleep apnea hypopnea syndrome 睡眠呼吸暂停低通气综合征 08.371

sleep disorder 睡眠障碍 08.368

sleep hypoventilation syndrome 睡眠低通气综合征，＊睡眠相关通气不足综合征 08.370

sleep-related apnea 睡眠呼吸暂停 08.375

sleep-related apnea-hypopnea index 睡眠呼吸暂停低通气指数 08.377

sleep-related breathing disorder 睡眠呼吸障碍 08.369

sleep-related hypopnea 睡眠低通气 08.376

slow alveoli 慢肺泡 09.312

slow continuous ultrafiltration 缓慢连续性超滤 13.077

slowly adapting receptor 慢适应感受器 04.044

slow zone 慢区 09.189

small airway 小气道 02.006

small airway disease 小气道病变 09.438

small airway dysfunction 小气道功能障碍 09.439

small cell lung carcinoma 小细胞肺癌 08.226

small granule cell ＊小颗粒细胞 02.117

small mixed room method 小混合室法 09.079

sneezing reflex 喷嚏反射 04.083

sobbing respiration ＊抽泣样呼吸 06.036

sodium 钠 11.042

sodium ion 钠离子 11.043

sodium-potassium dependent ATPase ＊钠钾 ATP 酶 11.111

sodium-potassium exchange and sodium-hydrogen exchange 钠钾交换和钠氢交换 11.110

sodium-potassium pump 钠钾泵 11.111

sodium pump ＊钠泵 11.111

SOFA 脓毒症相关器官功能衰竭评价 13.039

solid 固体 09.001

solubility coefficient 溶解系数 10.156

somatic circulation 体循环 01.014

sonorous rhonchi 低调干啰音，＊鼾音 06.110

specialty intensive care unit 专科加强监护病房，＊专科重症监护室 13.002

specific airway conductance 气流传导比值，＊比气导 09.239

specific airway resistance 比气道阻力 09.238

specific bronchial provocation test 特异性支气管激发试验 09.172

specific compliance 比顺应性 09.292

specific immunotherapy 特异性免疫疗法 08.074

spectroanalytic diagram 频谱分析图 09.428

sphenoidal sinus 蝶窦 02.055

spiro-index 呼吸指数 12.237

spirometer 肺量计 09.039

spirometry 肺量计法 09.042

spontaneous breathing 自主呼吸 12.209

spontaneous breathing trial 自主呼吸试验 12.373

spontaneous cycling 自主转换，＊自主切换 12.086

spontaneous-limited 自主限制 12.079

spontaneous pneumothorax 自发性气胸 08.318

spontaneous respiratory frequency 自主呼吸频率 12.234

sputum production 咳痰 06.002

sputum suctioning 吸痰术 07.076

squamous cell carcinoma 鳞状细胞癌，＊鳞癌 08.228

square wave 方波 12.098

SSC 拯救脓毒症运动，＊巴塞罗那宣言 13.080

SSD 声门下分泌物引流 12.340

stable phase of chronic obstructive pulmonary disease 慢性阻塞性肺疾病稳定期 08.062

staging of asthma 哮喘分期 08.066

staging surgery 分期性手术 07.066

standard air 标准气 09.082

standard atmospheric pressure 标准大气压 10.003

standard base excess 标准碱剩余，＊标准碱过剩 11.137

standard bicarbonate 标准碳酸氢盐 11.128

standard buffer base 标准缓冲碱 11.134

standard lung volume history 标准肺容积轨迹 09.297

standard temperature and pressure, dry 标准条件 09.091

staphylococcal pneumonia 葡萄球菌肺炎 08.119

static chest wall compliance 静态胸廓顺应性 09.302

static compliance 静态顺应性 09.299

static compliance of respiratory system 静态呼吸系统顺应性，＊静态总顺应性 09.300

static lung compliance 静态肺顺应性 09.301

static pulmonary hyperinflation 静态肺过度充气 09.470

stationary pollution source 固定污染源 05.030

status asthmaticus 哮喘持续状态 08.079

steady flow 定常流动 09.019

steep part 陡直段 09.276

step exercise 阶梯试验 09.383

sternal angle　胸骨角　02.016

sternal line　胸骨线　02.022

sternum　胸骨　02.193

STPD　标准条件　09.091

streamline　流线　09.022

stream tube　流管　09.023

Streptococcal pneumoniae pneumonia　肺炎链球菌肺炎　08.116

stress hyperglycemia　应激性高血糖　13.026

stress ulcer　应激性溃疡　13.025

stretch reflex of muscle　骨骼肌牵张反射　04.076

stridor　吸气喘鸣，* 喘鸣　06.111

stroke volume　振动量　12.390

structural parameter diagram　结构参数图　09.429

subacute cough　亚急性咳嗽，* 迁延性咳嗽　08.034

subacute hematogenous disseminated pulmonary tuberculosis　亚急性血行播散型肺结核　08.168

subcostal nerve　肋下神经　02.211

subcutaneous emphysema　皮下气肿　06.058

suberosis　软木尘肺　08.187

subglottic secretion drainage　声门下分泌物引流　12.340

submaximal exercise　亚极量运动　09.381

submucosa　黏膜下层　02.106

subpulmonic effusion　肺下积液　08.299

sulfhemoglobin　硫化血红蛋白　10.117

sulfhemoglobinemia　硫化血红蛋白血症　10.118

sulfur dioxide　二氧化硫　05.050

sulfur hexafluoride　六氟化硫　09.064

sulfur hexafluoride dilution　六氟化硫稀释法　09.065

sunshine time　可照时间　05.018

superficial branch　* 浅支　03.009

superior lingular segment　上舌段　02.144

superior mediastinum　上纵隔　02.231

superior phrenic lymph node　膈上淋巴结　02.179

superior segment　上段，* 背段　02.149

superior vena cava obstruction syndrome　上腔静脉阻塞综合征　08.236

suppurative pleurisy　化脓性胸膜炎　08.307

supraclavicular fossa　锁骨上窝　02.032

suprapleural membrane　胸膜上膜　02.208

suprascapular region　肩胛上区　02.034

suprasternal fossa　胸骨上窝　02.031

suprasternal notch　* 胸骨上切迹　02.013

surface tension　表面张力　09.285

surface tension of alveoli　肺泡表面张力　09.286

surfactant　表面活性物质　09.287

surgical therapy　手术治疗　07.062

surviving sepsis campaign　拯救脓毒症运动，* 巴塞罗那宣言　13.080

sustained inflation　控制性肺膨胀　12.353

SV　振动量　12.390

switching variable　转换变量，* 切换变量　12.063

switch-over variable　转换变量，* 切换变量　12.063

symptomatology of respiratory disease　呼吸疾病症状学　01.002

synaptic transmission　突触传递　04.057

synchronic time　同步时间　12.240

synchronized continuous mandatory ventilation　同步持续指令通气　12.145

synchronized intermittent mandatory ventilation　同步间歇指令通气　12.160

synchronized intermittent mandatory ventilation plus pressure support ventilation　同步间歇指令通气加压力支持通气　12.164

synchronized intermittent mandatory ventilation weaning　同步间歇指令通气撤机法　12.368

synchrony　同步　12.237

synchrony of inspiratory expiratory phase transition　吸呼气转换同步　12.246

systemic air embolism　系统性气栓塞　12.339

systemic blood pressure　体循环压力　03.022

systemic inflammatory response syndrome　全身炎症反应综合征　13.015

systemic secretion　* 全身性分泌腺病　08.391

system of units　单位制　09.033

T

TABD　三重酸碱失衡　11.171

tachypnea　呼吸过速，* 呼吸急速，* 呼吸加快　06.040

tactile fremitus　* 触觉语颤　06.086

tank ventilator　* 箱式通气机　12.418

targeted therapy　靶向治疗　07.071

ventilation mode 通气模式 12.052

ventilation parameter 通气参数 12.053

ventilation perfusion ratio 通气血流比例 09.212

ventilation perfusion ratio mismatch 通气血流比例失调 09.213

ventilation pressure 通气压力 12.093

ventilation runaway 通气失控 12.179

ventilator 呼吸机 12.001

ventilator-associated pneumonia 呼吸机相关性肺炎 08.109

ventilator dependency 呼吸机依赖 12.342

ventilatory disorder 通气功能障碍 09.441

ventilatory equivalent for carbon dioxide 二氧化碳通气当量 09.377

ventilatory equivalent for oxygen 氧通气当量 09.376

ventilatory response 通气应答 04.065

ventral respiratory group 腹侧呼吸组 04.009

Venturi effect 文丘里效应 09.027

Venturi mask *文丘里面罩 10.131

venule 微静脉 03.014

versatile ventilator 多功能呼吸机 12.010

vesicular breath sound 肺泡呼吸音 06.093

vestibular fissure 前庭裂 02.084

vestibular fold 前庭襞，*室襞 02.083

vestibule *前庭 02.070

vibration 振动 09.395

vibratory cycle 振动周期 09.401

VIDD 机械通气相关性膈肌功能障碍，*呼吸机相关性膈肌功能障碍 12.341

V-IMV 容积控制间歇指令通气，*定容型间歇指令通气 12.158

viral pneumonia 病毒性肺炎 08.122

virus 病毒 05.007

V-IRV 定容型反比通气 12.170

visceral pleura 脏胸膜，*肺胸膜 02.217

viscosity 黏性 09.007

viscous fluid 黏性流体 09.012

viscous resistance 黏性阻力 09.235

vital capacity 肺活量 09.101

vocal cord 声带 02.073

vocal fold 声襞 02.085

vocal fremitus 语音震颤 06.086

vocalis *声带肌 02.079

vocal ligament 声韧带 02.072

vocal process *声带突 02.065

vocal resonance 语音共振，*听觉语音 06.087

volatile acid 挥发性酸 11.106

volume assist-control ventilation 容积辅助–控制通气 12.155

volume-assist ventilation 容积辅助通气 12.152

volume-assured pressure support ventilation *容积保障压力支持通气 12.176

volume at peak tidal expiratory flow 达峰容积 09.152

volume calibration 容积定标 09.085

volume-controlled intermittent mandatory ventilation 容积控制间歇指令通气，*定容型间歇指令通气 12.158

volume-controlled inverse ratio ventilation 定容型反比通气 12.170

volume-controlled mode 定容[型]模式 12.142

volume-controlled synchronized intermittent mandatory ventilation plus pressure support ventilation 容积控制同步间歇指令通气加压力支持通气 12.165

volume-controlled ventilator 定容呼吸机 12.008

volume-controlled ventilation 容积控制通气 12.149

volume control ventilation 容积控制通气 12.149

volume cycling 容积转换，*容积切换 12.084

volume-limited 容积限制 12.075

volume-limited time cycling 容积限制时间转换，*容积限制时间切换 12.088

volume-limited volume cycling 容积限制容积转换，*容积限制容积切换 12.087

volume monitoring 容积监测 12.110

volume of blood 血量 11.022

volume of lower inflection point 低[位]拐点容积 09.281

volume of upper inflection point 高[位]拐点容积 09.284

volume support ventilation 容积支持通气 12.175

volume trigger 容积触发 12.071

volume type spirometer *容积型肺量计 09.039

volume waveform 容积波形 12.114

volumetic flow rate conservation law *体积流量守恒定律 09.025

voluntary breathing 随意呼吸 04.064

VPEF 达峰容积 09.152

VPEF/VE 达峰容积比 09.153

VRG　腹侧呼吸组　04.009
V-SIMV　容积控制同步间歇指令通气，＊定容型同步间歇指令通气　12.161
V-SIMV+PSV　容积控制同步间歇指令通气加压力支持通气　12.165
volume-controlled synchronized intermittent mandatory ventilation　容积控制同步间歇指令通气，＊定容型同步间歇指令通气　12.161
VSV　容积支持通气　12.175
VT　潮气量，＊潮气容积　09.095

W

Waldeyer's ring　＊咽淋巴环　02.059
water and electrolyte balance　水电解质平衡　11.023
water intoxication　水过多，＊水中毒　11.028
water-sealed drainage bottle　水封瓶　07.082
water seal spirometer　水封式肺量计　09.040
water trap　接水器　12.024
water vapor pressure　水蒸气压　10.041
wave　波　09.404
waveform monitoring　波形[图]监测　12.111
wave length　波长　09.408
wave of oscillation　振荡波　09.405
weaning　撤机　12.364

weaning method　撤机方法　12.365
Wegener granulomatosis　＊韦格纳肉芽肿　08.209
wet cough　湿性咳嗽　06.004
wheezing sound　＊哮鸣音　06.109
whispered pectoriloquy　耳语音　06.115
white frothy sputum　白色泡沫样痰　06.008
wing of nose　鼻翼　02.040
WOB　呼吸功　09.319
work　功　09.317
working pressure　工作压力　12.119
work of breathing　呼吸功　09.319
wrap ventilator　＊包裹式呼吸机　12.421

X

xiphoid process　剑突　02.015

X-ray　X[射]线　07.002

Y

Young's syndrome　杨氏综合征　08.093

Z

zone I　I区　03.052
zone II　II区　03.053

zone III　III区　03.054
zone IV　IV区　03.055

汉 英 索 引

A

阿伏加德罗常数　Avogadro constant　11.003

阿米三嗪　almitrine　07.101

阿米脱林双甲酰酯　almitrine bismesylate　07.100

阿司匹林哮喘　aspirin-induced asthma　08.085

* 阿司匹林哮喘三联征　aspirin asthma triad　08.085

安静区　silent zone　9.315

氨基甲酸血红蛋白　carbaminohemoglobin,

　HbNHCOOH　10.106

按需阀　demand valve　12.045

按需阀送气　demand valve air feed　12.047

* 胺前体摄取和脱羧细胞　amine precursor uptake and decarboxylation cell, APUD cell　02.117

凹陷性水肿　pitting edema　11.034

B

* 巴塞罗那宣言　surviving sepsis campaign, SSC　13.080

靶向治疗　targeted therapy　07.071

白色泡沫样痰　white frothy sputum　06.008

摆动性对流搅拌作用　mixing high-frequency pen-delluft　12.401

* 板层小体　lamellar body　02.168

半乳甘露聚糖抗原试验　galactomannan antigen test, GM test　07.036

* 包裹式呼吸机　wrap ventilator　12.421

* 包裹性脓胸　localized empyema　08.310

包裹性胸腔积液　encapsulated pleural effusion　08.297

包钦格复合体　Bötzinger complex, Bt.C　04.011

饱和水蒸气压　saturated water vapor pressure　10.043

饱和蒸气压　saturated vapor pressure　10.042

报警　alarm　12.121

爆裂音　inspiratory crackle, velcro rale　06.106

* 爆震伤　blast injury　08.334

杯状细胞　goblet cell　02.114

背侧呼吸组　dorsal respiratory group, DRG　04.007

* 背段　superior segment, SVI　02.149

* 被动呼气相　passive expiratory phase　04.029

被动吸烟　passive smoking　05.078

本体感受器　proprioceptor　04.045

泵神经元　pump neuron　04.008

泵衰竭　pump failure　08.415

鼻　nose　02.038

鼻唇沟　nasolabial sulcus　02.041

鼻导管　nasal cannula　10.127

鼻道　nasal meatus　02.049

* 鼻后滴漏综合征　post-nasal drip syndrome, PNDS　08.032

鼻甲　nasal concha　02.048

鼻旁窦　paranasal sinus　02.052

鼻前庭　nasal vestibule　02.043

鼻腔　nasal cavity　02.042

鼻塞　nasal tampon　10.128

鼻咽　nasopharynx　02.058

鼻咽导气管　nasopharyngeal airway　12.281

* 鼻咽通气管　nasopharyngeal airway　12.281

鼻炎　rhinitis　08.014

鼻翼　nasal ala, wing of nose　02.040

鼻阈　nasal limen　02.044

鼻罩　nasal mask　12.318

鼻中隔　nasal septum　02.046

* 比奥呼吸　Biot breathing　06.083

* 比弥散量　diffusion capacity for carbon monoxide per liter of alveolar volume　09.208

* 比气导　specific airway conductance　09.239

比气道阻力　specific airway resistance　09.238

比顺应性　specific compliance　09.292

* 闭合气量　closing volume, CV　09.186

闭合容积　closing volume, CV　09.186

闭合容积曲线　closing volume curve　09.183

闭合容量　closing capacity, CC　09.185

闭合伤　closed injury　08.336

闭合性气胸　closed pneumothorax　08.323

闭环通气　closed loop ventilation　12.139

闭塞性细支气管炎　bronchiolitis obliterans, BO　08.204

*闭塞性细支气管炎伴机化性肺炎　bronchiolitis obliterans with organizing pneumonia, BOOP　08.198

壁胸膜　parietal pleura　02.218

扁平胸　flat chest　06.061

变[态反]应性气道炎症　allergic airway inflammation, AAI　08.076

变[态反]应性支气管肺曲霉病　allergic bronchopulmonary aspergillosis, ABPA　08.143

变应性鼻炎　allergic rhinitis, anaphylactic rhinitis　08.022

变应性咳嗽　atopic cough, AC　08.039

变应性肉芽肿性血管炎　allergic granulomatous angiitis, AGA　08.217

变应性休克　anaphylactic shock, allergic shock　13.021

便携肺　portable lung, portalung　12.418

标准大气压　standard atmospheric pressure　10.003

标准肺容积轨迹　standard lung volume history　09.297

标准缓冲碱　standard buffer base, SBB　11.134

*标准碱过剩　stamdard base excess, SBE　11.137

标准碱剩余　standard base excess, SBE　11.137

标准气　standard air　09.082

标准碳酸氢盐　standard bicarbonate, SB　11.128

标准条件　standard temperature and pressure, dry, STPD　09.091

表面活性物质　surfactant　09.287

表面活性物质吸入疗法　inhaled surfactant therapy　12.416

表面张力　surface tension　09.285

屏气时间　breath holding time　12.221

屏气试验　hold breath test　06.118

病毒　virus　05.007

病毒性肺炎　viral pneumonia　08.122

病理性分流　pathological shunt　09.221

病死概率模型　mortality probability model, MPM　13.035

病因　etiology　01.017

病原微生物　pathogenic microorganism　05.002

波　wave　09.404

波长　wave length　09.408

波尔效应　Bohr effect　10.066

波形[图]监测　waveform monitoring　12.111

*玻意耳定律　Boyle law　09.014

玻意耳–马里奥特定律　Boyle-Mariotte law　09.014

伯努利方程　Bernoulli equation　09.026

泊肃叶方程　Poiseuille equation　09.032

博格评分　Borg scale　06.042

补呼气量　expiratory reserve volume, ERV　09.097

*补呼气容积　expiratory reserve volume, ERV　09.097

补吸气量　inspiratory reserve volume, IRV　09.096

*补吸气容积　inspiratory reserve volume, IRV　09.096

不变缓冲对　fixed buffer pair　11.118

不动杆菌肺炎　acinetobacter pneumonia　08.121

不完全可逆性气流受限　incompletely reversible airflow limitation　09.459

*不完全可逆性气流阻塞　incompletely reversible airflow limitation　09.459

部分肠外营养　partial parenteral nutrition, PPN　13.045

部分重复呼吸面罩　partial rebreathing mask　10.133

部分液体通气　partial liquid ventilation, PLV　12.407

C

残气量　residual volume, RV　09.098

*残气容积　residual volume, RV　09.098

残总气量百分比　ratio of residual volume to total lung capacity, RV/TLC　09.108

操作弯钳　curved forceps　12.277

侧流烟雾　sidestream smoke　05.075

侧位肺功能　lateral position pulmonary function　09.037

侧卧位通气　lateral position ventilation　12.410

层流　laminar flow　09.029

查理定律　Charles law　09.015

掺钕钇铝石榴石激光疗法　neodymium glass-yttrium

aluminum garnet laser therapy, neodymium:yttrium aluminum garnet laser therapy   07.041

长程氧疗   long-term oxygen therapy   10.150

长吸[式]呼吸   apneusis   04.004

长吸中枢   apneustic center   04.005

肠内营养   enteral ńutrition, EN   13.047

肠外营养   parenteral nutrition, PN   13.044

肠源性发绀   enterogenous cyanosis   06.051

肠源性感染   gut-derived infection   13.007

肠源性囊肿   enterogenous cyst   08.350

* 肠源性青紫症   enterogenous cyanosis   06.051

常规潮气量   normal tidal volume   12.354

常规潮气量机械通气   normal tidal volume ventilation   12.357

* 常规潮气容积   normal tidal volume   12.354

* 常规潮气容积机械通气   normal tidal volume ventilation   12.357

常规机械通气   conventional mechanical ventilation, CMV   12.347

常频   normal frequency   12.376

超声雾化器   ultrasonic nebulizer   07.091

潮气呼气峰流量   peak tidal expiratory flow, PTEF   09.145

潮气呼吸流量–容积曲线   tidal breathing flow-volume curve, TBFV   09.128

潮气量   tidal volume, VT   09.095

25%潮气量呼气流量   tidal expiratory flow at 25% of tidal volume, TEF$_{25}$ 09.148

50%潮气量呼气流量   tidal expiratory flow at 50% of tidal volume, TEF$_{50}$ 09.147

75%潮气量呼气流量   tidal expiratory flow at 75% of tidal volume, TEF$_{75}$ 09.146

25%潮气量呼气流量与潮气呼气峰流量比   ratio of tidal expiratory flow at 25% of tidal volume to PTEF, 25/PF   09.149

* 潮气容积   tidal volume, VT   09.095

* 25%潮气容积呼气流量   tidal expiratory flow at 25% of tidal volume, TEF$_{25}$ 09.148

* 50%潮气容积呼气流量   tidal expiratory flow at 50% of tidal volume, TEF$_{50}$ 09.147

* 75%潮气容积呼气流量   tidal expiratory flow at 75% of tidal volume, TEF$_{75}$ 09.146

* 25%潮气容积呼气流量与潮气呼气峰流量比   ratio of tidal expiratory flow at 25% of tidal volume to

PTEF, 25/PF   09.149

潮式呼吸   tidal breathing   06.081

撤机   weaning   12.3634

撤机方法   weaning method   12.365

尘暴   duststorm   05.043

* 尘肺   pneumoconiosis   08.178

尘细胞   dust cell   02.170

* 陈–施呼吸   Cheyne-Stokes respiration   06.081

陈–施呼吸综合征   Cheyne-Stokes breathing syndrome, CSS   08.383

成比例辅助通气   proportional assist ventilation, PAV   12.177

迟发相哮喘反应   late asthmatic reaction, LAR   08.078

* 持续低流量给氧   continuous administration of low flow oxygen   10.140

* 持续低流量吸氧   continuous low-flow oxygen therapy   10.140

持续低流量氧疗   continuous low-flow oxygen therapy   10.140

持续气道负压通气   continuous negative airway pressure   12.251

持续气道正压   continuous positive airway pressure   12.189

持续气道正压呼吸机   continuous positive airway pressure ventilator   12.191

持续气道正压通气   continuous positive airway pressure, CPAP   12.252

持续气流   continuous flow   12.050

持续气流送气   continuous flow air feed   12.048

持续指令通气   continuous mandatory ventilation, CMV   12.144

* 齿轮呼吸音   cogwheel breath sound   06.099

冲击伤   blast injury   08.334

重叠综合征   overlap syndrome   08.374

* 抽泣样呼吸   sobbing respiration   06.036

* 臭鼻症   ozena   08.019

臭氧   ozone   05.038

出口部位感染   exit-site infection   13.011

初级呼吸中枢   primary respiratory center   04.006

初级污染物   primary pollutant   05.036

触发   trigger   12.065

触发变量   trigger variable   12.061

触发灵敏度   trigger sensitivity   12.072

触发时间   triggering time   12.242

* 触觉语颤 tactile fremitus 06.086

穿入伤 penetrating wound 08.332

传导气道 conducting airway 02.004

* 传染性非典型肺炎 severe acute respiratory syndrome, SARS 08.130

* 喘鸣 inspiratory wheeze, stridor 06.111

* 串珠肋 beading of ribs, rachitic rosary 06.064

创伤性膈疝 traumatic diaphragmatic hernia 08.364

创伤性气胸 traumatic pneumothorax 08.319

* 创伤性湿肺 pulmonary contusion 08.338

创伤性窒息 traumatic asphyxia 08.339

纯蛋白衍化物 purified protein derivative, PPD 08.176

磁共振成像 magnetic resonance imaging, MRI 07.005

次级污染物 secondary pollutant 05.037

粗湿啰音 coarse moist rale, coarse crackle 06.103

脆性哮喘 brittle asthma 08.081

D

达峰容积 volume at peak tidal expiratory flow, VPEF 09.152

达峰容积比 ratio of volume at peak tidal expiratory flow to expiratory tidal volume, VPEF/VE 09.153

达峰时间 time to peak tidal expiratory flow, TPTEF 09.150

达峰时间比 ratio of time to peak tidal expiratory flow to total expiratory time, TPTEF/TE 09.151

大潮气量 high tidal volume 12.355

大潮气量机械通气 high tidal volume ventilation 12.358

* 大潮气容积 high tidal volume 12.355

* 大潮气容积机械通气 high tidal volume ventilation 12.358

大量白色泡沫样痰 profuse white frothy sputum 06.009

大量粉红色泡沫样痰 profuse pink frothy sputum 06.007

大量咯血 massive hemoptysis 06.018

大量稀水样痰 profuse water-like sputum 06.010

大气 atmosphere 10.001

大气道 large airway 02.007

大气道陷闭 collapse of large airway 09.453

大气二氧化碳分压 partial pressure of carbon dioxide in atmosphere 10.163

大气二氧化碳浓度 fractional concentration of carbon dioxide in atmosphere 10.164

大气污染 air pollution 05.026

大气污染源 air pollution source 05.027

大气性缺氧 atmospheric hypoxia 10.096

大气压[强] atmospheric pressure 10.002

大气氧分压 partial pressure of oxygen in atmosphere 10.023

大气氧浓度 oxygen concentration in atmosphere 10.024

* 大水泡音 coarse moist rale, coarse crackle 06.103

大细胞癌 large cell carcinoma 08.231

大叶性肺炎 lobar pneumonia 08.112

代偿性肺过度充气 compensating pulmonary hyperinflation, compensatory pulmonary hyperinflation 09.468

* 代偿性肺气肿 compensating pulmonary hyperinflation, compensatory pulmonary hyperinflation 09.468

代偿性碱中毒 compensatory alkalosis 11.146

代偿性抗炎症反应综合征 compensatory anti-inflammatory response syndrome, CARS 13.016

代偿性酸中毒 compensatory acidosis 11.145

代谢当量 metabolic equivalent, MET 09.363

代谢调理 metabolic intervention 13.060

代谢性碱中毒 metabolic alkalosis 11.161

代谢性酸中毒 metabolic acidosis 11.156

代谢支持 metabolic support 13.059

带侧孔气管切开套管 tracheostomy cannula with lateral aperture 12.309

袋感染 pocket infection 13.013

* 单侧透明肺 unilateral hyperlucent lung 08.399

单侧透明肺综合征 unilateral hyperlucent lung syndrome 08.399

单纯超滤 isolated ultrafiltration 13.066

单纯肺炎旁胸腔积液 uncomplicated parapneumonic effusion 08.301

单纯疱疹病毒肺炎 herpes simplex virus pneumonia 08.128

* 单纯性气胸 simple pneumothorax 08.323

单纯窒息性气体　simple asphyxiating gas　05.065

单回路呼吸机　single-circuit ventilator　12.034

单频振荡　single frequency oscillation　09.413

单气路　single gas path　12.012

* 单筒肺量计　monocular spirometer　09.039

单位制　system of units　09.033

单向阀气管切开套管　tracheostomy cannula with check valve　12.310

胆固醇性胸膜炎　cholesterol pleurisy　08.313

* 蛋白结合钙　protein-bound calcium　11.094

蛋白质呼吸商　respiratory quotient of protein　09.372

蛋白质能量营养不良　protein-energy malnutrition　13.056

氮浓度Ⅲ相斜率　Ⅲ-phase slope of nitrogen concentration　09.184

氮平衡　nitrogen balance　13.061

氮氧化物　nitrogen oxide, NO_x　05.049

当量　equivalence　11.004

导管　tube, catheter　12.278

导管定植　catheter colonization　13.008

导管相关性血流感染　catheter-related bloodstream infection, CRBSI　13.005

盗汗　night sweating　06.025

道尔顿定律　Dalton law　09.018

道格拉斯气袋法　Dagalas bag method　09.076

等长收缩　isometric contraction　09.335

等二氧化碳过度通气激发试验　isocapnic hyperventilation provocation test　09.179

等容积压力–流量曲线　isovolume pressure-flow curve　09.156

等容量性低钠血症　isovolemic hyponatremia　11.052

等渗　iso-osmia　11.008

等渗溶液　iso-osmotic solution　11.012

* 等渗性失水　isotonic dehydration　11.025

等渗性脱水　isotonic dehydration　11.025

等渗压　isotonicity　11.009

等压点　isopressure point, equal pressure point, EPP　09.269

等张溶液　isotonic solution　11.013

等张收缩　isotonic contraction　09.334

* 等张性缺氧　isotonic hypoxia　10.099

低潮气量报警　low tidal volume alarm　12.127

* 低动力性缺氧　hypokinetic hypoxia　10.101

低肺容积呼吸衰竭　respiratory failure with low lung volume　08.420

低钙血症　hypocalcemia　11.096

低呼吸频率报警　low respiratory rate alarm　12.131

低钾性碱中毒　hypokalemic alkalosis　11.167

低钾血症　hypokalemia　11.066

低磷血症　hypophosphatemia　11.099

* 低流量吸氧　low-flow oxygen therapy　10.139

低流量氧疗　low-flow oxygen therapy　10.139

低氯性碱中毒　hypochloremic alkalosis　11.169

低氯血症　hypochloremia　11.084

低镁血症　hypomagnesemia　11.088

低钠血症　hyponatremia　11.045

低浓度氧疗　low concentration oxygen therapy　10.137

低频疲劳　low frequency fatigue, LFF　09.346

低频振荡波　low frequency oscillatory wave　09.409

* 低热量肠外营养　partial parenteral nutrition, PPN　13.045

低容量性低钠血症　hypovolemic hyponatremia　11.046

低容量性高钠血症　hypovolemic hypernatremia　11.060

* 低渗性失水　hypotonic dehydration　11.026

低渗性脱水　hypotonic dehydration　11.026

低渗压　hypoosmolality　11.010

低水平呼气末正压　low level positive end-expiratory pressure, low level PEEP　12.361

低碳酸血症　hypocapnia　10.185

低调干啰音　sonorous rhonchi　06.110

* 低通气　hypopnea　08.376

低通气量报警　low minute volume ventilation alarm　12.129

低[位]拐点　lower inflection point, LIP　09.279

低[位]拐点容积　volume of lower inflection point　09.281

低[位]拐点压力　pressure of lower inflection point　09.280

低位平坦段　lower flat part　09.278

低血容量性休克　hypovolemic shock　13.020

低压报警　low pressure alarm　12.125

低压高容气囊　high-volume low-pressure cuff　12.290

低压性缺氧　hypobaric hypoxia　10.097

低氧激发试验　hypoxia challenge test　10.029

* 低氧通气反应试验　hypoxic ventilatory response

04.066

低氧通气应答　hypoxic ventilatory response　04.066

低氧脱习服　hypoxic deacclimatization　10.034

低氧习服　acclimatization to hypoxia　10.033

* 低氧习服脱失　hypoxic deacclimatization　10.034

低氧血症　hypoxemia　10.093

低氧血症相关性肺动脉高压　pulmonary hypertension associated with hypoxemia　08.284

低氧血症型呼吸衰竭　hypoxemic respiratory failure　08.416

低张性缺氧　hypotonic hypoxia　10.094

地理环境　geographic environment　05.013

递减波　decelerating wave　12.099

递增波　accelerating wave　12.100

第二呼气相　expiratory phase II　04.030

第 1 秒用力呼气容积　forced expiratory volume in one second, FEV_1　09.159

第 1 秒用力呼气容积下降 20% 激发剂量　dose of the bronchoconstrictor trigger which causes a fall of 20% in FEV_1　09.174

第 1 秒用力呼气容积下降 20% 激发浓度　provocative concentration of the bronchoconstrictor trigger needed to cause a 20% fall in FEV_1, $PC_{20}FEV_1$　09.176

第一呼气相　expiratory phase I　04.029

* 第一秒用力呼气量　forced expiratory volume in first second　09.159

* 第一秒用力呼气容积　forced expiratory volume in one second, FEV_1　09.159

* 蒂策病　Tietze disease　08.342

电动呼吸机　electrical ventilator　12.003

电抗　reactance　09.424

电抗 5　reactance 5　09.425

电抗 20　reactance 20　09.426

电抗 30　reactance 30　09.427

电控电动呼吸机　electronically-controlled electrically-powered ventilator　12.006

电控气动呼吸机　electronically-controlled pneumatic-driven ventilator　12.007

电源报警　power alarm　12.136

电中性　electric neutrality　11.112

电中性定律　electric neutrality law　11.113

电子支气管镜　electronic bronchoscope　07.015

淀粉样变　amyloidosis　08.401

蝶窦　sphenoidal sinus　02.055

定标　calibration　09.083

定常流动　steady flow　09.019

定量吸入器　metered dose inhaler, MDI　07.089

定容呼吸机　volume-controlled ventilator　12.008

定容型反比通气　volume-controlled inverse ratio ventilation, V-IRV　12.170

* 定容型间歇指令通气　volume-controlled intermittent mandatory ventilation, V-IMV　12.158

定容[型]模式　volume-controlled mode　12.142

* 定容型同步间歇指令通气　volume-controlled synchronized intermittent mandatory ventilation, V-SIMV　12.161

定时触发　timing trigger　12.067

定压呼吸机　pressure-controlled ventilator　12.009

定压通气　pressure target ventilation, PTV　12.347

定压型持续指令通气　pressure-controlled continuous mandatory ventilation, P-CMV　12.146

定压型反比通气　pressure-controlled inverse ratio ventilation, P-IRV　12.171

* 定压型间歇指令通气　pressure-controlled intermittent mandatory ventilation, P-IMV　12.159

定压[型]模式　pressure-controlled mode　12.143

定压型同步持续指令通气　pressure-controlled synchronized continuous mandatory ventilation, P-SCMV　12.147

* 定压型同步间歇指令通气　pressure-controlled synchronized intermittent mandatory ventilation, P-SIMV　12.162

* 定压型同步间歇指令通气加压力支持通气　pressure-controlled synchronized intermittent mandatory ventilation plus pressure support ventilation, P-SIMV+PSV　12.166

* 动静脉血氧含量差　arterio-mixed venous oxygen content difference　10.084

动脉　artery　03.001

动脉–混合静脉血氧含量差　arterio-mixed venous oxygen content difference　10.084

动脉–静脉血氧含量差　arterio-venous oxygen content difference　10.079

动脉型肺动脉高压　pulmonary arterial hypertention, PAH　08.274

动脉血　arterial blood　10.068

动脉血二氧化碳分压　partial pressure of carbon dioxide in arterial blood, arterial partial pressure of carbon dioxide 10.176

动脉血气 arterial blood gas, ABG 10.018

动脉血气分析 arterial blood gas analysis 10.019

动脉血气体总压 total pressure of gas in arterial blood 10.177

动脉血酮体比 arterial ketone body ratio 13.041

动脉血氧饱和度 oxygen saturation in arterial blood, arterial oxygen saturation 10.071

动脉血氧分压 partial pressure of oxygen in arterial blood, arterial partial pressure of oxygen 10.069

动脉血氧含量 oxygen content in arterial blood 10.073

动脉血氧运输量 oxygen delivery in arterial blood 10.074

动态肺过度充气 dynamic pulmonary hyperinflation 09.469

动态肺顺应性 dynamic lung compliance 09.308

动态呼吸环 dynamic respiratory loop, intrabreath loop 09.393

动态呼吸系统顺应性 dynamic compliance of respiratory system 09.307

动态顺应性 dynamic compliance 09.303

动态顺应性20 dynamic lung compliance at 20 times per minute of respiratory frequency 09.304

动态顺应性40 dynamic lung compliance at 40 times per minute of respiratory frequency 09.305

动态顺应性60 dynamic lung compliance at 60 times per minute of respiratory frequency 09.306

动态胸廓顺应性 dynamic chest wall compliance

09.309

* 动态总顺应性 total dynamic compliance 09.307

陡直段 steep part 09.276

窦道 sinus tract 12.312

端坐呼吸 orthopnea 06.052

短程氧疗 short-term oxygen therapy 10.151

断续性呼吸音 cogwheel breath sound 06.099

对流扩散 convective dispersion 12.399

* 对流流动 convective streaming 12.399

钝性伤 blunt trauma, blunt injury 08.333

多导睡眠图 polysomnography, PSG 08.378

多功能呼吸机 versatile ventilator 12.010

多频振荡 multi-frequency oscillation 09.414

* 多器官功能不全评分 multiple organ dysfunction score 13.036

* 多器官功能不全综合征 multiple organ dysfuction syndrome, MODS 13.022

多器官功能障碍评分 multiple organ dysfunction score 13.036

多器官功能障碍综合征 multiple organ dysfunction syndrome, MODS 13.022

多沙普仑 doxapram 07.099

多因素分级系统 body mass index, obstruction, dyspnea, exercise, BODE 08.063

* 多脏器功能衰竭 multiple organ failure, MOF 13.022

* 多脏器功能障碍综合征 multiple organ dysfunction syndrome, MODS 13.022

E

额窦 frontal sinus 02.053

恶性胸腔积液 malignant pleural effusion 08.303

耳语音 whispered pectoriloquy 06.115

* 二甲磺酸阿米三嗪 almitrine bismesylate 07.100

二类报警 type II alarm 12.123

2, 3-二磷酸甘油酸 2, 3-diphosphoglyceric acid, 2, 3-DPG 10.067

二氧化硫 sulfur dioxide 05.050

二氧化碳 carbon dioxide 10.154

二氧化碳波形图 capnogram 10.171

二氧化碳测量仪 capnometer 10.153

二氧化碳产生量 carbon dioxide output 09.366

二氧化碳肺内弥散 carbon dioxide diffusion of lung 09.200

二氧化碳解离曲线 carbon dioxide dissociation curve 10.178

* 二氧化碳弥散 carbon dioxide diffusion of lung 09.200

* 二氧化碳弥散量 diffusion capacity of carbon dioxide of lung 09.205

二氧化碳排出量 carbon dioxide discharge 09.367

二氧化碳通气当量 ventilatory equivalent for carbon dioxide 09.377

F

发绀　cyanosis　06.043

* 乏氧性缺氧　hypoxic hypoxia　10.094

法向力　normal force　12.331

反比通气　inverse ratio ventilation, IRV　12.169

反常呼吸　paradoxical respiration　06.078

反常性碱性尿　paradoxical alkaline urine　11.081

反常性酸性尿　paradoxical acidic urine　11.073

反馈　feedback　04.073

反馈调节　feedback regulation　04.074

反射　reflex　04.068

反射弧　reflex arc　04.069

反应性气道功能障碍综合征　reactive airway dysfunction syndrome　08.096

方波　square wave　12.098

方形膜　quadrangular membrane　02.070

防污染样本毛刷　protected specimen brush, PSB　07.035

* 放疗　radiotherapy　07.067

放射痛　radiating pain　06.024

放射性肺炎　radiation pneumonia　08.139

放射治疗　radiotherapy　07.067

非凹陷性水肿　non-pitting edema　11.035

* 非变应性鼻炎伴嗜酸细胞增多综合征　nonallergic rhinitis with eosinophilia syndrome, NARES　08.024

非重复呼吸面罩　non-rebreathing mask　10.134

非蛋白呼吸商　non-protein respiratory quotient　13.049

非典型病原体　atypical pathogen　05.012

非典型病原体肺炎　atypical pneumonia　08.131

* 非典型肺炎　atypical pneumonia　08.131

非定常流动　unsteady flow, time dependent flow　09.020

非挥发性酸　involatile acid　11.107

非频率依赖性动态顺应性　non-frequency dependence of dynamic compliance　09.313

* 非嗜铬性副神经节细胞瘤　non-chromaffin paraganglioma, NCPG　08.252

非碳酸盐缓冲碱　buffer base except bicarbonate　11.133

非特异性间质性肺炎　nonspecific interstitial pneumonia, NSIP　08.197

非特异性支气管激发试验　nonspecific bronchial provocation test　09.173

非同步振荡　asynchronous oscillation　09.398

非吸入性粉尘　non-inhalable dust　05.061

非小细胞肺癌　non-small cell lung carcinoma, NSCLC　08.227

非心源性肺水肿　non-cardiogenic pulmonary edema　08.259

非用力依赖部分　non-effort-dependent part　09.155

肥胖低通气综合征　obesity hypoventilation syndrome　08.379

* 肥胖通气低下综合征　obesity hypoventilation syndrome　08.379

肺　lung　02.010

肺阿米巴病　pulmonary amebiasis　08.156

肺癌　lung carcinoma, lung cancer　08.223

肺癌治疗　therapy of lung cancer　07.055

肺包虫病　pulmonary hydatidosis　08.158

* 肺孢子虫病　Pneumocystis carinii pneumonia, PCP　08.153

肺孢子菌肺炎　Pneumocystis carinii pneumonia, PCP　08.153

肺保护性通气策略　lung protective ventilation strategy　12.352

肺表面活性蛋白　pulmonary surfactant protein　09.289

* 肺并殖吸虫病　paragonimiasis, pulmonary distomiasis　08.155

肺不张　atelectasis, pulmonary atelectasis　08.405

肺尘埃沉着病　pneumoconiosis　08.178

肺出血肾炎综合征　Goodpasture syndrome　08.221

肺挫伤　pulmonary contusion　08.338

肺错构瘤　hamartoma of lung, pulmonary hamartoma　08.253

肺大疱　bullae of lung, bullae　08.058

* 肺单位　terminal breathing unit　02.157

肺底　base of lung　02.136

肺淀粉样变　pulmonary amyloidosis　08.404

肺动静脉畸形　pulmonary arteriovenous malformation, PAVM　08.286

* 肺动静脉瘘　pulmonary arteriovenous fistula

肺容量　lung volume　09.094

肺容积伤　lung volutrauma　12.334

肺肉瘤　lung sarcoma　08.239

肺上沟瘤　pulmonary sulcus tumor, Pancoast tumor　08.233

肺上皮样血管内皮瘤　pulmonary epithelioid hemangioendothelioma, PEH　08.256

肺生物伤　pulmonary biotrauma　12.337

肺实变　lung consolidation　08.105

肺实质　lung parenchyma　02.172

肺嗜酸性粒细胞浸润症　pulmonary eosinophilia　08.213

肺衰竭　lung failure　08.414

肺栓塞　pulmonary embolism, PE　08.263

肺水肿　pulmonary edema　08.257

肺顺应性　lung compliance　09.291

肺损伤　lung injury　08.422

肺缩[小]反射　pulmonary deflation reflex　04.025

肺弹性阻力　lung elastance　09.232

肺铁末沉着病　siderosis　08.182

肺通气　pulmonary ventilation　09.112

肺通气功能正常　normal pulmonary ventilatory function　09.440

肺通气显像　lung ventilation imaging　07.010

肺微循环　pulmonary microcirculation　03.011

肺萎陷伤　lung atelectrauma　12.336

肺吸虫病　paragonimiasis, pulmonary distomiasis　08.155

肺下积液　subpulmonic effusion, infrapulmonary effusion　08.299

肺C纤维　pulmonary C-fiber　04.047

肺纤维瘤　fibroma of lung　08.250

肺小叶　pulmonary lobule　02.155

[肺]斜裂　oblique fissure of lung　02.137

*肺心病　cor pulmonale　08.269

肺性发绀　pulmonary cyanosis　06.045

肺性脑病　pulmonary encephalopathy　11.152

*肺胸膜　visceral pleura　02.217

肺血管内压　intrapulmonary blood vessel pressure　03.025

肺血管外压力　pressure outside pulmonary blood vessel　03.032

肺血管系统　pulmonary vascular system　01.011

肺血管阻力　pulmonary vascular resistance, PVR　03.044

肺血流量　pulmonary blood flow　03.047

肺血容积　pulmonary blood volume　03.049

*肺血容量　pulmonary blood volume　03.049

肺血栓栓塞症　pulmonary thromboembolism, PTE　08.264

肺循环　pulmonary circulation　01.013

肺循环压力　pulmonary blood pressure　03.024

肺压力–容积曲线　pressure-volume curve of lung　09.274

肺炎　pneumonia　08.104

肺炎克雷伯菌肺炎　*Klebsiella pneumoniae* pneumonia　08.120

肺炎链球菌肺炎　*Streptococcal pneumoniae* pneumonia　08.116

肺炎旁胸腔积液　parapneumonic effusion　08.300

肺炎性假瘤　pulmonary inflammatory pseudotumor　08.254

肺炎衣原体肺炎　*Chlamydia pneumoniae* pneumonia　08.132

肺炎支原体肺炎　*Mycoplasmal pneumoniae* pneumonia　08.135

肺氧弥散量　diffusion capacity of oxygen of lung　09.206

肺叶　lobe of lung　02.125

肺叶支气管　lobar bronchi　02.096

肺一氧化碳弥散量　diffusion capacity of carbon monoxide of lung　09.207

肺移植　lung transplantation　07.094

肺隐球菌病　pulmonary cryptococcosis　08.147

肺原发性淋巴瘤　pulmonary lymphoma　08.241

肺源性呼吸困难　pulmonary dyspnea　06.028

肺源性心脏病　cor pulmonale　08.269

肺脏介入技术　interventional pulmonary technique　07.012

肺转移性肿瘤　metastatic tumor of lung　08.242

肺总量　total lung capacity, TLC　09.107

肺阻力　lung resistance　09.245

肺组织黏性阻力　lung tissue viscous resistance　09.244

分布效应　distribution effect　09.210

分侧肺功能　separate pulmonary function　09.036

分侧肺通气　independent lung ventilation, ILV　12.409

分次肺活量　fractional vital capacity　09.102

分流样效应 shunt effect 09.215

分配系数 partition coefficient 09.211

TNM 分期 tumor node metastasis classification, TNM classification 08.237

分期性手术 staging surgery 07.066

* 分压定律 law of partial pressure 09.018

分枝杆菌 mycobacteria 05.005

粉尘 dust 05.056

粉红色泡沫样痰 pink frothy sputum 06.006

* 封闭模式法 closed model method 09.079

氟碳化合物 fluorocarbon, perfluoro-carbons, PFCs 12.408

浮肋 free rib 02.192

* 浮肿 edema 11.029

俯卧位通气 prone ventilation 12.410

辅助呼吸肌 adjunctive respiratory muscle 02.198

辅助–控制通气 assist-control ventilation, A/CV, A/C 12.154

辅助通气 assist ventilation, AV 12.151

辅助性化疗 adjuvant chemotherapy 07.058

负荷 load 09.332

负压呼吸机 negative pressure ventilator 12.417

负压通气 negative pressure ventilation, NPV 12.325

负压性肺水肿 negative pressure pulmonary edema 08.262

附加音 adventitious sound 06.100

复发性多软骨炎 relapsing polychondritis 08.101

* 复合切换 combined cycling 12.085

复合转换 combined cycling 12.085

复杂肺炎旁胸腔积液 complicated parapneumonic effusion 08.302

复张性肺水肿 reexpansion pulmonary edema 08.327

* 副癌综合征 paraneoplastic syndrome 08.235

* 副鼻窦 paranasal sinus 02.052

副肿瘤综合征 paraneoplastic syndrome 08.235

腹侧呼吸组 ventral respiratory group, VRG 04.009

腹肌 muscle of abdomen 02.205

腹上角 epigastric angle 02.017

腹式呼吸 diaphragmatic respiration, abdominal breathing 06.076

G

改善组织供氧 improving tissue oxygen supply 13.078

钙 calcium 11.091

钙离子 calcium ion 11.092

盖吕萨克定律 Gay-Lussac law 09.016

干粉吸入器 dry powder inhaler, DPI 07.090

* 干咳 dry cough, nonproductive cough 06.003

干酪性鼻炎 rhinitis caseosa 08.021

干啰音 dry rale, rhonchi 06.108

γ干扰素释放试验 interferon-gamma release assay, IGRA 08.174

干式肺量计 dry rolling seal spirometer 09.041

干性咳嗽 dry cough, nonproductive cough 06.003

* 干性胸膜炎 fibrinous pleurisy, fibrinous pleuritis 08.305

干燥环境条件 ambient temperature and pressure, dry, ATPD 09.088

干燥性鼻炎 rhinitis sicca 08.020

肝肺综合征 hepatopulmonary syndrome, HPS 08.291

感冒后咳嗽 postinfectious cough 08.038

* 感染性休克 septic shock 13.019

钢体 rigid body 09.002

高潮气量报警 high tidal volume alarm 12.128

高调干啰音 sibilant rhonchi 06.109

高二氧化碳通气应答 hypercapnic ventilatory response 04.067

高肺容积呼吸衰竭 respiratory failure with high lung volume 08.419

高钙血症 hypercalcemia 11.095

* 高海拔习服 acclimatization to altitude 10.033

高呼吸频率报警 high respiratory rate alarm 12.132

高钾性酸中毒 hyperkalemic acidosis 11.168

高钾血症 hyperkalemia 11.074

高磷血症 hyperphosphatemia 11.100

* 高流量吸氧 high-flow oxygen therapy 10.141

高流量氧疗 high-flow oxygen therapy 10.141

高氯性酸中毒 hyperchloric acidosis 11.162

高氯血症 hyperchloremia 11.085

高镁血症 hypermagnesemia 11.090

高钠血症 hypernatremia 11.056

高浓度氧疗 high concentration oxygen therapy

10.142

高频　high frequency　12.377

高频电疗法　high frequency electrotherapy　07.043

高频电[流]　high frequency electricity　07.042

高频呼吸机　high frequency ventilator　12.381

高频喷射呼吸机　high frequency jet ventilator　12.384

高频喷射通气　high frequency jet ventilation, HFJV　12.383

高频疲劳　high frequency fatigue, HFF　09.345

高频气流阻断式高频振荡通气　high frequency flow interrupter HFOV　12.392

高频通气　high frequency ventilation, HFV　12.380

高频胸壁振荡　high frequency chest wall oscillation, HFCWO　12.388

高频胸壁振荡呼吸机　high frequency chest wall oscillation ventilator　12.389

高频振荡波　high frequency oscillatory wave　09.410

高频振荡呼吸机　high frequency oscillation ventilator　12.387

高频振荡通气　high frequency oscillation ventilation, HFOV　12.386

高频正压通气　high frequency positive pressure ventilation, HFPPV　12.382

高容量性低钠血症　hypervolemic hyponatremia　11.049

高容量性高钠血症　hypervolemic hypernatremia　11.057

高乳酸时间　lactime　13.023

高乳酸血症　hyperlactacidemia　11.158

* 高渗性失水　hypertonic dehydration　11.027

高渗性脱水　hypertonic dehydration　11.027

高渗压　hypertonia　11.011

高渗盐水激发试验　hypertonic saline provocation test　09.181

高水平呼气末正压　high level positive end-expiratory pressure, high level PEEP　12.363

高碳酸血症　hypercapnia　10.180

高碳酸血症后碱中毒　posthypercapnic alkalosis　11.177

* 高碳酸血症通气反应试验　hypercapnic ventilatory response　04.067

高碳酸血症型呼吸衰竭　hypercapnic respiratory failure　08.417

高铁血红蛋白　methemoglobin, MetHb　10.115

高铁血红蛋白血症　methemoglobinemia　10.116

高通气量报警　high minute volume ventilation alarm　12.130

高通气综合征　hyperventilation syndrome　08.381

高[位]拐点　upper inflection point, UIP　09.282

高[位]拐点容积　volume of upper inflection point　09.284

高[位]拐点压力　pressure of upper inflection point　09.283

高位平坦段　upper flat part　09.277

高压报警　high pressure alarm　12.126

高压低容气囊　low-volume high-pressure cuff　12.289

高压神经综合征　high-pressure nervous syndrome　08.426

* 高压性气胸　pressure pneumothorax　08.325

高压氧　hyperbaric oxygen　10.147

高压氧舱　hyperbaric oxygen chamber　10.148

高压氧疗　hyperbaric oxygen therapy　10.149

高阴离子隙性代谢性酸中毒　high anion gap metabolic acidosis　11.166

高原　plateau　10.028

高原肺水肿　high-altitude pulmonary edema　08.260

高原性缺氧　plateau hypoxia　10.098

格拉斯哥昏迷量表　Glasgow coma scale, GCS　13.038

* 隔旁肺气肿　paraseptal emphysema　08.057

膈肌　diaphragm　02.201

膈肌肌电图　diaphragmatic electromyogram　09.354

膈肌麻痹　diaphragmatic paralysis　08.359

膈肌耐受时间　diaphragmatic muscle endurance time　09.353

膈肌膨出　eventration of diaphragm　08.360

* 膈肌疲劳　diaphragmatic fatigue　09.341

* 膈肌限制时间　diaphragmatic muscle endurance time　09.353

膈肌张力时间指数　diaphragmatic tension-time index　09.352

膈肌肿瘤　tumor of the diaphragm　08.366

膈疝　diaphragmatic hernia　08.361

膈上淋巴结　superior phrenic lymph node　02.179

膈神经　phrenic nerve　02.212

膈神经电刺激呼吸　electrophrenic respiration　09.355

膈胸膜　diaphragmatic pleura　02.221

膈胸膜筋膜　phrenicopleural fascia　02.209

膈运动单位　phrenic motor unit　09.328

膈运动单位募集反应　recruitment of phrenic motor

unit 09.330

膈纵隔隐窝 phrenicomediastinal recess 02.227

根治性放疗 radical radiotherapy 07.068

根治性化疗 radical chemotherapy 07.057

根治性手术 radical surgery 07.063

工业污染源 industry pollution source 05.032

工作压力 working pressure 12.119

公共参数 common parameter 12.058

功 work 09.317

功率 power 09.318

功率计 ergometer 09.387

功能残气量 functional residual capacity, FRC 09.104

功能残气量测定仪 function residual capacity measurement apparatus 09.053

功能残气量肺总量百分比 ratio of functional residual volume to total lung capacity, FRC/TLC 09.109

功能性分流 functional shunt 09.222

功能性血流动力学监测 functional hemodynamic monitoring 13.024

共振 resonance 09.411

共振频率 resonance frequency 09.412

* 佝偻病串珠 beading of ribs, rachitic rosary 06.064

佝偻病胸 rachitic chest 06.063

姑息性放疗 palliative radiotherapy 07.069

姑息性化疗 palliative chemotherapy 07.059

姑息性手术 palliative surgery 07.064

骨骼缓冲作用 buffer action of skeleton 11.126

骨骼肌 skeletal muscle 02.196

骨骼肌牵张反射 stretch reflex of muscle 04.076

骨骼肌细胞 skeletal muscle cell 09.320

* 骨骼肌纤维 skeletal muscle fiber 09.320

骨化性气管支气管病 tracheobroncheopathia osteochondroplastica, TO 08.102

鼓音 tympany 06.055

* 固定酸 fixed acid 11.107

固定污染源 stationary pollution source 05.030

固定性大气道狭窄 fixed obstruction of large airway 09.456

固体 solid 09.001

固有鼻腔 nasal cavity proper 02.045

T 管撤机法 T tube weaning 12.367

惯性 inertia 09.248

惯性阻力 inertial resistance 09.249

灌流限制 perfusion limitation 09.202

光动力学疗法 photodynamic therapy, PDT 07.051

光化学烟雾 photochemical smog 05.051

广泛肺静脉或毛细血管受累疾病相关性肺动脉高压 pulmonary arterial hypertention associated with significant/substantial venous or capillary involvement 08.278

硅沉着病 silicosis 08.181

* 硅肺病 silicosis 08.181

* 硅胶导管 silica gel tracheal catheter 12.286

硅胶气管导管 silica gel tracheal catheter 12.286

国际单位制 international system of units, SI 09.034

* 过度通气 pulmonary hyperventilation 09.464

过滤器 filter 12.033

过滤网 trap valve 12.032

* 过敏性鼻炎 allergic rhinitis, anaphylactic rhinitis 08.022

* 过敏性肺炎 hypersensitivity pneumonitis 08.183

* 过敏性休克 anaphylactic shock, allergic shock 13.021

过清音 hyperresonance 06.057

H

* 哈里森沟 Harrison's groove 06.065

海拔高度 above sea level 10.026

氦–氧混合气通气 heliox mixture ventilation 12.412

氦气 helium, He 12.413

氦氧流量–容积曲线 maximal expiratory flow-volume curve with heliox mixture 09.132

* 鼾音 sonorous rhonchi 06.110

6 号导管 size 6 catheter 12.300

6.5 号导管 size 6.5 catheter 12.301

7 号导管 size 7 catheter 12.302

7.5 号导管 size 7.5 catheter 12.303

8 号导管 size 8 catheter 12.304

8.5 号导管 size 8.5 catheter 12.305

9 号导管 size 9 catheter 12.306

赫兹 Hertz, Hz 12.378

* 黑–伯反射 Hering-Breuer reflex 04.084

恒量运动 constant exercise 09.385

横膈 diaphragm 02.229

喉　larynx　02.061

喉肌　laryngeal muscle　02.075

喉口　aditus laryngis　02.082

喉前庭　laryngeal vestibule　02.086

喉腔　laryngeal cavity　02.081

喉咽　laryngopharynx　02.060

喉炎　laryngitis　08.029

喉罩　laryngeal mask airway, LMA　12.319

喉中间腔　intermediate cavity of larynx　02.087

后备通气　backup ventilation　12.142

后底段　posterior basal segment, S Ⅹ　02.154

后段　posterior segment, S Ⅱ　02.141

* 后基底段　posterior basal segment, S Ⅹ　02.154

后期吸气神经元　late inspiratory neuron　04.018

后正中线　dorsomedian line　02.021

后纵隔　posterior mediastinum　02.235

呼出气　expired gas　10.011

呼气　expiration　09.117

呼气安全阀　expiratory security valve　12.117

* 呼气潮气量　expiratory tidal volume　12.230

呼气潮气容积　expiratory tidal volume　12.230

呼气端　expiratory branch　12.019

呼气阀　exhalation valve　12.040

* [呼气]峰流量　maximal expiratory flow, MEF　09.137

呼气负压技术　negative expiratory pressure, NEP　09.070

呼气管　expiration tube　12.015

呼气过程　expiratory process　12.055

呼气过程同步　expiratory synchrony　12.247

呼气肌　expiratory muscle　02.200

* 呼气流量峰值　peak expiratory flow, PEF　09.137

呼气流量–容积曲线　expiratory flow-volume curve　09.130

呼气末　end expiration　10.014

呼气末屏气　end-expiratory hold　12.223

呼气末二氧化碳分压　partial pressure of end-tidal carbon dioxide　10.172

呼气末二氧化碳浓度　fractional concentration of end-tidal carbon dioxide　10.173

呼气末肺容量　end-expiratory lung volume, EELV　09.105

呼气末负压　negative end-expiratory pressure, NEEP　12.421

呼气末气　end-expired gas　10.015

呼气末氧分压　partial pressure of oxygen in end-tidal gas　10.050

呼气末氧浓度　fractional concentration of oxygen in end-tidal gas　10.049

呼气末正压　positive end-expiratory pressure, PEEP, end-expiratory positive pressure　12.185

呼气气流受限　expiratory flow limitation, EFL　09.449

呼气神经元　expiratory neuron　04.019

呼气时间　expiratory time　12.213

呼气相　expiratory phase　12.195

呼气相间歇性分流　expiratory phase intermittent shunt　09.224

呼气相气道阻力　airway resistance at expiratory phase　09.241

呼气相时间　expiratory phase time　12.199

呼气相压力　expiratory positive airway pressure, EPAP　12.197

呼气性呼吸困难　expiratory dyspnea　06.031

呼气压力坡度　expiratory pressure slope　12.096

* 呼气阻力　airway resistance at expiratory phase　09.241

* 呼衰　respiratory failure　08.410

呼吸　breath, respiration　09.114

呼吸病学　respiratory medicine　01.001

呼吸波　respiratory wave　09.406

呼吸波形　respiratory waveform　12.097

呼吸储备　breathing reserve, BR　09.365

呼吸道　respiratory tract　02.001

呼吸道合胞病毒肺炎　respiratory syncytial virus pneumonia　08.124

呼吸的化学性调节　chemical regulation of respiration　04.053

呼吸反射　breathing reflex　04.072

呼吸感应性体表描记仪　respiratory inductance plethysmograph　09.051

呼吸功　work of breathing, WOB　09.319

呼吸过度　hyperpnea　06.038

* 呼吸过缓　bradypnea　06.041

呼吸过慢　bradypnea　06.041

呼吸过速　tachypnea, polypnea　06.040

* 呼吸缓慢　bradypnea　06.041

呼吸机　ventilator　12.001

呼吸暂停　apnea　06.037

* 呼吸暂停低通气指数　apnea-hypopnea index, AHI　08.377

* 呼吸增强　hyperpnea　06.038

呼吸支持技术　breathing support technique　07.095

呼吸指数　respiratory index, spiroindex　12.236

呼吸中间神经元　respiratory interneuron　04.026

呼吸中枢　respiratory center　04.001

呼吸周期　respiratory cycle, total cycle time　12.211

呼吸总阻抗　impedance　09.418

* 呼吸阻力　respiratory resistance　09.247

胡佛征　Hoover sign　06.119

护理院获得性肺炎　nursing home-acquired pneumonia　08.110

* 化疗　chemotherapy　07.056

化脓性胸膜炎　purulent pleurisy, suppurative pleurisy　08.307

化学感受器　chemoreceptor　04.039

化学结合二氧化碳　bound carbon dioxide　10.157

化学疗法　chemotherapy　07.056

化学性肺水肿　chemical pulmonary edema　08.261

化学窒息性气体　chemical asphyxiating gas　05.066

* 坏死性肺炎　necrotizing pneumonia　08.160

坏死性结节病样肉芽肿病　necrotizing sarcoid granulo-matosis, NSG　08.218

坏死性肉芽肿性血管炎　necrotizing granulomatous vasculitis, NGV　08.209

* 还原型血红蛋白　deoxyhemoglobin　10.110

环甲关节　cricothyroid joint　02.068

环甲肌　cricothyroid　02.076

* 环甲膜　cricothyroid membrane　02.071

环甲膜穿刺　thyrocricoid puncture　12.259

环甲膜切开术　cricothyroidotomy　12.258

环甲正中韧带　median cricothyroid ligament　02.074

环境定标　environmental calibration　09.084

环境烟草烟雾　environmental tobacco smoke, ETS　05.073

环杓侧肌　lateral cricoarytenoid　02.078

环杓关节　cricoarytenoid joint　02.069

环杓后肌　posterior cricoarytenoid　02.077

环状软骨　cricoid cartilage　02.063

环状软骨气管韧带　cricotracheal ligament　02.067

缓冲对　buffer pair　11.116

缓冲碱　buffer base, BB　11.130

* 缓冲系[统]　buffer system　11.116

缓冲作用　buffer action　11.115

缓慢连续性超滤　slow continuous ultrafiltration, SCUF　13.077

* 换气　pulmonary gas exchange　09.113

换气功能障碍　gas exchange defect　09.460

挥发性酸　volatile acid　11.106

会厌软骨　epiglottic cartilage　02.064

混合呼出气　mixed expired gas　10.016

混合呼出气二氧化碳分压　partial pressure of carbon dioxide in mixed expired gas　10.174

混合呼出气二氧化碳浓度　fractional concentration of carbon dioxide in mixed expired gas　10.175

混合呼出气氧分压　partial pressure of oxygen in mixed expired gas　10.047

混合呼出气氧浓度　fractional concentration of oxygen in mixed expired gas　10.048

混合呼吸商　respiratory quotient of mixed food　09.374

* 混合呼吸音　mixing breath sound　06.094

混合静脉血　mixed venous blood　10.080

混合静脉血氧饱和度　oxygen saturation in mixed venous blood　10.082

混合静脉血氧分压　partial pressure of oxygen in mixed venous blood　10.081

混合静脉血氧含量　oxygen content in mixed venous blood　10.083

混合流　mixed flow　09.031

* 混合气袋法　mixing-bag method　09.077

混合室法　mixing-bag method　09.077

混合性发绀　mixed cyanosis　06.050

混合性粉尘　mixed dust　05.060

混合性呼吸困难　mixed dyspnea　06.032

混合性睡眠呼吸暂停　mixed sleep apnea, MSA　08.380

混合性通气功能障碍　mixed ventilatory disorder　09.444

* 活动平板　treadmill　09.389

霍尔丹效应　Haldane effect　10.179

霍纳综合征　Horner syndrome　08.234

J

机化性肺炎　organizing pneumonia, OP　08.203

机械通气　mechanical ventilation, MV　01.019

机械通气监测　monitoring of mechanical ventilation　12.107

机械通气连接　connection of mechanical ventilation　12.248

机械通气频率　mechanical ventilation frequency　12.233

机械通气相关性电解质紊乱　mechanical ventilation-associated electrolyte disturbance　12.346

机械通气相关性肺水肿　mechanical ventilation-associated pulmonary edema　12.343

机械通气相关性肺损伤　ventilation-associated lung injury, VALI　12.327

机械通气相关性膈肌功能障碍　ventilation-induced diaphragmatic dysfunction, VIDD　12.341

机械通气相关性酸碱失衡　mechanical ventilation-associated acid-base disorders　12.345

机械通气氧疗　oxygen therapy via mechanical ventilation　10.146

机械性感受器　mechanoreceptor　04.042

肌节　sarcomere　09.323

肌力　muscle strength　09.336

肌耐力　muscle endurance　09.339

肌肉初长度　initial length of muscle　09.324

肌肉负荷　muscle load　09.333

肌肉组织　muscle tissue　02.195

肌丝　myofilament　09.322

肌梭　muscle spindle　04.078

* 肌突　muscular process　02.065

肌原纤维　myofibril　09.321

肌张力　muscle tone　09.337

鸡胸　pigeon chest, pectus carinatum　06.066

* 积水　dropsy　11.030

积液　hydrops　11.030

基本呼吸中枢　basic respiratory center　04.002

基础代谢率　basal metabolic rate, BMR　13.063

* 基础肺血管阻力　resting pulmonary vascular resistance　03.045

* 基础能量消耗　basal energy expenditure, BEE　13.063

基细胞　basal cell　02.115

基线变量　baseline variable　12.064

畸胎瘤　teratoma　08.357

* Nd^{+3}:YAG 激光疗法　neodymium glass-yttrium aluminum garnet laser therapy, neodymium:yttrium aluminum garnet laser therapy　07.041

激光疗法　laser therapy　07.040

* 吉布森膜　Gibson membrane　02.208

极量运动　maximal exercise　09.380

急性鼻窦炎　acute nasosinusitis　08.003

* 急性鼻咽炎　acute nasopharyngitis　08.002

急性扁桃体炎　acute tonsillitis　08.005

* 急性低钾血症　acute potassium-deficit hypokalemia　11.069

* 急性低钠血症　acute hypovolemic hyponatremia　11.047

急性低容量性低钠血症　acute hypovolemic hyponatremia　11.047

急性低容量性高钠血症　acute hypovolemic hypernatremia　11.061

* 急性低氧反应　acute hypoxia response, AHR　10.032

急性低氧通气反应　acute hypoxia response of ventilation　10.032

急性肺损伤　acute lung injury, ALI　08.423

急性肺源性心脏病　acute cor pulmonale　08.270

急性高钾血症　acute hyperkalemia　11.075

* 急性高钠血症　acute hypervolemic hypernatremia　11.058

急性高容量性低钠血症　acute hypervolemic hyponatremia　11.050

急性高容量性高钠血症　acute hypervolemic hypernatremia　11.058

急性高山病　acute mountain sickness　08.427

急性高原反应　acute high altitude response　10.031

急性梗阻性喉炎　acute obstructive laryngitis　08.008

急性喉气管炎　acute laryngotracheitis　08.007

急性喉炎　acute laryngitis　08.006

急性呼吸窘迫综合征　acute respiratory distress syndrome, ARDS　08.424

急性呼吸衰竭　acute respiratory failure　08.413

剪[切]应力　shear stress, shear force　12.332

简单吸氧面罩　simple oxygen mask　10.130

简明急性生理学评分　simplified acute physiology score, SAPS　13.034

简易肺量计　simple spirometer　09.043

简易呼吸器　simple respirator　12.005

碱　alkali　11.108

碱剩余　base excess, BE　11.135

碱血症　alkalemia　11.142

碱中毒　alkalosis　11.144

间断停机法　intermittent discontinuing of ventilatory support　12.371

间接测定肺容量　indirectly measured lung volume　09.111

间接驱动　indirect drive　12.037

间接设置潮气量　indirect preset tidal volume　12.226

* 间接设置潮气容积　indirect preset tidal volume　12.226

间停呼吸　meningitic breathing　06.083

间歇负压通气　intermittent negative pressure ventilation, INPV　12.326

* 间歇强制通气　intermittent mandatory ventilation, IMV　12.157

间歇性分流　intermittent shunt　09.223

间歇正压通气　intermittent positive pressure ventilation, IPPV　12.250

间歇指令通气　intermittent mandatory ventilation, IMV　12.157

剑突　xiphoid process　02.015

* 健康护理相关肺炎　healthcare-associated pneumonia　08.110

健康人群低限　lower limit of normal, LLN　09.433

健康人群高限　upper limit of normal, ULN　09.434

浆液纤维蛋白性胸膜炎　serofibrinous pleurisy　08.306

交通性气胸　unclosed pneumothorax　08.324

胶体渗透压　colloid osmotic pressure　11.014

阶梯试验　step exercise　09.383

接水器　water trap　12.024

结缔组织病性弥漫性实质性肺疾病　DPLD-associated with connective tissue disease　08.191

结缔组织病胸膜炎　pleural effusion due to connective tissue disease　08.312

结构参数图　structural parameter diagram　09.429

结合钙　bound calcium　11.094

结合氧　combined oxygen　10.058

结核分枝杆菌　*Mycobacterium tuberculosis*, MTB　05.006

* 结核[杆]菌　*Mycobacterium tuberculosis*, MTB　05.006

结核菌素试验　tuberculin test　08.173

结核性胸膜炎　tuberculous pleurisy　08.172

结节病　sarcoidosis　08.205

* 结节性淋巴组织样增生　nodular lymphoid hyperplasia　08.255

解剖分流　anatomical shunt　09.218

解剖无效腔　anatomical dead space　09.122

介入治疗　interventional treatment　07.061

* 金属导管　metal catheter　12.295

金属套管　metal cannula　12.295

金属音调咳嗽　brassy cough　06.005

紧张型血红蛋白　tense hemoglobin　10.107

* 近端　proximal end　12.017

经鼻气管插管　nasotracheal cannula　12.269

经鼻气管插管机械通气　mechanical ventilation via nasotracheal cannula　12.271

经鼻气管插管术　nasotracheal intubation　12.270

* 经鼻罩机械通气　non-invasive positive ventilation via nasal mask　12.323

经鼻罩无创正压通气　non-invasive positive ventilation via nasal mask　12.323

* 经肺压　transpulmonary pressure　09.266

经口气管插管　orotracheal cannula　12.266

经口气管插管机械通气　mechanical ventilation via orotracheal cannula　12.268

经口气管插管术　orotracheal intubation　12.267

* 经面罩机械通气　non-invasive positive ventilation via face mask　12.322

经面罩无创正压通气　non-invasive positive ventilation via face mask　12.322

经皮穿刺肺活检术　percutaneous lung biopsy　07.024

经皮动脉血氧饱和度　percutaneous arterial oxygen saturation　10.063

经皮动脉血氧分压　percutaneous arterial oxygen partial pressure　10.064

经皮扩张气管造口术　percutaneous dilational tracheostomy, PDT　12.261

经皮内镜下空肠造口术　percutaneous endoscopic

jejunostomy, PEJ 13.055

经皮内镜下胃造口术 percutaneous endoscopic gastrostomy, PEG 13.054

经皮微波凝固疗法 percutaneous microwave coagulation therapy, PMCT 07.054

*经气道压 transairway pressure 09.268

经气管插管机械通气 mechanical ventilation via tracheal cannula 12.265

经气管切开机械通气 mechanical ventilation via incision of trachea 12.262

*经胸壁压 transchest wall pressure 09.267

经胸壁针吸活检术 transthoracic needle aspiration biopsy, TNAB 07.034

*经胸压 transthoracic pressure 09.265

经支气管镜肺活检术 transbronchial lung biopsy, TBLB 07.019

经支气管镜活检术 transbronchial biopsy, TBB 07.018

经支气管镜腔内超声 endobronchial ultrasonography, EBUS 07.023

经支气管镜腔内介入治疗 endobronchial therapy 07.039

经支气管镜针吸活检术 transbronchial needle aspiration, TBNA 07.020

晶体渗透压 crystal osmotic pressure 11.007

*精神神经性呼吸困难 dyspneoneurosis 06.035

颈动脉窦 carotid sinus 04.050

颈动脉体 carotid body 04.052

颈静脉切迹 jugular notch 02.013

静动脉血分流 vein-arterial shunt, vein-artery shunt 09.216

静动脉血分流率 ratio of shunted blood to total perfusion 09.220

静脉 vein 03.006

静脉型肺动脉高压 pulmonary venous hypertension 08.282

静脉血 venous blood 10.075

静脉血氧饱和度 oxygen saturation in venous blood 10.077

静脉血氧分压 partial pressure of oxygen in venous blood 10.076

静脉血氧含量 oxygen content in venous blood 10.078

静脉炎 phlebitis 13.010

静态肺过度充气 static pulmonary hyperinflation 09.470

静态肺顺应性 static lung compliance 09.301

静态呼吸系统顺应性 static compliance of respiratory system 09.300

静态顺应性 static compliance 09.299

静态胸廓顺应性 static chest wall compliance 09.302

*静态总顺应性 static compliance of respiratory system 09.300

静息肺血管张力 resting pulmonary vasomotor tone 03.060

静息肺血管阻力 resting pulmonary vascular resistance 03.045

静息跨膈压 transdiaphragmatic pressure 09.350

静息每分钟通气量 minute ventilation at rest, VE 09.119

静息能量消耗 resting energy expenditure, REE 13.062

静息血管张力 resting vasomotor tone 03.059

旧结核菌素 old tuberculin, OT 08.175

局部大气污染源 local air pollution source 05.034

局部化疗 local chemotherapy 07.060

局限性脓胸 localized empyema 08.310

局限性水肿 localized edema 11.032

局限性胸膜间皮瘤 localized pleural mesothelioma 08.329

巨大淋巴结增生症 angiofollicular lymph node hyperplasia 08.356

巨大型肺动静脉畸形 macro-PAVM 08.287

巨气管支气管症 tracheobronchomegaly 08.095

巨细胞病毒肺炎 cytomegalovirus pneumonia 08.129

巨细胞间质性肺炎 giant cell interstitial pneumonia, GIP 08.192

卷烟烟雾 cigarette smoke 05.072

绝对湿度 absolute humidity 05.023

*绝对温度 absolute temperature 09.093

军团菌 legionella 05.011

军团菌肺炎 legionnaires pneumonia 08.134

菌血症 bacteremia 13.009

K

卡介苗　Bacillus Calmette-Guérin, BCG　08.177

*卡氏肺囊虫肺炎　*Pneumocystis carinii* pneumonia, PCP　08.153

*卡斯尔曼病　Castleman's disease　08.356

卡塔格内综合征　Kartagener syndrome　08.094

咯血　hemoptysis　06.015

*开尔文温度　Kelvin temperature　09.093

*开放模式法　open model method　09.080

开放伤　open injury　08.335

开放式氦稀释法　open helium dilution method　09.060

开放式氦稀释法–单次呼吸法　open helium dilution method-single breath method　09.062

开放式氦稀释法–重复呼吸法　open helium dilution method-rebreathing method　09.061

*开放通路测定法　open access method　09.045

*开放性气胸　open pneumothorax　08.324

*抗酸杆菌　mycobacteria　05.005

α_1抗胰蛋白酶缺乏症　α_1-antitrypsin deficiency　08.091

*科恩孔　Kohn pore　02.160

咳嗽　cough　06.001

咳嗽变异性哮喘　cough variant asthma, CVA　08.082

咳嗽反射　cough reflex　04.082

*咳嗽峰流量　peak cough expiratory flow, PCEF　09.138

咳嗽激发试验　cough provocative test　08.040

*咳嗽敏感性试验　cough provocative test　08.040

咳痰　expectoration, sputum production　06.002

咳痰机　cough assistant machine　12.423

可变缓冲对　alterable buffer pair　11.117

可交换钠　exchangeable sodium　11.044

可逆性气流受限　reversible airflow limitation　09.450

*可逆性气流阻塞　reversible airflow limitation　09.450

可调式通气面罩　adjustable ventilation mask　10.131

可调式吸氧面罩　adjustable oxygen mask　10.132

可吸入颗粒物　particulate matter 10, PM10, inhalable particle, IP　05.040

可吸入性粉尘　inhalable dust　05.062

可压缩性　compressibility　09.006

可照时间　sunshine time　05.018

克拉拉细胞　Clara cell　02.120

空气动力[学]直径　aerodynamic diameter　05.039

空气栓塞　air embolism　08.267

空气污染指数　air pollution index, API　05.067

空气压缩泵　air compressor pump　12.030

空气质量指数　air quality index, AQI　05.068

*空气滞留　air trapping　09.471

空瓮音　amphorophony　06.089

空氧混合器　air-oxygen mixer　12.025

控制变量　control variable　12.059

*控制呼出流量法　control of outgoing flow method　09.063

控制通气　control ventilation, CV　12.148

控制性肺膨胀　sustained inflation, SI　12.353

控制性氧疗　controlled oxygen therapy　10.138

口鼻面罩　oronasal mask　12.316

口咽　oropharynx　02.059

口咽导气管　oropharyngeal airway　12.280

*口咽通气道　oropharyngeal airway　12.280

*库斯莫尔呼吸　Kussmaul respiration　06.080

跨壁压　transmural pressure　09.264

跨肺压　transpulmonary pressure　09.266

*跨膈压　transdiaphragmatic pressure　09.350

跨气道压　transairway pressure　09.268

跨时相神经元　phase-spanning neuron　04.023

跨胸壁压　transchest wall pressure　09.267

跨胸压　transthoracic pressure　09.265

快肺泡　fast alveoli　09.311

快区　rapid zone　09.188

快适应感受器　rapidly adapting receptor, RAR　04.043

快速傅里叶转换　fast Fourier transformation, FFT　09.073

扩散限制　diffusion limitation　09.201

L

流量–容积曲线　flow-volume curve, F-V curve　09.127

流量适应容积控制通气　flow-adapted volume control ventilation　12.183

流量受限指数　limited-flow index　09.133

流量限制　flow-limited　12.077

* 流量限制时间切换　flow-limited time cycling　12.089

流量限制时间转换　flow-limited time cycling　12.089

流量型体积描记仪　integrated-flow body plethysmograph　09.049

* 流量型体描仪　integrated-flow body plethysmograph　09.049

流量转换　flow cycling　12.083

流体　fluid　09.005

流体力学　fluid mechanics, hydromechanics　01.015

流线　streamline　09.022

硫化血红蛋白　sulfhemoglobin　10.117

硫化血红蛋白血症　sulfhemoglobinemia　10.118

六分钟步行试验　6 minute walking test, 6 MWT　08.064

六氟化硫　sulfur hexafluoride　09.064

六氟化硫稀释法　sulfur hexafluoride dilution　09.065

漏出液　transudate　11.040

漏斗胸　funnel chest, pectus excavatum　06.067

漏气孔　pore of gas leak, hole of gas leak　12.043

* 路易斯角　Louis angle　02.016

露点　dew point　05.025

氯　chlorine　11.082

氯离子　chloride ion　11.083

氯离子转移　chloride ion transfer　11.109

* 氯转移　chloride ion transfer　11.109

* 滤网　trap valve　12.032

啰音　rale　06.101

洛贝林　lobeline　07.098

M

麻疹病毒肺炎　measles pneumonia　08.126

马丁通道　channel of Martin　02.162

* 吗乙苯吡酮　doxapram　07.099

霾　haze　05.047

脉冲　impulse　09.402

脉冲信号　impulse signal　09.403

脉冲振荡技术　impulse oscillometry system, IOS　09.072

脉冲振荡仪　impulse oscillometer　09.071

脉管系统　vascular system　01.009

脉氧仪　pulse oximeter　10.061

慢肺泡　slow alveoli　09.312

慢区　slow zone　09.189

慢适应感受器　slowly adapting receptor, SAR　04.044

慢性鼻窦炎　chronic sinusitis　08.028

慢性鼻咽炎　chronic nasopharyngitis　08.026

慢性鼻炎　chronic rhinitis　08.015

慢性单纯性鼻炎　chronic simple rhinitis　08.016

* 慢性低钾血症　chronic potassium-deficit hypokalemia　11.070

* 慢性低钠血症　chronic hypovolemic hyponatremia　11.048

慢性低容量性低钠血症　chronic hypovolemic hyponatremia　11.048

慢性低容量性高钠血症　chronic hypovolemic hypernatremia　11.062

慢性肥厚性鼻炎　chronic hypertrophic rhinitis　08.017

慢性肺源性心脏病　chronic cor pulmonale, chronic pulmonary heart disease　08.271

慢性高钾血症　chronic hyperkalemia　11.076

* 慢性高钠血症　chronic hypervolemic hypernatremia　11.059

慢性高容量性低钠血症　chronic hypervolemic hyponatremia　11.051

慢性高容量性高钠血症　chronic hypervolemic hypernatremia　11.059

慢性高山病　chronic mountain sickness　08.428

慢性喉炎　chronic laryngitis　08.030

慢性呼吸衰竭　chronic respiratory failure　08.411

慢性呼吸衰竭急性加重　acute exacerbation of chronic respiratory failure　08.412

慢性呼吸性碱中毒　chronic respiratory alkalosis　11.155

慢性呼吸性酸中毒　chronic respiratory acidosis　11.151

慢性咳嗽　chronic cough　08.035

* 慢性钠增多性高钠血症　chronic hypervolemic hypernatremia　11.059

* 慢性浓缩性高钠血症 chronic hypovolemic hyper-natremia 11.062

慢性脓胸 chronic empyema 08.309

慢性缺钾性低钾血症 chronic potassium-deficit hypokalemia 11.070

* 慢性缺钠性低钠血症 chronic hypovolemic hypo-natremia 11.048

慢性嗜酸性粒细胞性肺炎 chronic eosinophilic pneu-monia, CEP 08.215

* 慢性稀释性低钠血症 chronic dilutional hyponatre-mia 11.051

慢性血栓栓塞性肺动脉高压 pulmonary hypertension due to chronic thrombotic and/or embolic disease, CTEPH 08.285

慢性血行播散型肺结核 chronic hematogenous dis-seminated pulmonary tuberculosis 08.169

慢性咽喉炎 chronic pharyngolaryngitis 08.031

慢性咽炎 chronic pharyngitis 08.027

慢性支气管炎 chronic bronchitis 08.049

慢性转移性高钾血症 chronic shifted hyperkalemia 11.080

慢性纵隔炎 chronic mediastinitis 08.345

慢性阻塞性肺疾病 chronic obstructive pulmonary disease, COPD 08.059

慢性阻塞性肺疾病急性加重期 acute exacerbation of chronic obstructive pulmonary disease, AECOPD 08.061

慢性阻塞性肺疾病全球创议 global initiative for chronic obstructive lung disease, GOLD 08.060

慢性阻塞性肺疾病稳定期 stable phase of chronic obstructive pulmonary disease 08.062

慢性阻塞性肺气肿 chronic obstructive emphysema 08.054

* 慢阻肺 chronic obstructive pulmonary disease, COPD 08.059

盲法气管插管 blind endotracheal intubation 12.275

毛细淋巴管 lymphatic vessel 02.187

毛细血管 blood capillary 03.012

毛细血管静水压 capillary hydrostatic pressure 03.030

毛细血管跨壁压 transmural pressure of capillary 03.033

毛细血管渗漏综合征 capillary leak syndrome 13.028

毛细血管血 capillary blood 10.085

毛细血管血氧饱和度 oxygen saturation in capillary blood 10.087

毛细血管血氧分压 partial pressure of oxygen in capil-lary blood 10.086

毛细血管血氧含量 oxygen content in capillary blood 10.088

* 毛细血管压 capillary pressure 03.030

煤工尘肺 coal worker's pneumoconiosis 08.179

每搏氧耗量 oxygen pulse 09.359

* 每分钟通气量 minute ventilation at rest, VE 09.119

每千克体重氧耗量 oxygen consumption per kg body weight 09.360

每升肺泡容积的一氧化碳弥散量 diffusion capacity for carbon monoxide per liter of alveolar volume 09.208

镁 magnesium 11.086

镁离子 magnesium ion 11.087

镁缺乏 magnesium deficiency 11.089

* 蒙赫病 Monges's disease 08.428

弥漫性恶性胸膜间皮瘤 diffuse malignant pleural mesothelioma 08.330

弥漫性泛细支气管炎 diffuse panbronchiolitis, DPB 08.098

弥漫性肺间质纤维化 diffuse interstitial pulmonary fibrosis 12.330

弥漫性肺损伤 diffuse lung injury 12.329

弥漫性实质性肺疾病 diffuse parenchymal lung dis-ease, DPLD 08.188

* 弥散量 diffusing capacity 09.204

弥散系数 diffusion coefficient 09.209

弥散障碍 diffusion defect, diffusion disorder 09.461

密闭式氮稀释法 airtight nitrogen dilution 09.054

密闭式氮稀释法–重复呼吸法 airtight nitrogen dilu-tion-rebreathing method 09.056

密闭式氮稀释法–单次呼吸法 airtight nitrogen dilu-tion-single breath method 09.055

密闭式氦稀释法 airtight helium dilution method 09.057

密闭式氦稀释法–重复呼吸法 airtight helium dilu-tion-rebreathing method 09.059

密闭式氦稀释法–单次呼吸法 airtight helium dilu-tion-single breath method 09.058

* 密闭性肺量计 tightly closed spirometer 09.039

免疫低下宿主肺炎　immunocompromised host pneumonia　08.111

免疫吸附　immunoadsorption　13.069

免疫治疗　immunotherapy　07.072

面罩　face mask　12.314

0.1 秒口腔闭合压　mouth occlusion pressure at 0.1 s after onset of inspiratory effort　09.349

0.5 秒用力呼气容积　forced expiratory volume in half second, $FEV_{0.5}$　09.158

2 秒用力呼气容积　forced expiratory volume in two seconds, FEV_2　09.160

3 秒用力呼气容积　forced expiratory volume in three seconds, FEV_3　09.161

6 秒用力呼气容积　forced expiratory volume in six seconds, FEV_6　09.162

膜[相]弥散　membrane phase diffusion　09.197

膜性气道　membranous airway　02.009

* 摩擦阻力　frictional resistance　09.235

摩尔　mole　11.002

* 莫-昆二氏综合征　Mounier-Kuhn syndrome　08.095

募集反应　recruitment　09.327

N

钠　sodium　11.042

* 钠泵　sodium pump　11.111

钠钾泵　sodium-potassium pump　11.111

钠钾交换和钠氢交换　potassium-sodium exchange and sodium-hydrogen exchange　11.110

* 钠钾 ATP 酶　potassium-sodium dependent ATPase　11.111

钠离子　sodium ion　11.043

* 钠增多性高钠血症　hypervolemic hypernatremia　11.057

难治性哮喘　refractory asthma, difficult-to-control asthma　08.080

囊性纤维化　cystic fibrosis, CF　08.391

囊肿　cyst　08.347

囊状支气管扩张　cystic bronchiectasis　08.090

脑脊液缓冲作用　buffer action of cerebrospinal fluid　11.125

脑桥呼吸组　pontine respiratory group, PRG　04.010

内侧底段　medial basal segment, cardiac basal segment, SVII　02.150

内侧段　medial segment, S V　02.147

内呼吸　internal respiration　09.118

内呼吸法　intrabreath with trace gas CH_4　09.063

内环境　internal environment　11.017

* 内基底段　medial basal segment, cardiac basal segment, SVII　02.150

内镜下肺减容术　endoscopic lung volume reduction, ELVR　07.047

* 内生 PEEP　intrinsic positive end-expiratory pressure, intrinsic PEEP, PEEPi　12.187

内套管　inner cannula　12.296

内源性呼气末正压　intrinsic positive end-expiratory pressure, intrinsic PEEP, PEEPi　12.187

* 尼古丁　nicotine　05.070

* 尼古丁替代疗法　nicotine replacement therapy, NRT　07.102

* 尼古丁依赖　tobacco dependence　05.083

尼可刹米　nikethamide　07.097

逆行气管插管　retrograde endotracheal intubation　12.272

年平均温度　average annual temperature　05.017

年日照百分率　annual sunshine percentage　05.021

年日照时数　annual sunshine time　05.020

黏膜下层　submucosa　02.106

黏膜皱襞　mucosal fold　02.104

黏性　viscosity　09.007

黏性流体　viscous fluid　09.012

黏性阻力　viscous resistance　09.235

黏液脓性痰　mucopurulent sputum　06.013

* 黏液纤毛转运系统　mucociliary apparatus　02.118

黏液纤毛装置　mucociliary apparatus　02.118

黏液性痰　mucous sputum　06.011

* 捻发性啰音　crepitus　06.107

捻发音　crepitus　06.107

农民肺　farmer's lung　08.184

农业污染源　agricultural pollution source　05.033

浓度　concentration　10.008

浓缩性高钾血症　concentrated hyperkalemia　11.077

* 浓缩性高钠血症　hypovolemic hypernatremia　11.060

脓毒症　sepsis　13.017

脓毒症复苏集束化策略　sepsis resuscitation bundle strategy　13.082

脓毒症集束化治疗策略　sepsis bundle strategy　13.081

脓毒症相关性器官功能衰竭评价　sepsis-related organ failure assessment, SOFA　13.039

脓毒症休克　septic shock　13.019

脓性痰　purulent sputum　06.012

* 脓胸　empyema　08.307

P

帕斯卡定律　Pascal law　10.007

* 泡沫塑料气囊　foam plastic cuff　12.291

喷嚏反射　sneezing reflex　04.083

皮下气肿　subcutaneous emphysema　06.058

* 匹克威克综合征　Pickwichian syndrome　08.379

* 偏差气流　bias flow　12.050

* 偏流　flow by　12.050

贫血性缺氧　anemic hypoxia　10.100

频率　frequency　12.375

频率依赖性动态顺应性　frequency dependence of dynamic compliance, FDC　09.314

频谱分析图　spectroanalytic diagram　09.428

频谱微分均值图　intrabreath diagram　09.430

* 平均肺动脉压　mean pulmonary artery pressure　03.029

平均海平面　average sea level　10.025

平均气道压　mean airway pressure　12.206

平均吸气流量　mean inspiratory flow　12.104

平台压　plateau pressure　12.201

剖胸探查　thoracic exploration　07.029

β-D-葡聚糖试验　β-D-glucan test　07.037

葡萄球菌肺炎　staphylococcal pneumonia　08.119

普通感冒　common cold　08.002

普通型间质性肺炎　usual interstitial pneumonia, UIP　08.195

Q

起搏神经元　pacemaker neuron　04.035

起搏细胞学说　pacemaker neuron hypothesis, pacemaker hypothesis　04.034

* 起步细胞学说　pacemaker neuron hypothesis, pacemaker hypothesis　04.034

* 气导　airway conductance　09.237

* 气道　airway　02.001

* 气道安静区　silent zone　09.315

气道传导率　airway conductance　09.237

气道等压点　isopressure point in airway　09.270

气道二氧化碳分压　partial pressure of carbon dioxide in airway　10.167

气道二氧化碳浓度　fractional concentration of carbon dioxide in airway　10.168

气道反应性　airway responsiveness, AR　09.169

气道峰压　peak airway pressure　12.204

气道峰压与平台压差　difference between peak airway pressure and plateau pressure　12.205

气道高反应性　airway hyperresponsiveness, AHR　09.170

气道惯性阻力　airway inertial resistance　09.250

气道[内]压　airway opening pressure　09.260

气道内支架植入术　endotracheal stent implantation　07.053

气道气　airway gas　10.012

气道顺应性　airway compliance　09.295

气道弹性阻力　airway elastance　09.234

气道陷闭　collapse of airway　09.452

气道压力释放通气　airway pressure release ventilation, APRV　12.172

气道氧分压　partial pressure of oxygen in airway　10.040

气道氧浓度　fractional concentration of oxygen in airway　10.039

气道阻力　airway resistance　09.236

气道阻塞　airway obstruction　09.451

气动呼吸机　pneumatic ventilator　12.004

气短　shortness of breath　06.027

气管　trachea　02.090

气管杈　bifurcation of trachea　02.091

气管插管　tracheal cannula　12.263

气管插管导管　tracheal intubation catheter　12.283

*气管插管机械通气　mechanical ventilation via tracheal cannula　12.265

气管插管术　endotracheal intubation　12.264

气管导管　tracheal tube, tracheal catheter　12.282

气管导管大小　size of tracheal catheter　12.299

气管导管气囊　cuff of tracheal catheter, balloon of tracheal catheter　12.288

气管导管指示气囊　indicating balloon of tracheal catheter　12.292

*气管扣　tracheostomy button　12.311

气管隆嵴　carina of trachea　02.092

气管膜壁　membranous wall of trachea　02.109

气管内吹气　intratracheal gas insufflation, TGI　12.393

气管内吹氧　intratracheal insufflation of oxygen, TRIO　12.394

气管内喷射　intratracheal jet　12.385

*气管内吸氧　transtracheal oxygen therapy　10.144

气管内氧疗　transtracheal oxygen therapy　10.144

气管黏膜　tracheal mucosa　02.105

气管旁淋巴结　paratracheal lymph node　02.185

气管憩室　tracheal diverticulum　08.390

气管切开　incision of trachea　12.256

*气管切开导管　tracheostomy cannula　12.294

气管切开窦道　sinus tract of incision of trachea　12.313

气管切开纽扣　tracheostomy button　12.311

气管切开术　tracheotomy　12.2567

气管切开套管　tracheostomy cannula　12.294

气管软骨环　tracheal ring　02.108

气管软化症　tracheomalacia　08.388

气管食管瘘　tracheoesophageal fistula　08.387

气管外膜　tunica adventitia of trachea　02.107

气管无名动脉瘘　tracheoinnominate artery fistula　08.099

气管狭窄　tracheal stenosis　08.100

气管腺　tracheal gland　02.111

气管炎　tracheitis　08.041

气管引流　drainage of trachea　07.077

气管支气管淋巴结　tracheobronchial lymph node　02.184

气管支气管软化症　tracheobronchomalacia　08.389

气管支气管炎　tracheobronchitis　08.043

气管肿瘤　tracheal tumor　08.238

*气急　shortness of breath　06.027

气流传导比值　specific airway conductance　09.239

气流传导比值下降35%激发剂量　provocative dose of PAF causing a 35% fall in sGaw, PD$_{35}$-sGaw　09.175

气流传导比值下降35%激发浓度　provocative concentration of PAF causing a 35% fall in sGaw, PC$_{35}$-sGAW　09.177

气流受限　airflow limitation　09.448

气流阻力呈流量依赖性　flow dependency of airflow resistance　09.243

气流阻力呈面积依赖性　area dependency of airflow resistance　09.242

气流阻力器　flow resistor　12.042

*气流阻塞　airflow obstruction　09.448

*气路　gas path　12.011

气囊漏气试验　cuff leak trial　12.374

气溶胶　aerosol　05.045

气溶胶吸入疗法　aerosol inhalation therapy　07.088

气速指数　airflow velocity index, air velocity index　09.168

气体　gas　09.003

*气体包绕式呼吸机　pneumowrap ventilator　12.421

气体分布的重力依赖性　gravity dependence of air distribution　09.192

气体分析法　air-analysis method　09.052

气体分压　partial gas pressure　10.005

气体弥散　gas diffusion　09.194

气体弥散速率　gas diffusion rate　09.203

气体浓度　gas concentration　10.009

气体陷闭　air trapping　09.471

气体陷闭容积　air trapping volume　09.472

气体总压　total gas pressure　10.004

气温　air temperature　05.014

气相弥散　gaseous phase diffusion　09.196

气胸　pneumothorax　08.317

*气胸箱　pneumothorax apparatus　07.073

*气-血屏障　air-blood barrier　02.158

气源报警　gas supply alarm　12.134

汽车尾气　automobile exhaust gas　05.053

器官功能障碍逻辑性评分　logistic organ dysfunction score, LODS　13.037

R

人工呼吸 artificial breathing, artificial respiration 12.210

人工气道 artificial airway 12.254

人工气道机械通气 mechanical ventilation via artifical airway 12.255

人工气道接头 joint of artificial airway 12.016

人工气胸 artificial pneumothorax 08.320

人工气胸仪 pneumothorax apparatus 07.073

* 人工胃肠 artificial gastrointestinal 13.046

人机对抗 patient-ventilator asynchrony 12.239

人机同步 patient-ventilator synchrony 12.238

* 人机同步不良 patient-ventilator asynchrony 12.239

人为大气污染源 man-made air pollution source 05.029

妊娠期吸烟 maternal smoking 05.076

日平均温度 average diurnal temperature 05.015

* 容积保障压力支持通气 volume-assured pressure support ventilation, VAPSV 12.176

容积波形 volume waveform 12.114

容积触发 volume trigger 12.071

容积定标 volume calibration 09.085

容积辅助–控制通气 volume assist-control ventilation, V-A/CV, V-A/C 12.155

容积辅助通气 volume-assist ventilation, VAV 12.152

容积监测 volume monitoring 12.110

容积控制间歇指令通气 volume-controlled intermittent mandatory ventilation, V-IMV 12.158

容积控制通气 volume control ventilation, volume-controlled ventilation, VCV 12.149

容积控制同步间歇指令通气 volume-controlled synchronized intermittent mandatory ventilation, V-SIMV 12.161

容积控制同步间歇指令通气加压力支持通气 volume-controlled synchronized intermittent mandatory ventilation plus pressure support ventilation, V-SIMV+PSV 12.165

* 容积切换 volume cycling 12.084

* 容积替代型体描仪 respiratory inductance plethysmograph 09.051

容积限制 volume-limited 12.075

* 容积限制容积切换 volume-limited volume cycling 12.087

容积限制容积转换 volume-limited volume cycling 12.087

* 容积限制时间切换 volume-limited time cycling 12.088

容积限制时间转换 volume-limited time cycling 12.088

* 容积型肺量计 volume type spirometer 09.039

容积型体积描记仪 variable-volume constant-pressure body plethysmograph 09.048

* 容积型体描仪 variable-volume constant-pressure body plethysmograph 09.048

容积运动 bulk flow 12.396

容积支持通气 volume support ventilation, VSV 12.175

容积转换 volume cycling 12.084

溶解二氧化碳 dissolved carbon dioxide 10.155

溶解系数 solubility coefficient 10.156

溶解氧 dissolved oxygen 10.057

肉芽肿所致弥漫性实质性肺疾病 DPLD-associated with granulomatous disease 08.193

乳糜胸 chylothorax 08.314

乳酸 lactic acid 11.157

乳酸清除率 clearance of lactic acid 11.160

乳酸酸中毒 lactic acidosis 11.159

乳头状瘤 papilloma 08.246

软骨性气道 cartilaginous airway 02.008

软木尘肺 suberosis 08.187

S

* 萨斯 severe acute respiratory syndrome, SARS 08.130

三凹征 three depressions sign 06.059

三类报警 type III alarm 12.124

三重酸碱失衡 triple acid-base disorders, TABD 11.171

沙暴 sandstorm 05.042

沙尘暴 sand duststorm 05.044

筛窦 ethmoidal sinus 02.054

* 筛小房 ethmoidal cellules 02.054

上段 superior segment, SVI 02.149

上颌窦 maxillary sinus 02.056

上呼吸道　upper respiratory tract　02.002

上气道咳嗽综合征　upper airway cough syndrome, UACS　08.032

上气道阻力综合征　upper airway resistance syndrome, UARS　08.382

上腔静脉阻塞综合征　superior vena cava obstruction syndrome　08.236

上舌段　superior lingular segment, SIV　02.144

上叶　upper lobe　02.126

上游气道　upstream airway　09.271

上纵隔　superior mediastinum　02.231

杓肌　arytenoid　02.080

* 杓斜肌　oblique arytenoid　02.080

杓状软骨　arytenoid cartilage　02.065

* 哨笛音　sibilant rhonchi　06.109

社区获得性肺炎　community-acquired pneumonia, CAP　08.106

射流雾化器　jet nebulizer　07.092

X[射]线　X-ray　07.002

摄氧量　oxygen uptake　09.356

深吸气量　inspiratory capacity, IC　09.100

* 深支　deep branch　03.009

神经肠源性囊肿　neurenteric cyst　08.351

神经递质　neurotransmitter　04.054

神经反射　nerve reflex　04.071

* 神经反射性鼻炎　nerve reflex rhinitis　08.023

* 神经内分泌系统　neuroendocrine system　02.117

神经内分泌细胞　neuroendocrine cell　02.117

神经上皮小体　neuroepithelial body　02.122

神经调节　neuroregulation　04.070

神经调节辅助通气　neurally adjusted ventilatory assist, NAVA　12.178

神经调质　neuromodulator　04.056

神经性呼吸困难　dyspneoneurosis　06.035

渗出液　exudate　11.041

渗量　osmolality　11.005

* 渗透摩尔量　osmolality　11.005

渗透压　osmotic pressure　11.006

生产性粉尘　industrial dust　05.057

生理分流　physiological shunt　09.219

生理条件　body temperature and pressure, saturated, BTPS　09.090

生理无效腔　physiological dead space, VD　09.124

声襞　vocal fold　02.085

声带　vocal cord　02.073

* 声带肌　vocalis　02.079

* 声带突　vocal process　02.065

声门裂　fissure of glottis　02.089

声门下分泌物引流　subglottic secretion drainage, SSD　12.340

声门下腔　infraglottic cavity　02.088

声韧带　vocal ligament　02.072

失代偿性碱中毒　decompensated alkalosis　11.148

失代偿性酸中毒　decompensated acidosis　11.147

* 失水　dehydration　11.024

湿度　humidity　05.022

湿化疗法　humidification therapy　07.085

湿化器　humidifier　12.021

* 湿化治疗　humidification therapy　07.085

湿啰音　moist rale, crackle　06.102

湿热交换器　heat and moisture exchanger, HME　12.023

湿性咳嗽　wet cough, productive cough　06.004

石棉沉着病　asbestosis　08.180

* 石棉肺　asbestosis　08.180

时间常数　time constant, RC　09.310

* 时间肺活量　forced expiratory volume in certain second　09.157

* 时间切换　time cycling　12.082

时间限制　time-limited　12.078

时间用力呼气容积　forced expiratory volume in certain second　09.157

时间转换　time cycling　12.082

时相变量　phase variable　12.060

实测值　measured value　09.086

实际呼吸频率　actual breathing frequency　12.231

实际缓冲碱　actual buffer base, ABB　11.131

* 实际碱过剩　actual base excess, ABE　11.136

实际碱剩余　actual base excess, ABE　11.136

实际流体　real fluid　09.011

实际碳酸氢盐　actual bicarbonate, AB　11.127

* 实际吸呼比　actual I/E ratio　12.215

实际吸呼气时间比　actual I/E ratio　12.215

实际吸气时间分数　actual fractional inspiratory time　12.219

实音　flatness　06.056

实照时间　actual sunshine time　05.019

食管裂孔疝　esophageal hiatal hernia, hiatal hernia,

hiatus hernia 08.365

食管内压 esophageal pressure 09.258

食管–气管联合导气管 esophageal-tracheal combitube, ETC 12.279

* 食管–气管联合通气道 esophageal-tracheal combitube, ETC 12.279

* G 试验 β-D-glucan test 07.037

* GM 试验 galactomannan antigen test, GM test 07.036

适应 adaptation 04.079

适应性支持通气 adaptive support ventilation, ASV 12.180

* 室襞 vestibular fold 02.083

室内污染 indoor pollution 05.048

嗜锇[性]板层小体 osmiophilic lamellar body 02.168

嗜酸细胞增多性非变应性鼻炎 eosinophilic nonallergic rhinitis 08.024

嗜酸性粒细胞性支气管炎 eosinophilic bronchitis, EB 08.097

嗜酸性肉芽肿 eosinophilic granulomatosis 08.211

收缩 contraction 09.331

* 手控呼吸器 manual respirator 12.005

手术治疗 operation, surgical therapy 07.062

瘦体重 lean body mass, LBM 13.051

* 输出潮气量 efferent tidal volume 12.227

输出潮气容积 efferent tidal volume 12.227

输注液相关血流感染 infusion-related bloodstream infection 13.006

刷细胞 brush cell 02.116

双重代谢性酸碱失衡 dual metabolic acid-base disorders 11.172

双重控制模式 dual control mode 12.140

双重酸碱失衡 dual acid-base disorders 11.170

双回路呼吸机 double-circuit ventilator 12.035

双气路 double gas path 12.013

双吸气 double inspiration 06.036

双相气道正压 bi-level positive airway pressure, biphasic positive airway pressure, BiPAP 12.181

双相气道正压通气呼吸机 bi-level positive airway pressure ventilator 12.193

水电解质平衡 water and electrolyte balance 11.023

水痘–带状疱疹病毒肺炎 varicella-herpes zoster pneumonia 08.127

水封瓶 water-sealed drainage bottle 07.082

水封式肺量计 water seal spirometer 09.040

水过多 water intoxication 11.028

* 水泡音 bubble sound 06.102

水蒸气饱和环境条件 ambient temperature and pressure, saturated, ATPS 09.089

水蒸气压 water vapor pressure 10.041

水肿 edema 11.029

* 水中毒 water intoxication 11.028

睡眠 sleep 08.367

睡眠低通气 sleep-related hypopnea 08.376

睡眠低通气综合征 sleep hypoventilation syndrome, SHS 08.370

睡眠呼吸暂停 sleep-related apnea 08.375

睡眠呼吸暂停低通气指数 sleep-related apnea-hypopnea index 08.377

睡眠呼吸暂停低通气综合征 sleep apnea hypopnea syndrome, SAHS 08.371

睡眠呼吸障碍 sleep-related breathing disorder, SBD 08.369

* 睡眠相关通气不足综合征 sleep hypoventilation syndrome, SHS 08.370

睡眠障碍 sleep disorder 08.368

顺应性 compliance 09.290

* 死腔 dead space 09.121

* 死腔效应 dead space effect 09.214

伺服阀 servo valve 12.046

伺服阀送气 servo valve air feed 12.049

饲鸟者肺 bird fanciers' lung 08.186

松弛型血红蛋白 relaxed hemoglobin 10.108

松弛压 relaxation pressure 09.296

送气时间 insufflation time 12.220

速发相哮喘反应 immediate asthmatic reaction, IAR 08.077

* 粟粒型肺结核 miliary tuberculosis 08.166

* 塑料导管 plastic tracheal catheter 12.285

塑料气管导管 plastic tracheal catheter 12.285

塑料套管 plastic cannula 12.298

酸 acid 11.105

酸碱 acid base 11.104

酸碱对 acid-base pair 11.114

酸碱平衡 acid-base balance 11.103

酸碱平衡失调 acid-base imbalance 11.140

* 酸碱[平衡]紊乱 acid-base imbalance 11.140

W

温室气体　greenhouse gas　05.055

温室效应　greenhouse effect　05.054

* 文丘里面罩　Venturi mask　10.131

文丘里效应　Venturi effect　09.027

无创持续气道正压　non-invasive continuous positive airway pressure　12.324

* 无创呼吸机　bi-level positive airway pressure ventilator　12.193

无创机械通气　non-invasive mechanical ventilation, NIV　12.320

无创脉搏氧饱和度法　non-invasive pulse oximetry, NPO　10.062

无创正压通气　non-invasive positive ventilation, NIPV　12.321

无呼吸氧疗　non-breathing oxygen therapy　10.145

无混合室法　non-mixed room method　09.081

无机粉尘　inorganic dust　05.058

无效咳嗽　ineffective cough　06.022

无效腔　dead space　09.121

无效腔气量与潮气量比值　ratio of dead space to tidal volume, VD/VT　09.125

无效腔通气量　dead space ventilation　09.126

无效腔效应　dead space effect　09.214

无压高容气囊　high-volume zero-pressure cuff　12.291

无氧代谢　anaerobic metabolism　09.379

无氧阈　anaerobic threshold, AT　09.362

无症状性低钠血症　asymptomatic hyponatremia　11.055

* 物理溶解二氧化碳　dissolved carbon dioxide　10.155

物质的量　amount of substance　11.001

雾　fog　05.046

雾化疗法　nebulization therapy, aerosolized therapy　07.086

雾化湿化器　nebulizing humidifier　12.022

雾化吸氧面罩　aerosol oxygen mask　10.135

* 雾化治疗　nebulization therapy, aerosolized therapy　07.086

X

吸纯氧时肺泡–动脉血氧分压差　alveolar-artery oxygen partial pressure gradient when breathing oxygen　09.227

* 吸呼比　inspiratory to expiratory ratio, I/E ratio　12.214

* 吸呼比报警　inspiratory to expiratory ratio in/out alarm, I：E in/out alarm　12.138

* 吸呼气切换　inspiratory-expiratory cycling, inspiratory-expiratory switch-over　12.080

吸呼气时间比　inspiratory to expiratory ratio, I/E ratio　12.214

吸呼气时间比报警　inspiratory to expiratory ratio in/out alarm, I：E in/out alarm　12.138

吸呼气转换　inspiratory-expiratory cycling, inspiratory-expiratory switch-over　12.080

吸呼气转换同步　synchrony of inspiratory expiratory phase transition　12.246

吸空气时肺泡–动脉血氧分压差　alveolar-artery oxygen partial pressure gradient when breathing air　09.226

吸气　inspiration　09.116

吸气安全阀　inspiratory safety valve　12.120

* 吸气潮气量　inspiratory tidal volume　12.229

吸气潮气容积　inspiratory tidal volume　12.229

吸气触发　inspiratory trigger　12.066

吸气触发同步　inspiratory trigger synchrony　12.244

吸气喘鸣　inspiratory wheeze, stridor　06.111

吸气端　inspiratory branch　12.020

吸气阀　air suction valve　12.044

吸气肺活量　inspiratory vital capacity, IVC　09.103

吸气峰流量　peak inspiratory flow　12.103

吸气管　inspiration tube　12.014

吸气过程　inspiratory process　12.054

吸气过程同步　inspiratory synchrony　12.245

吸气后神经元　post-inspiratory neuron　04.020

* 吸气后相　post-inspiratory phase　04.029

吸气肌　inspiratory muscle　02.199

吸气流量　inspiratory flow　12.102

吸气末屏气　end-inspiratory hold　12.222

吸气末肺容量　end-inspiratory volume　09.099

吸气末正压　positive end-inspiratory pressure, PEIP, end-inspiratory positive pressure　12.200

吸气气流受限　inspiratory flow limitation, IFL　09.455

吸气前神经元　pre-inspiratory neuron　04.022

吸气切断机制　inspiratory off-switch mechanism　04.038

吸气神经元　inspiratory neuron　04.015

α吸气神经元　α-inspiratory neuron　04.032

β吸气神经元　β-inspiratory neuron　04.033

吸气时间　inspiratory time　12.212

吸气时间分数　fractional inspiratory time　12.217

吸气相　inspiratory phase　04.028, 12.194

吸气相气道阻力　airway resistance at inspiratory phase　09.240

吸气相时间　inspiratory phase time　12.198

吸气相压力　inspiratory positive airway pressure, IPAP　12.196

吸气性呼吸困难　inspiratory dyspnea　06.030

吸气压力坡度　inspiratory pressure slope　12.095

* 吸气阻力　airway resistance at inspiratory phase　09.240

吸入疗法　inhalation therapy　07.087

吸入气　inspired gas　10.010

吸入气二氧化碳分压　partial pressure of carbon dioxide in inspired gas　10.165

吸入气二氧化碳浓度　fractional concentration of carbon dioxide in inspired gas　10.166

吸入气氧分压　partial pressure of inspired oxygen　10.038

吸入气氧流量　inspired oxygen flow　10.036

吸入气氧浓度　fractional concentration of inspired oxygen　10.037

吸入性肺脓肿　aspiration lung abscess　08.161

吸入性肺炎　aspiration pneumonia　08.138

吸入性损伤　inhalation injury　08.048

吸收性肺不张　resorption atelectasis　08.406

吸痰术　sputum suctioning　07.076

吸烟指数　cigarette smoking index　05.079

吸氧面罩　oxygen mask　10.129

吸氧浓度报警　fraction of inspired oxygen alarm, FiO_2 alarm　12.133

* 矽肺　silicosis　08.181

稀释性低钾血症　dilutional hypokalemia　11.072

* 稀释性低钠血症　dilutional hyponatremia　11.049

系统性气栓塞　systemic air embolism　12.339

* APUD 细胞　amine precursor uptake and decarboxylation cell, APUD cell　02.117

细胞内水肿　intracellular edema　11.039

细胞内液　intracellular fluid　11.018

* 细胞水化　intracellular edema　11.039

细胞损伤评分　cellular injury score, CIS　13.040

细胞外液　extracellular fluid　11.019

细胞外液缓冲系统　buffer system of extracellular fluid　11.121

细胞外液缓冲作用　buffer action of extracellular fluid　11.122

细胞外液碱剩余　extracellular fluid base excess, BEecf　11.139

细菌　bacterium　05.003

细菌生物膜　bacterial biofilm　13.014

细菌性肺炎　bacterial pneumonia　08.115

细颗粒物　particulate matter 2.5, PM2.5　05.041

细湿啰音　fine moist rale, fine crackle　06.105

细支气管　bronchiole　02.098

细支气管肺泡癌　bronchioloalveolar carcinoma, BAC　08.230

下呼吸道　lower respiratory tract　02.003

下舌段　inferior lingular segment, S V　02.145

下叶　lower lobe　02.127

下游气道　downstream airway　09.272

下纵隔　inferior mediastinum　02.232

先天性肺动静脉畸形　congenital pulmonary arteriovenous malformation　08.289

先天性肺发育不全　congenital aplasia of lung, congenital hypoplasia of lung　08.394

先天性膈疝　congenital diaphragmatic hernia　08.362

* 纤毛不动综合征　immotile ciliary syndrome　08.092

纤毛细胞　ciliated cell　02.113

C 纤维　C-fiber　04.046

纤维蛋白性胸膜炎　fibrinous pleurisy, fibrinous pleuritis　08.305

纤维胸　fibrothorax　08.316

纤维支气管镜　flexible bronchoscope　07.014

* 纤支镜　flexible bronchoscope　07.014

纤支镜引导气管插管　fiberoptic bronchoscopy guided endotracheal intubation　12.273

显微镜下多血管炎　microscopic polyangitis, MPA　08.220

* 显性水肿　apparent edema　11.034

限制变量　limited variable　12.062

限制性通气功能障碍　restrictive ventilatory disorder

09.442

X[射]线 X-ray 07.002

线性功率递增试验 ramp test 09.384

腺癌 adenocarcinoma 08.229

腺病毒性肺炎 adenoviral pneumonia 08.123

腺鳞癌 adenosquamous carcinoma 08.232

腺泡中央型肺气肿 centriacinar emphysema 08.055

腺泡周围型肺气肿 periacinar emphysema 08.057

相对肾上腺皮质功能不全 relative adrenal insufficiency 13.027

相对湿度 relative humidity 05.024

相关因素所致肺动脉高压 associated pulmonary arterial hypertention, APAH 08.277

* 箱式通气机 tank ventilator 12.418

* 橡胶导管 rubber tracheal catheter 12.284

橡胶气管导管 rubber tracheal catheter 12.284

小潮气量 low tidal volume 12.356

小潮气量机械通气 low tidal volume ventilation 12.359

* 小潮气容积 low tidal volume 12.356

* 小潮气容积机械通气 low tidal volume ventilation 12.359

小混合室法 small mixed room method 09.079

* 小颗粒细胞 small granule cell 02.117

小量咯血 mild hemoptysis 06.016

小气道 small airway 02.006

小气道病变 small airway disease 09.438

小气道功能障碍 small airway dysfunction 09.439

小气道陷闭 collapse of small airway 09.454

* 小水泡音 fine moist rale, fine crackle 06.105

小细胞肺癌 small cell lung carcinoma, SCLC 08.226

* 小叶性肺炎 lobular pneumonia 08.113

* 小叶中央型肺气肿 centriacinar emphysema 08.055

* 哮喘 asthma 08.065

哮喘部分控制 partial control of asthma 08.072

哮喘持续状态 status asthmaticus 08.079

哮喘分级 classification of asthma 08.070

哮喘分期 staging of asthma 08.066

哮喘急性发作期 acute exacerbation of asthma 08.067

哮喘临床缓解期 clinical remission of asthma 08.069

哮喘慢性持续期 chronic persistent of asthma 08.068

哮喘完全控制 complete control of asthma 08.071

哮喘未控制 uncontrolled asthma 08.073

* 哮吼综合征 croup syndrome 08.008

* 哮鸣音 wheezing sound 06.109

心包囊肿 pericardial cyst 08.353

心包气肿 pneumopericardium 08.346

* 心肺运动试验 cardiopulmonary exercise test, CPET 09.075

* 心理性咳嗽 psychogenic cough 08.037

* 心力衰竭细胞 heart failure cell 02.171

心排血量 cardiac output, CO 03.037

心室间相互作用 ventricles interaction 12.344

* 心输出量 cardiac output, CO 03.037

心衰细胞 heart failure cell 02.171

心血管系统 cardiovascular system 01.010

心因性咳嗽 psychogenic cough 08.037

心源性发绀 cardiac cyanosis 06.046

心源性肺水肿 cardiogenic pulmonary edema 08.258

心源性呼吸困难 cardiac dyspnea 06.029

心源性限制 cardiogenic limitation 09.392

* 新开放模式法 new open model method 09.081

新生儿持续性肺动脉高压 persistent pulmonary hypertension of the newborn, PPHN 08.281

兴奋–收缩偶联 excitation-contraction coupling 09.325

兴奋性肺反射 excitatory lung reflex 04.081

兴奋性突触后电流 excitatory postsynaptic current, EPSC 04.061

兴奋性突触后电位 excitatory postsynaptic potential, EPSP 04.059

* 行为性呼吸调节 behavioral respiratory regulation 04.064

I 型肺泡细胞 type I alveolar cell 02.164

II 型肺泡细胞 type II alveolar cell 02.165

III 型肺泡细胞 type III alveolar cell 02.166

* I 型呼吸衰竭 type I respiratory failure 08.416

* II 型呼吸衰竭 type II respiratory failure 08.417

* R 型血红蛋白 relaxed hemoglobin 10.108

* T 型血红蛋白 tense hemoglobin 10.107

胸壁结核 tuberculosis of chest wall 08.340

胸壁淋巴结 parietal lymph node 02.176

胸壁肿瘤 tumor of chest wall 08.341

胸部 thorax 02.011

胸部超声检查 chest ultrasound 07.007

胸部磁共振成像 chest magnetic resonance imaging

07.006

胸部 CT 检查　chest computed tomography　07.004

胸部损伤　thoracic trauma　08.331

胸部 X 线检查　chest X-ray　07.001

胸导管　thoracic duct　02.189

* 胸肺弹性阻力　thoracic and pulmonary elastance
09.231

胸腹矛盾呼吸　paradoxical thoracoabdominal motion
06.077

胸骨　sternum　02.193

胸骨柄　manubrium sterni　02.014

* 胸骨后疝　parasternal diaphragmatic hernia　08.363

胸骨角　sternal angle　02.016

胸骨旁膈疝　parasternal diaphragmatic hernia　08.363

胸骨旁淋巴结　parasternal lymph node　02.177

胸骨旁线　parasternal line　02.024

* 胸骨上切迹　suprasternal notch　02.013

胸骨上窝　suprasternal fossa　02.031

* 胸骨下角　infrasternal angle　02.017

胸骨线　sternal line　02.022

* 胸骨中线　midsternal line　02.020

胸横肌　transversus thoracis　02.206

* 胸甲式肺　chest cuirass, cuirass respirator, chest shell
12.420

胸甲型呼吸机　chest cuirass, cuirass respirator, chest
shell　12.420

胸廓　thoracic cage　02.012

胸廓惯性阻力　chest wall inertial resistance　09.252

胸廓畸形　chest deformity　06.060

胸廓扩张度　thoracic expansion　06.085

胸廓内动脉　internal thoracic artery　02.215

胸廓内非固定性大气道阻塞　intrathoracic nonfixed
obstruction of large airway　09.457

胸廓黏性阻力　chest wall viscous resistance　09.246

胸廓顺应性　chest wall compliance　09.293

胸廓弹性阻力　chest wall elastance　09.233

胸廓外持续负压　continuous negative external pressure,
CNEP　12.188

胸廓外非固定性大气道阻塞　extrathoracic nonfixed
obstruction of large airway　09.458

胸廓压力–容积曲线　pressure-volume curve of chest
wall　09.275

胸膜　pleura　02.216

胸膜顶　cupula of pleura　02.222

* 胸膜固定术　pleurodesis　07.084

胸膜活检术　pleural biopsy　07.030

胸膜疾病　disease of pleura　08.293

胸膜间皮瘤　mesothelioma of pleura, pleural mesothe-
lioma　08.328

胸膜摩擦感　pleural friction fremitus　06.088

胸膜摩擦音　pleural friction rub, pleuritic rub　06.116

胸[膜]腔　pleural cavity　02.223

胸[膜]腔负压　intrapleural negative pressure　09.257

胸[膜]腔内压　intrapleural pressure　09.256

胸膜上膜　suprapleural membrane　02.208

胸膜炎　pleurisy, pleuritis　08.304

胸膜隐窝　pleural recess　02.224

胸膜粘连术　pleurodesis　07.084

胸内筋膜　endothoracic fascia　02.207

胸内气体容量　thoracic gas volume　09.106

* 胸内压　intrapleural pressure　09.256

胸腔闭式引流　closed thoracic drainage　07.081

胸腔穿刺[术]　thoracentesis　07.031

胸腔负压闭式引流　thoracic closed drainage with neg-
ative pressure　07.083

胸腔负压的重力依赖性　gravity dependence of thorac-
ic negative pressure　09.191

胸腔积液　pleural effusion　08.294

胸腔镜　thoracoscope　07.025

胸腔镜检查　thoracoscopy　07.026

胸腔漏出液　pleural transudate　08.295

胸腔渗出液　pleural exudate　08.296

胸腔引流　thoracic drainage　07.080

胸式呼吸　thoracic respiration　06.075

胸痛　chest pain　06.023

胸腺癌　thymic carcinoma　08.355

胸腺瘤　thymoma　08.354

胸腺囊肿　thymic cyst　08.352

胸语音　pectoriloquy　06.113

嗅区　olfactory region　02.050

* 许尔–斯特劳斯综合征　Churg-Strauss syndrome,
CSS　08.217

* 序贯通气　sequential mechanical ventilation　12.372

血管内氧合器　intravascular oxygenerator, IVOX
12.404

血管血压　blood pressure of blood vessel　03.021

血管运动性鼻炎　vasomotor rhinitis　08.023

血管张力　vasomotor tone　03.058

血红蛋白 hemoglobin, Hb 10.105

血红蛋白病 hemoglobinopathy 10.111

血红蛋白氧饱和度 hemoglobin oxygen saturation 10.056

血红蛋白氧含量 hemoglobin oxygen content 10.054

血红蛋白氧容量 hemoglobin oxygen capacity 10.052

血浆 blood plasma 11.020

血浆二氧化碳总量 total plasma carbon dioxide content, TCO_2 11.129

* 血浆渗透压差 plasma osmolality gap 13.042

血浆渗透压间隙 plasma osmolality gap 13.042

血浆置换 plasma exchange 13.068

血量 blood volume, volume of blood 11.022

血流动力学 hemodynamics 01.016

血流分布的重力依赖性 gravity dependence of blood distribution 09.193

血流感染 bloodstream infection 13.004

血流量 blood flow 03.046

血气 blood gas 10.017

血气分析 blood gas analysis 01.020

血气分析仪 blood gas analyzer 10.020

血气胸 hemopneumothorax 08.326

血容积 blood volume 03.048

* 血容量 blood volume 03.048

血相弥散 hematic phase diffusion 09.198

血行播散型肺结核 hematogenous disseminated pulmonary tuberculosis 08.166

血性痰 bloody sputum 06.014

血胸 hemothorax 08.315

血压 blood pressure 03.023

血氧饱和度 oxygen saturation 10.055

血氧饱和度50%时的氧分压 partial pressure of oxygen at 50% hemoglobin saturation, oxygen half-saturation pressure of hemoglobin 10.072

血氧含量 blood oxygen content 10.053

血氧容量 blood oxygen capacity 10.051

血液灌流 hemoperfusion 13.067

血液缓冲系统 buffer system of blood 11.119

血液缓冲作用 buffer action of blood 11.120

血液净化 blood purification 13.064

血液滤过 hemofiltration, HF 13.070

血液透析 hemodialysis, HD 13.065

血液性缺氧 hemic hypoxia 10.099

血源性肺脓肿 hematogenous lung abscess 08.163

循环性缺氧 circulatory hypoxia 10.101

Y

压力 pressure 03.019

压力波形 pressure waveform 12.112

压力触发 pressure trigger 12.070

压力放大 pressure augment, PA 12.176

压力辅助–控制通气 pressure assist-control ventilation, P-A/CV, P-A/C 12.156

压力辅助通气 pressure assist ventilation, PAV 12.153

压力监测 pressure monitoring 12.108

* 压力校正流量型体积描记仪 pressure-corrected variable-volume body plethysmograph 09.049

压力控制间歇指令通气 pressure-controlled intermittent mandatory ventilation, P-IMV 12.159

压力控制通气 pressure control ventilation, pressure-controlled ventilation, PCV 12.150

压力控制同步间歇指令通气 pressure-controlled synchronized intermittent mandatory ventilation, P-SIMV 12.162

压力控制同步间歇指令通气加压力支持通气 pressure-controlled synchronized intermittent mandatory ventilation plus pressure support ventilation, P-SIMV+PSV 12.166

压力坡度 pressure gradient 12.094

* 压力切换 pressure cycling 12.081

压力–容积波形 pressure-volume waveform 12.115

压力调节容积控制通气 pressure-regulated volume control ventilation, PRVCV 12.174

压力限制 pressure-limited 12.076

* 压力限制流量切换 pressure-limited flow cycling 12.092

压力限制流量转换 pressure-limited flow cycling 12.092

* 压力限制时间切换 pressure-limited time cycling 12.091

压力限制时间转换 pressure-limited time cycling 12.091

of maximum expiratory flow at 50% of forced vital capacity to maximum inspiratory flow at 50% of forced inspiratory vital capacity, MEF_{50}/MIF_{50} 09.141

* 用力呼气中段流量　forced expiratory flow during middle half of FVC　09.136

* 用力呼气中期流量　forced expiratory flow between 25% and 75%, $FEF_{25\%\sim75\%}$　09.136

用力吸气肺活量　forced inspiratory vital capacity, FIVC　09.140

用力依赖部分　effort-dependent part　09.154

* 游离钙　ionized calcium　11.093

* 有创机械通气　invasive mechanical ventilation　12.255

有创无创序贯通气　sequential invasive non-invasive mechanical ventilation　12.372

有机粉尘　organic dust　05.059

有效咳嗽　effective cough　06.021

有效顺应性　effective compliance　12.106

有氧代谢　aerobic metabolism　09.378

右房舒张末压　right atrial end-diastolic pressure　03.036

* 右房压　right atrial end-diastolic pressure　03.036

右肺　right lung　02.123

右肺动脉　right pulmonary artery　03.005

右肺上叶　upper lobe of right lung　02.130

[右肺]水平裂　horizontal fissure of right lung　02.138

右肺下叶　lower lobe of right lung　02.131

右肺中叶　middle lobe of right lung　02.132

右淋巴导管　right lymphatic duct　02.190

右心室跨壁压　right ventricular transmural pressure　03.042

右主支气管　right main bronchus　02.095

淤血性缺氧　congestive hypoxia　10.103

淤血性周围性发绀　congestive peripheral cyanosis　06.048

* 雨披式呼吸机　ventilator, rain coat ventilator poncho　12.421

语音共振　vocal resonance　06.087

语音震颤　vocal fremitus　06.086

预计值　predicted value　09.087

预设潮气量　preset tidal volume　12.224

* 预设潮气容积　preset tidal volume　12.224

预设呼吸频率　preset respiratory rate　12.232

* 预设吸呼比　preset I/E ratio　12.216

预设吸呼气时间比　preset I/E ratio　12.216

预设吸气时间分数　preset fractional inspiratory time　12.218

阈阻力器　threshold resistor　12.041

原发性肺结核　primary pulmonary tuberculosis　08.165

原发性肺泡低通气综合征　primary alveolar hypoventilation syndrome　08.386

原发性肺组织胞浆菌病　primary pulmonary histoplasmosis　08.150

原发性纤毛运动不良症　primary ciliary dyskinesia, PCD　08.092

原发性支气管淀粉样变　primary bronchial amyloidosis　08.403

* 原发性支气管肺癌　primary bronchogenic lung carcinoma　08.223

原发性支气管肺淀粉样变　primary bronchopulmonary amyloidosis　08.402

月经性气胸　catamenial pneumothorax　08.322

月平均温度　average monthly temperature　05.016

允许性低摄入　permissive underfeeding　13.048

允许性高碳酸血症　permissive hypercapnia, PHC　12.349

运动单位　motor unit　09.326

运动负荷　exercise load　09.386

运动激发试验　exercising provocation test　09.178

运动试验仪　exercise test apparatus　09.074

运动心肺功能测试　cardiopulmonary exercise test, CPET　09.075

运动性哮喘　exercise-induced asthma　08.083

Z

脏胸膜　visceral pleura　02.217

早期目标指导治疗　early goal-directed therapy, EGDT　13.083

早期吸气神经元　early inspiratory neuron　04.016

灶性肺气肿　focal emphysema　08.053

增量运动　incremental exercise　09.382

增强型呼气神经元　augmenting expiratory neurons　04.021

增强型吸气神经元 augmenting inspiratory neurons 04.017

粘连性肺不张 adhesive atelectasis 08.407

张口器 mouth prop 12.287

张力 tension 10.006

张力性气胸 tension pneumothorax 08.325

蔗尘肺 bagassosis 08.185

真菌 fungus 05.004

诊断性手术 diagnostic surgery 07.065

诊断性胸腔穿刺术 diagnostic thoracentesis 07.032

振荡 oscillation 09.396

振荡波 wave of oscillation 09.405

振荡频率 oscillation frequency 09.407

振荡器 oscillator 09.400

振动 vibration 09.395

振动量 stroke volume, SV 12.390

振动周期 vibratory cycle 09.401

振幅 amplitude, AMP 12.379

蒸馏水激发试验 distilled water provocation test 09.180

拯救脓毒症运动 surviving sepsis campaign, SSC 13.080

整体对流 bulk convection 12.398

正常饱和水蒸气压 normal saturated water vapor pressure 10.044

正常肺容积呼吸衰竭 respiratory failure with normal lung volume 08.418

正常呼吸 normal respiration 06.072

正常呼吸音 normal breath sound 06.091

正常区 normal zone 09.190

正常容量性高钠血症 normovolemic hypernatremia 11.063

正电子发射体层成像 positron emission tomography, PET 07.008

正弦波 sine wave 12.101

正压呼吸机 positive pressure ventilator 12.002

正压通气 positive pressure ventilation, positive airway pressure 12.249

正压通气连接 connection of positive pressure ventilation 12.252

支气管动脉 bronchial artery 03.008

支气管肺段 bronchopulmonary segment 02.139

支气管肺门淋巴结 bronchopulmonary hilar lymph node 02.183

支气管肺泡灌洗［术］ bronchoalveolar lavage, BAL 07.021

支气管肺泡灌洗液 bronchoalveolar lavage fluid, BALF 07.022

支气管肺泡呼吸音 bronchovesicular breath sound 06.094

支气管肺炎 bronchopneumonia 08.113

支气管肺真菌病 bronchopulmonary mycosis 08.140

支气管呼吸音 bronchial breath sound 06.092

支气管激发试验 bronchial provocation test 09.171

支气管及肺脂肪瘤 lipoma of bronchus and lung 08.249

* 支气管结核 endobronchial tuberculosis 08.171

支气管结石症 broncholithiasis 08.103

支气管静脉 bronchial vein 03.009

支气管镜检查术 bronchoscopy 07.013

* 支气管镜下肺减容术 bronchoscopic lung volume reduction, BLVR 07.047

支气管扩张试验 bronchodilator test 09.182

支气管扩张［症］ bronchiectasis 08.087

支气管囊肿 bronchogenic cyst 08.349

支气管内膜结核 endobronchial tuberculosis 08.171

支气管黏液表皮样癌 muco-epidermoidal carcinoma of bronchus 08.244

支气管平滑肌瘤 bronchial leiomyoma 08.247

支气管热成形术 bronchial thermoplasty, BT 07.048

支气管乳头状瘤 bronchial papilloma 08.245

支气管软骨瘤 bronchial chondroma 08.248

支气管树 bronchial tree 02.103

支气管 C 纤维 bronchial C-fiber 04.048

支气管腺 bronchial gland 02.112

支气管腺样囊性癌 cystic adenoid carcinoma of bronchus 08.243

支气管相关淋巴样组织 bronchus-associated lymphoid tissue, BALT 02.119

支气管哮喘 bronchial asthma 08.065

支气管循环 bronchial circulation 01.012

支气管炎 bronchitis 08.042

支气管语音 bronchophony 06.112

支气管中心性肉芽肿病 bronchocentric granulomatosis, BG 08.219

支气管纵隔干 bronchomediastinal trunk 02.188

支原体 mycoplasma 05.008

脂肪呼吸商 respiratory quotient of fat 09.373

脂肪栓塞综合征　fat embolism syndrome, FES　08.265

脂解激素　lipolytic hormone　13.058

直接测定肺容量　directly measured lung volume　09.110

直接肺泡通气　direct alveolar ventilation　12.396

直接驱动　direct drive　12.036

直接设置潮气量　direct preset tidal volume　12.225

* 直接设置潮气容积　direct preset tidal volume　12.225

直接停机法　direct discontinuing ventilatory support　12.366

pH 值　pH value　11.102

职业性哮喘　occupational asthma　08.086

指令分钟通气　mandatory minute ventilation, MMV　12.168

* 指示气囊　indicating balloon　12.292

* BODE 指数　body mass index, obstruction, dyspnea, exercise, BODE　08.063

制氧机　oxygenator, electronic oxygen concentrator　12.028

* 质量流量守恒定律　mass flow rate conservation law　09.025

治疗性胸腔穿刺术　therapeutic thoracentesis　07.033

窒息报警　apnea alarm　12.135

窒息性气体　asphyxiating gas　05.064

滞后现象　hysteresis　09.298

中等量咯血　moderate hemoptysis　06.017

中等水平呼气末正压　moderate level positive end-expiratory pressure, moderate level PEEP　12.362

中度高碳酸血症　moderate hypercapnia　10.183

中度水肿　moderate edema　11.037

中度通气功能障碍　moderate ventilatory disorder　09.446

中度吸烟　moderate smoking　05.081

中间段支气管　intermediate bronchus　02.148

中浓度氧疗　medium concentration oxygen therapy　10.143

中湿啰音　medium moist rale, medium crackle　06.104

中枢化学感受器　central chemoreceptor　04.040

中枢神经递质　central neurotransmitter　04.055

中枢吸气活动发生器　central inspiratory activity generator　04.037

中枢性肺泡低通气综合征　central alveolar hypoventilation syndrome　08.385

中枢性疲劳　central fatigue　09.343

中枢型睡眠呼吸暂停综合征　central sleep apnea syndrome, CSAS　08.373

* 中水泡音　medium moist rale, medium crackle　06.104

中心供氧　central oxygen supply　12.027

中心静脉　central vein　03.038

中心静脉导管　central venous catheter, CVC　13.053

中心静脉跨壁压　central venous transmural pressure　03.040

中心静脉压　central venous pressure, CVP　03.039

中心性发绀　central cyanosis　06.044

中心阻力　central resistance　09.416

中央型肺癌　central bronchogenic carcinoma　08.224

* 中叶　middle lobe of right lung　02.132

中纵隔　middle mediastinum　02.234

* 中毒性鼻炎　toxic rhinitis　08.018

中毒性呼吸困难　toxic dyspnea　06.034

* 中毒性休克　septic shock　13.019

终末呼吸单位　terminal breathing unit　02.157

终末细支气管　terminal bronchiole　02.099

重度高碳酸血症　severe hypercapnia　10.184

重度脓毒症　severe sepsis　13.018

重度水肿　severe edema　11.038

重度通气功能障碍　severe ventilatory disorder　09.447

重度吸烟　severe smoking, heavy smoking　05.082

* 重症监护室　intensive care unit, ICU　13.001

重症社区获得性肺炎　severe community-acquired pneumonia　08.107

周围型肺癌　peripheral lung carcinoma　08.225

周围性发绀　peripheral cyanosis　06.047

轴突反射　axon reflex　04.080

* 主动呼气相　active expiratory phase　04.030

主动脉体　aortic body　04.051

主动吸烟　active smoking　05.077

主流烟雾　mainstream smoke　05.074

主支气管　main bronchus　02.093

柱型支气管扩张　cylindrical bronchiectasis　08.088

专科加强监护病房　specialty intensive care unit　13.002

* 专科重症监护室　specialty intensive care unit　13.002

转换变量　cycling variable, switching variable, switch-over variable　12.063

转移性低钾血症　shifted hypokalemia　11.071

转移性低钠血症　shifted hyponatremia　11.053

转移性高钾血症　shifted hyperkalemia　11.078

坠积性肺不张　hypostatic atelectasis　08.409

浊音　dullness　06.054

* 紫绀　cyanosis　06.043

自变量　independent variable　12.056

* 自动 PEEP　intrinsic positive end-expiratory pressure, intrinsic PEEP, PEEPi　12.187

自动持续气道正压　auto-continuous positive airway pressure　12.190

自动持续气道正压呼吸机　auto-continuous positive airway pressure ventilator　12.192

自动导管补偿　automatic tube compensation, ATC　12.184

自动跟踪　autotrack　12.074

* 自动 CPAP 呼吸机　auto-continuous positive airway pressure ventilator　12.192

自动气流　autoflow　12.182

自发性气胸　spontaneous pneumothorax　08.318

自检报警　self-check alarm　12.137

自然呼吸　general breathing　12.208

自行车功率计　ergometric bicycle　09.388

自主触发　autonomous trigger　12.068

自主呼吸　spontaneous breathing　12.209

自主呼吸频率　spontaneous respiratory frequency　12.234

自主呼吸试验　spontaneous breathing trial, SBT　12.373

* 自主切换　spontaneous cycling　12.086

自主限制　spontaneous-limited　12.079

自主转换　spontaneous cycling　12.086

综合性加强监护病房　general intensive care unit　13.003

* 综合性重症监护室　general intensive care unit　13.003

综合治疗　multimodality therapy　07.070

* 总动态阻力　respiratory dynamic resistance　09.255

* 总惯性阻力　respiratory inertial resistance　09.253

总呼气末正压　total PEEP, PEEPtot　12.186

总呼吸频率　total respiratory frequency　12.235

* 总静态阻力　respiratory static resistance　09.254

* 总顺应性　respiratory system compliance　09.294

纵隔　mediastinum　02.230

纵隔后淋巴结　posterior mediastinal lymph node　02.181

纵隔畸胎瘤　mediastinal teratoma　08.358

纵隔镜　mediastinoscope　07.027

纵隔镜检查术　mediastinoscopy　07.028

纵隔囊肿　mediastinal cyst　08.348

纵隔气肿　mediastinal emphysema　08.052

纵隔前淋巴结　anterior mediastinal lymph node　02.180

纵隔胸膜　mediastinal pleura　02.220

纵隔炎　mediastinitis　08.343

阻抗　resistance　09.419

阻抗 5　resistance 5　09.420

阻抗 20　resistance 20　09.421

阻抗 30　resistance 30　09.422

阻抗潮气呼吸图　resistance-time diagram　09.432

阻抗容积图　resistance-volume diagram　09.431

阻抗 5 与阻抗 20 的差　difference between resistance 5 and resistance 20　09.423

阻力时间　resistant time　12.241

阻塞性气管支气管曲霉病　obstructive tracheobronchial aspergillosis　08.145

阻塞型睡眠呼吸暂停低通气综合征　obstructive sleep apnea hypopnea syndrome, OSAHS, OSAS　08.372

阻塞性通气功能障碍　obstructive ventilatory disorder　09.443

组织胞浆菌病　histoplasmosis　08.149

组织间液　interstitial fluid　11.021

* 组织细胞增多症 X　histiocytosis X　08.210

组织性缺氧　histogenous hypoxia　10.104

最大安全压　maximum safety pressure　12.118

最大二氧化碳产生量　maximal carbon dioxide output　09.368

最大二氧化碳排出量　maximal carbon dioxide discharge　09.369

最大呼气流量　maximal expiratory flow, MEF　09.137

最大呼气流量–容积曲线　maximal expiratory flow-volume curve, MEFV　09.131

最大呼气压　maximal expiratory pressure, MEP　09.348

最大呼气中期流量　maximal mid-expiratory flow,

(R-7239.01)

ISBN 978-7-03-055624-0

9 787030 556240 >

定价：138.00元